Manual de Estadiamento do Câncer

Tradução:
DANIELA DORNELLES ROSA
Médica oncologista.

Consultoria, supervisão e revisão técnica desta edição:
STEPHEN DORAL STEFANI
Médico internista e oncologista.
Oncologista do Serviço de Oncologia do Hospital Mãe de Deus.

AMERICAN JOINT COMMITTEE ON CANCER
Executive Office
633 North Saint Clair Street
Chicago, Illinois 60611

FOUNDING ORGANIZATIONS
American Cancer Society
American College of Physicians
American College of Radiology
American College of Surgeons
College of American Pathologists
National Cancer Institute

SPONSORING ORGANIZATIONS
American Cancer Society
American College of Surgeons
American Society of Clinical Oncology
Centers for Disease Control and Prevention

LIAISON ORGANIZATIONS
American Urological Association
Association of American Cancer Institutes
National Cancer Registrars Association
North American Association of Central Cancer Registries
American Society of Colon and Rectal Surgeons
Society of Gynecologic Oncologists
Society of Urologic Oncology

A publicação deste livro foi possível pelo apoio da American Cancer Society, the American College of Surgeons, the American Society of Clinical Oncology, the Centers for Disease Control and Prevention, and the International Union Against Cancer.

ajcc
Manual de Estadiamento do Câncer

6ª Edição

ORGANIZADORES

FREDERICK L. GREENE, M.D.
Chair, Department of General Surgery
Carolinas Medical Center
Charlotte, North Carolina

DAVID L. PAGE, M.D.
Professor of Pathology and Epidemiology
Vanderbilt University Medical Center
Nashville, Tennessee

IRVIN D. FLEMING, M.D.
Professor, Department of Surgery
University of Tennessee Health Science Center
Memphis, Tennessee

APRIL G. FRITZ, C.T.R., R.H.I.T.
Division of Cancer Control and Population Sciences
National Cancer Institute
Bethesda, Maryland

CHARLES M. BALCH, M.D.
Professor of Surgery and Oncology
The Johns Hopkins School of Medicine
Baltimore, Maryland

DANIEL G. HALLER, M.D.
Professor of Medicine
Associate Chief for Clinical Affairs
University of Pennsylvania Health System
Philadelphia, Pennsylvania

MONICA MORROW, M.D.
Professor of Sugery and Director, Lynn Sage Breast Center
Northwestern University
School of Medicine
Chicago, Illinois

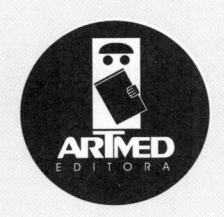

ARTMED
EDITORA

2004

Obra originalmente publicada sob o título:
AJCC Cancer staging manual

Translation from the English language edition:
AJCC Cancer staging manual by American Joint Committee on Cancer

Copyrigth © 2002 American Joint Committee on Cancer All Rights Reserved

ISBN 0-387-95271-3

Capa:
Mário Röhnelt

Preparação de originais:
Maria Rita Quintella

Leitura final:
Alda Rejane Barcelos

Supervisão editorial:
Letícia Bispo de Lima

Editoração eletrônica:
AGE – Assessoria Gráfica e Editorial Ltda.

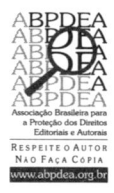

M294   Manual de estadiamento do câncer / American Joint Committee on Cancer; trad. Daniela Dornelles Rosa. – 6.ed. – Porto Alegre : Artmed, 2004.

1. Câncer – Estadiamento – Manual. I. American Joint Committee on Cancer. II. Título.

CDU 616-006.03/.85(038)

Catalogação na publicação: Mônica Ballejo Canto – CRB 10/1023

ISBN 85-363-0292-5

Reservados todos os direitos de publicação em língua portuguesa à
ARTMED® EDITORA S.A.
Av. Jerônimo de Ornelas, 670 – Santana
90040-340 – Porto Alegre, RS, Brasil
Fone: (51) 3330-3444 Fax: (51) 3330-2378

É proibida a duplicação ou reprodução deste volume, no todo ou em parte, sob quaisquer formas ou por quaisquer meios (eletrônico, mecânico, gravação, fotocópia, distribuição na Web e outros), sem permissão expressa da Editora.

SÃO PAULO
Av. Rebouças, 1073 – Jardins
05401-150 – São Paulo, SP, Brasil
Fone: (11) 3062-3757 Fax: (11) 3062-2487

SAC 0800 703-3444

IMPRESSO NO BRASIL
PRINTED IN BRAZIL

6ª EDIÇÃO
Dedicada a Robert V. P. Hutter, M.D.

5ª EDIÇÃO
Dedicada a Oliver Howards Beahrs, M.D.

4ª EDIÇÃO
Dedicada à memória de Harvey Barker, M.D.

3ª EDIÇÃO
Dedicada à memória de W.A.D. Anderson, M.D.
Marvin Pollard, M.D.
Paul Sherlock, M.D.

2ª EDIÇÃO
Dedicada à memória de Murray M. Copeland, M.D.

Dedicatória da 6ª Edição

A 6ª edição do *Manual de estadiamento do câncer* do American Joint Committee on Cancer (AJCC) é dedicada a Robert V. P. Hutter, médico patologista e líder, durante várias décadas, no esforço para a aquisição de um estadiamento mundial que utilizasse o sistema TNM. Bob Hutter nasceu em Yonkers, Nova York, e graduou-se no State University of New York Health Science Center, em Syracuse. Após concluir sua residência em patologia na Universidade de Yale, Hutter trabalhou como *fellow* na Sociedade Americana do Câncer e foi chefe dos residentes em patologia no Memorial Hospital of Cancer and Allied Disease, em Nova York. De 1961 a 1965, permaneceu no Memorial Hospital e, após, ingressou na Faculdade de Patologia da Universidade de Yale, onde permaneceu durante cinco anos. Chefiou o Serviço de Patologia na Universidade de Medicina e Odontologia de New Jersey, de 1970 a 1973. Em 1974, elegeu-se presidente do Departamento de Patologia no Centro Médico de Saint-Barnabas, onde continuou sua promissora carreira até o presente momento.

Bob Hutter recebeu várias condecorações pelo seu trabalho na área de oncologia. Foi reconhecido como Médico do Ano pela Divisão de New Jersey da American Center Society e recebeu um título honorífico do American College of Radiology. Seu trabalho em organizações dedicadas ao câncer tem sido notável. O Dr. Hutter foi presidente nacional da American Cancer Society em 1981 e 1982 e recebeu a Medalha de St. George por serviços de destaque à American Cancer Society em 1990. O AJCC foi muito beneficiado por Hutter ter compartilhado seus conhecimentos. Como presidente do American Joint Committee on Cancer, de 1985 a 1990, coordenou, com sua maneira serena e eficiente, os esforços com a International Union Against Cancer (UICC) para tornar o estadiamento TNM uma linguagem mundial. Em seu discurso presidencial no encontro conjunto da Society of Surgical Oncology e da British Association of Surgical Oncology, em 1987, salientou as significativas aquisições no desenvolvimento de uma linguagem comum no estadiamento do câncer. Robert Hutter continuou a ser a voz da sabedoria e da razão no AJCC e no Comitê TNM da UICC. Como editor-chefe da revista *Cancer* por 10 anos, desempenhou papel de liderança na promoção dos conceitos educacionais de estadiamento e no incentivo às mudanças na relevância clínica do estadiamento, por meio da promulgação de importantes estudos na revista sob sua direção.

Por todas as suas contribuições e pela influência e liderança continuadas que o Dr. Hutter traz ao tratamento de pacientes com câncer no mundo inteiro, os organizadores da 6ª edição do *Manual de estadiamento do câncer* do AJCC sentem-se orgulhosos e honrados em dedicar-lhe este trabalho.

Frederick L. Greene, M.D.
David L. Page, M.D.
Irvin D. Fleming, M.D.
April G. Fritz, C.T.R, R.H.I.T.

Charles M. Balch, M.D.
Daniel G. Haller, M.D.
Monica Morrow, M.D.

Prefácio

Por mais de quatro décadas, o AJCC tem desempenhado papel de liderança nos Estados Unidos como a organização que fornece uma visão global do estadiamento do câncer para a maioria dos tumores sólidos vistos na prática clínica. Desde a criação das primeiras séries de manuais de estadiamento do câncer, em 1977, milhares de clínicos respeitáveis e equipes dedicadas têm unido seus esforços para estabelecer um sistema bem-definido de estadiamento do câncer que possa refletir os conceitos de diagnóstico e identificação patológica da doença. O trabalho inicial de revisão crítica do estadiamento utilizando o sistema TNM tem sido realizado por forças-tarefa compostas por especialistas nas áreas clínicas, de estatística e de registro. Esses grupos têm se reunido e revisado dados adquiridos de resultados finais, com o objetivo de obter informações que utilizariam novos conceitos, os quais, posteriormente, seriam elaborados com base nos dogmas do sistema TNM. Os colegas que representam a UICC têm trabalhado cuidadosamente para garantir que esta edição represente a uniformidade e a concordância mundial no estadiamento concebidas no final da década de 1980.

A 6ª edição do *Manual de estadiamento do câncer* do AJCC foi construída a partir do trabalho de incontáveis profissionais que reconheceram a importância de se ter um sistema de estadiamento do câncer bem-definido e reprodutível, baseado em achados do tumor, dos linfonodos e das metástases. O sistema foi desenvolvido em 1940 por Pierre Denoix, da França, e adotado pela UICC na década de 1950, quando se desenvolveu um comitê de classificação do estadiamento clínico e estatísticas empregadas, visando buscar estudos e estender a técnica geral de classificação do câncer a todas as áreas. Desde a metade da década de 1980, a concordância mundial para o estadiamento do câncer culminou na publicação simultânea da Classificação TNM dos Tumores Malignos, pela UICC, e do *Manual de estadiamento do câncer* pelo AJCC. Embora os objetivos dessas organizações ultrapassem a classificação tumoral, é a concordância criada pelo suporte do estadiamento TNM que favorece uma atmosfera de trabalho e discussões judiciosas relacionadas à taxonomia da doença.

Em 2000, formaram-se grupos de forças-tarefa presididos por excelentes clínicos em suas respectivas áreas. Além disso, formou-se um grupo dedicado a questões estatísticas, para coordenar o trabalho de cada estatístico individualmente em cada força-tarefa, o qual também formulou conceitos apropriados a serem utilizados na avaliação meticulosa de dados e nas publicações procedentes de cada área do câncer. O trabalho dos nossos estatísticos tem sido inestimável e esperamos que ele se torne um paradigma para edições futuras.

Uma grande mudança na 6ª edição é o resultado da aliança com uma nova editora. Nossos colegas na Springer-Verlag, em especial Laura Gillan, Jenny Wolkowicki e Carol Wang, trabalharam incansavelmente, em conjunto com o Conselho Editorial e com a equipe do AJCC, para instituir um manual que apresentasse as últimas atualizações no estadiamento do câncer.

Esta 6ª edição não teria sido possível sem a dedicação do talentoso pessoal do AJCC em Chicago. Agradecimentos especiais vão para a antiga direção executiva, Monica Morrow, M.D., JoAnne Sylvester, Connie Blankenship, Lynda Douglas, Susan Burkhardt e Kelly Poirier. Os organizadores desta edição cumprimentam todos os colegas que se uniram para criar um livro que servirá como valioso acréscimo à importante literatura do estadiamento do câncer desenvolvida durante as últimas cinco décadas. O que iniciou como um empreendimento ambicioso e desafiador tornou-se agora um recurso indispensável para muitos profissionais da saúde. A visão elucidativa expressa em edições anteriores é certamente trazida para a 6ª edição do *Manual de estadiamento do câncer* do AJCC.

Frederick L. Greene, M.D.
David L. Page, M.D.
Irvin D. Fleming, M.D.
April G. Fritz, C.T.R, R.H.I.T.

Charles M. Balch, M.D.
Daniel G. Haller, M.D.
Monica Morrow, M.D.

Sumário Resumido

PARTE I
Informações gerais sobre o estadiamento do câncer e relatório de resultados finais / 15

PARTE II
Neoplasias de cabeça e pescoço / 33

PARTE III
Sistema digestivo / 105

PARTE IV
Tórax / 179

PARTE V
Sistema musculoesquelético / 199

PARTE VI
Pele / 215

PARTE VII
Mama / 235

PARTE VIII
Neoplasias ginecológicas / 255

PARTE IX
Trato geniturinário / 315

PARTE X
Neoplasias oftalmológicas / 361

PARTE XI
Sistema nervoso central / 397

PARTE XII
Neoplasias linfóides / 403

PARTE XIII
Pessoal e colaboradores / 419

Sumário

Introdução e contexto histórico 13

PARTE I
Informações gerais sobre o estadiamento do câncer e relatório de resultados finais

1. Propostas e princípios de estadiamento 17
2. Análise de sobrevida no câncer 25

PARTE II
Neoplasias de cabeça e pescoço

Introdução 33
3. Lábios e cavidade oral 39
4. Faringe (incluindo base da língua, palato mole e úvula) 49
5. Laringe 63
6. Cavidade nasal e seios paranasais 75
7. Glândulas salivares maiores (parótida, submandibular e sublingual) 85
8. Tireóide 93

PARTE III
Sistema digestivo

9. Esôfago 107
10. Estômago 115
11. Intestino delgado 123
12. Cólon e reto 129
13. Canal anal 139
14. Fígado (incluindo ductos biliares intra-hepáticos) 145
15. Vesícula biliar 153
16. Ductos biliares extra-hepáticos 159
17. Ampola de Váter 165
18. Pâncreas exócrino 171

PARTE IV
Tórax

19. Pulmões 181
20. Mesotelioma pleural 193

PARTE V
Sistema musculoesquelético

21. Ossos 201
22. Sarcoma de partes moles 207

PARTE VI
Pele

23. Carcinoma de pele 217
24. Melanoma cutâneo 223

PARTE VII
Mama

25. Mama 237

PARTE VIII
Neoplasias ginecológicas

Introdução 255
26. Vulva 257
27. Vagina 265
28. Colo uterino 273
29. Corpo do útero 281

30. Ovários 289
31. Trompas de Falópio 299
32. Tumores trofoblásticos gestacionais 307

PARTE IX
Trato geniturinário

33. Pênis 317
34. Próstata 323
35. Testículos 331
36. Rins 337
37. Pelve renal e ureter 343
38. Bexiga 349
39. Uretra 355

PARTE X
Neoplasias oftalmológicas

40. Carcinoma da pálpebra 363
41. Carcinoma da conjuntiva 369
42. Melanoma da conjuntiva 373
43. Melanoma da úvea 377
44. Retinoblastoma 383
45. Carcinoma das glândulas lacrimais 389
46. Sarcoma da órbita 393

PARTE XI
Sistema nervoso central

47. Cérebro e medula espinal 399

PARTE XII
Neoplasias linfóides

48. Neoplasias linfóides 405

PARTE XIII
Equipes

Índice 428

Introdução e contexto histórico

A 6ª edição do *Manual de estadiamento do câncer* do AJCC é um compêndio com todas as informações atualmente disponíveis a respeito do tema para os sítios anatômicos de maior relevância clínica, desenvolvida pelo American Joint Committee on Cancer (AJCC) em cooperação com a International Union Against Cancer (UICC), organizações que trabalharam em conjunto para criar um esquema de estadiamento uniforme. O ambiente atual, que permite uma consistência no estadiamento em âmbito mundial, foi estabelecido pelo respeito mútuo e pela diligência daqueles que habitaram na área de estadiamento, tanto no AJCC quanto na UICC.

A classificação e o estadiamento do câncer possibilitam ao médico e ao responsável pelo registro do câncer a estratificação de pacientes, criando-lhes oportunidade de tomada de melhores decisões terapêuticas e levando ao desenvolvimento de uma linguagem comum, a qual, por sua vez, auxiliará na criação de ensaios clínicos para futuros testes de estratégias de tratamento para a doença. Uma linguagem comum no estadiamento do câncer é mandatória para que sejam compreendidas as importantes contribuições de diversas instituições internacionais. A necessidade de uma nomenclatura própria foi o que impulsionou a classificação clínica do câncer pela League of Nations Health Organization, em 1929 e, posteriormente, pela UICC e seu comitê TNM.

O AJCC foi organizado inicialmente em 9 de janeiro de 1959, com o American Joint Committee for Cancer Staging and End-Results Reporting (AJC). A força propulsora para a organização do grupo era o desejo de desenvolver um sistema de estadiamento clínico para o câncer que fosse aceitável para a profissão médica. As fundações organizadoras do AJCC são o American College of Surgeons, American College of Radiology, o College of American Pathologist, o American College of Physicians, a American Cancer Society e o National Cancer Institute (NCI). A direção do AJCC é exercida por pessoas designadas pelas fundações organizadoras. Além disso, os patrocinadores representados pela American Cancer Society, pela American Society of Clinical Oncology, pelo Centers of Disease Control and Prevention e pelo American College of Surgeons servem efetivamente como os patrocinadores administrativos do AJCC, e o diretor-médico da Comissão de Câncer, como diretor executivo do AJCC. A promoção do trabalho do AJCC tem sido realizada por subcomitês chamados de forças-tarefa, os quais foram estabelecidos a partir dos sítios anatômicos específicos do câncer. Na elaboração de cada nova edição do *Manual de estadiamento do câncer*, as forças-tarefa são convocadas e servem como painéis de consenso na revisão meticulosa de materiais relacionados ao estadiamento do câncer, fazendo recomendações ao AJCC em relação a potenciais alterações na taxonomia do estadiamento.

Durante os últimos 45 anos de atividade relacionada ao AJCC, um grande grupo de consultores e de representantes dos comitês de organização trabalhou com a chefia do AJCC. Esses representantes foram selecionados pela American Society of Clinical Oncology, pelo Centers for Disease Control and Prevention, pela American Urological Association, pela Association of American Cancer Institutes, pela National Cancer Registrars Association, pela Society of Gynecologic Oncologists, pela Society of Urologic Oncologic, pelo Programa SEER do NCI, pela North American Association of Central Cancer Registries (NAACCR) e pela American Society of Colon and Rectal Surgeons.

Como presidentes do AJCC citam-se Murray Copeland, M.D. (1959 a 1969), W.A.D. Anderson, M.D.(1969 a 1974), Oliver H. Beahrs, M.D. (1974 a 1979), David T. Carr, M.D. (1979 a 1982), Harvey W. Baker, M.D. (1982 a 1985), Robert V.P. Hutter, M.D. (1985 a 1990), Donald E. Henson, M.D. (1990 a 1995), Irving D. Fleming, M.D. (1995-2000) e, atualmente, Frederick L. Greene, M.D.

O trabalho inicial na classificação clínica do câncer foi instituído pela League of Nations Health Organization (1929), pela International Comission on Stage Grouping and Preservation of Results (ICPR) do Internacional Congress of Radiology (1953) e pela International Union Against Cancer (UICC). A última organização tornou-se mais ativa por meio de seu Commitee on Clinical Stage Classification and Applied Statistics (1954), o qual, posteriormente, ficou conhecido como o Comitê UICC-TNM, que atualmente inclui o presidente do AJCC.

Desde o seu início, o AJCC abrangeu o sistema TNM visando descrever a extensão anatômica do câncer no momento do diagnóstico inicial e antes de aplicar o tratamento definitivo. Além disso, uma classificação dos estádios da doença era utilizada como guia de tratamento e de prognóstico, assim como para comparação dos resultados finais do seu manejo. Em 1976, o AJCC patrocinou a "National Cancer Conference on Classification and Staging". Os debates nesse evento levaram diretamente ao desenvolvimento da 1ª edição do *Manual de estadiamento do câncer*, publicada em 1977. Com essa edição, o AJCC ampliou seu alcance pelo reconhecimento de seu papel de liderança no estadiamento do câncer entre médicos e responsáveis pelo registro da doença. A segunda edição, em 1983, atualizou a anterior e incluiu sítios adicionais, além de servir para aumentar a conformidade com o estadiamento defendido pelo Comitê TNM da UICC.

A ampliação do papel do American Joint Committee em uma variedade de classificações da neoplasia fez com que seu nome original fosse repensado. Em junho de 1980, o novo nome, American Joint Committee on Cancer, foi escolhido. Desde o início dessa década, a interação entre o AJCC e a UICC resultou, de maneira uniforme e idêntica, em definições e agrupamentos das neoplasias em estádios para todos os sítios anatômicos, fazendo com que, atualmente, esteja disponível um sistema universal, defendido por Robert V.P. Hutter, M.D., no seu discurso presidencial no encontro conjunto da Society of Surgical Oncology e da British Association of Surgical Oncology, em Londres, em 1987.

Durante a década de 1990, a importância do estadiamento TNM do câncer nos Estados Unidos foi aumentada pela exigência mandatória de que hospitais com comissões de câncer aprovadas utilizem o sistema AJCC-TNM como a principal linguagem para informações sobre a doença, exigência que estimulou a educação de todos os médicos e responsáveis pelo registro do câncer na utilização do sistema TNM, mérito esse do Aprovals Program of the Commission on Cancer, pela perspicácia de seu reconhecimento. O AJCC reconhece que, com esta 6ª edição do *Manual de estadiamento do câncer*, o objetivo de educar estudantes de medicina, residentes e médicos no exercício de sua profissão e responsáveis pelo registro do câncer é supremo. Com a evolução da tecnologia do século XXI, novos métodos de educação poderão complementar a 6ª edição do *Manual* do AJCC e assegurar que todos aqueles que cuidam de pacientes com neoplasias malignas sejam treinados na linguagem do estadiamento da doença.

Parte I

Informações gerais sobre o estadiamento do câncer e relatório de resultados finais

1
Propostas e princípios de estadiamento

FILOSOFIA DA CLASSIFICAÇÃO E DO ESTADIAMENTO PELO SISTEMA TNM

Um sistema de classificação clinicamente útil para o câncer deve incluir os atributos que definem o comportamento do tumor. A classificação do American Joint Committee on Cancer (AJCC) baseia-se na premissa de que neoplasias do mesmo sítio anatômico e com mesma histologia têm semelhantes padrões de crescimento e desfechos.

À medida que o tamanho do tumor primário não-tratado (T) aumenta, torna-se mais freqüente o envolvimento de linfonodos (N) e a presença de metástases a distância (M). Um esquema de classificação simples, que possa ser incorporado em um formulário de estadiamento e aplicado universalmente, é o objetivo do sistema TNM, conforme proposta do AJCC. Essa classificação é idêntica à da UICC (International Union Against Cancer).

Os três eventos significativos da história natural do câncer – crescimento tumoral local (T), disseminação para linfonodos regionais (N) e metástases (M) – são utilizados da mesma forma em que aparecem (ou não) no exame clínico, antes que seja iniciado o tratamento definitivo, para indicar a extensão anatômica do câncer. Esse método taquigráfico de indicar a extensão da doença (TNM) em um momento determinado é uma expressão do estádio inicial do câncer, que poderá ser útil no momento de sua progressão, se houver.

A disseminação para linfonodos regionais e/ou metástases a distância ocorre antes de sua detecção pelo exame clínico. Assim, o exame transoperatório e a avaliação histológica dos tecidos removidos cirurgicamente podem identificar características adicionais significantes para o prognóstico do paciente (T, N e M). Como a avaliação histológica constitui a classificação e o estadiamento patológicos (pTNM), baseados na análise do espécime cirurgicamente ressecado (suficiente para avaliar os maiores T, N e M), deve ser registrada adicionalmente à classificação clínica, embora não a substitua. O estádio clínico é utilizado como um guia para a seleção do tratamento primário, e o estádio patológico pode ser empregado para estimar prognóstico e relatar resultados finais.

Os procedimentos terapêuticos, mesmo que não sejam curativos, podem alterar o curso clínico e a história natural do paciente com câncer. Embora os tumores que recorrem após o tratamento possam ser estadiados com o mesmo critério usado no estadiamento clínico anterior ao tratamento, seu significado pode não ser o mesmo. O reestadiamento do câncer recorrente (rTNM) é considerado separadamente, podendo ser utilizado como guia terapêutico e estimativa do prognóstico, além de, também, poder ser útil para o relato de desfechos que ocorrem em determinado momento do curso clínico do paciente.

O significado do critério para definir a extensão anatômica da doença difere entre os tumores, de acordo com os diferentes sítios anatômicos e achados histológicos. Portanto, para terem validade, os critérios para T, N e M devem ser definidos para cada sítio anatômico. Para certos tipos de neoplasia, como doença de Hodgkin e linfomas não-Hodgkin, por exemplo, é necessário um sistema diferente para designar a extensão da doença e o seu prognóstico e classificá-la no estádio correto. Nessas circunstâncias excepcionais, outros símbolos ou critérios descritivos são empregados no lugar de T, N e M.

A combinação de T, N e M em grupos de estadiamento é um método de designação da extensão anatômica de um câncer e relaciona-se à história natural do seu tipo particular. A intenção é fornecer uma maneira pela qual essa informação possa ser prontamente comunicada a outros, a fim de auxiliar em decisões terapêuticas e estimativas de prognóstico. Em última análise, o objetivo é fornecer um mecanismo para comparar grupos similares de pacientes quando estão sendo avaliados tratamentos potencialmente distintos.

Para a maioria dos sítios de câncer, as recomendações de estadiamento deste manual consideram apenas a extensão anatômica da doença, mas, em várias situações, o grau histológico (sarcoma de tecidos moles) e a idade (carcinoma de tireóide) são fatores que exercem significativa influência no prognóstico, devendo ser considerados. No futuro, marcadores biológicos ou mutações genéticas deverão ser incluídos à extensão anatômica na classificação do câncer, mas, no momento, eles são apenas suplementos (e não necessariamente componentes) do estadiamento TNM baseado na extensão anatômica da doença.

Em adição à extensão anatômica, o tipo e o grau histológicos do tumor podem ser determinantes prognósticos importantes na classificação para o estadiamento, além de também se constituírem em variáveis importantes que afetam a escolha do tratamento. Para sarcomas, por exemplo, o grau tumoral pode vir a se mostrar a variável mais importante.

Filosofia das alterações: A introdução de novas intervenções terapêuticas ou novas tecnologias pode requerer modificações na classificação e no sistema de estadiamento. Esses processos dinâmicos têm possibilidade de alterar o tratamento e seus resultados, tornando essencial o reconhecimento da cinética da alteração do sistema de estadiamento. No entanto, modificações no sistema dificultam as comparações dos resultados de tratamentos atuais com os de tratamentos passados, razão pela qual alterações no sistema devem ser feitas com cuidado. Nesta edição, apenas fatores validados em vários grandes estudos foram incorporados no sistema de estadiamento.

NOMENCLATURA DA MORFOLOGIA DO CÂNCER

As decisões no tratamento do câncer são tomadas após a avaliação do paciente e a do tumor, utilizando vários métodos que, freqüentemente, incluem procedimentos técnicos sofisticados. Para a maioria dos tipos de câncer, a extensão anatômica da disseminação da doença é, provavelmente, o fator mais importante na determinação do prognóstico e deve ser valorizada na avaliação e na comparação de diferentes regimes terapêuticos.

A classificações de estadiamento são baseadas na documentação da extensão anatômica da doença, e seu planejamento necessita de total conhecimento da história natural de cada tipo de câncer. Tal conhecimento é derivado de estudos morfológicos, que também nos fornecem as definições e as classificações dos tipos tumorais.

Até o momento, não foi desenvolvido nenhum sistema de estadiamento aceitável para tumores do sistema nervoso central. Os tumores pediátricos não estão incluídos neste manual.

Um diagnóstico histológico acurado, portanto, constitui-se em um elemento essencial na avaliação significativa do tumor. Em certos tipos de câncer, medidas bioquímicas, moleculares, genéticas ou imunológicas de função celular normal ou anormal têm se tornado importantes elementos na classificação precisa dos tumores. Cada vez mais, as definições e as classificações devem incluir a função como componente do diagnóstico anatômico do patologista. Pode-se antecipar que técnicas especiais, como imuno-histoquímica, citogenética e marcadores moleculares, serão utilizadas rotineiramente para caracterizar os tumores e seu comportamento.

O compêndio em língua inglesa de mais fácil compreensão e conhecimento, a respeito das características macro e microscópicas dos tumores assim como de seu comportamento associado, é a série *Atlas of Tumor Pathology*, publicada em diversos volumes pela Armed Forces Institute of Pathology, em Washington, DC. Essa série é revisada periodicamente e utilizada como referência básica para patologistas em todo o mundo.

CLASSIFICAÇÕES RELACIONADAS

Desde 1958, a Organização Mundial de Saúde possui um programa visando fornecer critérios aceitáveis internacionalmente para a classificação histológica de tumores de vários sítios anatômicos. Isso resultou na International Histological Classification of Tumors, a qual contém, em uma série ilustrada de 25 volumes, definições, descrições e múltiplas ilustrações dos tipos tumorais e da nomenclatura proposta.

A Classificação internacional de doenças para oncologia (CID-O), terceira edição, é um sistema de codificação numérica para neoplasias de acordo com uma topografia e uma morfologia. A nomenclatura morfológica codificada é idêntica ao campo morfológico para neoplasias no Systematized Nomenclature of Medicine (SNOMED), publicado pelo American College of Pathologists.

Com o objetivo de promover a colaboração tanto nacional quanto internacional na pesquisa do câncer, assim como de, especificamente, facilitar a comparação apropriada de dados entre diferentes investigações clínicas, recomenda-se o uso da International Histological Classification of Tumors para classificação e definição de tipos tumorais, e o dos códigos da CID-O para armazenamento e recuperação dos dados.

BIBLIOGRAFIA

Atlas of tumor pathology, 3rd series. Washington, DC: Armed Forces Institute of Pathology, 1991-2002.

International Union Against Cancer (UICC): prognostic factors in cancer, 2nd ed. Gospodariwicz MK, Henson DE, Hutter RVP, O'Sullivan B, Sobin LH, Wittekind Ch (Eds.). New York: Wiley-Liss, 2001.

International Union Against Cancer (UICC) TNM supplement: a commentary on uniform use, 2nd ed. Wittekind Ch, Henson DE, Hutter RVP, Sobin LH (Eds.). new York: Wiley-Liss, 2001

World Health Organization: ICD-O International classification of diseases for oncology, 3rd ed. Geneva: WHO, 2000

World Health Organization: International histological classification of tumours, 2nd ed. Berlin-Heidelberg-New York: Springer-Verlag, 1988-1997.

REGRAS GERAIS PARA O ESTADIAMENTO DO CÂNCER

A prática de dividir casos de câncer em grupos segundo o estádio surgiu a partir da observação de que as taxas de sobrevida eram maiores nos casos em que a doença era localizada, em relação àqueles com doença disseminada. Tais grupos são com freqüência referidos como casos "precoces" e "avançados", respectivamente, implicando alguma progressão regular com o passar do tempo. Na realidade, o estádio da doença no momento do diagnóstico pode ser uma reflexão não apenas das taxas de crescimento e extensão da neoplasia, mas também do tipo do tumor e da sua relação com o hospedeiro.

O estadiamento do câncer é utilizado para analisar e comparar grupos de pacientes, sendo preferível chegar a um acordo no registro de informação acurada sobre a extensão anatômica da doença para cada sítio, pois a descrição clínica e a classificação histopatológica precisas das neoplasias podem servir para vários objetivos relacionados, como (1) seleção do tipo de tratamento primário e adjuvante, (2) estimativa de prognóstico, (3) assistência na avaliação dos resultados do tratamento, (4) facilitação na troca de informações entre centros de tratamento e (5) contribuição à continuidade da investigação do câncer em seres humanos.

Entretanto, a principal proposta de um acordo internacional na classificação dos casos de câncer por extensão anatômica da doença é fornecer um método de transferência de experiência clínica para outras pessoas sem ambigüidade.

Existem vários esquemas de classificação: a extensão clínica e patológica da neoplasia, a duração dos sinais e dos sintomas, a idade e o sexo do paciente, além do grau e do tipo histológicos, todos representando variáveis que, sabidamente, afetam ou predizem o desfecho do paciente. A classificação por extensão anatômica da doença, determinada por meio da clínica e da histopatologia, quando possível, é a classificação para a qual se direcionam as atenções do AJCC e da UICC.

A tarefa imediata do clínico é selecionar o curso de tratamento mais efetivo e estimar o prognóstico, decisão e julgamento esses que requerem, entre outras coisas, uma avaliação objetiva da extensão anatômica da doença.

Para atingir tais objetivos estabelecidos é necessário um sistema de classificação que (1) tenha princípios básicos aplicáveis a todos os sítios anatômicos, independentemente do tratamento e (2) permita que a avaliação clínica seja suplementada por informações posteriores provenientes da cirurgia, da histopatologia e de outros estudos de estadiamento, que são critérios preenchidos pelo sistema TNM.

REGRAS GERAIS DO SISTEMA TNM

O sistema TNM é uma expressão da extensão anatômica da doença e baseia-se na avaliação de três componentes:

T Extensão do tumor primário
N Ausência ou presença e extensão de metástases para linfonodos regionais
M Ausência ou presença de metástases a distância

A adição de números para os componentes do sistema TNM indica progressivamente a extensão da doença maligna.

T0, T1, T2, T3, T4
N0, N1, N2, N3
M0, M1

De fato, trata-se de um sistema de designação abreviada para a descrição da extensão anatômica clínica e patológica de um tumor maligno em particular. As seguintes regras gerais aplicam-se a todos os sítios.

1. Para todos os casos deve-se utilizar a seguinte regra de tempo para avaliar o estádio: durante todo o curso da primeira cirurgia ou durante quatro meses (seja qual for o mais longo).
2. Todos os casos devem ser microscopicamente confirmados para a classificação TNM (incluindo a classificação clínica). Casos raros que não tenham biópsia ou citologia do tumor podem ser estadiados, mas devem ser analisados separadamente e não devem ser incluídos nas análises de sobrevida.
3. Quatro classificações são descritas para cada sítio:
   - *Classificação clínica,* designada **cTNM** ou **TNM**
   - *Classificação patológica,* designada **pTNM**
   - *Classificação de retratamento,* designada **rTNM**
   - *Classificação de autópsia,* designada **aTNM**

A **classificação clínica** baseia-se nas evidências adquiridas antes do tratamento primário. A avaliação clínica utiliza informações disponíveis antes do primeiro tratamento definitivo, incluindo – mas não se limitando a – exame físico, exames de imagem, endoscopia, biópsia e exploração cirúrgica. O estádio clínico é designado antes de qualquer tratamento direcionado para o câncer e inalterado por informações subseqüentes, sendo essencial para selecionar e avaliar o tratamento primário. O estadiamento clínico termina se a decisão de não tratar o paciente for tomada.

A **classificação patológica** utiliza as evidências adquiridas antes do tratamento, suplementadas ou modificadas pelas evidências adicionais obtidas durante a cirurgia, particularmente a partir do exame patológico. O estádio patológico fornece dados adicionais precisos para a estimativa do prognóstico e para o cálculo dos resultados finais.

- A avaliação patológica do tumor primário (pT) exige uma ressecção que seja suficiente para avaliar a maior categoria pT. Quando houver múltiplas ressecções parciais, o tumor deve ser reconstruído para seu tamanho real aproximado antes de manipulações para o exame.

- A avaliação patológica completa dos linfonodos regionais (pN) exige, idealmente, a remoção de número suficiente de linfonodos para a avaliação da maior categoria pN.

Exceção: A avaliação de linfonodo-sentinela pode ser adequada para alguns sítios e será esclarecida em cada capítulo específico*.

* *Nota*: O linfonodo-sentinela é o primeiro linfonodo que recebe a drenagem linfática do tumor primário. Se ele contiver tumor metastático, isso indica que outros linfonodos também podem estar acometidos. Se ele não contiver tumor metastático, provavelmente não haja tumor em outros linfonodos. Ocasionalmente, há mais de um linfonodo-sentinela.

- Se a avaliação patológica dos linfonodos for negativa, mas o número de linfonodos for menor que o preconizado para a dissecção, o N deve ser classificado como pN0.
- Células tumorais isoladas (CTI) são células tumorais únicas ou agrupamentos de células não maiores que 0,2 mm de dimensão, usualmente detectadas por imuno-histoquímica ou métodos moleculares. Casos de CTI em linfonodos ou de sítios distantes devem ser classificados como N0 ou M0, respectivamente. O mesmo aplica-se a casos com achados sugestivos da presença de células tumorais ou de seus componentes por meio de técnicas não-morfológicas, como citometria de fluxo ou análise de DNA. Tais casos devem ser analisados separadamente e têm regras especiais de registro no sítio específico encontrado.
- A avaliação patológica de metástases pode ser tanto clínica quanto patológica quando o T e/ou o N preencherem critérios de estadiamento patológico (pT, pN, cM ou pM).

A classificação patológica da extensão do tumor primário (T) e dos linfonodos (N) é essencial. O estadiamento patológico depende da extensão anatômica da doença, independentemente da lesão primária haver sido completamente removida ou não. Se um tumor biopsiado não puder ser removido por razões técnicas ou clínicas, e o maior T ou N, ou M1 puder ser confirmado microscopicamente, os critérios para classificação patológica e estadiamento não necessitarão de remoção total do tumor primário.

A **classificação de retratamento** é utilizada quando há planejamento de tratamento posterior (como quimioterapia) para um câncer que recorre após um intervalo livre de doença. Toda informação disponível no momento do retratamento deve ser usada na determinação do estadiamento do tumor recorrente (rTNM). Uma biópsia para confirmação do câncer recorrente é útil, quando possível, mas frente ao diagnóstico patológico do sítio primário, a evidência clínica de metástases a distância pode ser utilizada.

A **classificação de autópsia** ocorre quando é feita a classificação do câncer após a morte do paciente (o câncer não era evidente antes da morte). O estádio é definido como aTNM e inclui todas as informações histopatológicas obtidas no momento do óbito.

4. **Grupos de estadiamento**. Após a designação do cT, cN e cM ou pT, pN e pM, essas categorias devem ser agrupadas em estádios. Uma vez estabelecidos, tanto a classificação TNM quanto o grupo de estádio devem permanecer nos registros do paciente. Se há dúvida em relação ao T, N ou M do tumor, a categoria mais baixa (menos avançada) deve ser usada, princípio que também é aplicado ao estádio. O carcinoma *in situ* (CIS) constitui-se uma exceção às recomendações de estadiamento; por definição, não há envolvimento de nenhuma estrutura no órgão primário que permita a disseminação do tumor para linfonodos regionais ou sítios distantes. Assim, o CIS é classificado como pTis, cN0, cM0 ou estádio 0.
5. **Vários tumores**. No caso de tumores múltiplos simultâneos em um órgão, aquele que possui o maior T é selecionado para classificação e estadiamento, e a multiplicidade ou o número de tumores é indicada entre parênteses: por exemplo, T2(m) ou T2(5). Para tumores simultâneos bilaterais em órgãos duplos, cada um deve ser classificado separadamente, como tumores independentes em diferentes órgãos. Para tumores de tireóide, fígado e ovário, a multiplicidade é um critério da classificação do T.
6. **Subgrupos do TNM**. As definições das categorias TNM e dos grupos de estadiamento podem ser expandidas como subgrupos de categorias já existentes, com o objetivo de pesquisa, com a condição de que as definições originais não sejam alteradas. Atualmente, é possível dividir qualquer classificação TNM publicada em subgrupos para testes que, se validados, devem ser submetidos ao American Joint Committee on Cancer ou ao TNM Process Subcommitee, da UICC, para avaliação, com o objetivo de inclusão no sistema de classificação.
7. **Sítio primário desconhecido**. No caso de tumor de sítio primário oculto, o estadiamento pode se basear na suspeita clínica do sítio primário de origem (por exemplo, T0 N1 M0).

REGIÕES E SÍTIOS ANATÔMICOS

Os sítios da classificação são listados de acordo com os códigos numéricos da Classificação Internacional de Doenças para Oncologia, terceira edição (CID-O terceira edição, Organização Mundial de Saúde, 2000). A maioria dos capítulos é desenvolvida de acordo com o seguinte delineamento:

Introdução
Anatomia
    Sítio primário
    Linfonodos regionais
    Sítios metastáticos
Regras para a classificação
    Clínica (TNM ou cTNM)
    Patológica (pTNM)
Definições do TNM para cada sítio anatômico específico
    T: Tamanho/extensão do tumor primário
    N: Envolvimento de linfonodos regionais (número/extensão)
    M: Metástases a distância ausentes/presentes
Grupos de estadiamento
Tipo histopatológico
Grau histológico

DEFINIÇÕES DA CLASSIFICAÇÃO TNM

Tumor primário (T)

TX	Tumor primário não pode ser avaliado
T0	Sem evidência de tumor primário
Tis	Carcinoma *in situ*
T1, T2, T3, T4	Tamanho e/ou extensão local progressivamente maior do tumor primário

Linfonodos reginais (N)

NX	Linfonodos regionais não podem ser avaliados
N0	Ausência de metástases em linfonodos regionais
N1, N2, N3	Envolvimento progressivamente maior dos linfonodos regionais

Nota: A extensão direta do tumor primário para um linfonodo é classificada como metástase em linfonodo. A metástase em qualquer linfonodo que não seja regional é classificada como metástase a distância.

Metástases a distância (M)

MX	Metástases a distância não podem ser avaliadas
M0	Ausência de metástases a distância
M1	Metástases a distância

Nota: Para o estadiamento patológico, quando há ressecção de tecido suficiente para classificar o T e o N, através do exame anátomo-patológico, o M1 pode ser tanto clínico (cM1) quanto patológico (pM1). Se apenas a metástase teve confirmação microscópica, a classificação é patológica (pM1), assim como o estadiamento.
A categoria M1 pode ser igualmente classificada conforme a seguinte designação:

Pulmonar	pul
Óssea	oss
Hepática	hep
Cerebral	cer
Linfonodos	lin
Medula óssea	mo
Pleura	ple
Peritônio	per
Adrenais	adr
Pele	cut
Outros	oth

Subdivisões do TNM. Existem subdivisões de algumas categorias principais para os casos que necessitam de maior especificidade (por exemplo, T1a, T1b ou N2a, N2b para mama e próstata).

TIPO HISTOPATOLÓGICO

O tipo histopatológico é uma avaliação *qualitativa* que categoriza (caracteriza) o tumor de acordo com o tipo de tecido normal ou o tipo de célula ao qual ele mais se assemelha (por exemplo, carcinoma hepatocelular ou colangiocarcinoma, osteossarcoma, carcinoma de células escamosas). Em geral, a International Histological Classification of Tumors, publicada em várias edições específicas para cada sítio anatômico, pode ser utilizada para a caracterização histopatológica. Uma lista dos códigos histopatológicos aplicáveis do CID-O-3, incluindo códigos numéricos, é apresentada no final de cada capítulo, após a bibliografia. Se uma histologia específica não se encontra listada, o caso não pode ser estadiado pela classificação do AJCC.

GRAU HISTOPATOLÓGICO

O grau histológico é uma avaliação qualitativa da diferenciação do tumor que expressa a extensão da semelhança do tumor com o tecido normal daquele sítio. O grau é expresso em números, de acordo com a diferenciação, do mais diferenciado (Grau 1) ao menos diferenciado (Grau 4), por exemplo, carcinoma de células escamosas moderadamente diferenciado Grau 2. O termo *grau* também é utilizado quando outros parâmetros preditivos baseados na análise do tecido são utilizados, particularmente o grau nuclear e o número de mitoses.

GX	Grau não pode ser avaliado
G1	Bem-diferenciado
G2	Moderadamente diferenciado
G3	Pobremente diferenciado
G4	Indiferenciado

Outros sistemas de graduação estão em desenvolvimento, com recomendações mais precisas, adicionando características como grau nuclear e atividade mitótica na avaliação da diferenciação tecidual. Se houver evidência de mais de um grau de diferenciação do tumor, o menos diferenciado é registrado como o grau histopatológico, utilizando-se apenas G2 a G4. Por exemplo, um adenocarcinoma de cólon em parte bem-diferenciado e em parte moderadamente diferenciado é codificado como Grau 2 (G2). A margem do tumor em geral não é avaliada na graduação, pois pode aparecer como de alto grau – exceto na mama, no qual esse é o melhor reflexo do prognóstico.

Para alguns sítios anatômicos, os graus 3 e 4 são combinados em um único grau – por exemplo, pobremente diferenciado a indiferenciado (G3-4). A combinação é válida para carcinomas de endométrio, ovário, próstata, bexiga, rim, pelve renal, ureter, uretra e mama. Apenas três graus são utilizados para melanoma da conjuntiva e da úvea. A graduação não se aplica a carcinomas da tireóide e das pálpebras, a retinoblastoma, a tumores de testículo e a melanoma cutâneo.

O uso do G4 é reservado para aqueles tumores que não possuem uma diferenciação em particular que os identifique como originário de um sítio de origem específico. Em alguns sítios, a classificação histológica da OMS inclui carcinomas indiferenciados – por exemplo, no estômago e na vesícula biliar. Nesses casos, o tumor é graduado como indiferenciado (G4).

Alguns tipos histológicos de tumor são, por definição, listados como G4, para fins de estadiamento, mas não são designados com grau indiferenciado no CID-O-3 quando a finalidade é o registro do câncer, incluindo:

Carcinoma de pequenas células, de qualquer sítio
Carcinoma pulmonar de células grandes
Sarcoma de Ewing do osso e dos tecidos moles
Rabdomiossarcoma de tecidos moles

Tradicionalmente, conforme já discutido, a estratificação histológica dos tumores sólidos tem sido definida com base na diferenciação tumoral. Outros sistemas têm validado estratificações mais complexas, empregando outros dados e demonstrando diferentes desfechos apoiados por esquemas histológicos de avaliação, incluindo critérios relativamente válidos e validados. Nesta edição, os sistemas de graduação propostos para câncer de próstata e de mama estão no último grupo. Embora diferentes, eles têm sido amplamente validados. Alguns utilizam padrões de diferenciação, celularidade e capacidade de invasão (próstata); outros utilizam o grau nuclear (forma e tamanho do núcleo) e a contagem de figuras mitóticas como uma reflexão da taxa de proliferação. É claro e relevante que tal sistemas têm tirado vantagem das diferentes histórias naturais das neoplasias que ocorrem nesses dois órgãos.

SÍMBOLOS DESCRITIVOS

Para a identificação de casos especiais de classificação TNM ou pTNM, o sufixo "m" e os prefixos "y", "r" e "a" são utilizados. Embora eles não afetem o estadiamento, indicam casos que requerem análise individualizada.

Sufixo "m". Indica a presença de tumores primários múltiplos em um único sítio e é registrado entre parênteses: pT(m)NM.

Prefixo "y". Indica os casos nos quais a classificação é realizada durante ou logo após o tratamento. A categoria cTNM ou pTNM é identificada pelo prefixo "y". O ycTNM ou ypTNM categoriza a extensão do tumor realmente presente no momento do exame. A categoria "y" não é uma estimativa da extensão do tumor antes do tratamento.

Prefixo "r". Indica um tumor recorrente estadiado após uma sobrevida livre de doença e é identificado pelo prefixo "r": rTNM (veja reclassificação "r" anterior, como rTNM).

Prefixo "a". Designa o estádio determinado por autópsia: aTNM.

SÍMBOLOS DESCRITIVOS ADICIONAIS

Invasão de vasos linfáticos (L)

LX	Invasão de vasos linfáticos não pode ser avaliada
L0	Ausência de invasão de vasos linfáticos
L1	Invasão de vasos linfáticos

Invasão venosa (V)

VX	Invasão venosa não pode ser avaliada
V0	Ausência de invasão venosa
V1	Invasão venosa microscópica
V2	Invasão venosa macroscópica

Tumor residual (R)

A ausência ou a presença de tumor residual após a realização de tratamento é designada com o símbolo R.

TNM e pTNM descrevem a extensão anatômica do câncer em geral, sem considerar o tratamento. Tais classificações podem ser suplementadas pela classificação R, que categoriza o tumor após o tratamento, refletindo seus efeitos e a influência de procedimentos terapêuticos, constituindo-se um forte preditor de prognóstico.

As categorias R são:

RX	Presença de tumor residual não pode ser avaliada
R0	Sem tumor residual
R1	Tumor residual microscópico
R2	Tumor residual macroscópico

GRUPOS DE ESTADIAMENTO

A classificação pelo sistema TNM descreve e registra com relativa precisão a extensão anatômica da doença. Um tumor com quatro categorias de T, três de N e duas de M possui 24 combinações TNM possíveis. Para propostas de tabulação e análise, a não ser em séries muito grandes, é necessário condensar tais combinações em um número conveniente de grupos de estadiamento TNM.

O estadiamento adotado tenta garantir a homogeneidade de cada grupo em relação à sobrevida e que as taxas de sobrevida desses grupos de estadiamento para cada sítio de tumores sejam distintas. O carcinoma *in situ* é categorizado com estádio 0; para a maioria dos sítios, as metástases a distância são categorizadas como Os estádios IV. Os estádios I, II e III indicam extensão anatômica progressivamente maior do câncer dentro do intervalo entre os estádios 0 e IV.

Formulários para estadiamento do câncer. Cada capítulo inclui formulários de estadiamento para o registro da classificação TNM e do estádio do câncer. O sítio anatômico específico é registrado, bem como seu tipo histológico e grau. A base do estadiamento ou a classificação deve ser registrada, por exemplo, no momento do primeiro tratamento ou por ocasião da recorrência. Se um câncer é estadiado em vários momentos, deve ser utilizado um formulário para cada momento ou, caso todos sejam classificados no mesmo formulário, deve ser identificada claramente a base para cada estadiamento.

Algumas vezes, informações relacionadas a outras características do tumor (não-incluídas no estádio) devem ser solicitadas, uma vez que esses dados podem ser pertinentes na decisão a respeito do manejo do paciente.

O formulário de estadiamento do câncer é um documento específico adicional no registro do paciente, indicando a extensão anatômica da doença, mas não substitui os registros a respeito da história, do tratamento ou do seguimento do paciente. Os formulários presentes neste manual podem ser reproduzidos para uso individual ou institucional sem a permissão do AJCC ou do editor.

2
Análise de sobrevida no câncer

As análises de sobrevida no câncer e nos desfechos relacionados são instrumentos quantitativos comumente utilizados para avaliar programas de tratamento e monitorizar o progresso dos programas regionais e nacionais de controle do câncer. Neste capítulo, será ilustrada a metodologia de análise de sobrevida mais comum, definida a terminologia básica e descritos os elementos essenciais da coleta e do relato de dados. Embora os princípios básicos da análise de sobrevida possam ser empregados tanto para a análise de dados obtidos a partir de registros de câncer quanto para aquela de dados alcançados por meio de ensaios clínicos ou experimentos em laboratório, o foco da discussão será a análise a partir de registros de câncer, enquanto a discussão a respeito de princípios estatísticos e de metodologia será limitada. Os interessados em detalhes de estatística ou de métodos de pesquisa podem recorrer a livros que exploram esses tópicos extensamente (Cox e Oakes, 1984; Fleming e Harrington, 1991; Kalbfleisch e Prentice, 1980; Kleinbaum, 1996; Lee, 1992).

CONCEITOS BÁSICOS

A *taxa de sobrevida* é um índice estatístico que sumariza a freqüência provável de desfechos específicos para um grupo de pacientes em um ponto determinado do tempo. A *curva de sobrevida* constitui-se na demonstração sumária do padrão de taxas de sobrevida ao longo do tempo, cujo conceito básico é simples. Assim, por exemplo, para uma determinada categoria de pacientes é possível questionar qual a proporção provável de pessoas vivas ao final de certo intervalo, como ao final de cinco anos. Quanto maior a proporção de sobreviventes, mais efetivo é o programa. No entanto, a análise de sobrevida é mais complexa do que pode parecer em um primeiro momento. Se o tempo entre o diagnóstico e a morte for medido ou se for registrada a última verificação da condição vital para cada paciente em um grupo selecionado, pode-se tentar descrever a sobrevida do grupo como a proporção de pacientes vivos ao final do período de investigação. Essa simples medida somente será informativa se forem observados todos os pacientes pelo mesmo período de tempo.

Na maioria das situações reais, os membros do grupo não são observados durante o mesmo período de tempo. Os pacientes diagnosticados próximo ao final do período de estudo têm maior probabilidade de estarem vivos no último contato e terão sido seguidos por um período de tempo menor do que aqueles diagnosticados no início do estudo. Mesmo que não seja possível seguir as pessoas que entraram tardiamente no estudo pelo mesmo tempo que as demais, sua sobrevida pode ser comprovadamente igual ou mais longa. Outra dificuldade é que, em geral, não é possível saber o perfil do desfecho de todos os integrantes iniciais do grupo. As pessoas podem mudar de residência e de nome e, assim, serem perdidas no seguimento; dessas, algumas podem ter morrido, enquanto outras, ainda estão vivas. Portanto, se a taxa de sobrevida consiste em descrever acuradamente os desfechos para um grupo inteiro, deve haver algumas maneiras de lidar com o fato de que pessoas diferentes no grupo são observadas por períodos diversificados de tempo e que, para outras, a condição vital não é conhecida no momento da análise. Na linguagem da análise de sobrevida, as pessoas observadas que atingirem o desfecho de interesse (por exemplo, a morte), são chamadas de *casos não-censurados;* aquelas que sobrevivem além do final do seguimento ou que dele se perderam em algum momento são denominadas *casos censurados*.

Dois procedimentos básicos de sobrevida que permitem a determinação da sobrevida global do grupo, considerando os casos censurados e os não-censurados, são os métodos das tábuas de vida (Berkson e Gage, 1950) e o de Kaplan-Meier (Kaplan e Meier, 1958). O método das tábuas de vida foi o primeiro genericamente utilizado para descrever resultados da sobrevida no câncer e é conhecido como método atuarial devido à sua semelhança com o trabalho feito na área de seguros. O método de computação, ou seja, tábuas de vida ou Kaplan-Meier, deve ser sempre especificado para evitar qualquer confusão associada ao uso de terminologia menos precisa. As taxas computadas por diferentes métodos não são diretamente comparáveis e, quando as sobrevidas de distintos grupos de pacientes são comparadas, as taxas devem ser computadas pelo mesmo método.

As ilustrações deste capítulo são baseadas em dados obtidos dos arquivos públicos do National Cancer Institute Surveillance, Epidemiology and End Results Program (SEER). Os casos selecionados constituem uma amostra aleatória de 1% do número total de sítios selecionados e de anos de diagnóstico. O seguimento desses pacientes continuou até o final de 1999. Portanto, para os primeiros pacientes estudados, há em torno de 16 anos de seguimento, mas, para os mais recentes, o seguimento é menor, como de um ano. Utilizam-se esses dados porque são reais em termos de taxas de sobrevida atuais e por englobarem um número de casos que pode ser visto em um único grande registro de tumores, em um comparável número de anos. Eles têm a intenção apenas de ilustrar a metodologia. Os resultados do SEER de 1973 a 1977 são descritos mais detalhadamente em outra publicação (Ries e cols., 2000), não devendo as ilustrações serem consideradas como uma descrição adequada do padrão atual de sobrevida para câncer de mama e de pulmão nos Estados Unidos.

O MÉTODO DAS TÁBUAS DE VIDA

O método das tábuas de vida envolve a divisão do período total de observação de um grupo em intervalos fixos, geralmente meses ou anos. Para cada intervalo, a proporção que sobrevive até o seu final é calculada baseando-se no número de pessoas conhecido que experimentou o desfecho final (por exemplo, morte) durante o intervalo e o número estimado de indivíduos que estavam em risco para o desfecho no início do intervalo. Para cada intervalo sucessivo pode ser calculada uma taxa de sobrevida cumulativa: é a probabilidade de sobrevida do intervalo mais recente multiplicada pelas probabilidades de sobrevida de todos os intervalos prévios. Portanto, se a percentagem de pacientes sobreviventes no primeiro intervalo é 90%, o mesmo ocorrendo para o segundo e o terceiro intervalos, a percentagem de sobrevida cumulativa é 72,9% (0,9 x 0,9 x 0,9 = 0,729).

Os resultados da sobrevida do câncer de mama, calculados pelo método das tábuas de vida, é ilustrado na Figura 2.1. Até 1999, foram seguidas 2.819 pacientes diagnosticadas entre 1983 e 1998. Após o cálculo pelo método das tábuas de vida para cada ano após o diagnóstico, a taxa de sobrevida em um ano é de 95,6%. A taxa de sobrevida cumulativa em cinco anos alcança 76,8%. Já em 10 anos, a sobrevida cumulativa é de 61%.

Os dados a respeito de câncer de pulmão mostram um padrão de sobrevida muito diferente (Figura 2.2). Em um ano após o diagnóstico, a taxa de sobrevida é de apenas 41,8%. Em cinco anos, cai para 12% e estima-se que apenas 6,8% dos pacientes estarão vivos após 10 anos de diagnóstico. Para os pacientes com câncer

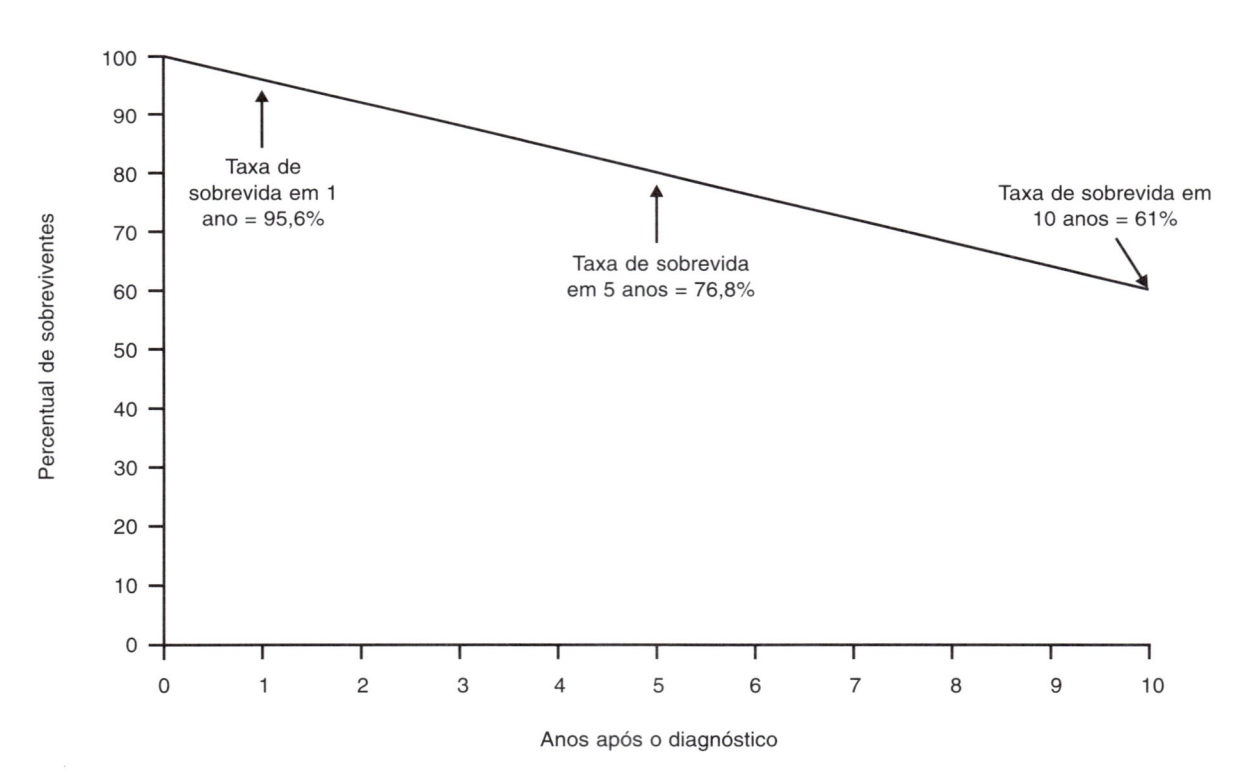

FIGURA 2.1 Sobrevida de 2.819 pacientes com câncer de mama, a partir dos dados do National Cancer Institute Surveillance, Epidemiology and End Results Program (SEER), 1983-1998. Calculada pelo método das tábuas de vida.

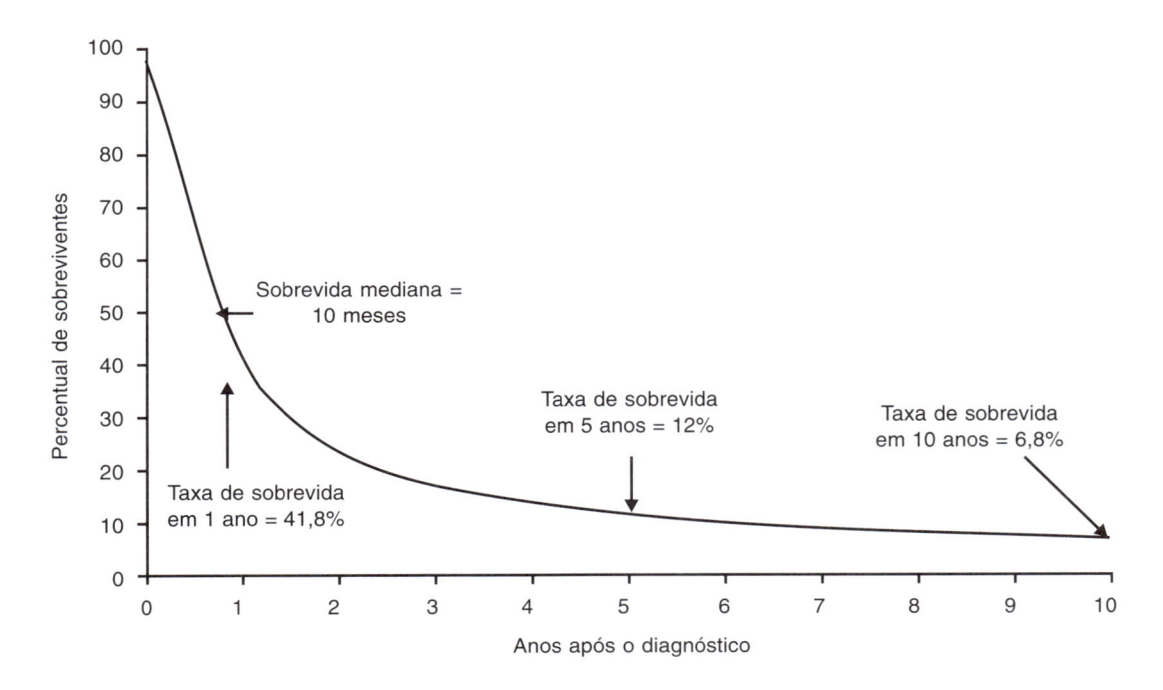

FIGURA 2.2 Sobrevida de 2.347 pacientes com câncer de pulmão, a partir dos dados do National Cancer Institute Surveillance, Epidemiology and End Results Program (SEER), 1983-1998. Calculada pelo método das tábuas de vida.

de pulmão, o *tempo de sobrevida mediano* é 10 meses. Tempo de sobrevida mediano é a quantidade de tempo necessária para que metade dos pacientes tenha experimentado o desfecho, e metade continue livre dele. Se a sobrevida cumulativa não cair abaixo de 50%, não será possível estimar a sobrevida mediana a partir dos dados, como no caso daqueles dados a respeito de câncer de mama.

No caso do câncer de mama, a taxa de sobrevida em 10 anos é importante devido à grande proporção de pacientes vivas após cinco anos de diagnóstico. O intervalo de 10 anos para o câncer de pulmão é menos significativo, pois uma grande proporção de pacientes no grupo morrerá depois de passado esse tempo.

Uma importante premissa de todos os métodos de sobrevida atuariais é que casos censurados não diferem, de uma maneira sistemática, dos não-censurados, de forma a afetar a sobrevida. Por exemplo, se o caso diagnosticado mais recente na Figura 2.1, ou seja, aquele que tem maior probabilidade de ainda não ter morrido, fosse detectado em um estádio de doença mais precoce que o dos casos não-censurados, ou se eles fossem tratados de maneiras diferentes, a premissa de que casos censurados e não-censurados podem ser comparados não seria atingida, podendo os resultados do grupo como um todo serem inacurados. Portanto, quando pacientes são incluídos em uma análise de tábuas de vida é importante haver a segurança de que diferenças nas informações sobre sobrevida não se relacionam a diferenças que possam afetar essa sobrevida.

O MÉTODO DE KAPLAN-MEIER

Os mesmos dados podem ser analisados pelo uso do método de Kaplan-Meier (Kaplan e Meier, 1958), o qual é semelhante ao método das tábuas de vida, mas permite o cálculo da proporção sobrevivente em cada ponto do tempo em que ocorre uma morte em vez do cálculo em intervalos fixos. A principal diferença evidente em uma curva de sobrevida é que as alterações que ocorrem seqüencialmente na taxa de sobrevida cumulativa parecem acontecer independentemente dos intervalos no eixo dos "anos após o diagnóstico".

SOBREVIDA ESPECÍFICA PARA PACIENTE, DOENÇA E TRATAMENTO

Embora a sobrevida global de um grupo seja informativa, as comparações de sobrevida global entre dois grupos em geral são confundidas por diferenças entre os pacientes, seus tumores ou o tratamento que receberam. Pode, por exemplo, ser enganador comparar a sobrevida global mostrada na Figura 2.1 com a sobrevida global de outras pacientes com câncer de mama que podem ter sido diagnosticadas com uma doença mais avançada, cuja sobrevida presumivelmente seria menor. A abordagem mais simples para levar em consideração possíveis diferenças entre grupos é providenciar resultados de sobrevida que sejam específicos para as categorias de pacientes, doenças ou tratamentos que possam afetar os resultados. Na maioria das situações relativas a câncer, a variável mais importante para a qual os resultados de sobrevida devem ser subdivididos é o estádio da doença. A Figura 2.3 mostra curvas de sobrevida em cinco anos específicas para o estádio das mesmas pacientes com câncer de mama já descritas. Tais dados mostram que a sobrevida de pacientes com câncer de mama difere marcadamente de acordo com o estádio da neoplasia no momento do diagnóstico.

Praticamente qualquer variável pode ser utilizada para subclassificar taxas de sobrevida, mas algumas são mais significativas que outras. Por exemplo, poderia ser possível fornecer taxas de sobrevida específicas para a estação do ano em que foi feito o diagnóstico (primavera, verão, outono ou inverno), mas a estação provavelmente não tenha qualquer associação biológica com o tempo de sobrevida de uma paciente com câncer de mama. Por outro lado, as taxas de sobrevida específicas para raça e idade mostradas nas Figuras 2.4 e 2.5 sugerem que ambas as variáveis são relacionadas à sobrevida nessa doença. As pacientes brancas possuem as maiores taxas de sobrevidas, e as afro-americanas, as menores. Em relação à idade, os dados sugerem que apenas as pacientes mais velhas têm sobrevida mais curta, o que pode sugerir que seja útil ajustar as taxas para efeitos de outras causas de morte que afetam pessoas mais velhas.

Embora os fatores que afetam a sobrevida possam ser únicos para cada tipo de câncer, convencionou-se, na descrição da sobrevida para um câncer específico, a inclusão de resultados de sobrevida específica para o estádio, a idade e a raça do paciente. O tratamento é um fator para o qual a sobrevida é, via de regra, subdividida, mas deve-se lembrar que a escolha do tipo de tratamento está, em geral, relacionada a outros fatores que exercem influência na sobrevida. Por exemplo, a escolha do tratamento para o câncer freqüentemente depende do estádio da doença no momento do diagnóstico.

TAXAS DE SOBREVIDA AJUSTADAS

As taxas de sobrevida descritas nas ilustrações consideram todas as mortes, independentemente da sua causa, o que é conhecido como *taxas de sobrevida observadas*. Embora a sobrevida observada seja uma reflexão verdadeira da mortalidade total no grupo de pacientes, freqüentemente tem-se interesse em descrever a mortalidade atribuível apenas à doença em investigação. A *taxa de sobrevida ajustada* é a proporção do grupo inicial de pacientes que escapou da morte em decorrência de uma causa específica (por exemplo, câncer), quando não há outra causa contribuindo para a morte.

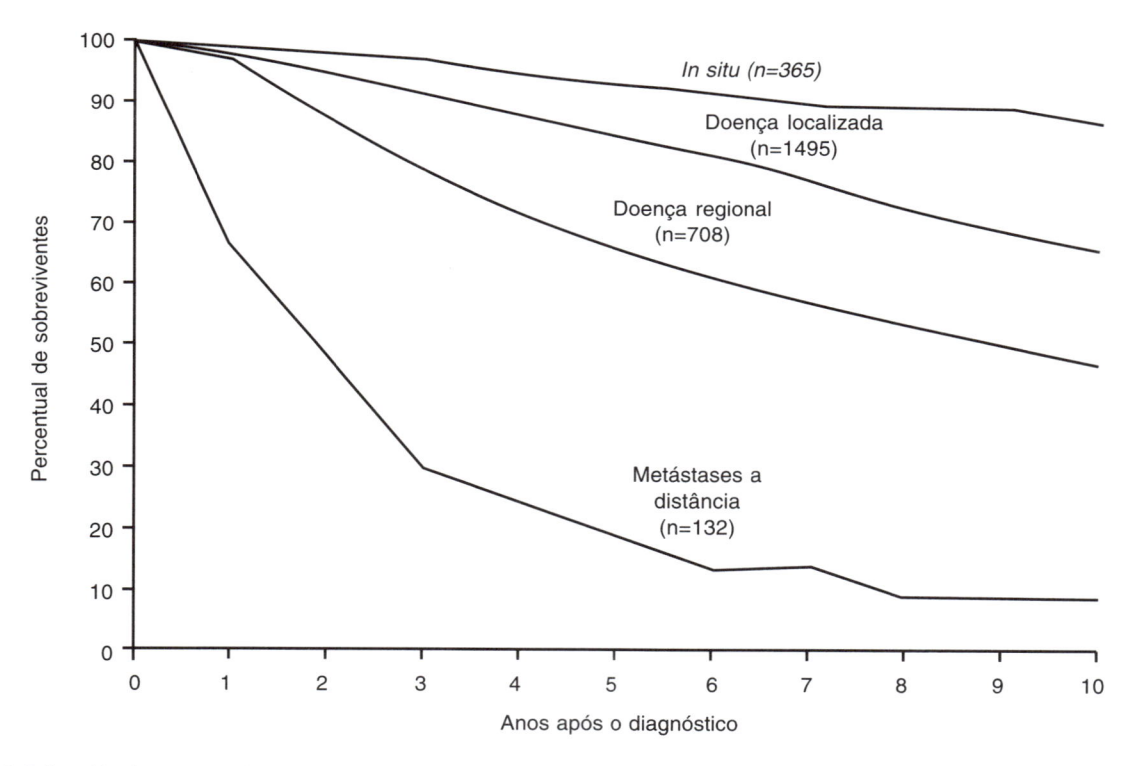

FIGURA 2.3 Sobrevida de 2819 pacientes com câncer de mama, a partir dos dados do National Cancer Institute Surveillance, Epidemiology and End Results Program (SEER), 1983-1998. Calculada pelo método das tábuas de vida e estratificada pelo estadiamento da doença. *Nota:* Excluídas 119 pacientes com estádio desconhecido. O SEER utiliza a extensão da doença como estadiamento.

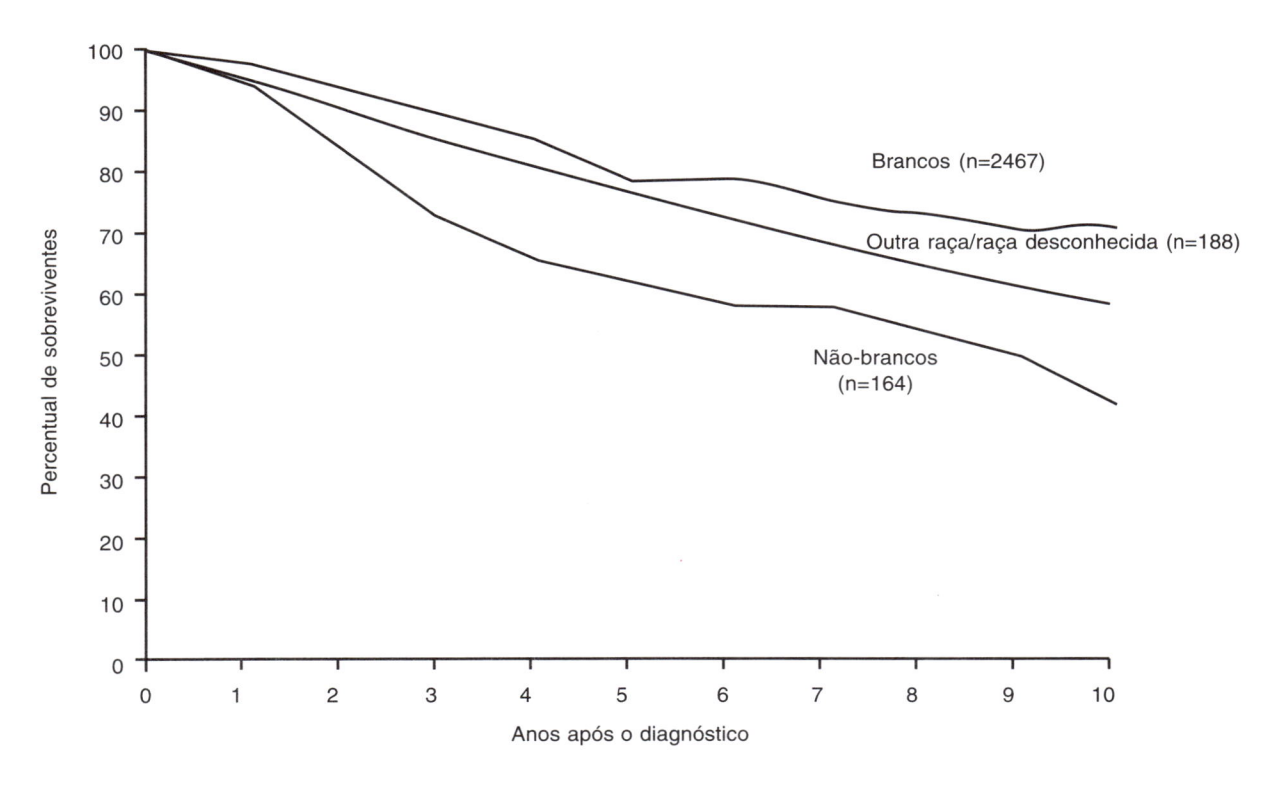

FIGURA 2.4 Sobrevida de 2819 pacientes com câncer de mama, a partir dos dados do National Cancer Institute Surveillance, Epidemiology and End Results Program (SEER), 1983-1998. Calculada pelo método das tábuas de vida e estratificada pela raça.

Sempre que houver informação confiável (disponível a respeito da causa de morte, pode-se fazer um ajuste para outras causas de morte que não a doença em estudo. Isso é feito considerando os pacientes que morrem sem a doença de interesse como observações *censuradas*.

Se forem calculadas taxas de sobrevida ajustadas para o câncer de pulmão, o padrão de sobrevida pode mostrar pequenas diferenças entre as taxas observadas e ajustadas, pois o câncer de pulmão geralmente é a causa de morte para os pacientes com tal diagnóstico. Para doenças com padrões de sobrevida mais favoráveis, como o câncer de mama, as pacientes vivem por quantidade de tempo suficiente para que desenvolvam risco para outras causas de morte e, nessas situações, as taxas de sobrevida ajustadas tenderão a ser maiores que as observadas, retratando claramente os efeitos específicos do diagnóstico em investigação. Taxas ajustadas podem ser calculadas tanto para os resultados do método das tábuas de vida quanto para os de Kaplan-Meier.

SOBREVIDA RELATIVA

As informações sobre causas de morte muitas vezes não estão disponíveis ou não são confiáveis. Sob tais circunstâncias, é impossível computar ou ajustar taxas de sobrevida. No entanto, é possível proceder a um ajuste parcial para diferenças nos riscos de morte por outras causas que não a doença em estudo, o que pode ser feito por meio da *taxa de sobrevida relativa*, que é a relação entre taxa de sobrevida observada e a esperada para um grupo de pessoas na população geral que sejam semelhantes aos pacientes em relação à raça, ao sexo e à idade. A taxa de sobrevida relativa é calculada utilizando-se um procedimento descrito por Ederer, Axtell e Cutler (1961).

A taxa de sobrevida relativa representa a probabilidade que um paciente tem de não morrer por causas associadas especificamente com o seu câncer, em um momento específico após o diagnóstico. É sempre maior que a taxa de sobrevida observada para o mesmo grupo de pacientes. Se o grupo é bastante grande e os pacientes, grosseiramente representativos da população dos Estados Unidos (considerando raça, sexo e idade), a taxa de sobrevida relativa fornece uma estimativa da probabilidade de escapar da morte devido ao câncer específico em estudo. No entanto, quando há informação fidedigna em relação à causa de morte, é preferível utilizar a taxa de sobrevida ajustada. Isso é particularmente verdadeiro quando a série é pequena ou quando os pacientes são provenientes, em sua maioria, de um segmento socioeconômi-

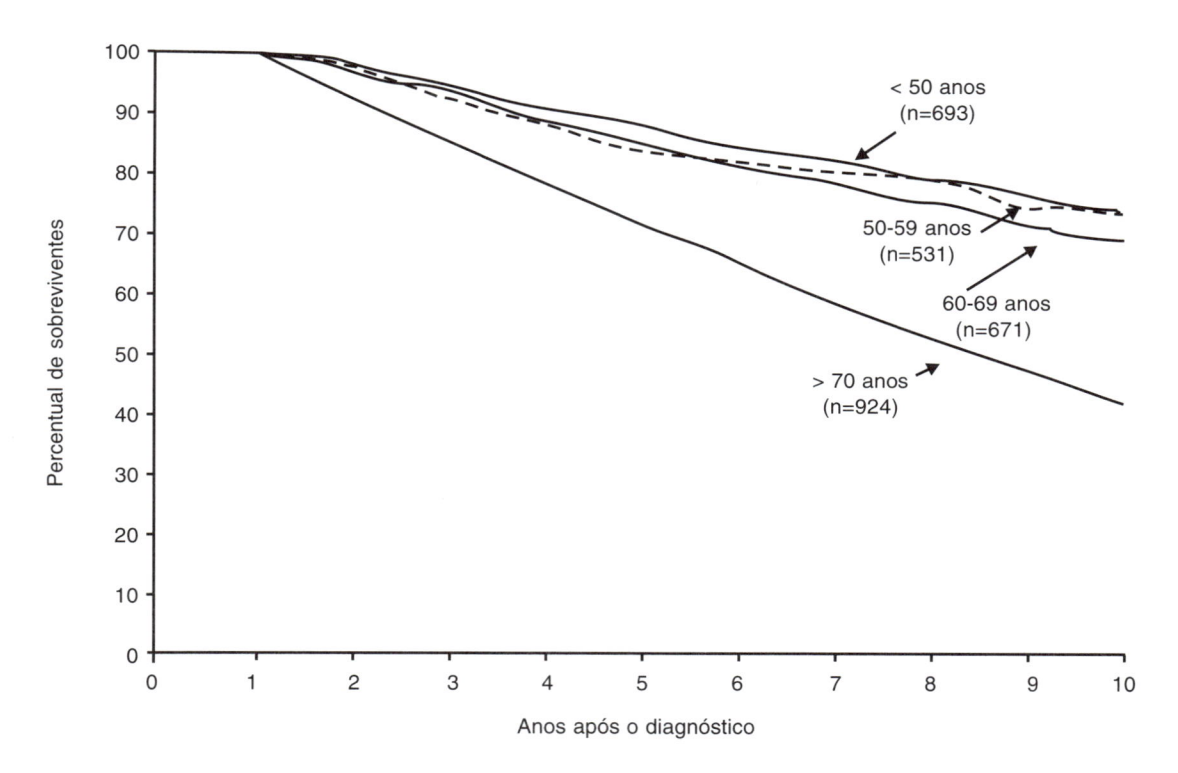

FIGURA 2.5 Sobrevida de 2819 pacientes com câncer de mama, a partir dos dados do National Cancer Institute Surveillance, Epidemiology and End Results Program (SEER), 1983-1998. Calculada pelo método das tábuas de vida e estratificada pela idade no momento do diagnóstico.

co específico da população. Taxas de sobrevida relativas podem ser derivadas de resultados provenientes do método das tábuas de vida ou de Kaplan-Meier.

MÉTODOS DE REGRESSÃO

A maneira mais simples de estudar múltiplos fatores possivelmente associados à sobrevida é examiná-los dentro de determinada categoria de paciente, doença ou tratamento. No entanto, essa abordagem é limitada a fatores nos quais os pacientes podem ser plenamente agrupados e não leva em consideração os efeitos de medidas que variam em uma escala intervalar. Há vários exemplos de variáveis intervalares em câncer, como número de linfonodos positivos, contagem de células e valores de marcadores laboratoriais. Se a população de pacientes for dividida em cada intervalo de valores, poucas pessoas serão analisadas em cada subgrupo, tornando os resultados menos significativos. Além disso, quando se considera mais de um fator, o número de curvas resultante fornece tantas comparações que o efeito dos fatores desafia a interpretação.

A análise de regressão múltipla convencional investiga os efeitos associados de múltiplas variáveis em um único desfecho, mas não é capaz de lidar com as observações censuradas. Por essa razão, outros métodos estatísticos tiveram que ser desenvolvidos para avaliar a relação do tempo de sobrevida com diversas variáveis simultaneamente. O mais comumente utilizado é o modelo de regressão de azares proporcionais de Cox (Cox, 1972), que estima a influência de múltiplas co-variáveis na distribuição da sobrevida, a partir de dados que incluem as observações censuradas. Co-variáveis são os múltiplos fatores a serem estudados em associação com a sobrevida. No modelo de regressão de azares proporcionais de Cox, as co-variáveis podem ser variáveis categóricas (como raça), medidas intervalares (como idade) ou resultados de testes laboratoriais.

Os detalhes dos mencionados métodos estão fora do alcance deste capítulo. Felizmente, diversos programas informatizados para análises estatísticas hoje permitem que os métodos sejam aplicados com facilidade pelo analista especializado. Embora grande parte da informação útil possa se derivar de modelos de sobrevida multivariada, eles em geral necessitam de presunções adicionais a respeito da forma da curva de sobrevida e da natureza dos efeitos das co-variáveis, devendo-se examinar sempre a adequação do modelo utilizado em relação às suposições que se quer estudar.

ERRO-PADRÃO DE UMA TAXA DE SOBREVIDA

As taxas de sobrevida que descrevem a experiência de um grupo específico de pacientes são freqüentemente utilizadas para generalização para populações maiores. A existência de valores populacionais verdadeiros é postulada, e tais valores são estimados a partir do grupo em estudo, que é apenas uma amostra da população total. Se uma taxa de sobrevida é calculada a partir de uma segunda amostra da mesma população, é improvável que os resultados sejam exatamente os mesmos. A diferença entre os dois resultados é chamada de variação da amostra (chance de variação ou erro da amostra). O *erro-padrão* é uma medida da extensão pela qual a variação da amostra influencia a taxa de sobrevida computada. Em observações repetidas sob as mesmas condições, a taxa de sobrevida verdadeira da população deverá cair no intervalo entre dois erros-padrão, de cada lado da taxa computada, em torno de 95 vezes em 100. Esse intervalo é denominado *intervalo de confiança de 95%*.

COMPARAÇÃO DE SOBREVIDA ENTRE GRUPOS DE PACIENTES

Na comparação das taxas de sobrevida de dois grupos de pacientes, a significância estatística da diferença observada é de interesse. A questão essencial é "qual a probabilidade da diferença observada ter ocorrido por chance?". O erro-padrão da taxa de sobrevida fornece uma maneira simples de responder à questão. Se o intervalo de confiança de 95% de duas taxas de sobrevida não se superpuserem, a diferença observada poderá ser considerada estatisticamente significativa, ou seja, improvável de ter ocorrido ao acaso.

É possível que as diferenças entre dois grupos em cada momento de comparação do seguimento não sejam significativamente diferentes, mas, ao considerar inteiramente as curvas de sobrevida, a combinação das diferenças individuais não-significativas acarrete um padrão de sobrevida diferente. O teste estatístico mais comum que examina o padrão total de diferenças entre curvas de sobrevida é o *log rank test*, o qual pesa igualmente os efeitos das diferenças que ocorrem ao longo do seguimento e é a escolha certa para a maioria das situações. Outros testes comparam as diferenças de acordo com o número de pessoas em risco em pontos distintos, podendo acarretar resultados distintos se as mortes tiverem tendência a ocorrer mais precoce ou mais tardiamente ao longo do seguimento.

Na interpretação de testes com significância estatística é preciso cuidado. Por exemplo, se existem diversidades nas características dos pacientes e das doenças de dois grupos de tratamento, uma diferença estatisticamente significativa nos resultados de sobrevida pode refletir diversidades entre as duas séries de pacientes, em vez de diferença na eficácia dos tratamentos. A abordagem mais definitiva para a avaliação de tratamento é o ensaio clínico randomizado, que auxilia na equiparação das características dos pacientes e da doença entre os dois grupos de tratamento.

DEFINIÇÃO DO PONTO DE INÍCIO DE UM ESTUDO

O ponto de partida para a determinação da sobrevida de pacientes depende da proposta do estudo. Por exemplo, o momento para iniciar o estudo da história natural de um câncer em particular deve ter como referência o aparecimento do primeiro sintoma. Várias datas de referência são comumente utilizadas como pontos de partida para avaliar os efeitos do tratamento, incluindo (1) data do diagnóstico, (2) data da primeira visita ao médico, (3) data de admissão no hospital e (4) data do início do tratamento. Se o tempo de recorrência de um tumor após aparente remissão completa estiver sendo estudado, o ponto de partida é a data da aparente remissão completa. A data de referência específica utilizada deve ser claramente especificada em qualquer relatório.

A data de início da terapia deve ser utilizada como o ponto de partida para a avaliação do tratamento. Para pacientes não-tratados, a data mais comparável é o momento em que foi decidido não realizar nenhum tratamento específico para o tumor. Para ambos os grupos – tratados e não-tratados –, os momentos descritos, a partir dos quais serão calculadas as curvas de sobrevida, geralmente irão coincidir com a data do estadiamento inicial.

CONDIÇÃO VITAL

Em qualquer momento do tempo, a condição vital de cada paciente é definida como vivo, morto ou desconhecido (ou seja, perdido do seguimento). O término da participação de cada paciente no estudo é (1) um evento terminal especificado, como morte, (2) a sobrevida até o término do estudo ou (3) a perda do seguimento. Em cada caso, o tempo observado de seguimento é o intervalo entre o momento da inclusão no estudo até o evento terminal, o término do estudo ou a data da última observação. Esse seguimento observado deve ser descrito em termos das condições do paciente no momento final:

Vivo, sem câncer, sem recorrência
Vivo, sem câncer, após recorrência
Vivo, com doença persistente, recorrente ou metastática
Vivo, com o tumor primário
Morto, sem câncer
Morto, com câncer (primário, recorrente ou metastático)
Morto, pós-operatório
Desconhecido, perdido do seguimento

Completar o seguimento é crucial em qualquer estudo de sobrevida, pois mesmo um pequeno número de pacientes perdidos do seguimento pode levar a resultados inacurados ou enviesados. O máximo efeito possível de viés para pacientes perdidos do seguimento deve ser averiguado por intermédio do cálculo da taxa de sobrevida máxima, assumindo-se que todos os pacientes perdidos permaneceram vivos até o final do estudo. Uma taxa de sobrevida mínima pode ser calculada assumindo-se que todos os pacientes perdidos morreram no momento em que foram perdidos.

INTERVALOS DE TEMPO

O tempo de sobrevida é freqüentemente dividido em intervalos em unidades de semanas, meses ou anos. A curva de sobrevida para tais intervalos fornece uma descrição da população em estudo em relação à dinâmica da sobrevida através de um tempo especificado. O tempo de intervalo utilizado deve ser selecionado levando-se em consideração a história natural da doença. Em doenças com longa história natural, a duração do estudo pode ser de 5 a 20 anos, e intervalos de sobrevida de 6 a 12 meses podem fornecer descrição significativa da dinâmica da sobrevida. Se a população estudada possui prognóstico muito pobre (por exemplo, pacientes com carcinoma de pâncreas ou esôfago), a duração total do estudo pode ser de dois ou três anos, podendo os intervalos de sobrevida ser descritos em termos de um a três meses. Na interpretação de taxas de sobrevida, deve-se considerar o número de indivíduos incluídos no intervalo de sobrevida.

RESUMO

Este capítulo revisou as bases da análise de sobrevida e sua freqüente aplicação no registro dos dados de câncer. A análise complexa dos dados e a exploração das hipóteses de pesquisa demandam grande conhecimento e habilidade. Hoje em dia, as análises de sobrevida são realizadas automaticamente em vários diferentes registros de dados e programas de análise estatística disponíveis para uso em computador pessoal. As pessoas que têm acesso a tais programas devem explorar as diferentes características das análises disponíveis a fim de conferir a perspicácia que a análise de sobrevida pode fornecer a partir dos registros de câncer.

BIBLIOGRAFIA

American Joint Committee on Cancer: AJCC Cancer Staging Manual, 5th ed. Fleming ID, Cooper JS, Henson DE et al (Eds.). Philadelphia: Lippincott-Raven, 1997

Berkson J, Gage RP: Calculation of survival rates for cancer. Proc Staff Meet Mayo Clin 25:270-286, 1950

Cox DR: Regression models and life tables. J R Stat Soc B 34:187-220, 1972

Cox DR, Oakes D: Analysis of survival data. London: Chapman and Hall, 1984

Ederer F, Axtell LM, Cutler SJ: The relative survival rate: a statistical methodology. Natl Cancer Inst Monogr 6:101-121, 1961

Fleming TR, Harrington DP: Counting processes and survival analysis. New York: John Wiley, 1991

Kalbfleisch JD, Prentice RL: The statistical analysis of failure time data. New York: John Wiley, 321, 1980

Kaplan EL, Meier P: Nonparametric estimation from incomplete observations. J Am Stat Assn 53:457-481, 1958

Kleinbaurn DG: Survival analysis: a self learning text. New York: Springer-Verlag, 1996

Lee ET: Statistical methods for survival data analysis. New York: John Wiley, 1992

Mantel N: Evaluation of survival data and two new rank order statistics arising in its consideration. Cancer Chemother Rep 50:163–170, 1966

Ries LAG, Eisner MP, Kosary CL, et al (Eds.): SEER cancer statistics review, 1973-1997: tables and graphs, National Cancer Institute. Bethesda, MD: National Institutes of Health, NIH Pub. No. 00-2789, 2000

Parte II

Neoplasias de cabeça e pescoço

RESUMO DAS ALTERAÇÕES

- Tem sido recomendada uma descrição uniforme para os tumores de todos os sítios de cabeça e pescoço, motivo pelo qual lesões T4 são divididas em T4a (ressecáveis) e T4b (irressecáveis), o que permitirá a designação de pacientes com doença avançada em três categorias: estádio IVA, doença avançada ressecável; estádio IVB, doença avançada irressecável, e estádio IVC, doença metastática a distância.
- Tem sido realizado esforço para agrupar os estádios em combinações relativamente uniformes de categorias T, N e M para todos os sítios, incluindo seios paranasais, tumores salivares e tumores de tireóide.
- Nenhuma mudança foi feita no estadiamento N para qualquer sítio, exceto a adição de um descritor para metástases em linfonodos da região cervical superior ou inferior, designado por U e I, respectivamente. Tal descritor não influencia o estadiamento dos linfonodos.

INTRODUÇÃO

Os tumores malignos da cabeça e do pescoço podem surgir a partir de qualquer uma das membranas que recobrem o trato aerodigestivo superior. A classificação T indicando a extensão do tumor geralmente é semelhante para cada sítio anatômico, mas difere em detalhes específicos devido às considerações anatômicas. A classificação N para metástases em linfonodos cervicais é uniforme para todos os sítios mucosos, exceto para a nasofaringe que, assim como para a tireóide, possui classificação própria baseada no comportamento e no prognóstico tumorais. Os sistemas de estadiamento presentes nesta seção são todos clínicos, baseados na melhor estimativa possível da extensão da doença antes do tratamento primário. Técnicas de imagem como tomografia computadorizada (TC), ressonância nuclear magnética (RNM) e ultra-sonografia podem ser utilizadas e, em tumores com estádios mais avançados, têm ajudado na acurácia do estadiamento T e N, em especial em nasofaringe, seios paranasais e linfonodos regionais. Devem ser obtidos estudos de imagem apropriados sempre que os achados clínicos forem duvidosos. Da mesma forma, avaliação endoscópica do tumor primário, quando adequada, é desejada para avaliação mais detalhada do tumor primário e estadiamento T. A biópsia de aspiração com agulha fina (PAAF) pode confirmar a presença de tumor e sua natureza histopatológica, mas não pode excluir a sua presença.

Qualquer informação diagnóstica que contribua para a acurácia global da avaliação pré-tratamento deve ser considerada no estadiamento clínico assim como no planejamento do tratamento. Quando se planeja uma terapia cirúrgica, o câncer de cabeça e pescoço pode ser estadiado utilizando-se toda informação disponível a partir da avaliação clínica e da avaliação patológica do espécime ressecado. O estádio patológico não substitui o clínico, que deve ser sempre relatado.

Na revisão dos sistemas de estadiamento, são realizadas várias alterações nas classificações do T, bem como nos grupos de estádios, para refletir práticas atuais de tratamento, relevância clínica e dados atuaizados. O estadiamento T uniforme para tumores de cavidade oral, orofaringe, glândulas salivares e tireóide simplifica o sistema e melhora a aderência dos clínicos a ele. Os tumores T4 são subdivididos em duas categorias: avançados ressecáveis (T4a) e avançados irressecáveis (T4b). O reagrupamento de doença estádio IV, para todos os sítios, em doença avançada ressecável (estádio IVA), avançada irressecável (estádio IVB) e doença metastática a distância (estádio IVC) também simplifica o estadiamento para doença avançada.

Esta seção apresenta o estadiamento para os seis maiores sítios de cabeça e pescoço: cavidade oral, faringe (nasofaringe, orofaringe e hipofaringe), laringe, seios paranasais, glândulas salivares e glândula tireóide.

Linfonodos regionais. A condição dos linfonodos regionais no câncer de cabeça e pescoço é de tal importância prognóstica que os linfonodos cervicais devem ser avaliados para cada paciente e para cada tumor. Os linfonodos devem ser subdivididos em subsítios anatômicos específicos e agrupados em sete níveis, para facilitar a descrição.

Nível I:	Submentonianos
	Submandibulares
Nível II:	Jugulares superiores
Nível III:	Jugulares médios
Nível IV:	Jugulares inferiores
Nível V:	Triângulo posterior (acessório espinal e cervical transverso); dividido em superior, médio e inferior, correspondendo aos linfonodos jugulares superiores, médios e inferiores
Nível VI:	Pré-laríngeos (delphian)
	Pré-traqueais
	Paratraqueais
Nível VII:	Mediastinais superiores
Outros grupos:	Suboccipitais
	Retrofaríngeos
	Parafaríngeos
	Bucinadores (faciais)
	Pré-auriculares
	Periparotídeos e intraparotídeos

A localização dos níveis de linfonodos correlacionam-se com os seguintes limites clínicos e cirúrgicos utilizados para exploração cervical (Figura 2.1):

Nível I: Contém os triângulos submentoniano e submandibular, sendo os limites anterior e posterior dados pelo músculo digástrico; o inferior, pelo osso hióide, e o limite superior, pelo corpo da mandíbula

Nível II: Contém os linfonodos jugulares superiores e estende-se da base do crânio, superiormente, até o nível do osso hióide, inferiormente

Nível III: Contém os linfonodos jugulares médios a partir do nível do osso hióide, superiormente, até o nível da borda inferior da cartilagem cricóide, inferiormente

Nível IV: Contém os linfonodos jugulares inferiores a partir do nível da cartilagem cricóide, superiormente, até a clavícula, inferiormente

Nível V: Contém os linfonodos do triângulo posterior, limitado posteriormente pela borda anterior do músculo trapézio, anteriormente pela borda posterior do músculo esternocleidomastóideo e, inferiormente, pela clavícula. Para propostas de descrição, o nível V pode ser subdividido em superior, médio e inferior, correspondendo aos planos superior e inferior que definem os níveis II, III e IV.

Nível VI: Contém os linfonodos do compartimento anterior central a partir do osso hióide, superiormente, até a incisura supra-esternal, inferiormente. De cada lado, o limite lateral é formado pela borda medial da bainha carotídea

Nível VII: Contém os linfonodos inferiores à incisura supra-esternal, no mediastino superior

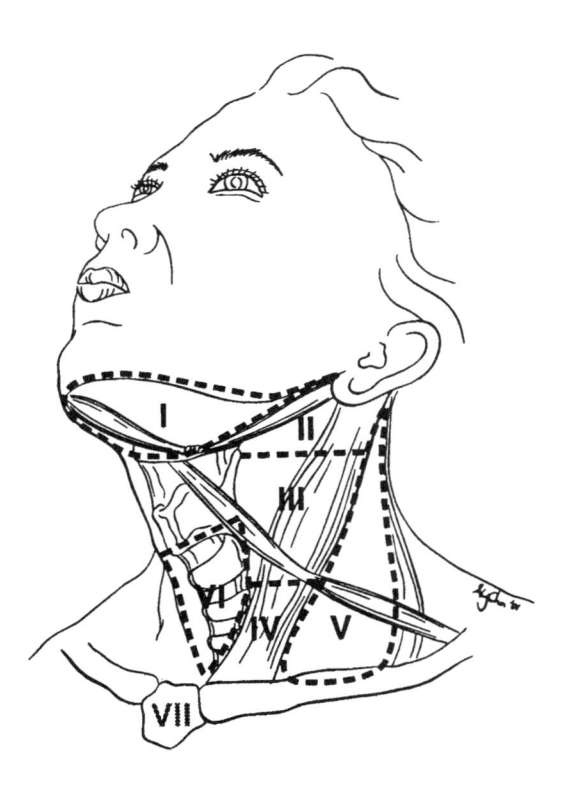

Diagrama esquemático indicando a localização dos níveis de linfonodos no pescoço, conforme descritos no texto.

O padrão da drenagem linfática varia para os diferentes sítios anatômicos; no entanto, a localização das metástases em linfonodos tem significância prognóstica em pacientes com carcinoma de células escamosas da cabeça e pescoço. A sobrevida é significativamente pior quando as metástases envolvem linfonodos além da primeira cadeia de drenagem linfática e, em particular, linfonodos das regiões inferiores do pescoço, ou seja, níveis IV e V (região supraclavicular). Conseqüentemente, recomenda-se que cada categoria de estadiamento N seja registrada para mostrar, além dos parâmetros estabelecidos, se os linfonodos envolvidos estão nas regiões superior ou inferior do pescoço, dependendo de sua localização acima ou abaixo da borda inferior da cartilagem cricóidea.

A história natural e a resposta ao tratamento de metástases em linfonodos cervicais de sítio primário em nasofaringe são diferentes em relação ao seu impacto no prognóstico, justificando classificações diferentes para o N. As metástases em linfonodos regionais a partir de câncer de tireóide bem-diferenciado não afetam significativamente o prognóstico e também justificam um sistema de estadiamento diferente para o câncer de tireóide.

O exame histopatológico é necessário para excluir a presença de tumor em linfonodos. Até o momento, nenhum estudo de imagem consegue identificar focos tumorais microscópicos em linfonodos regionais ou distinguir linfonodos pequenos reativos de linfonodos malignos.

Quando se detectam linfonodos aumentados, o tamanho real da massa deve ser medido. A maioria das massas com mais de 3 cm de diâmetro constitui-se não de linfonodo único, mas, sim, de linfonodos confluentes ou de tumores em tecidos moles do pescoço. Estudos de imagem mostrando margens espiculadas amorfas dos linfonodos acometidos ou envolvimento da gordura internodal, resultando em perda da forma ovalada à redonda normal, sugerem fortemente disseminação extracapsular (extranodal) tumoral. É necessário o exame patológico para a documentação da extensão tumoral em termos de localização ou nível de linfonodos envolvidos, número de linfonodos que contêm metástases e presença ou ausência de disseminação extracapsular do tumor.

Sítios metastáticos. Os sítios mais comuns de metástases a distância são os pulmões e os ossos. As metástases para fígado e cérebro são menos freqüentes. As metástases em linfonodos mediastinais são consideradas metástases a distância.

Linfonodos regionais (N)

NX	Linfonodos regionais não podem ser avaliados
N0	Ausência de metástases em linfonodos regionais
*N1	Metástase em um único linfonodo regional, com 3 cm ou menos de dimensão maior
*N2	Metástase em um único linfonodo regional, com dimensão maior que 3 cm e menor que 6 cm; ou metástases em múltiplos linfonodos ipsilaterais, nenhum com mais de 6 cm de dimensão maior; ou metástases em linfonodos bilaterais ou contralaterais, nenhum com mais de 6 cm de dimensão maior
*N2a	Metástase em um único linfonodo regional, com dimensão maior que 3 cm e menor que 6 cm
*N2b	Metástases em múltiplos linfonodos ipsilaterais, nenhum com mais de 6 cm de dimensão maior
*N2c	Metástases em linfonodos bilaterais ou contralaterais, nenhum com mais de 6 cm de dimensão maior
*N3	Metástases em linfonodo maior que 6 cm de dimensão maior

*Nota: A designação de "S" ou "I" deve ser utilizada para indicar metástases acima (S) ou abaixo (I) da borda inferior da cricóide.

Metástases a distância (M)
MX   Metástases a distância não podem ser avaliadas
M0   Ausência de metástases a distância
M1   Metástases a distância

RESULTADOS DE DESFECHO

As curvas de sobrevida mostradas para cada sítio anatômico foram construídas utilizando-se casos de câncer de cabeça e pescoço extraídos do National Cancer Data Base, diagnosticados entre 1985 e 1996. As análises de sobrevida foram realizadas de 1985 a 1991, em casos com no mínimo cinco anos de seguimento. Os métodos de medida de sobrevida, realizados com o programa SPSS, incluíram sobrevida observada (morte por todas as causas) e sobrevida relativa (representando mortes por câncer, a partir de taxas de sobrevida observadas ajustadas para mortes esperadas de acordo com idade, raça e sexo).

Sítios anatômicos e tipos histológicos foram codificados no banco de dados de acordo com a segunda edição da Classificação Internacional de Doenças em Oncologia (CID-O-2). Os critérios incluídos em cada análise foram escolhidos com base naqueles listados na quarta edição do *Manual de estadiamento do câncer* do AJCC. As análises de sobrevida para sítios em lábios, cavidade oral, orofaringe, nasofaringe, hipofaringe e laringe incluíram apenas carcinomas de células escamosas (M8050, 8051-8082). As análises de sobrevida para tumores de seio maxilar e glândulas salivares incluíram todos os tipos histológicos; para tumores de glândula tireóide, as análises de sobrevida incluíram adenocarcinoma papilar (M8050, 8260, 8340, 8503-8604), adenocarcinoma folicular (M8330-8332), carcinoma medular (M8510-8512) e carcinoma anaplásico (M8021).

Foram incluídos nessa análise apenas casos estadiados de acordo com a terceira ou a quarta edição do *Manual de estadiamento do câncer* do AJCC; as análises de sobrevida para os diferentes sítios foram estratificadas pelo estádio "combinado" do AJCC (representando estádio patológico, quando disponível, e apenas o estádio clínico quando o patológico não estava disponível). Os intervalos de confiança de 95% são fornecidos para cada taxa de sobrevida em cinco anos, tornando possível a determinação das diferenças entre as taxas de sobrevida em cinco anos para os diferentes estádios.

BIBLIOGRAFIA

Beahrs O, Henson DE, Hutter RVP, Kennedy BJ (Eds.): American Joint Committee on Cancer: Manual for Staging of Cancer, 4th ed. Philadelphia: JB Lippincott, 1992
Cerezo L, Millam I, Torre A, Aragon G, Otero J: Prognostic factors for survival and tumor control in cervical lymph node metastases from head and neck cancer: a multivariate study of 492 cases. Cancer 69:1224-1234, 1992
Cooper JS, Farnan NC, Asbell SO, et al: Recursive partitioning analysis of 2105 patients treated in Radiation Therapy Oncology Group studies of head and neck cancer. Cancer 77:1905-1911, 1996
Deleyiannis FW, Thomas DB, Vaughan TL, et al: Alcoholism: independent predictor of survival in patients with head and neck cancer. J Natl Cancer Inst 88:542-549, 1996
Faye-Lund H, Abdelnoor M: Prognostic factors of survival in a cohort of head and neck cancer patients in Oslo. Eur J Cancer B Oral Oncol 2:83-90, 1996
Grandi C, Alloisio M, Moglia D, et al: Prognostic significance of lymphatic spread in head and neck carcinomas: therapeutic implications. Head Neck Surg 8:67-73, 1985

Harnsberger HR: Squamous cell carcinoma: nodal staging. In Handbook of head and neck imaging, 2nd ed. St. Louis: Mosby, 283-298, 1995

Hillsamer PJ, Schuller DE, McGhee RB, et al: Improving diagnostic accuracy of cervical metastases with CT and MRI imaging. Arch Otolaryngo Head Neck Surg, 116:2297-1301, 1990

Jones AS, Roland NJ, Field JK, Phillips DE: The level of cervical lymph node metastases: their prognostic relevance and relationship with head and neck squamous carcinoma primary sites. Clin Otolaryngol 19:63-69, 1994

Kalnins IK, Leonard AG, Sako K et al: Correlation between prognosis and degree of lymph node involvement in carcinoma of the oral cavity. Am J Surg 34:450-454, 1977

Kowalski LP, Bagietto R, Lara JR, et al: Prognostic significance of the distribution of neck node metastasis from oral carcinoma. Head Neck 22:207-214, 2000

Mancuso AA, Harnsberger HR, Muraki AS, et al: Computed tomography of cervical and retropharyngeal lymph nodes: normal anatomy, variants of normal, and application in staging head and neck cancer. II. Pathology. Radiology 148:715-723, 1983

Medina JE: A rational classification of neck dissections. Otolaryngol Head Neck Surg 10;169-176, 1989

Percy C, Van Holten V, Muir C (Eds.): International classification of disease for oncology, 2nd ed. Geneva: World Health Organization, 1990

Piccirillo JF: Inclusion of comorbidity in a staging system for head and neck cancer. Oncology 9:831–836, 1995

Richard JM, Sancho-Garnier H, Michaeu C, et al: Prognostic factors in cervical lymph node metastasis in upper respiratory and digestive tract carcinomas: study of 1713 cases during a 15-year period. Laryngoscope 97:97-101, 1987

Robbins KT: Neck dissection: classification and incisions. In Shockley WW, Pillsbury HC (Eds.): The neck: diagnosis and surgery. St. Louis: Mosby, 381-391, 1994

Singh B, Alfonso A, Sabin S, et al: Outcome differences in younger and older patients with laryngeal cancer: a retrospective case-control study. Am J Otolaryngol, 21:92-97, 2000

Singh B, Bhaya M, Zimbler M, et al: Impact of comorbidity on outcome of young patients with head and neck squamous cell carcinoma. Head Neck 20:1-7, 1998

Som. PM: Detection of metastasis in cervical lymph nodes: CT and MR criteria and differential diagnosis. Am J Radiol 158:961-969, 1992

Stell PM, Morton RP, Singh SD: Cervical lymph node metastases: the significance of the level of the lymph node. Clin Oncol 9:101-107, 1983

Stevens MH, Harnsberger HR, Mancuso AA: Computed tomography of cervical lymph nodes: staging and management of head and neck cancer. Arch Otolaryngol 111(11):735-739, 1985

Strong EW, Kasdorf H, Henk JM: Squamous cell carcinoma of the head and neck. In Hermanek P, Gospodarowicz MK, Henson DE, et al (Eds.): Prognostic factors in cancer, UICC Geneva. Berlin-New York: Springer-Verlag, 23-27, 1995

Yousem DM, Som PM, Hackney DB, et al: Central nodal necrosis and extracapsular neoplastic spread in cervical lymph nodes: MR imaging versus CT. Radiology 182:753-759, 1992

3
Lábios e cavidade oral

(Não estão incluídos tumores não-epiteliais, como os de tecido linfóide, tecidos moles, ossos e cartilagens)

C00.0	Neoplasia maligna do lábio superior externo
C00.1	Neoplasia maligna do lábio inferior externo
C00.2	Neoplasia maligna do lábio externo, não-especificada
C00.3	Neoplasia maligna do lábio superior, face interna
C00.4	Neoplasia maligna do lábio inferior, face interna
C00.5	Neoplasia maligna do lábio, sem especificação, face interna
C00.6	Neoplasia maligna da comissura labial
C00.8	Neoplasia maligna do lábio com lesão invasiva
C00.9	Neoplasia maligna do lábio, não-especificada
C02.0	Neoplasia maligna da face dorsal da língua
C02.1	Neoplasia maligna da borda da língua
C02.2	Neoplasia maligna da face ventral da língua
C02.3	Neoplasia maligna de dois terços anteriores da língua, parte não-especificada
C02.8	Neoplasia maligna da língua com lesão invasiva
C02.9	Neoplasia maligna da língua, não-especificada
C03.0	Neoplasia maligna da gengiva superior
C03.1	Neoplasia maligna da gengiva inferior
C03.9	Neoplasia maligna da gengiva, não-especificada
C04.0	Neoplasia maligna do assoalho anterior da boca
C04.1	Neoplasia maligna do assoalho lateral da boca
C04.8	Neoplasia maligna do assoalho da boca com lesão invasiva
C04.9	Neoplasia maligna do assoalho da boca, não-especificada
C05.0	Neoplasia maligna do palato duro
C05.8	Neoplasia maligna do palato com lesão invasiva
C05.9	Neoplasia maligna do palato não-especificada
C06.0	Neoplasia maligna da mucosa oral
C06.1	Neoplasia maligna do vestíbulo da boca
C06.2	Neoplasia maligna da área retromolar
C06.8	Neoplasia maligna de outras partes e de partes não-especificadas da boca com lesão invasiva
C06.9	Neoplasia maligna da boca, não-especificada

RESUMO DAS ALTERAÇÕES

- As lesões T4 foram divididas em T4a (ressecáveis) e T4b (irressecáveis), levando à subdivisão do estádio IV em estádios IVA, IVB e IVC.

ANATOMIA

Sítio primário. A cavidade oral estende-se a partir da junção da pele da face com os lábios até a junção do palato duro e do palato mole acima e, abaixo, até a linha da papila circunvalada, dividindo-se nas seguintes áreas:

Lábios. Incluem apenas a superfície vermelha, ou aquela porção que entra em contato com o lábio oposto. São definidos como lábio superior e lábio inferior, unidos pelas comissuras da boca.

Mucosa bucal. Inclui a membrana que reveste a superfície interna das bochechas e dos lábios, estendendo-se a partir da linha de contato dos lábios até a linha de ligação da mucosa do sulco alveolar (superior e inferior) com a rafe pterigomandibular.

Sulco alveolar inferior. Refere-se à mucosa que cobre o processo alveolar da mandíbula, estendendo-se da linha de ligação da mucosa no sulco bucal até a linha de mucosa livre do assoalho da boca. Posteriormente, estende-se até o ramo ascendente da mandíbula.

Sulco alveolar superior. Refere-se à mucosa que cobre o processo alveolar da maxila, estendendo-se da linha de ligação da mucosa no sulco bucal gengival superior até a junção do palato duro. Sua margem posterior é a porção superior do arco pterigopalatino.

Gengiva retromolar (trígono retromolar). É a mucosa que recobre o ramo ascendente da mandíbula, a partir do nível da superfície posterior do último dente molar até o ápice superiormente, adjacente à tuberosidade da maxila.

Assoalho da boca. É um espaço semilunar sobre os músculos mielo-hióideo e hioglosso, que se estende a partir da superfície interna do sulco alveolar inferior até a superfície inferior da língua. Seu limite posterior é a base do pilar anterior da amígdala. Está dividido em dois lados pelo freio da língua e contém os óstios das glândulas salivares submandibulares e sublinguais.

Palato duro. É a área semilunar entre o sulco alveolar superior e a membrana mucosa que recobre o processo palatino dos ossos palatinos maxilares. Estende-se da superfície interna do sulco alveolar superior até a borda posterior do osso palatino.

Dois terços anteriores da língua (língua oral). É a porção móvel da língua, que se estende anteriormente a partir da linha da papila circunvalada até a face interna da língua na junção do assoalho da boca. É composta por quatro áreas: a ponta, as bordas laterais, o dorso e a superfície inferior (superfície ventral não-vilosa da língua). A superfície inferior da língua é considerada uma categoria separada pela Organização Mundial de Saúde (OMS).

Linfonodos regionais. O câncer da mucosa da cavidade oral pode se disseminar para os linfonodos regionais. Os tumores de cada sítio anatômico possuem padrão de disseminação regional próprio. Geralmente, o risco de metástases regionais relaciona-se à categoria T e, mais importante, à profundidade de infiltração do tumor primário. O câncer de lábio possui baixo risco de metastatizar e, inicialmente, envolve os linfonodos submentonianos e submandibulares adjacentes. Os tumores do palato duro e do sulco alveolar também possuem baixo potencial metastático, envolvendo os linfonodos bucinadores, submandibulares, jugulares e, ocasionalmente, retrofaríngeos. Outros tumores de cavidade oral disseminam-se primeiro para linfonodos submandibulares e jugulares e, incomumente, para linfonodos supraclaviculares/triângulo posterior. O câncer da parte anterior da língua pode disseminar-se diretamente para os linfonodos jugulares inferiores. Quanto mais próximo for o tumor primário da linha média, maior o risco de disseminação para linfonodos cervicais bilaterais. Qualquer tratamento prévio para a região cervical, seja cirúrgico ou radioterápico, pode alterar o padrão normal de drenagem linfática, levando a uma distribuição não-usual na disseminação regional da neoplasia para os linfonodos cervicais. Via de regra, o envolvimento dos linfonodos cervicais a partir de sítios primários é presumível e ordenado, havendo a disseminação a partir do sítio primário para os linfonodos superiores, seguidos dos médios e, então, dos inferiores. No entanto, uma doença na cavidade oral anterior também pode se disseminar diretamente para os linfonodos cervicais médios. O risco de metástases a distância é mais dependente do N que do T do câncer de cabeça e pescoço. Os linfonodos da linha média são considerados ipsilaterais. Os linfonodos regionais devem ser descritos de acordo com o nível da região cervical envolvida, uma vez que esse é um fator prognóstico significante (o envolvimento dos linfonodos inferiores é pior). Outro fator prognóstico importante é a presença de extensão extracapsular do tumor metastático a partir de linfonodos individuais. Estudos de imagem mostrando margens amorfas espiculadas dos linfonodos envolvidos, ou envolvimento da gordura internodal, resultando em perda da forma normal redonda-ovalada dos linfonodos, sugere fortemente a presença de disseminação tumoral extracapsular (extranodal). No entanto, é necessário o exame patológico para documentar a extensão da doença. Até o momento, nenhum estudo de imagem pôde identificar focos microscópicos de câncer em linfonodos regionais ou distinguir entre linfonodos pequenos reativos e linfonodos pequenos malignos. Para o pN, uma dissecção seletiva da região cervical incluirá seis ou mais linfonodos, e uma dissecção radical ou radical modificada, 10 ou mais linfonodos. O exame patológico negativo de um número menor de linfonodos ainda determina uma designação pN0.

Sítios metastáticos. Os pulmões são o sítio mais comum de metástases a distância; já metástases para ossos e fígado ocorrem com menos freqüência.

REGRAS PARA A CLASSIFICAÇÃO

Estadiamento clínico. A avaliação do tumor primário baseia-se na inspeção e na palpação da cavidade oral e da região cervical. Estudos adicionais podem incluir tomografia computadorizada (TC) ou ressonância nuclear magnética (RNM). Quando se utiliza exame de imagem, um estudo geralmente já é suficiente para avaliar o tumor primário e sua extensão nodal. A avaliação clínica da extensão do envolvimento da mucosa é mais acurada do que a avaliação radiológica. Por outro lado, a estimativa radiológica da profundidade da extensão tecidual e do envolvimento de linfonodos regionais é via de regra mais acurada do que a avaliação clínica. A RNM em geral revela mais a extensão da disseminação da doença para tecidos moles, tecido vascular e perineural, base do crânio e envolvimento intracraniano; a TC de alta resolução com contraste, por outro lado, freqüentemente fornece informações similares e melhores imagens de detalhes de ossos e laringe, se realizada com cuidado, além de ser minimamente afetada pelo movimento. A TC ou a RNM podem ser de maior utilidade na avaliação de tumores avançados, para definir invasão óssea (mandíbula ou maxila) e invasão profunda tecidual (músculos extrínsecos da língua, linha média da língua e tecidos moles da região cervical). O exame clínico, suplementado com filmes da arcada dentária ou estudos radiológicos panorâmicos, pode ser útil na determinação de envolvimento cortical ósseo. Se forem feitas imagens de TC ou RNM para a avaliação do tumor primário, deve-se, ao mesmo tempo, realizar avaliação radiológica do envolvimento nodal. Para lesões de extensão avançada, deve ser considerado rastreamento próprio para metástases a distância. A ultra-sonografia pode ser útil na avaliação de invasão vascular maior. O diagnóstico do tumor primário deve ser confirmado histologicamente. Para o estadiamento clínico, todos os dados clínicos, patológicos e de imagem obtidos antes do tratamento definitivo podem ser empregados.

Estadiamento patológico. A ressecção completa do sítio primário e/ou a dissecção de linfonodos regionais, seguidas do exame patológico do espécime ressecado, permitem o uso da designação pT ou pN, respectivamente. Os espécimes ressecados após radioterapia ou quimioterapia devem ser identificados e considerados em contexto adequado. A designação pT é derivada da medida real, no espécime cirúrgico, do tumor não-fixado. No entanto, deve-se salientar que os tecidos moles podem se contrair em até 30% no espécime ressecado. O estadiamento patológico representa informação adicional e importante, devendo ser incluído como tal embora não suplante o estadiamento clínico como o principal esquema.

CLASSIFICAÇÃO TNM

Tumor primário (T)

TX	Tumor primário não pode ser avaliado
T0	Sem evidência de tumor primário
Tis	Carcinoma *in situ*
T1	Tumor com 2 cm ou menos na sua maior dimensão
T2	Tumor com mais de 2 cm e até 4 cm na sua maior dimensão
T3	Tumor com mais de 4 cm na sua maior dimensão
T4 (lábios)	Tumor invade osso cortical, nervo alveolar, assoalho da boca ou pele da face (bochecha ou nariz)
T4a	(cavidade oral) Tumor invade estruturas adjacentes (por meio do osso cortical, dos músculos profundos – extrínsecos – da língua [genioglosso, hioglosso, palatoglosso e estiloglosso], seio maxilar, pele da face
T4b	Tumor invade o espaço mastigatório, a placa pterigóidea ou a base do crânio e/ou engloba a artéria carótida interna

Nota: A erosão superficial apenas do alvéolo do osso/dente devido a primário gengival é insuficiente para classificar o tumor como T4.

Linfonodos regionais (N)

NX	Linfonodos regionais não podem ser avaliados
N0	Ausência de metástases em linfonodos regionais
N1	Metástase em um único linfonodo ipsilateral, com 3 cm ou menos na sua maior dimensão
N2	Metástase em um único linfonodo ipsilateral, com mais de 3 cm e não mais de 6 cm em sua maior dimensão; ou em múltiplos linfonodos ipsilaterais, nenhum com mais de 6 cm na sua maior dimensão; ou em linfonodos bilaterais ou contralaterais, nenhum com mais de 6 cm na sua maior dimensão
N2a	Metástase em um único linfonodo ipsilateral, com mais de 3 cm e não mais de 6 cm em sua maior dimensão
N2b	Metástases em múltiplos linfonodos ipsilaterais, nenhum com mais de 6 cm na sua maior dimensão
N2c	Metástases em linfonodos bilaterais ou contralaterais, nenhum com mais de 6 cm na sua maior dimensão
N3	Metástases em linfonodos com mais de 6 cm na sua maior dimensão

Metástases a distância (M)

MX	Metástases a distância não podem ser avaliadas
M0	Ausência de metástases a distância
M1	Metástases a distância

GRUPOS DE ESTADIAMENTO CLÍNICO

Estádio 0	Tis	N0	M0
Estádio I	T1	N0	M0
Estádio II	T2	N0	M0
Estádio III	T3	N0	M0
	T1	N1	M0
	T2	N1	M0
	T3	N1	M0
Estádio IVA	T4a	N0	M0
	T4a	N1	M0
	T1	N2	M0
	T2	N2	M0
	T3	N2	M0
	T4a	N2	M0
Estádio IVB	Qualquer T	N3	M0
	T4b	Qualquer N	M0
Estádio IVC	Qualquer T	Qualquer N	M1

TIPO HISTOPATOLÓGICO

O câncer predominante é o de células escamosas. As recomendações de estadiamento são aplicáveis a todas as formas de carcinomas; os tumores não-epiteliais, como os de tecido linfático, tecidos moles, ossos e cartilagens (linfomas, melanomas e sarcomas), não são incluídos. É necessária a confirmação histológica do diagnóstico. Recomenda-se a graduação histopatológica do carcinoma de células escamosas; a graduação é subjetiva e utiliza uma forma descritiva e numérica, ou seja, bem, moderadamente e pobremente diferenciada, dependendo do grau de proximidade ou não com o epitélio escamoso em sítios mucosos. Também é recomendada uma avaliação quantitativa da profundidade de invasão do tumor primário e da presença ou ausência de invasão vascular e perineural.

CARACTERÍSTICAS DO TUMOR (VEJA FIGURAS 3.1A, B, C)

Endofítico. A medida é obtida utilizando-se micrômetro ocular, perpendicularmente, a partir da superfície do carcinoma de células escamosas invasivo (A) até a área mais profunda de envolvimento (B), e registrada em milímetros. A medida não deve ser feita em secções tangenciais ou em lesões nas quais não há componente de superfície claramente identificável.

Exofítico. A medida, que é mais bem-caracterizada como a espessura do tumor, em vez da profundidade de invasão, é obtida a partir da superfície (A) até a área mais profunda (B).

Ulcerado. A medida é obtida a partir da base da úlcera (A) até a área mais profunda (B), bem como a partir da superfície da extensão mais lateral do carcinoma invasivo (C) até a área mais profunda (D).

A profundidade da invasão do tumor (mm) deve ser registrada e não é utilizada para o estadiamento T.

Embora o grau do tumor não entre no estadiamento, ele deve ser registrado. A descrição patológica de qualquer espécime de linfadenectomia deve incluir tamanho, número e posição de linfonodos envolvidos e presença ou ausência de extensão extracapsular.

GRAU HISTOPATOLÓGICO

GX Grau não pode ser avaliado
G1 Bem-diferenciado
G2 Moderadamente diferenciado
G3 Pobremente diferenciado

FATORES PROGNÓSTICOS

O estado de saúde do paciente influencia claramente o desfecho. As co-morbidades podem ser classificadas por medidas mais gerais, como o desempenho clínico de Karnofsky, ou por medidas mais específicas, como o Índice Kaplan-Feinstein. O desempenho de Karnofsky fornece uma avaliação uniforme e objetiva do estado funcional do indivíduo. A escala, criada em 1948 por David A. Karnofsky, atribui incrementos de 10 pontos, de 0 (morte) a 100 (normal, sem queixas, sem evidências de doença) e constituem-se um preditor independente e real de desfecho para pacientes com tumores sólidos. Assim, a escala é necessária na avaliação basal em protocolos clínicos de câncer de cabeça e pescoço e outros. O AJCC recomenda convictamente o registro do desempenho clínico de Karnofsky em conjunto com as informações de estadiamento.

Escala de Karnofsky: critério de desempenho clínico

100 Normal, sem queixas, sem evidência de doença
90   Capaz de desempenhar atividades normais; pequenos sinais ou sintomas de doença
80   Capaz de desempenhar atividades normais com esforço; alguns sinais ou sintomas de doença
70   Desempenha autocuidados; incapaz de desempenhar atividades normais ou realizar trabalhos ativos
60   Necessita de assistência ocasional, mas é capaz de realizar a maioria dos autocuidados
50   Necessita de assistência considerável e cuidados médicos freqüentes
40   Incapaz; necessita de cuidados especiais e de assistência

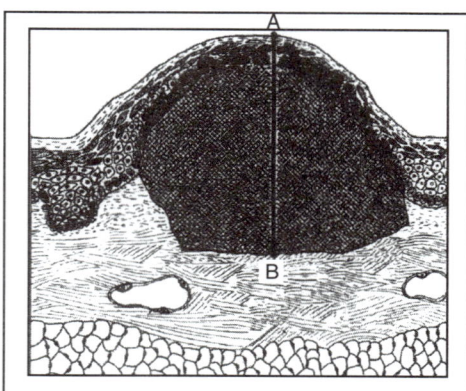

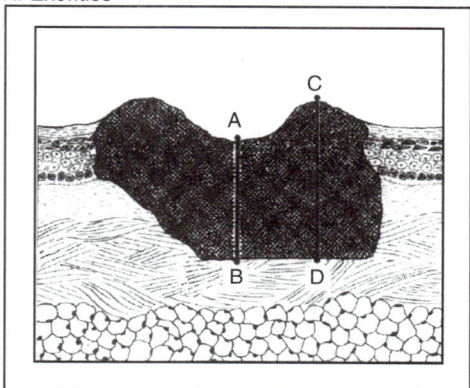

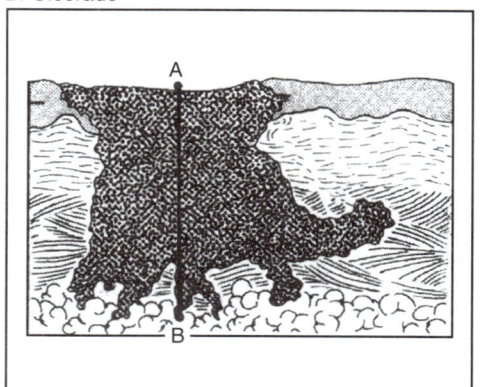

FIGURA 3.1 Características de tumores de lábio e cavidade oral. A: exofítico; B: ulcerado; C: endofítico.

O diagnóstico e o tratamento da depressão podem auxiliar no controle sintomático e melhorar a qualidade de vida. A exposição continuada a carcinógenos, como álcool e tabaco, provavelmente afeta de forma negativa o desfecho do paciente.

As Figuras 3.2A, 3.2B, 3.3A e 3.3B mostram as curvas de sobrevida observadas e relativas para pacientes com carcinoma de células escamosas do lábio e da cavidade oral durante os anos de 1985 a 1991, classificados pelo AJCC.

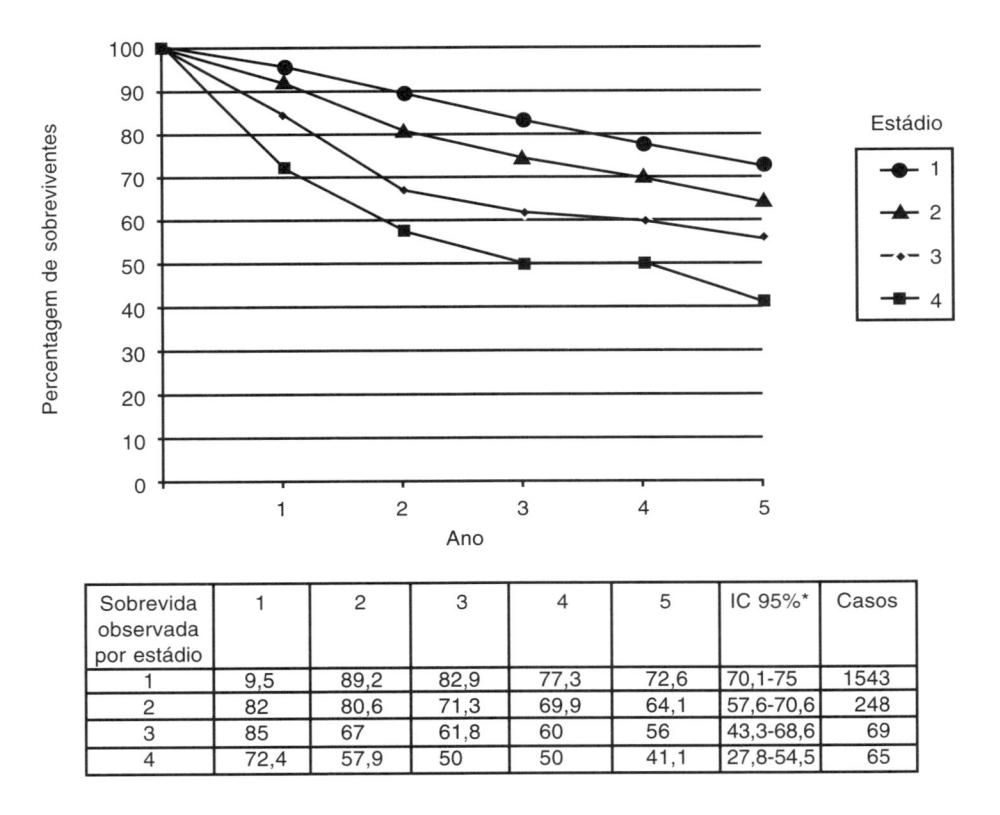

Sobrevida observada por estádio	1	2	3	4	5	IC 95%*	Casos
1	9,5	89,2	82,9	77,3	72,6	70,1-75	1543
2	82	80,6	71,3	69,9	64,1	57,6-70,6	248
3	85	67	61,8	60	56	43,3-68,6	69
4	72,4	57,9	50	50	41,1	27,8-54,5	65

FIGURA 3.2A Sobrevida observada em cinco anos para o estadiamento "combinado" do AJCC, para carcinoma de células escamosas do lábio, 1985 a 1991. (* Intervalos de confiança de 95% correspondem às taxas de sobrevida no ano 5.)

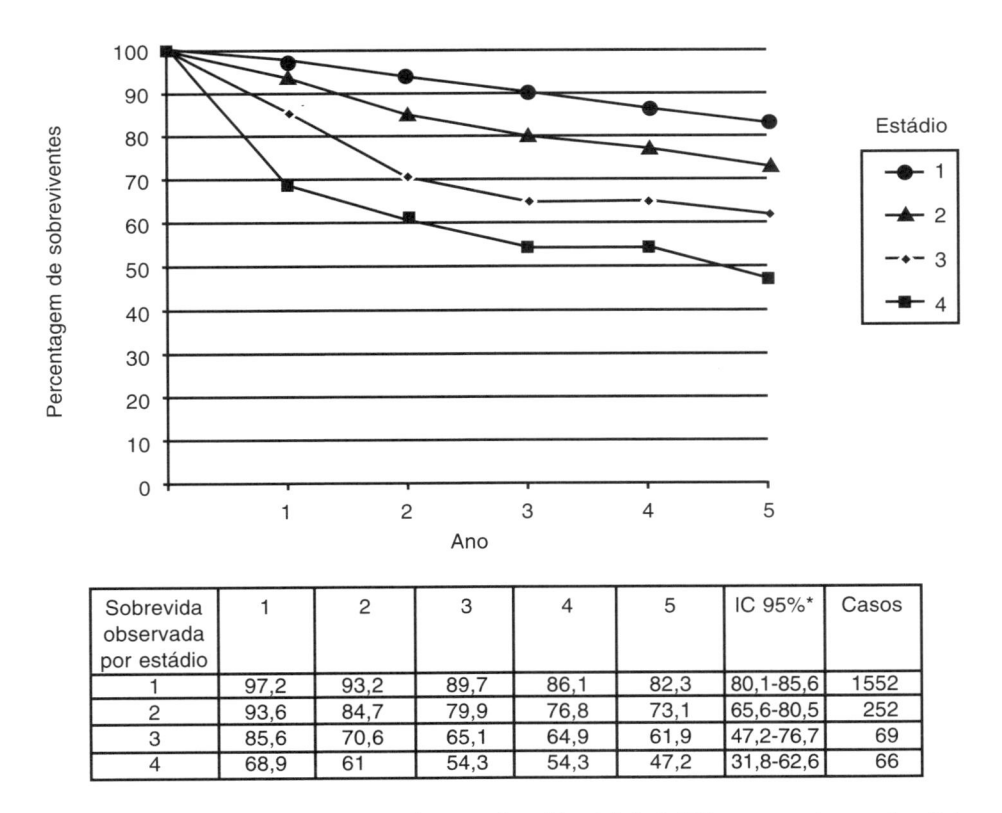

Sobrevida observada por estádio	1	2	3	4	5	IC 95%*	Casos
1	97,2	93,2	89,7	86,1	82,3	80,1-85,6	1552
2	93,6	84,7	79,9	76,8	73,1	65,6-80,5	252
3	85,6	70,6	65,1	64,9	61,9	47,2-76,7	69
4	68,9	61	54,3	54,3	47,2	31,8-62,6	66

FIGURA 3.2B Sobrevida relativa em cinco anos para o estadiamento "combinado" do AJCC, para carcinoma de células escamosas do lábio, 1985 a 1991. (* Intervalos de confiança de 95% correspondem às taxas de sobrevida no ano 5.)

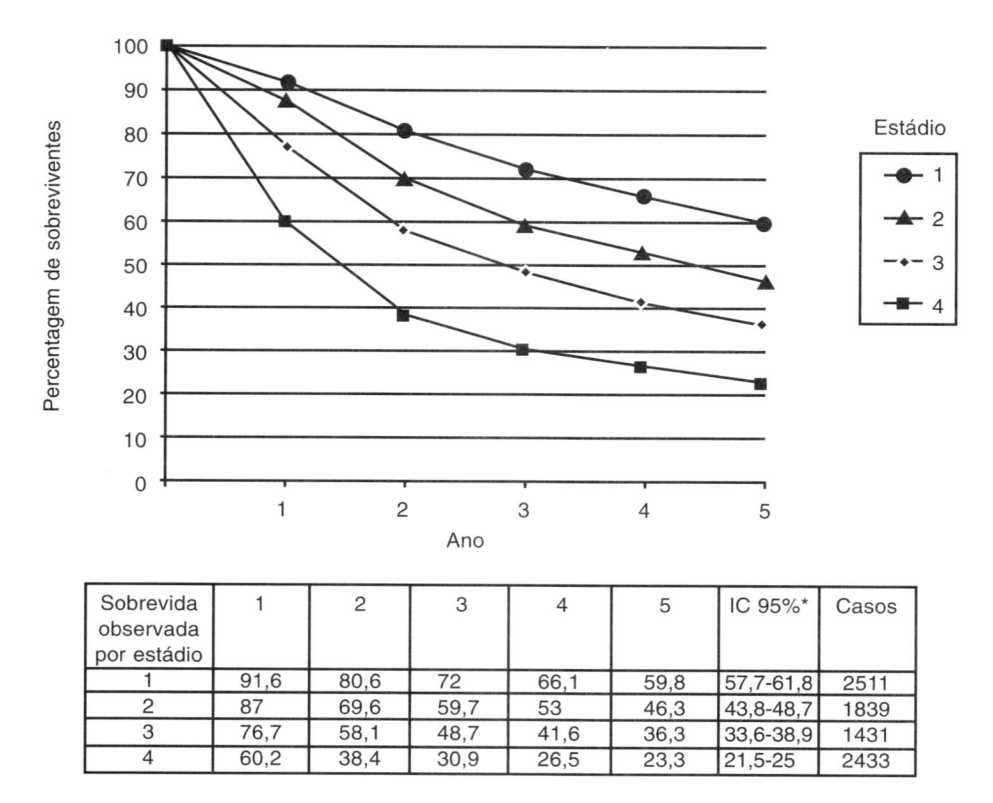

Sobrevida observada por estádio	1	2	3	4	5	IC 95%*	Casos
1	91,6	80,6	72	66,1	59,8	57,7-61,8	2511
2	87	69,6	59,7	53	46,3	43,8-48,7	1839
3	76,7	58,1	48,7	41,6	36,3	33,6-38,9	1431
4	60,2	38,4	30,9	26,5	23,3	21,5-25	2433

FIGURA 3.3A Sobrevida observada em cinco anos para o estadiamento "combinado" do AJCC, para carcinoma de células escamosas da cavidade oral, 1985 a 1991. (* Intervalos de confiança de 95% correspondem às taxas de sobrevida no ano 5.)

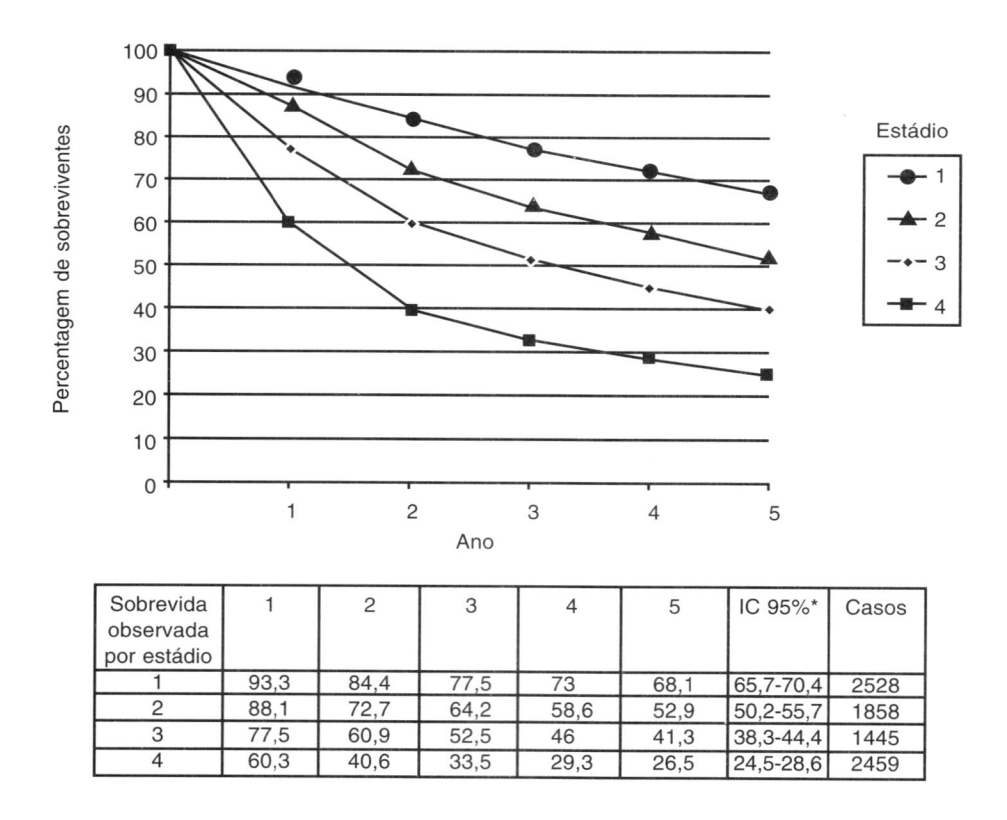

Sobrevida observada por estádio	1	2	3	4	5	IC 95%*	Casos
1	93,3	84,4	77,5	73	68,1	65,7-70,4	2528
2	88,1	72,7	64,2	58,6	52,9	50,2-55,7	1858
3	77,5	60,9	52,5	46	41,3	38,3-44,4	1445
4	60,3	40,6	33,5	29,3	26,5	24,5-28,6	2459

FIGURA 3.3B Sobrevida relativa em cinco anos para o estadiamento "combinado" do AJCC, para carcinoma de células escamosas da cavidade oral, 1985 a 1991. (* Intervalos de confiança de 95% correspondem às taxas de sobrevida no ano 5.)

BIBLIOGRAFIA

Byers RM, Weber RS, Andrews T, et al: Frequency and therapeutic implications of "skip metastases" in the neck from squamous carcinoma of the oral tongue. Head Neck 19:14-19, 1997

Cooper JS, Farnan NC, Asbell SO, et al: Recursive partitioning analysis of 2105 patients treated in Radiation Therapy Oncology Group studies of head and neck cancer. Cancer 77:1905-1911, 1996

Cruse CW, Radocha RF: Squamous carcinoma of the lip. Plast Reconst Surg 80:787-791, 1987

de Leeuw JRJ, de Graeff A, Ros WJG, et al: Prediction of depressive symptomatology after treatment of head and neck cancer: the influence of pretreatment physical and depressive symptoms, coping, and social support. Head and Neck 22:799-807, 2000

Deleyiannis FW, Thomas DB, Vaughan TL, et al: Alcoholism: independent predictor of survival in patients with head and neck cancer. J Natl Cancer Inst 88:542-549, 1996

Evans JF, Shah JP: Epidermoid carcinoma of the palate. Am J Surg 142:451-455, 1981

Faye-Lund H, Abdelnoor M: Prognostic factors of survival in a cohort of head and neck cancer patients in Oslo. Eur J Cancer B Oral Oncol 2:83-90, 1996

Franceschi D, Gupta R, Spiro RH, et al: Improved survival in the treatment of squamous carcinoma of the oral tongue. Am J Surg 166:360-365, 1992

Kaplan MH, Feinstein AR: The importance of classifying initial co-morbidity in evaluating the outcome of diabetes mellitus. J Chron Dis 27:387-404, 1974

Karnofsky DA, Abelman WH, Craver LF, Burchenal JH: The use of the nitrogen mustards in the palliative treatment of carcinoma. Cancer 1:634-656, 1948

Krishnan-Nair M, Sankaranarayanan N, Padmanabhan T: Evaluation of the role of radiotherapy in the management of carcinoma of the buccal mucosa. Cancer 61:1326-1331, 1988

McDaniel JS, Dominique L, Musselman L, et al: Depression in patients with cancer. Psychiatry 52:89-99, 1995

Petrovich Z, Krusk H, Tobochnik N, et al: Carcinoma of the lip. Arch Otolaryngol 105:187-191, 1979

Piccirillo JF: Inclusion of cornorbidity in a staging system for head and neck cancer. Oncology 9:831-836, 1995

Rodgers LW, Stringer SP, Mendenhall WH, et al: Management of squamous carcinoma of the floor of the mouth. Head Neck 15:16–19, 1993

Shaha AR, Spiro, RH, Shah JP, et al: Squamous carcinoma of the floor of the mouth. Am J Surg 148:455-459, 1984

Soo KC, Spiro RH, King W, et al: Squamous carcinoma of the gums. Am J Surg 156:281-285, 1988

Spiro RH, Spiro JD, Strong EW: Surgical approaches to squamous carcinoma confined to the tongue and floor of the mouth. Head Neck 9:27-31, 1986

Totsuka Y, Usui Y, Tei K, et al: Mandibular involvement by squamous cell carcinoma of the lower alveolus: analysis and comparative study of the histologic and radiologic features. Head Neck 13:40-50, 1991

Urist M, O'Brien CJ, Soong SJ, et al: Squamous cell carcinoma of the buccal mucosa: analysis of prognostic factors. Am J Surg 154:411-414, 1987

Wendt CD, Peters LJ, Delclos, et al: Primary radiotherapy in the treatment of Stage 1 and II oral tongue cancer: importance of the proportion of therapy delivered with interstitial therapy. Int J Radiation Oncology Biol Phys 18:1287-1292, 1990

HISTOLOGIAS – LÁBIOS E CAVIDADE ORAL

M8010/2	Carcinoma *in situ* SOE
M8010/3	Carcinoma SOE
M8012/3	Carcinomas de células grandes SOE
M8013/3	Carcinoma de células grandes neuroendócrino
M8020/3	Carcinoma indiferenciado SOE
M8021/3	Carcinoma anaplásico SOE
M8030/3	Carcinoma de células gigantes e de células fusiformes
M8031/3	Carcinoma de células gigantes
M8032/3	Carcinoma de células fusiformes
M8033/3	Carcinoma pseudo-sarcomatoso
M8041/3	Carcinoma de células pequenas SOE
M8042/3	Carcinoma *oat cell*
M8043/3	Carcinoma de células pequenas, fusiformes
M8044/3	Carcinoma de células pequenas, intermediárias
M8045/3	Carcinoma de células pequenas e de células grandes
M8051/3	Carcinoma verrucoso SOE
M8052/2	Carcinoma papilar de células escamosas, não-invasivo
M8052/3	Carcinoma papilar de células escamosas
M8070/2	Carcinoma *in situ* de células escamosas, SOE
M8070/3	Carcinoma de células escamosas SOE
M8071/3	Carcinoma de células escamosas, queratinizado, SOE
M8072/3	Carcinoma de células escamosas, de células grandes, não-queratinizado
M8073/3	Carcinoma de células escamosas, de células pequenas, não-queratinizado
M8074/3	Carcinoma de células escamosas, de células fusiformes
M8075/3	Carcinoma de células escamosas adenóides
M8076/2	Carcinoma *in situ* de células escamosas com invasão questionável do estroma
M8076/3	Carcinoma de células escamosas, microinvasivo
M8082/3	Carcinoma linfoepitelial
M8083/3	Carcinoma de células escamosas basalóide
M8084/3	Carcinoma de células escamosas, tipo de células claras
M8090/3	Carcinoma de células basais SOE
M8091/3	Carcinoma de células basais, multicêntrico
M8092/3	Carcinoma de células basais, tipo morfinéia
M8093/3	Carcinoma de células basais, fibroepitelial
M8094/3	Carcinoma basoescamoso
M8097/3	Carcinoma de células basais, nodular
M8098/3	Carcinoma adenóide basal
M8123/3	Carcinoma basalóide
M8140/2	Adenocarcinoma *in situ* SOE
M8140/3	Adenocarcinoma SOE
M8144/3	Adenocarcinoma, tipo intestinal
M8145/3	Carcinoma, tipo difuso
M8147/3	Adenocarcinoma de células basais
M8200/3	Carcinoma cístico adenóide
M8246/3	Carcinoma neuroendócrino
M8310/3	Adenocarcinoma de células claras SOE
M8430/3	Carcinoma mucoepidermóide
M8440/3	Cistadenocarcinoma SOE
M8480/3	Adenocarcinoma mucinoso
M8481/3	Adenocarcinoma produtor de mucina
M8510/3	Carcinoma medular SOE
M8525/3	Adenocarcinoma polimorfo de baixo grau
M8551/0	Carcinoma de células acinares
M8560/3	Carcinoma adenoescamoso
M8562/3	Carcinoma epitelial-mioepitelial
M8574/3	Adenocarcinoma com diferenciação neuroendócrina
M8940/3	Tumor misto maligno SOE
M8941/3	Carcinoma em adenoma pleomórfico

Nota do tradutor: os códigos das histologias, iniciados pela letra M e seguidos de 5 números, correspondem ao CID morfológico das neoplasias, utilizado freqüentemente no Brasil.

LÁBIOS E CAVIDADE ORAL

Nome do hospital / endereço

Nome do paciente / informações

Tipo do espécime _____
Tamanho do tumor _____

Tipo histopatológico _____
Lateralidade: ☐ Bilateral   ☐ Esquerda   ☐ Direita

DEFINIÇÕES

Clínico *Patológico*

Tumor primário (T)
- TX Tumor primário não pode ser avaliado
- T0 Sem evidência de tumor primário
- Tis Carcinoma *in situ*
- T1 Tumor com 2 cm ou menos na sua maior dimensão
- T2 Tumor com mais de 2 cm e até 4 cm na sua maior dimensão
- T3 Tumor com mais de 4 cm na sua maior dimensão
- T4 (lábios) Tumor invade osso cortical, nervo alveolar, assoalho da boca ou pele da face (bochecha ou nariz)
- T4a (cavidade oral) Tumor invade estruturas adjacentes (através do osso cortical, dos músculos profundos – extrínsecos – da língua – genioglosso, hioglosso, palatoglosso e estiloglosso –, seio maxilar, pele da face)
- T4b Tumor invade o espaço mastigatório, a placa pterigóidea ou a base do crânio e/ou engloba a artéria carótida interna

Notas
1. A erosão superficial apenas do alvéolo do osso/dente devido a primário gengival não é suficiente para classificar o tumor como T4.

Linfonodos regionais (N)
- NX Linfonodos regionais não podem ser avaliados
- N0 Ausência de metástases em linfonodos regionais
- N1 Metástase em um único linfonodo ipsilateral, com 3 cm ou menos na sua maior dimensão
- N2 Metástase em um único linfonodo ipsilateral, com mais de 3 cm e não mais de 6 cm em sua maior dimensão; ou em múltiplos linfonodos ipsilaterais, nenhum com mais de 6 cm na sua maior dimensão; ou em linfonodos bilaterais ou contralaterais, nenhum com mais de 6 cm na sua maior dimensão
- N2a Metástase em um único linfonodo ipsilateral, com mais de 3 cm e não mais de 6 cm em sua maior dimensão
- N2b Metástases em múltiplos linfonodos ipsilaterais, nenhum com mais de 6 cm na sua maior dimensão
- N2c Metástases em linfonodos bilaterais ou contralaterais, nenhum com mais de 6 cm na sua maior dimensão
- N3 Metástases em linfonodos com mais de 6 cm na sua maior dimensão

Metástases a distância (M)
- MX Metástases a distância não podem ser avaliadas
- M0 Ausência de metástases a distância
- M1 Metástases a distância
  Realizada biópsia do sítio metastático............ ☐ Sim........... ☐ Não
  Fonte do espécime patológico metastático _____

Grupos de estadiamento

Estádio	T	N	M
Estádio 0	Tis	N0	M0
Estádio I	T1	N0	M0
Estádio II	T2	N0	M0
Estádio III	T3	N0	M0
	T1	N1	M0
	T2	N1	M0
	T3	N1	M0
Estádio IVA	T4a	N0	M0

MANUAL DE ESTADIAMENTO DO CÂNCER

LÁBIOS E CAVIDADE ORAL

Clínico   Patológico

☐   ☐

☐   ☐

	T4a	N1	M0
	T1	N2	M0
	T2	N2	M0
	T3	N2	M0
	T4a	N2	M0
Estádio IVB	Qualquer T	N3	M0
	T4b	Qualquer N	M0
Estádio IVC	Qualquer T	Qualquer N	M1

Grau histológico (G)
GX   Grau não pode ser avaliado
G1   Bem-diferenciado
G2   Moderadamente diferenciado
G3   Pobremente diferenciado

Tumor residual (R)
RX   Presença de tumor residual não pode ser avaliada
R0   Sem tumor residual
R1   Tumor residual microscópico
R2   Tumor residual macroscópico

Símbolos Descritivos
Para a identificação de casos especiais de classificação TNM ou pTNM, são empregados o sufixo "m" e os prefixos "y", "r" e "a". Embora eles não afetem o estadiamento, indicam casos que requerem análise separada.

Sufixo "m". Indica a presença de tumores primários múltiplos em um único sítio e é registrado entre parênteses: pT(m)NM.

Prefixo "y". Indica os casos nos quais a classificação é realizada durante ou logo após o tratamento. A categoria cTNM ou pTNM é identificada pelo prefixo "y". O ycTNM ou ypTNM categoriza a extensão do tumor realmente presente no momento do exame. A categoria "y" não é uma estimativa da extensão do tumor antes do tratamento.

Prefixo "r". Indica um tumor recorrente estadiado após uma sobrevida livre de doença e é identificado pelo prefixo "r": rTNM (ver reclassificação "r" anterior, como rTNM).

Prefixo "a". Designa o estádio determinado por autópsia: aTNM.

Indicadores prognósticos (se aplicável)

Notas
Símbolos Descritivos Adicionais

Invasão de vasos linfáticos (L)
LX   Invasão de vasos linfáticos não pode ser avaliada
L0   Ausência de invasão de vasos linfáticos
L1   Invasão de vasos linfáticos

Invasão venosa (V)
VX   Invasão venosa não pode ser avaliada
V0   Ausência de invasão venosa
V1   Invasão venosa microscópica
V2   Invasão venosa macroscópica

ILUSTRAÇÃO
Indique no diagrama o tumor primário e os linfonodos regionais envolvidos.

Assinatura do médico _____ Data _____

4

Faringe (incluindo base da língua, palato mole e úvula)

(Não estão incluídos tumores não-epiteliais, como os de tecido linfóide, tecidos moles, ossos e cartilagens)

C01.9	Neoplasia maligna da base da língua SOE	C10.8	Neoplasia maligna da orofaringe com lesão invasiva
C02.4	Neoplasia maligna da amígdala lingual	C10.9	Neoplasia maligna da orofaringe, não-especificada
C05.1	Neoplasia maligna do palato mole	C11.0	Neoplasia maligna da parede superior da nasofaringe
C05.2	Neoplasia maligna da úvula	C11.1	Neoplasia maligna da parede posterior da nasofaringe
C09.0	Neoplasia maligna da fossa amigdaliana	C11.2	Neoplasia maligna da parede lateral da nasofaringe
C09.1	Neoplasia maligna do pilar amigdaliano (anterior) (posterior)	C11.3	Neoplasia maligna da parede anterior da nasofaringe
C09.8	Neoplasia maligna da amígdala com lesão invasiva	C11.8	Neoplasia maligna da nasofaringe com lesão invasiva
C09.9	Neoplasia maligna da amígdala, não-especificada	C11.9	Neoplasia maligna da nasofaringe, não-especificada
C10.0	Neoplasia maligna da valécula	C12.9	Neoplasia maligna do seio piriforme
C10.2	Neoplasia maligna da parede lateral da orofaringe	C13.0	Neoplasia maligna da região pós-cricóidea
C10.4	Neoplasia maligna da fenda branquial	C13.1	Neoplasia maligna da prega ariepiglótica, face hipofaríngea
		C13.2	Neoplasia maligna da parede posterior da hipofaringe
		C13.8	Neoplasia maligna da hipofaringe com lesão invasiva
		C13.9	Neoplasia maligna da hipofaringe, não-especificada
		C14.0	Neoplasia maligna da faringe, não-especificada
		C14.2	Neoplasia maligna do anel de Waldeyer
		C14.8	Neoplasia maligna do lábio, da cavidade oral e da faringe com lesão invasiva

---

RESUMO DAS ALTERAÇÕES

- As lesões T4 foram divididas em T4a (ressecáveis) e T4b (irressecáveis), levando à subdivisão do estádio IV em estádios IVA, IVB e IVC.

ANATOMIA

Sítio primário e subsítios. A faringe (incluindo a base da língua, o palato mole e a úvula) é dividida em três regiões: nasofaringe, orofaringe e hipofaringe (Figura 4.1). Cada região, por sua vez, é subdividida em sítios específicos, conforme resumido a seguir:

Nasofaringe. A nasofaringe tem início anteriormente na coana posterior e estende-se ao longo da via aérea até o nível da borda livre do palato mole, o que inclui a abóbada, as paredes laterais (incluindo a fossa de Rosenmuller e a mucosa que recobre o *torus* tubário formando o orifício do tubo de Eustáquio) e a parede posterior. O assoalho é a superfície superior do palato mole. As margens posteriores dos orifícios das coanas e o septo nasal são incluídos na fossa nasal.

O envolvimento parafaríngeo significa um infiltração póstero-lateral do tumor além da fáscia faringobasilar. O envolvimento do espaço mastigatório denota a extensão do tumor além da superfície anterior do músculo pterigóideo lateral ou a extensão lateral além da parede póstero-lateral do antro maxilar e da fissura pterigomaxilar.

Orofaringe. A orofaringe é a porção de continuidade da faringe, estendendo-se a partir do plano da superfície superior do palato mole até a superfície superior do osso hióide (ou assoalho da valécula), incluindo a base da língua, a superfície inferior (anterior) do palato mole e da úvula, os pilares anteriores e posteriores das amígdalas, o sulco glossotonsilar, as amígdalas faríngeas e as paredes laterais e posterior da faringe.

Hipofaringe. A hipofaringe é a porção da faringe que se estende a partir do plano da borda superior do osso hióide (ou assoalho da valécula) até o plano correspondente à borda inferior da cartilagem cricóidea, incluindo o seio piriforme (direito e esquerdo), as paredes laterais e posterior da hipofaringe e a região pós-cricóide, que se estende a partir do nível da cartilagem aritenóidea e das pregas de conexão até a borda inferior da cartilagem cricóidea. A área pós-cricóide faz a conexão entre os dois seios piriformes, formando a parede anterior da hipofaringe. O seio piriforme estende-se a partir da prega faringoepiglótica até o terço superior do esôfago, na altura da borda inferior da cartilagem cricóidea; lateralmente, é ligado pela parede lateral da faringe e, medialmente, pela superfície lateral da prega ariepiglótica e

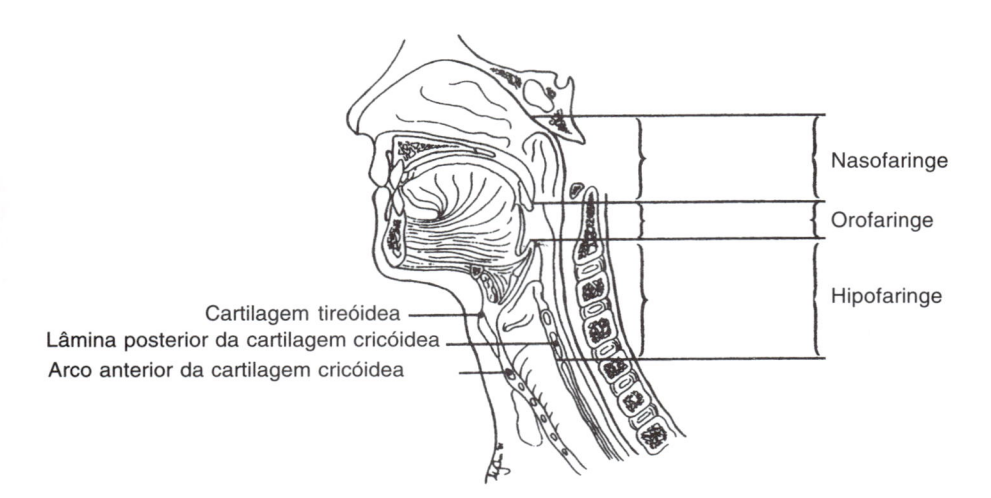

FIGURA 4.1 Vista sagital da região cervical e da face, mostrando as subdivisões da faringe, conforme descritas no texto.

pelas cartilagens aritenóides e cricóidea. A parede faringeana posterior estende-se a partir do nível da superfície superior do osso hióide (ou assoalho da valécula) até a borda inferior da cartilagem cricóidea e a partir do ápice de um seio piriforme ao outro.

Linfonodos regionais. O risco de disseminação do câncer de faringe para os linfonodos regionais é alto. Os tumores primários de nasofaringe disseminam-se comumente para linfonodos retrofaringeanos, jugulares superiores e acessórios espinais, com freqüência bilateralmente. Os tumores malignos de orofaringe envolvem os linfonodos jugulares superiores e médios e, menos comumente, os submentonianos e submandiblares. Os tumores de hipofaringe disseminam-se para linfonodos adjacentes parafaringeanos, paratraqueais e jugulares inferiores e médios. A drenagem linfática bilateral é comum.

Na avaliação clínica, o tamanho máximo da massa nodal deve ser medido. A maioria das massas com mais de 3 cm de diâmetro não são linfonodos únicos, mas, sim, linfonodos confluentes ou tumor nos tecidos moles do pescoço. Há três categorias de envolvimento clínico dos linfonodos por tumores de nasofaringe, orofaringe e hipofaringe: N1, N2 e N3. O uso dos subgrupos a, b e c não é necessário, mas recomendado. Os linfonodos da linha média são considerados ipsilaterais. Além dos componentes que descrevem a categoria N, os linfonodos regionais também devem ser descritos em relação ao nível da região cervical envolvida, que é um fator prognóstico significativo (o envolvimento do nível inferior é pior). A presença de extensão extracapsular de um tumor metastático a partir de linfonodos individuais também se constitui em um fator prognóstico significativo. Os estudos de imagem mostrando margens espiculadas amorfas dos linfonodos envolvidos ou envolvimento da gordura internodal, resultando em perda da forma ovalada à redonda normal, sugerem fortemente disseminação extracapsular (extranodal) tumoral; no entanto, é necessário o exame patológico para a documentação da extensão da doença.

Para o pN, uma dissecção seletiva da região cervical incluirá seis ou mais linfonodos, e uma dissecção radical ou radical modificada, 10 ou mais linfonodos. O exame patológico negativo de um número menor de linfonodos ainda determina uma designação pN0.

Sítios metastáticos. Os pulmões são o sítio mais comum de metástases a distância; as metástases para os ossos e o fígado ocorrem com menos freqüência. As metástases para linfonodos mediastinais são consideradas metástases a distância.

REGRAS PARA A CLASSIFICAÇÃO

Estadiamento clínico. O estadiamento clínico é via de regra empregado para os carcinomas de faringe. A avaliação baseia-se primariamente na inspeção e na endoscopia direta e indireta. Quando possível, a palpação de sítios e de linfonodos cervicais é essencial; também é necessária a avaliação neurológica de todos os nervos cranianos. Os exames de imagem são essenciais no estadiamento clínico dos tumores de faringe, sobretudo nos de nasofaringe, onde secções transversais são mandatórias para complementação do processo de estadiamento. A ressonância nuclear magnética (RNM) freqüentemente é o exame de escolha devido à sua capacidade multiplanar, ao superior contraste de tecidos moles e à sensibilidade para detectar disseminação tumoral intracraniana e para a base do crânio. A tomografia computadorizada (TC) com contraste, com finas secções axiais e coronais, é uma alternativa. O estadiamento radiológico nodal deve ser realizado para avaliar adequadamente a condição dos linfonodos retrofaríngeos e cervicais.

São recomendados exames de imagem (TC ou RNM) no carcinoma de orofaringe são recomendados quando há suspeita de extensão do tumor primário para tecidos profundos. No carcinoma de hipofaringe, recomenda-se a realização de estudos de imagem quando a extensão do tumor primário não estiver clara, sobremaneira em relação à sua extensão profunda para estruturas adjacentes (laringe, tireóide, vértebras cervicais e bainha carotídea). Prefere-se a TC, pois envolve menos artefatos com a movimentação do paciente do que a RNM. O estadiamento nodal radiológico deve ser realizado simultaneamente. Também deve ser realizada endoscopia completa, normalmente sob anestesia geral, depois de completados os demais estudos de estadiamento, a fim de avaliar de maneira acurada a extensão do tumor na superfície, avaliar o envolvimento profundo por meio de palpação da invasão muscular e facilitar a biópsia. É indicada uma investigação cuidadosa de outros tumores primários do trato aerodigestivo superior devido à incidência de múltiplos tumores primários independentes ocorrendo ao mesmo tempo.

Estadiamento patológico. O estadiamento patológico necessita do uso de toda a informação obtida no estadiamento clínico e no estudo histológico do espécime ressecado cirurgicamente. A avaliação cirúrgica macroscópica de tumor residual não-ressecado também deve ser incluída. A descrição patológica de qualquer espécime de linfadenectomia deve incluir o tamanho, o número e o nível dos linfonodos envolvidos, bem como a presença ou não de extensão extracapsular.

CLASSIFICAÇÃO TNM

Tumor primário (T)
TX Tumor primário não pode ser avaliado
T0 Sem evidência de tumor primário
Tis Carcinoma *in situ*

Nasofaringe
T1 Tumor confinado à nasofaringe
T2 Tumor estende-se aos tecidos moles
    T2a Tumor estende-se para a orofaringe e/ou a cavidade nasal, sem extensão parafaríngea*
    T2b Qualquer tumor com extensão parafaríngea
T3 Tumor envolve estruturas ósseas e/ou seios paranasais
T4 Tumor com extensão intracraniana e/ou envolvimento dos nervos cranianos, fossa infratemporal, hipofaringe, órbita ou espaço mastigatório

* *Nota:* Extensão parafaríngea significa infiltração póstero-lateral do tumor além da fáscia faringobasilar.

Orofaringe
T1 Tumor com 2 cm ou menos na sua maior dimensão
T2 Tumor com mais de 2 cm e menos de 4 cm na sua maior dimensão
T3 Tumor com mais de 4 cm na sua maior dimensão
T4a Tumor invade laringe, musculatura profunda/extrínseca da língua, pterigóideo medial, palato duro ou mandíbula
T4b Tumor invade pterigóideo lateral, placas pterigóideas, nasofaringe lateral ou base do crânio ou engloba a artéria carótida

Hipofaringe
T1 Tumor limitado a um subsítio da hipofaringe e com 2 cm ou menos na sua maior dimensão
T2 Tumor invade mais de um subsítio da hipofaringe ou de um sítio adjacente, ou mede mais de 2 cm e até 4 cm na sua maior dimensão, sem fixação da hemilaringe
T3 Tumor com mais de 4 cm na sua maior dimensão ou com fixação da hemilaringe
T4a Tumor invade cartilagem tireóide/cricóide, osso hióide, glândula tireóide, esôfago ou compartimento central dos tecidos moles*
T4b Tumor invade a fáscia pré-vertebral, engloba a artéria carótida ou envolve estruturas mediastinais

* *Nota:* O compartimento central dos tecidos moles inclui os músculos pré-laríngeos e o tecido subcutâneo.

Linfonodos regionais (N)

Nasofaringe
A distribuição e o impacto prognóstico da disseminação para linfonodos regionais a partir do câncer de nasofaringe, particularmente do tipo indiferenciado, são diferentes daqueles dos demais tumores mucosos de cabeça e pescoço, justificando a utilização de um esquema de classificação N diferente.

NX Linfonodos regionais não podem ser avaliados
N0 Ausência de metástases em linfonodos regionais
N1 Metástases unilaterais em linfonodos, com 6 cm ou menos na sua maior dimensão, acima da fossa supraclavicular*
N2 Metástases bilaterais em linfonodos, com 6 cm ou menos na sua maior dimensão, acima da fossa supraclavicular*
N3 Metástases em linfonodo(s)* com mais de 6 cm na sua maior dimensão e/ou metástase para a fossa supraclavicular
    N3a Acima de 6 cm na sua maior dimensão
    N3b Extensão para a fossa supraclavicular**

Nota: Os linfonodos da linha média são considerados ipsilaterais.

** A fossa ou zona supraclavicular é relevante para o estadiamento do carcinoma de nasofaringe e constitui-se na região triangular originalmente descrita por Ho. É definida por três pontos: (1) a margem superior da porção final esternal da clavícula, (2) a margem superior da porção final lateral da clavícula e (3) o ponto onde o pescoço encontra o ombro (ver Figura 4.2). Essa definição inclui as porções caudais dos níveis IV e V. Todos os casos com linfonodos (por inteiro ou parte deles) na fossa são considerados N3b.

Orofaringe e Hipofaringe

NX Linfonodos regionais não podem ser avaliados
N0 Ausência de metástases em linfonodos regionais
N1 Metástase em um único linfonodo ipsilateral, com 3 cm ou menos na sua maior dimensão
N2 Metástase em um único linfonodo ipsilateral, com mais de 3 cm e menos de 6 cm em sua maior dimensão; ou em múltiplos linfonodos ipsilaterais, nenhum com mais de 6 cm na sua maior dimensão; ou em linfonodos bilaterais ou contralaterais, nenhum com mais de 6 cm na sua maior dimensão
N2a Metástase em um único linfonodo ipsilateral, com mais de 3 cm e até 6 cm em sua maior dimensão
N2b Metástases em múltiplos linfonodos ipsilaterais, nenhum com mais de 6 cm na sua maior dimensão
N2c Metástases em linfonodos bilaterais ou contralaterais, nenhum com mais de 6 cm na sua maior dimensão
N3 Metástases em linfonodos com mais de 6 cm na sua maior dimensão

Metástases a distância (M)

MX Metástases a distância não podem ser avaliadas
M0 Ausência de metástases a distância
M1 Metástases a distância

GRUPOS DE ESTADIAMENTO: NASOFARINGE

Estádio 0	Tis	N0	M0
Estádio I	T1	N0	M0
Estádio IIA	T2a	N0	M0
Estádio IIB	T1	N1	M0
	T2	N1	M0
	T2a	N1	M0
	T2b	N0	M0
	T2b	N1	M0
Estádio III	T1	N2	M0
	T2a	N2	M0
	T2b	N2	M0
	T3	N0	M0
	T3	N1	M0
	T3	N2	M0
Estádio IVA	T4	N0	M0
	T4	N1	M0
	T4	N2	M0
Estádio IVB	Qualquer T	N3	M0
Estádio IVC	Qualquer T	Qualquer N	M1

GRUPOS DE ESTADIAMENTO: OROFARINGE E HIPOFARINGE

Estádio 0	Tis	N0	M0
Estádio I	T1	N0	M0
Estádio II	T2	N0	M0
Estádio III	T3	N0	M0
	T1	N1	M0
	T2	N1	M0
	T3	N1	M0
Estádio IVA	T4a	N0	M0
	T4a	N1	M0
	T1	N2	M0
	T2	N2	M0
	T3	N2	M0
	T4a	N2	M0
Estádio IVB	T4b	Qualquer N	M0
	Qualquer T	N3	M0
Estádio IVC	Qualquer T	Qualquer N	M1

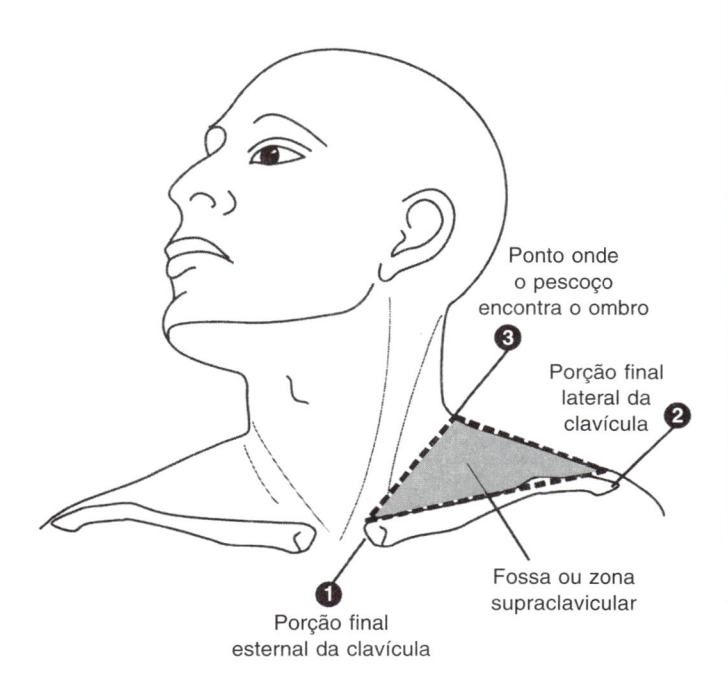

FIGURA 4.2 A área triangular sombreada corresponde à fossa supraclavicular utilizada no estadiamento do câncer de nasofaringe.

TIPO HISTOPATOLÓGICO

O câncer predominante é o de células escamosas, para todos os sítios da faringe. Os tumores não-epiteliais, como os de tecido linfóide, tecidos moles, ossos e cartilagens, não estão incluídos neste sistema. Para os carcinomas de nasofaringe, recomenda-se o emprego da classificação da Organização Mundial de Saúde (Tabela 4.1). O diagnóstico histológico é necessário para utilizar essa classificação.

GRAU HISTOPATOLÓGICO

GX Grau não pode ser avaliado
G1 Bem-diferenciado
G2 Moderadamente diferenciado
G3 Pobremente diferenciado

FATORES PROGNÓSTICOS

Adicionalmente à importância dos fatores TNM já discutidos, o estado de saúde global do paciente influencia claramente o desfecho. As co-morbidades podem ser classificadas por medidas mais gerais, como o desempenho clínico de Karnofsky, ou por medidas mais específicas, como o Índice Kaplan-Feinstein. A exposição continuada a carcinógenos, como álcool e tabaco, provavelmente afeta de maneira adversa o desfecho do paciente.

As Figuras 4.3A, 4.3B, 4.4A, 4.4B, 4.5A e 4.5B mostram taxas de sobrevida observadas relativas para pacientes com carcinoma de células escamosas da orofaringe (4.3A, B), da nasofaringe (4.4A, B) e da hipofaringe (4.5A, B) durante os anos de 1985 a 1991, classificados pelo AJCC.

TABELA 4.1 Classificação do carcinoma de nasofaringe

Classificação da OMS	Terminologia anterior
Tipo 1. Carcinoma de células escamosas	Carcinoma de células escamosas

Tipo 2. Carcinoma não-queratinizante
  Sem estroma linfóide
  Com estroma linfóide
Carcinoma de células intermediárias
	Carcinoma de células transicionais
	
	Carcinoma linfoepitelial (Regaud)

Tipo 3. Carcinoma indiferenciado
  Sem estroma linfóide
  Com estroma linfóide
	Carcinoma anaplásico
	Carcinoma de células claras
	Carcinoma linfoepitelial (Schminke)

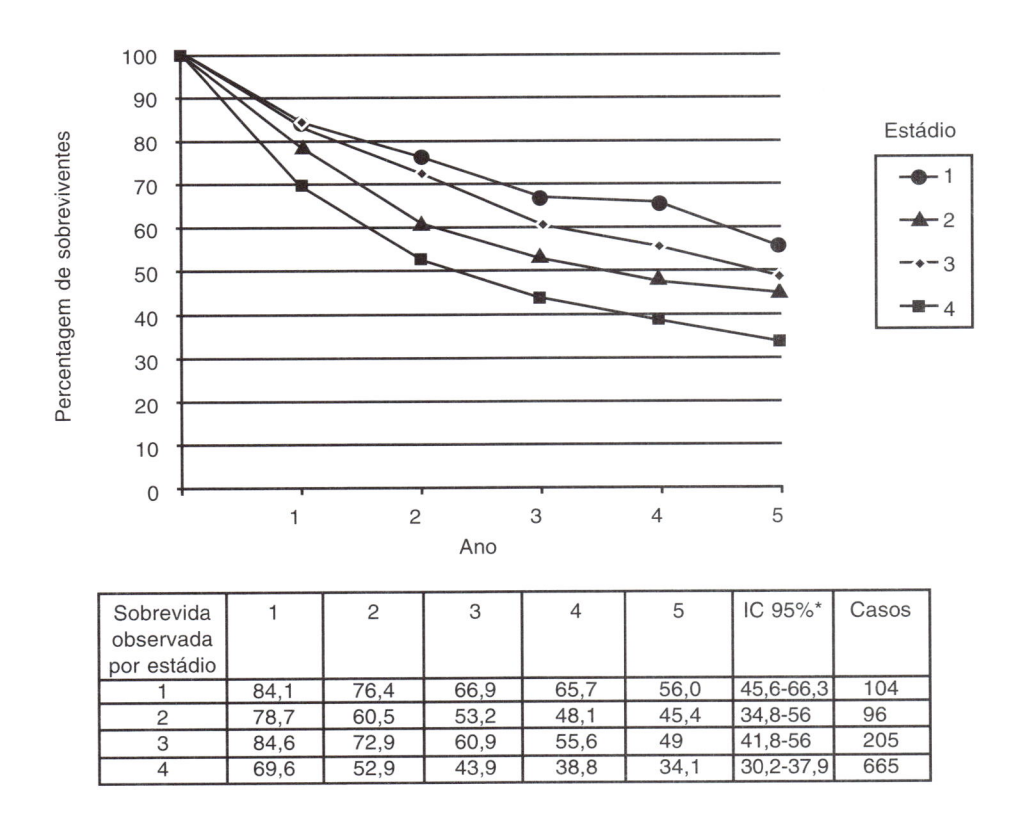

Sobrevida observada por estádio	1	2	3	4	5	IC 95%*	Casos
1	84,1	76,4	66,9	65,7	56,0	45,6-66,3	104
2	78,7	60,5	53,2	48,1	45,4	34,8-56	96
3	84,6	72,9	60,9	55,6	49	41,8-56	205
4	69,6	52,9	43,9	38,8	34,1	30,2-37,9	665

FIGURA 4.3A Sobrevida observada em cinco anos para o estadiamento "combinado" do AJCC, para carcinoma de células escamosas da nasofaringe, 1985-1991. (* Intervalos de confiança de 95% correspondem às taxas de sobrevida no ano 5.)

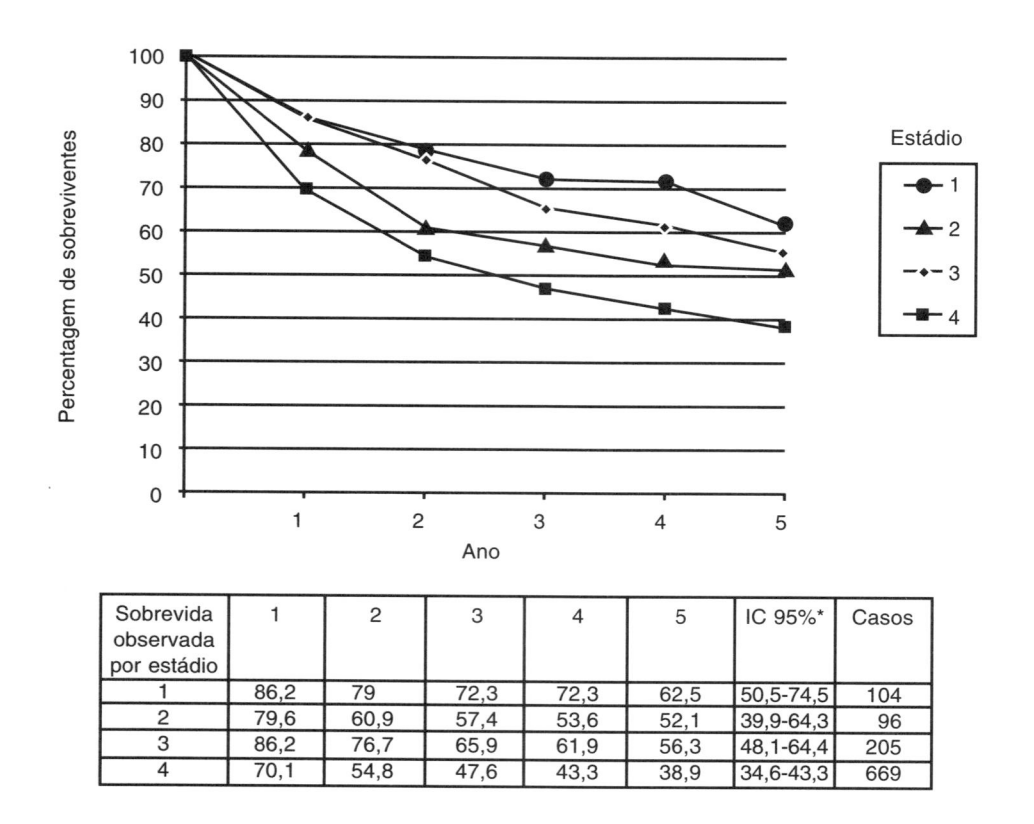

Sobrevida observada por estádio	1	2	3	4	5	IC 95%*	Casos
1	86,2	79	72,3	72,3	62,5	50,5-74,5	104
2	79,6	60,9	57,4	53,6	52,1	39,9-64,3	96
3	86,2	76,7	65,9	61,9	56,3	48,1-64,4	205
4	70,1	54,8	47,6	43,3	38,9	34,6-43,3	669

FIGURA 4.3B Sobrevida relativa em cinco anos para o estadiamento "combinado" do AJCC, para carcinoma de células escamosas da nasofaringe, 1985-1991. (* Intervalos de confiança de 95% correspondem às taxas de sobrevida no ano 5.)

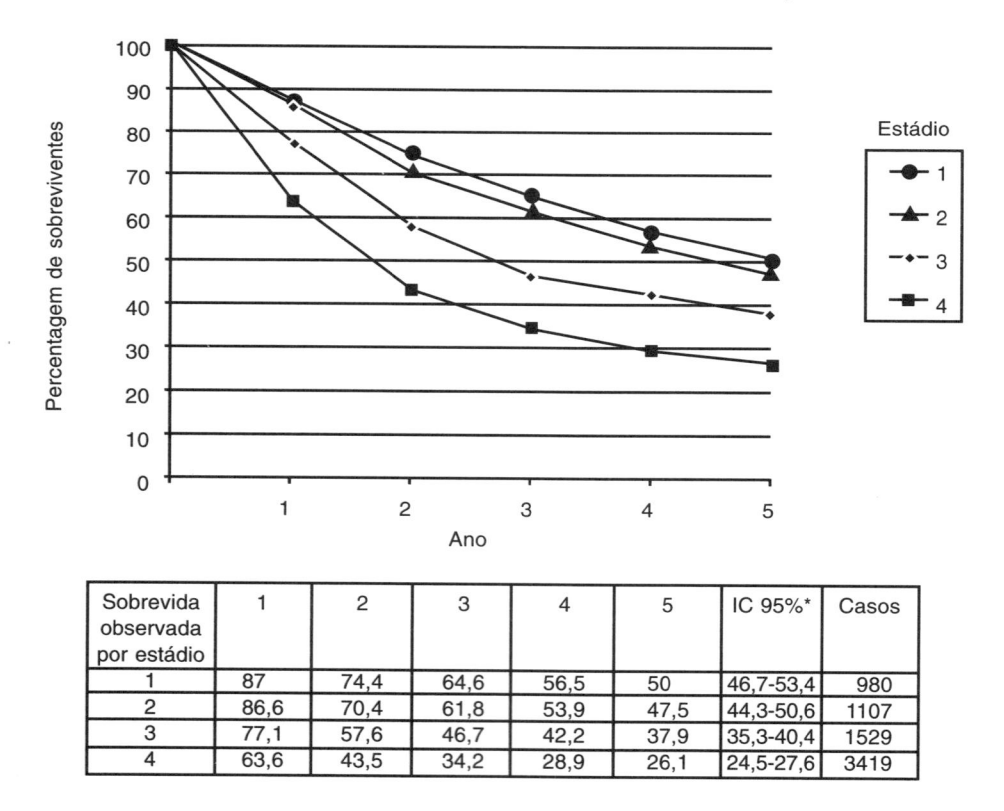

Sobrevida observada por estádio	1	2	3	4	5	IC 95%*	Casos
1	87	74,4	64,6	56,5	50	46,7-53,4	980
2	86,6	70,4	61,8	53,9	47,5	44,3-50,6	1107
3	77,1	57,6	46,7	42,2	37,9	35,3-40,4	1529
4	63,6	43,5	34,2	28,9	26,1	24,5-27,6	3419

FIGURA 4.4A Sobrevida observada em cinco anos para o estadiamento "combinado" do AJCC, para carcinoma de células escamosas da orofaringe, 1985-1991. (* Intervalos de confiança de 95% correspondem às taxas de sobrevida no ano 5.)

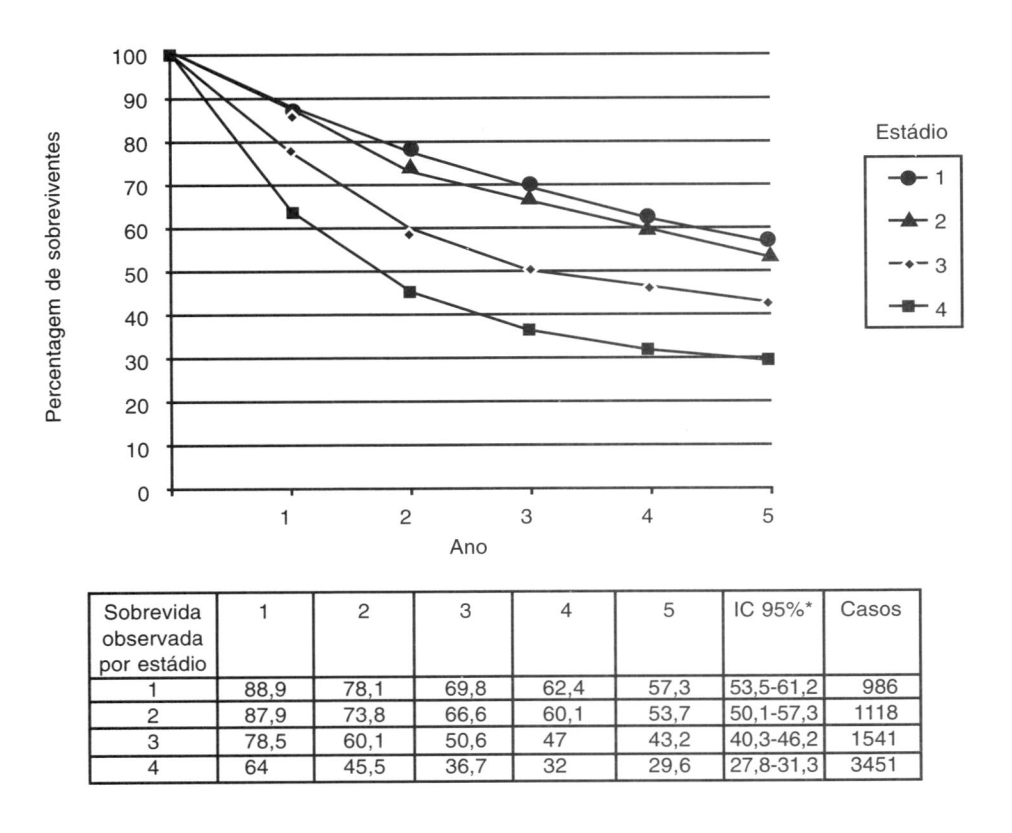

Sobrevida observada por estádio	1	2	3	4	5	IC 95%*	Casos
1	88,9	78,1	69,8	62,4	57,3	53,5-61,2	986
2	87,9	73,8	66,6	60,1	53,7	50,1-57,3	1118
3	78,5	60,1	50,6	47	43,2	40,3-46,2	1541
4	64	45,5	36,7	32	29,6	27,8-31,3	3451

FIGURA 4.4B Sobrevida relativa em cinco anos para o estadiamento "combinado" do AJCC, para carcinoma de células escamosas da orofaringe, 1985-1991. (* Intervalos de confiança de 95% correspondem às taxas de sobrevida no ano 5.)

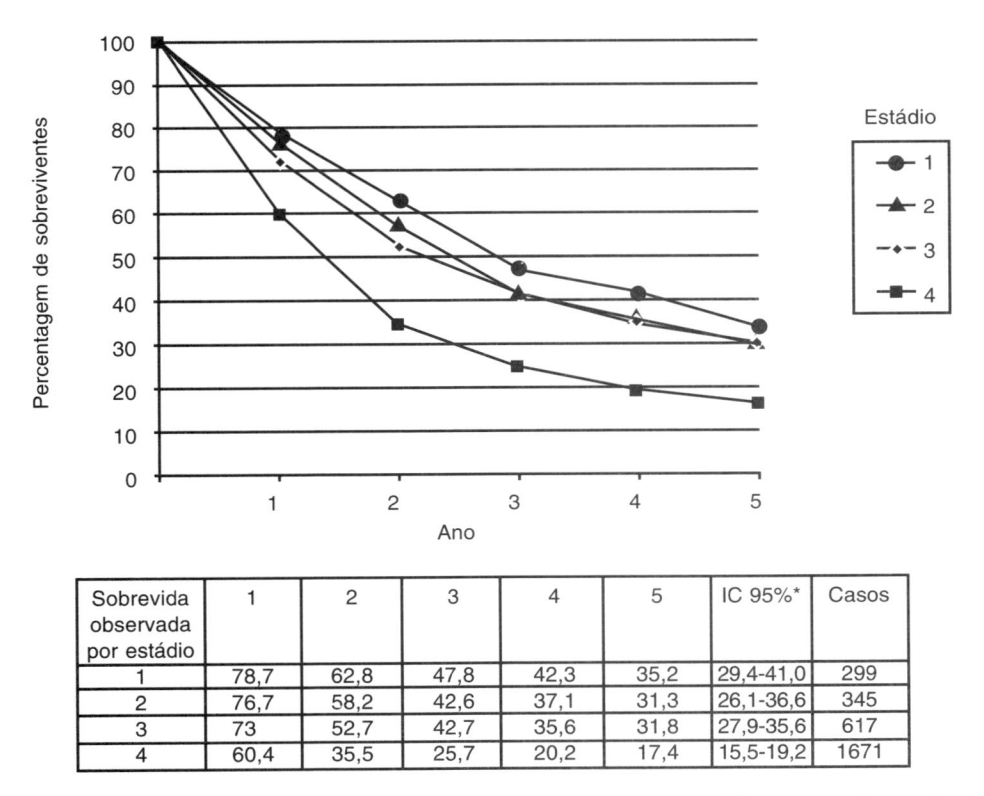

Sobrevida observada por estádio	1	2	3	4	5	IC 95%*	Casos
1	78,7	62,8	47,8	42,3	35,2	29,4-41,0	299
2	76,7	58,2	42,6	37,1	31,3	26,1-36,6	345
3	73	52,7	42,7	35,6	31,8	27,9-35,6	617
4	60,4	35,5	25,7	20,2	17,4	15,5-19,2	1671

FIGURA 4.5A Sobrevida observada em cinco anos para o estadiamento "combinado" do AJCC, para carcinoma de células escamosas da hipofaringe, 1985-1991. (* Intervalos de confiança de 95% correspondem às taxas de sobrevida no ano 5.)

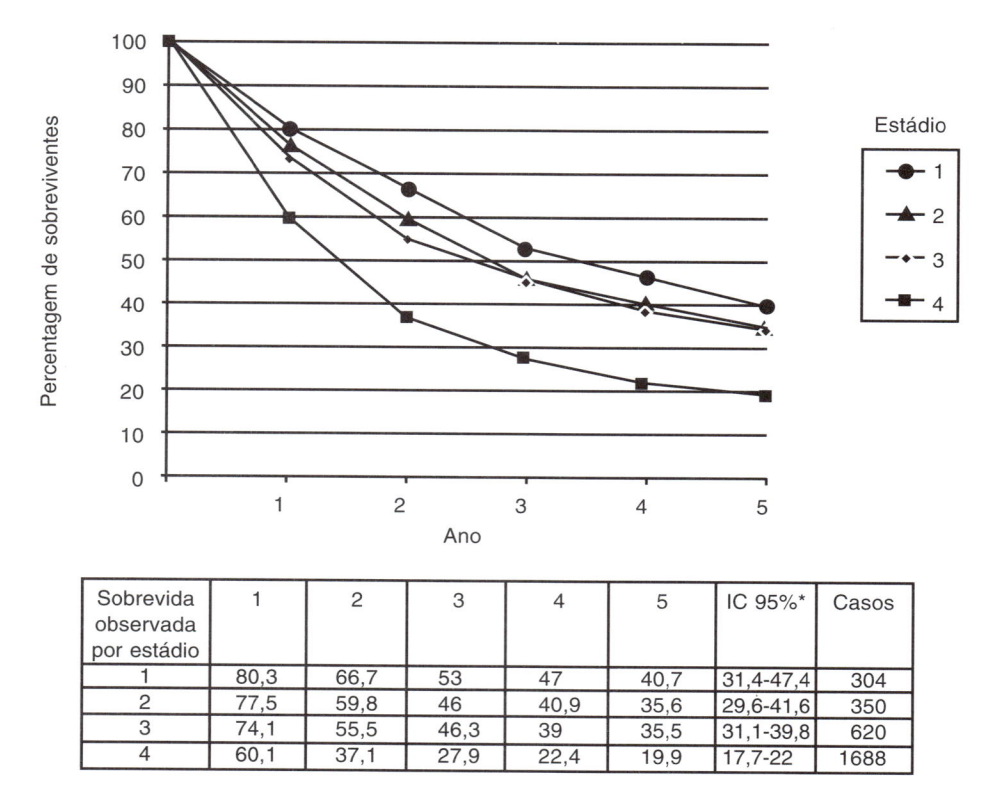

Sobrevida observada por estádio	1	2	3	4	5	IC 95%*	Casos
1	80,3	66,7	53	47	40,7	31,4-47,4	304
2	77,5	59,8	46	40,9	35,6	29,6-41,6	350
3	74,1	55,5	46,3	39	35,5	31,1-39,8	620
4	60,1	37,1	27,9	22,4	19,9	17,7-22	1688

FIGURA 4.5B Sobrevida relativa em cinco anos para o estadiamento "combinado" do AJCC, para carcinoma de células escamosas da hipofaringe, 1985-1991. (* Intervalos de confiança de 95% correspondem às taxas de sobrevida no ano 5.)

BIBLIOGRAFIA

Boyd TS, Haradi PM, Tannehill SP, Volovich MC, Hartig GK, Ford CN, Foote RL, Campbell BH, Schultz CJ: Planned postradiotherapy neck dissection in patients with advanced head and neck cancer. Head Neck 29:132-137, 1998

Chong V, Mukherji S, Ng S-H, et al: Nasopharyngeal carcinoma; review of how imaging affects staging. J Computer Assisted Tomography 23:984-93, 1999

Chua D, Sham J, Kwong D, et al: Prognostic value of paranasopharyngeal extension of nasopharyngeal carcinoma. A significant factor in local control and distant metastasis. Cancer 78;202-210, 1996

Colangelo LA, Logemann JA, Pauloski BR, Pelzer JR, Rademaker AW: T stage and functional outcome in oral and oropharyngeal cancer patients. Head Neck 18:259-268, 1996

Cooper J, Cohen R, Stevens R: A comparison of staging systems for nasopharyngeal carcinoma. Cancer 83:213-219, 1998

Deleyiannis FW, Weymuller EA Jr, Coltrera MD: Quality of life of disease-free survivors of advanced (Stage III or IV) oropharyngeal cancer. Head Neck 19:466-473, 1997

Forastiere AA, Trotti A. Radiotherapy and concurrent chemotherapy: a strategy that improves locoregional control and survival in oropharyngeal cancer. J Nat Cancer Inst 91:2065-2066,1999

Garden AS, Morrison WH, Clayman GL, Ang KK, Peters LJ: Early squamous cell carcinoma of the hypopharynx: outcomes of treatment with radiation alone to the primary disease. Head Neck 18:317-22, 1996

Gwozdz JT, Morrison WH, Garden AS, Weber RS, Peters LJ, Ang KK: Concomitant boost radiotherapy for squamous carcinoma of the tonsillar fossa. Int J Rad Onc Biol Phys 39:127-135, 1997

Harrison LB, Lee HJ, Pfister DG, Kraus DH, White C, Raben A, Zelefsky MJ, Strong EW, Shah JP: Long-term results of primary radiotherapy with/without neck dissection for squamous cell cancer of the base of the tongue. Head Neck 20:668-673, 1998

Ho J: Stage classification of nasopharyngeal carcinoma, etiology and control. IARC Scientific Publications 20:99-113, 1978

Hoffman HT, Karnell LH, Shah JP, Ariyan S, Brown GS, Fee WE, Glass AG, Goepfert H, Ossoff RH, Freingen AM: Hypopharyngeal cancer patient care evaluation. Laryngoscope 107:1005-1017, 1997

HT, Karnell LH, Funk GF, Robinson RA, Menck HR: The National Cancer Data Base report on cancer of the head and neck. Arch Otolaryngol-Head Neck Surg 951-962, 1998

Iro H, Waldfahrer F: Evaluation of the newly updated TNM classification of head and neck carcinoma with data from 3,247 patients. Cancer 83:2201-2207, 1998

Kraus DH, Zelefsky MJ, Brock HA, Huo J, Harrison LB Shah JP: Combined surgery and radiation therapy for squamous cell carcinoma of the hypopharynx. Otolaryngol-HN Surg 116,637-641,1997

Lee A, Foo W, Law S et al: N-staging of nasopharyngeal carcinoma: Discrepancy between UICC/AJCC and Ho systems. Clinical Oncology 17:377-381, 1995

Lefebvre JL, Buisset E, Coche-Dequeant B, Van JT, Prevost B, Hecquet B. Damaille A: Epilarynx: pharynx or larynx? Head Neck 17:377-381, 1995

Lefebvre JL, Chevalier D, Luboinski B, Kirkpatric A, Collette L, Sahmoud T: Larynx preservation in pyriform sinus cancer: preliminary results of a European Organization for Research Treatment of Cancer phase III trial. EORTC Head and Neck Cancer Cooperative Group. J Nat Cancer Inst 88:890-899, 1996

Mendenhall WM, Amdur RJ, Stringer SP, Villaret DB, Cassissi NJ: Stratification of stage IV squamous cell carcinoma of the oropharynx. Head Neck 22:626-628, 2000

Pauloski BR, Logemann JA, Colangelo LA, Rademaker AW, McConnel FM, Heiser MA, Carndinale S, Shedd D, Stein D, Beery Q, Myers E,

Lewin J, Haxer M, Esclamado R: Surgical variables affecting speech in treated patients with oral and oropharyngeal cancer. Laryngoscope 108:908-916, 1998

Perez CA, Patel MM, Chao KS, Simpson JR, Sessions D, Spector GJ, Haughey B, Lockett MA: Carcinoma of the tonsillar fossa: prognostic factors and long-term therapy outcome. Int J Rad Onc, Biol Phys 42:1077-1084, 1998

Prehn RB, Pasic TR, Harari PM, Brown WD, Ford CN: Influence of computed tomography on pretherapeutic tumor staging of head and neck cancer patients. Otolaryngol-Head Neck Surg 199:628-633, 1998

Pugliano FA, Piccirillo JF, Zequeira MR, Emami B, Perez CA, Simpson JR, Frederickson JM: Clinical-severity staging system for oropharyngeal cancer: five-year survival rates. Arch Otolaryngol-Head Neck Surg 123:1118-1124, 1997

Righi PD, Kelley DL Ernst R, Deutsch MD, Gaskill-Shipley M, Wilson KM, Gluckman JL: Evaluation of prevertebral muscle invasion by squamous cell carcinoma. Can computed tomography replace open neck exploration? Arch Otolaryngol Head Neck Surg 122:660-663, 1996

Teresi L, Lufkin R, Vinuela F, et al: MR imaging of the nasopharynx and floor of the middle cranial fossa. Part II. Malignant Tumors. Radiol 164:817-821, 1987

Thabet HM, Sessions DG, Gado MY, Gnepp DA, Harvey JE, Talaat M: Comparison of clinical evaluation and computed tomographic diagnostic accuracy for tumor of the larynx and hypopharynx. Laryngoscope 106:589-594, 1996

Veneroni S, Silvestrini R, Costa A, Salvatori P, Faranda A, Monlinari R: Biological indicators of survival in patients treated by surgery for squamous cell carcinoma of the oral cavity and oropharynx. Oral Oncol 33:408-413, 1997

Wang MB, Kuber MM, Lee SP, Julliard GF, Abemayor E: Tonsillar carcinoma: analysis of treatment results. J Otolaryngol 27:263-269, 1998

Wahlberg PC, Andersson KE, Biorklund AT, Moller TR: Carcinoma of the hypopharynx: analysis of incidence and survival in Sweden over a 30-year period. Head Neck 20:714-719, 1998

Weber RS, Gidley P, Morrison WH, Peters LJ, Hankins PD, Wolf P, Guillamondegui OM: Treatment selection for carcinoma of the base of the tongue. Am J Surg 60:415-419, 1990

Zelefsky MJ, Kraus DH, Pfister DG, Raben A, Shah JP, Strong EW, Spiro RH, Bosl GJ, Harrison LB: Combined chemotherapy and radiotherapy versus surgical and postoperative radiotherapy for advanced hypopharyngeal cancer. Head Neck 18:405-411, 1996

HISTOLOGIAS – FARINGE

M8010/2	Carcinoma *in situ* SOE
M8010/3	Carcinoma SOE
M8012/3	Carcinoma de células gigantes SOE
M8013/3	Carcinoma de células gigantes neuroendócrino
M8020/3	Carcinoma indiferenciado SOE
M8021/3	Carcinoma anaplásico SOE
M8030/3	Carcinoma de células gigantes e de células fusiformes
M8031/3	Carcinoma de células gigantes
M8032/3	Carcinoma de células fusiformes
M8033/3	Carcinoma pseudo-sarcomatoso
M8041/3	Carcinoma de células pequenas SOE
M8042/3	Carcinoma *oat cell*
M8043/3	Carcinoma de células pequenas, fusiformes
M8044/3	Carcinoma de células pequenas, intermediárias
M8045/3	Carcinoma de células pequenas e de células grandes
M8051/3	Carcinoma verrucoso SOE
M8052/2	Papiloma de células escamosas, não-invasivo
M8052/3	Carcinoma papilar de células escamosas
M8070/2	Carcinoma *in situ* de células escamosas, SOE
M8070/3	Carcinoma de células escamosas SOE
M8071/3	Carcinoma de células escamosas, queratinizado, SOE
M8072/3	Carcinoma de células escamosas, de células grandes, não-queratinizado
M8073/3	Carcinoma de células escamosas, de células pequenas, não-queratinizado
M8074/3	Carcinoma de células escamosas, de células fusiformes
M8075/3	Carcinoma de células escamosas adenóides
M8076/2	Carcinoma *in situ* de células escamosas com invasão questionável do estroma
M8076/3	Carcinoma de células escamosas, microinvasivo
M8082/3	Carcinoma linfoepitelial
M8083/3	Carcinoma de células escamosas basalóide
M8084/3	Carcinoma de células escamosas, tipo células claras
M8090/3	Carcinoma de células basais SOE
M8091/3	Carcinoma de células basais, multicêntrico
M8092/3	Carcinoma de células basais, tipo morféia
M8093/3	Carcinoma de células basais, fibroepitelial
M8094/3	Carcinoma basoescamoso
M8097/3	Carcinoma de células basais, nodular
M8098/3	Carcinoma adenóide basal
M8123/3	Carcinoma basalóide
M8140/2	Adenocarcinoma *in situ* SOE
M8140/3	Adenocarcinoma SOE
M8144/3	Adenocarcinoma, tipo intestinal
M8145/3	Carcinoma, tipo difuso
M8147/3	Adenocarcinoma de células basais
M8200/3	Carcinoma cístico adenóide
M8246/3	Carcinoma neuroendócrino
M8310/3	Adenocarcinoma de células claras SOE
M8430/3	Carcinoma mucoepidermóide
M8440/3	Cistadenocarcinoma SOE
M8480/3	Adenocarcinoma mucinoso
M8481/3	Adenocarcinoma produtor de mucina
M8510/3	Carcinoma medular SOE
M8525/3	Adenocarcinoma polimorfo de baixo grau
M8550/3	Carcinoma de células acinares
M8560/3	Carcinoma adenoescamoso
M8562/3	Carcinoma epitelial-mioepitelial
M8574/3	Adenocarcinoma com diferenciação neuroendócrina
M8940/3	Tumor misto maligno SOE
M8941/3	Carcinoma em adenoma pleomórfico

FARINGE (INCLUINDO BASE DA LÍNGUA, PALATO MOLE E ÚVULA)

Nome do hospital / endereço

Nome do paciente / informações

Tipo do espécime _____
Tamanho do tumor _____

Tipo histopatológico _____
Lateralidade: ☐ Bilateral ☐ Esquerda ☐ Direita

DEFINIÇÕES

Clínico Patológico

Tumor primário (T)

TX Tumor primário não pode ser avaliado
T0 Sem evidência de tumor primário
Tis Carcinoma in situ

Nasofaringe

T1 Tumor confinado à nasofaringe
T2 Tumor estende-se aos tecidos moles
T2a Tumor estende-se para a orofaringe e/ou cavidade nasal, sem extensão parafaríngea[1]
T2b Qualquer tumor com extensão parafaríngea[1]
T3 Tumor envolve estruturas ósseas e/ou seios paranasais
T4 Tumor com extensão intracraniana e/ou envolvimento dos nervos cranianos, fossa infratemporal, hipofaringe, órbita ou espaço mastigatório

Orofaringe

T1 Tumor com 2 cm ou menos na sua maior dimensão
T2 Tumor com mais de 2 cm e 4 cm ou menos na sua maior dimensão
T3 Tumor com mais de 4 cm na sua maior dimensão
T4a Tumor invade laringe, musculatura profunda/extrínseca da língua, pterigoideo medial, palato duro ou mandíbula
T4b Tumor invade pterigóideo lateral, *placas* pterigóideas, nasofaringe lateral ou base do crânio ou engloba a artéria carótida

Hipofaringe

T1 Tumor limitado a um subsítio da hipofaringe e com 2 cm ou menos na sua maior dimensão
T2 Tumor invade mais de um subsítio da hipofaringe ou um sítio adjacente, ou mede mais de 2 cm e 4 cm ou menos na sua maior dimensão, sem fixação da hemilaringe
T3 Tumor com mais de 4 cm na sua maior dimensão ou com fixação da hemilaringe
T4a Tumor invade cartilagem tireóidea/cricóidea, osso hióide, glândula tireóide, esôfago ou compartimento central dos tecidos moles[2]
T4b Tumor invade a fáscia pré-vertebral, engloba a artéria carótida ou envolve estruturas mediastinais

Linfonodos regionais (N)

Nasofaringe

NX Linfonodos regionais não podem ser avaliados
N0 Ausência de metástases em linfonodos regionais
N1 Metástases unilaterais em linfonodos, com 6 cm ou menos na sua maior dimensão, acima da fossa supraclavicular
N2 Metástases bilaterais em linfonodos, com 6 cm ou menos na sua maior dimensão, acima da fossa supraclavicular
N3 Metástases em linfonodo(s) com mais de 6 cm na sua maior dimensão e/ou metástase na fossa supraclavicular
N3a Acima de 6 cm na sua maior dimensão
N3b Extensão para a fossa supraclavicular

Orofaringe e Hipofaringe

NX Linfonodos regionais não podem ser avaliados
N0 Ausência de metástases em linfonodos regionais
N1 Metástase em um único linfonodo ipsilateral, com 3 cm ou menos na sua maior dimensão

Notas

1. Extensão parafaríngea significa infiltração póstero-lateral do tumor além da fáscia faringobasilar.
2. O compartimento central dos tecidos moles inclui os músculos *strap* pré-larínqeos e o tecido subcutâneo.
3. Linfonodos da linha média são considerados ipsilaterais.

FARINGE (INCLUINDO BASE DA LÍNGUA, PALATO MOLE E ÚVULA)

Clínico	Patológico		
☐	☐	N2	Metástase em um único linfonodo ipsilateral, com mais de 3 cm e não mais de 6 cm em sua maior dimensão; ou em múltiplos linfonodos ipsilaterais, nenhum com mais de 6 cm na sua maior dimensão; ou em linfonodos bilaterais ou contralaterais, nenhum com mais de 6 cm na sua maior dimensão
☐	☐	N2a	Metástase em um único linfonodo ipsilateral, com mais de 3 cm e não mais de 6 cm em sua maior dimensão
☐	☐	N2b	Metástases em múltiplos linfonodos ipsilaterais, nenhum com mais de 6 cm na sua maior dimensão
☐	☐	N2c	Metástases em linfonodos bilaterais ou contralaterais, nenhum com mais de 6 cm na sua maior dimensão
☐	☐	N3	Metástases em linfonodos com mais de 6 cm na sua maior dimensão

Notas
Símbolos Descritivos Adicionais

Invasão de vasos linfáticos (L)
LX Invasão de vasos linfáticos não pode ser avaliada
L0 Ausência de invasão de vasos linfáticos
L1 Invasão de vasos linfáticos

Invasão venosa (V)
VX Invasão venosa não pode ser avaliada
V0 Ausência de invasão venosa
V1 Invasão venosa microscópica
V2 Invasão venosa macroscópica

Metástases a distância (M)

Clínico	Patológico		
☐	☐	MX	Metástases a distância não podem ser avaliadas
☐	☐	M0	Ausência de metástases a distância
☐	☐	M1	Metástases a distância

Realizada biópsia do sítio metastático......... Sim......... Não
Fonte do espécime patológico metastático_____

Grupos de estadiamento: Nasofaringe

Clínico	Patológico	Estádio	T	N	M
☐	☐	Estádio 0	Tis	N0	M0
☐	☐	Estádio I	T1	N0	M0
☐	☐	Estádio IIA	T2a	N0	M0
☐	☐	Estádio IIB	T1	N1	M0
			T2	N1	M0
			T2a	N1	M0
			T2b	N0	M0
			T2b	N1	M0
		Estádio III	T1	N2	M0
			T2a	N2	M0
			T2b	N2	M0
			T3	N0	M0
			T3	N1	M0
			T3	N2	M0
☐	☐	Estádio IVA	T4	N0	M0
			T4	N1	M0
			T4	N2	M0
☐	☐	Estádio IVB	Qualquer T	N3	M0
☐	☐	Estádio IVC	Qualquer T	Qualquer N	M1

Grupos de estadiamento: Orofaringe e Hipofaringe

Clínico	Patológico	Estádio	T	N	M
		Estádio 0	Tis	N0	M0
☐	☐	Estádio I	T1	N0	M0
☐	☐	Estádio II	T2	N0	M0
☐	☐	Estádio III	T3	N0	M0
			T1	N1	M0
			T2	N1	M0
			T3	N1	M0
☐	☐	Estádio IVA	T4a	N0	M0
			T4a	N1	M0
			T1	N2	M0
			T2	N2	M0
			T3	N2	M0
			T4a	N2	M0
☐	☐	Estádio IVB	T4b	Qualquer N	M0
			Qualquer T	N3	M0
☐	☐	Estádio IVC	Qualquer T	Qualquer N	M1

Grau histológico (G)

☐ GX Grau não pode ser avaliado
☐ G1 Bem-diferenciado
☐ G2 Moderadamente diferenciado
☐ G3 Pobremente diferenciado

Tumor residual (R)

☐ RX Presença de tumor residual não pode ser avaliada
☐ R0 Sem tumor residual
☐ R1 Tumor residual microscópico
☐ R2 Tumor residual macroscópico

Símbolos descritivos

Para a identificação de casos especiais de classificação TNM ou pTNM, são utilizados o sufixo "m" e os prefixos "y", "r" e "a". Embora eles não afetem o estadiamento, indicam casos que requerem análise separada.

☐ **Sufixo "m"**. Indica a presença de tumores primários múltiplos em um único sítio e é registrado entre parênteses: pT(m)NM.

☐ **Prefixo "y"**. Indica os casos nos quais a classificação é realizada durante ou logo após o tratamento. A categoria cTNM ou pTNM é identificada pelo prefixo "y". O ycTNM ou o ypTNM categoriza a extensão do tumor realmente presente no momento do exame. A categoria "y" não é uma estimativa da extensão do tumor antes do tratamento.

☐ **Prefixo "r"**. Indica um tumor recorrente estadiado após uma sobrevida livre de doença e é identificado pelo prefixo "r": rTNM (ver reclassificação "r", citada, como rTNM).

☐ **Prefixo "a"**. Designa o estádio determinado por autópsia: aTNM.

NOTAS
Símbolos Descritivos Adicionais

Invasão de vasos linfáticos (L)
LX Invasão de vasos linfáticos não pode ser avaliada
L0 Ausência de invasão de vasos linfáticos
L1 Invasão de vasos linfáticos

Invasão venosa (V)
VX Invasão venosa não pode ser avaliada
V0 Ausência de invasão venosa
V1 Invasão venosa microscópica
V2 Invasão venosa macroscópica

FARINGE (INCLUINDO BASE DA LÍNGUA, PALATO MOLE E ÚVULA)

Indicadores prognósticos (se aplicável)

ILUSTRAÇÃO
Indique no diagrama o tumor primário e os linfonodos regionais envolvidos.

1.
- Nasofaringe
- Orofaringe
- Hipofaringe
- Cartilagem tireóidea
- Lâmina posterior da cartilagem cricóidea
- Arco anterior da cartilagem cricóidea

2.

3.

4.

5.

Assinatura do médico _____ Data _____

MANUAL DE Estadiamento do Câncer

5

Laringe

(Não estão incluídos tumores não-epiteliais, como os de tecido linfóide, tecidos moles, ossos e cartilagens)

C10.1 Neoplasia maligna da face anterior da epiglote
C32.0 Neoplasia maligna da glote
C32.1 Neoplasia maligna da região supra-glótica
C32.2 Neoplasia maligna da região subglótica
C32.3 Neoplasia maligna das cartilagens da laringe
C32.8 Neoplasia maligna da laringe com lesão invasiva
C32.9 Neoplasia maligna da laringe SOE

RESUMO DAS ALTERAÇÕES

- As lesões T4 foram divididas em T4a (ressecáveis) e T4b (irressecáveis), levando à subdivisão do estádio IV em estádios IVA, IVB e IVC.

ANATOMIA

Sítio primário. As definições anatômicas para a laringe a seguir mencionadas permitem a classificação dos carcinomas que surgem nas membranas mucosas, mas excluem os tumores que aparecem nas paredes laterais e posterior da faringe, na fossa piriforme, na área pós-cricóide ou na base da língua.

O limite anterior da laringe é composto da superfície anterior ou lingual da epiglote supra-hióidea, da membrana tireóidea, da comissura anterior e da parede anterior da região subglótica, que é composta pela cartilagem tireóidea, pela membrana cricotireóidea e pelo arco anterior da cartilagem cricóidea.

Os limites posterior e laterais incluem o aspecto laríngeo das pregas ariepiglóticas, a região aritenóide, o espaço interaritenóideo e a superfície posterior do espaço subglótico, representado pela membrana mucosa que recobre a superfície da cartilagem cricóidea.

Os limites súpero-laterais são compostos pela cauda e pelas bordas laterais da epiglote. Os limites inferiores são constituídos pelos planos que passam pela borda anterior da cartilagem cricóidea.

Para propostas da classificação em estádios clínicos, a laringe é dividida em três regiões: supraglote, glote e subglote. A supraglote é composta pela epiglote (nos seus aspectos linguais e laríngeos), pelas pregas ariepiglóticas (no seu aspecto laríngeo), pelas aritenóides e pelas bandas ventriculares (falsas cordas vocais). A epiglote é dividida em porções supra e infra-hióideas, por um plano que passa no nível do osso hióide. O limite inferior da supraglote é um plano horizontal que passa pela margem lateral do ventrículo, na sua junção com a superfície superior da corda vocal. A glote é composta pelas superfícies superiores e inferiores das cordas vocais verdadeiras, incluindo as comissuras anterior e posterior; ocupa um plano horizontal com espessura de 1cm, que se estende inferiormente a partir da margem lateral do ventrículo. A subglote, por sua vez, é a região que se estende a partir do limite inferior da glote até a margem inferior da cartilagem cricóidea.

A divisão da laringe é assim resumida:

Sítio	Subsítio
Supraglote	Epiglote supra-hióidea
	Epiglote infra-hióidea
	Pregas ariepiglóticas (aspecto laríngeo)
	Aritenóides
	Bandas ventriculares (falsas cordas vocais)
Glote	Cordas vocais verdadeiras (incluindo comissuras anterior e posterior)
Subglote	Subglote

Linfonodos regionais. A incidência e a distribuição das metástases de câncer de laringe em linfonodos cervicais varia de acordo com o sítio de origem e a classificação T do tumor primário. As cordas vocais verdadeiras quase não possuem linfáticos, portanto, os tumores dessa região apenas raramente disseminam-se para linfonodos regionais. Em contraste, a supraglote possui uma rede rica e interconectada bilateralmente de linfáticos, o que leva os carcinomas primários supraglóticos a apresentarem a comumente disseminação linfonodal regional. Os tumores glóticos podem se disseminar diretamente para tecidos moles adjacentes, para linfonodos pré-laríngeos, pré-traqueais, paralaríngeos e paratraqueais, bem como para linfonodos jugulares superiores, médios ou inferiores. Os tumores supraglóticos via de regra disseminam-se para os linfonodos jugulares superiores e médios, com menos freqüência para os submentonianos ou submandibulares e, ocasionalmente, para os retrofaríngeos. Os raros tumores primários subglóticos disseminam-se primariamente para tecidos moles adjacentes e linfonodos pré-laríngeos, pré-traqueais, paralaríngeos e paratraqueais e, após, para linfonodos jugulares superiores, médios ou inferiores. A disseminação linfática contralateral é comum.

Na avaliação clínica, o tamanho da massa nodal deve ser mensurado. A maioria das massas com mais de 3 cm de diâmetro não é constituída por linfonodo único, mas, sim, por linfonodos confluentes ou tumor nos tecidos moles do pescoço. Há três categorias de envolvimento clínico dos linfonodos: N1, N2 e N3. Os linfonodos da linha média são considerados ipsilaterais. Além dos componentes que descrevem a categoria N, os linfonodos regionais também devem ser descritos em relação ao nível da região cervical envolvida. É necessário o exame patológico para a documentação da extensão da doença. Estudos de imagem mostrando margens espiculadas amorfas dos linfonodos envolvidos ou envolvimento da gordura internodal, resultando em perda da forma ovalada à redonda normal, sugerem convictamente disseminação extracapsular (extranodal) tumoral. Até o momento, nenhum estudo de imagem consegue identificar focos microscópicos em linfonodos regionais ou diferenciar entre pequenos linfonodos reativos e pequenos linfonodos malignos sem homogeneidade central radiológica.

Sítios metastáticos. As metástases a distância são comuns apenas para pacientes com linfadenopatia regional volumosa (*bulky*). Quando elas ocorrem, o mais comum de acontecer é a disseminação para os pulmões; já as metástases para ossos e fígado ocorrem com menos freqüência. As metástases para linfonodos mediastinais são consideradas metástases a distância.

REGRAS PARA A CLASSIFICAÇÃO

Estadiamento clínico. A avaliação da laringe compreende primariamente a inspeção, utilizando laringoscopia indireta, além de exame endoscópico direto com nasolaringoscópio de fibra óptica. O tumor deve ser confirmado histologicamente, e qualquer outra informação obtida por meio de biópsias deve ser incluída. Recomendam-se exames de imagem com secções transversais no câncer de laringe quando a extensão do tumor primário é questionada com base apenas no exame clínico. O estadiamento radiológico nodal deve ser realizado simultaneamente para suplementar o exame clínico.

A endoscopia completa sob anestesia geral via de regra é realizada após completados outros estudos diagnósticos, para, acuradamente, avaliar, documentar e biopsiar o tumor.

Estadiamento patológico. O estadiamento patológico necessita do uso de toda a informação obtida no estadiamento clínico e no estudo histológico do espécime ressecado cirurgicamente. A avaliação cirúrgica macroscópica de tumor residual não-ressecado também deve ser incluída. Os espécimes ressecados após irradiação ou tratamento com quimioterapia devem ser identificados e considerados no contexto. A descrição patológica de qualquer espécime de linfadenectomia deve incluir o tamanho, o número e o nível dos linfonodos envolvidos bem como a presença ou a ausência de extensão extracapsular.

CLASSIFICAÇÃO TNM

Tumor primário (T)

TX Tumor primário não pode ser avaliado
T0 Sem evidência de tumor primário
Tis Carcinoma *in situ*

Supraglote
T1 Tumor limitado a um subsítio da supraglote, com mobilidade normal das cordas vocais
T2 Tumor invade a mucosa de mais de um subsítio adjacente da supraglote ou da glote ou uma região fora da supraglote (mucosa da base da língua, valécula, parede medial do seio piriforme), sem fixação da hemilaringe
T3 Tumor limitado à laringe com fixação das cordas vocais e/ou invade qualquer uma das seguintes estruturas: área pós-cricóide, tecidos pré-epiglóticos, espaço paraglótico e/ou erosão menor da cartilagem tireóidea (córtex interno)
T4a Tumor invade a cartilagem tireóidea e/ou os tecidos adjacentes à laringe (traquéia, tecidos moles do pescoço, incluindo músculos profundos extrínsecos da língua, músculos *strap*, tireóide ou esôfago)
T4b Tumor invade o espaço pré-vertebral, engloba a artéria carótida ou envolve estruturas mediastinais

Glote
T1 Tumor limitado à(s) corda(s) vocal(is) (pode envolver as comissuras anterior ou posterior), com mobilidade normal
T1a Tumor limitado a uma corda vocal
T1b Tumor envolve ambas as cordas vocais
T2 Tumor estende-se para supraglote e/ou subglote e/ou há diminuição de mobilidade de corda vocal

T3 Tumor é limitado à laringe com fixação das cordas vocais e/ou invade espaço paraglótico e/ou erosão menor da cartilagem tireóidea (córtex interno)
T4a Tumor invade cartilagem tireóidea e/ou os tecidos adjacentes à laringe (traquéia, tecidos moles do pescoço, incluindo músculos profundos extrínsecos da língua, músculos, tireóide ou esôfago)
T4b Tumor invade o espaço pré-vertebral, engloba a artéria carótida ou envolve as estruturas mediastinais

Subglote
T1 Tumor limitado à subglote
T2 Tumor estende-se para as cordas vocais com mobilidade normal ou diminuída
T3 Tumor limitado à laringe com fixação das cordas vocais
T4a Tumor invade a cartilagem cricóidea ou tireóidea e/ou invade os tecidos adjacentes à laringe (traquéia, tecidos moles do pescoço, incluindo músculos profundos extrínsecos da língua, músculos, tireóide ou esôfago)
T4b Tumor invade o espaço pré-vertebral, engloba a artéria carótida ou envolve as estruturas mediastinais

Linfonodos regionais (N)
NX Linfonodos regionais não podem ser avaliados
N0 Ausência de metástases em linfonodos regionais
N1 Metástase em um único linfonodo ipsilateral, com 3 cm ou menos na sua maior dimensão
N2 Metástase em um único linfonodo ipsilateral, com mais de 3 cm e não mais de 6 cm em sua maior dimensão; ou em múltiplos linfonodos ipsilaterais, nenhum com mais de 6 cm na sua maior dimensão; ou em linfonodos bilaterais ou contralaterais, nenhum com mais de 6 cm na sua maior dimensão
N2a Metástase em um único linfonodo ipsilateral, com mais de 3 cm e não mais de 6 cm em sua maior dimensão
N2b Metástases em múltiplos linfonodos ipsilaterais, nenhum com mais de 6 cm na sua maior dimensão
N2c Metástases em linfonodos bilaterais ou contralaterais, nenhum com mais de 6 cm na sua maior dimensão
N3 Metástases em linfonodo com mais de 6 cm na sua maior dimensão

Metástases a distância (M)
MX Metástases a distância não podem ser avaliadas
M0 Ausência de metástases a distância
M1 Metástases a distância

GRUPOS DE ESTADIAMENTO

Estádio 0	Tis	N0	M0
Estádio I	T1	N0	M0
Estádio II	T2	N0	M0
Estádio III	T3	N0	M0
	T1	N1	M0
	T2	N1	M0
	T3	N1	M0
Estádio IVA	T4a	N0	M0
	T4a	N1	M0
	T1	N2	M0
	T2	N2	M0
	T3	N2	M0
	T4a	N2	M0
Estádio IVB	T4b	Qualquer N	M0
	Qualquer T	N3	M0
Estádio IVC	Qualquer T	Qualquer N	M1

TIPO HISTOPATOLÓGICO

O câncer predominante é o de células escamosas. As recomendações de estadiamento são aplicáveis a todas as formas de carcinoma. Os tumores não-epiteliais, como os de tecido linfóide, de tecidos moles, de ossos e de cartilagens, não são incluídos nesse sistema. O diagnóstico histológico é necessário para a confirmação diagnóstica. Recomenda-se a graduação histopatológica do carcinoma de células escamosas; o grau é subjetivo e utiliza uma forma descritiva e numérica, ou seja, bem-diferenciado, moderadamente diferenciado e pobremente diferenciado, dependendo do grau de proximidade ou não com o epitélio escamoso em sítios mucosos. Também é recomendada, sempre que possível, uma avaliação quantitativa da profundidade de invasão do tumor primário e da presença ou ausência de invasão vascular e perineural. Embora o grau do tumor não faça parte do estadiamento, deve-se registrá-lo. A descrição patológica de qualquer espécime de linfadenectomia deve incluir tamanho, número e posição de linfonodos envolvidos, além da presença ou ausência de extensão extracapsular.

GRAU HISTOPATOLÓGICO

GX Grau não pode ser avaliado
G1 Bem-diferenciado
G2 Moderadamente diferenciado
G3 Pobremente diferenciado

As Figuras 5.1A, 5.1B, 5.2A, 5.2B, 5.3A, 5.3B, 5.4A e 5.4B mostram as taxas de sobrevida observadas e relativas para pacientes com carcinoma de células escamosas da laringe (5.1A,B), da supraglote (5.2A,B), da glote (5.3A,B) e da subglote (5.4A,B), durante os anos de 1985 a 1991, classificados pelo sistema de estadiamento do AJCC.

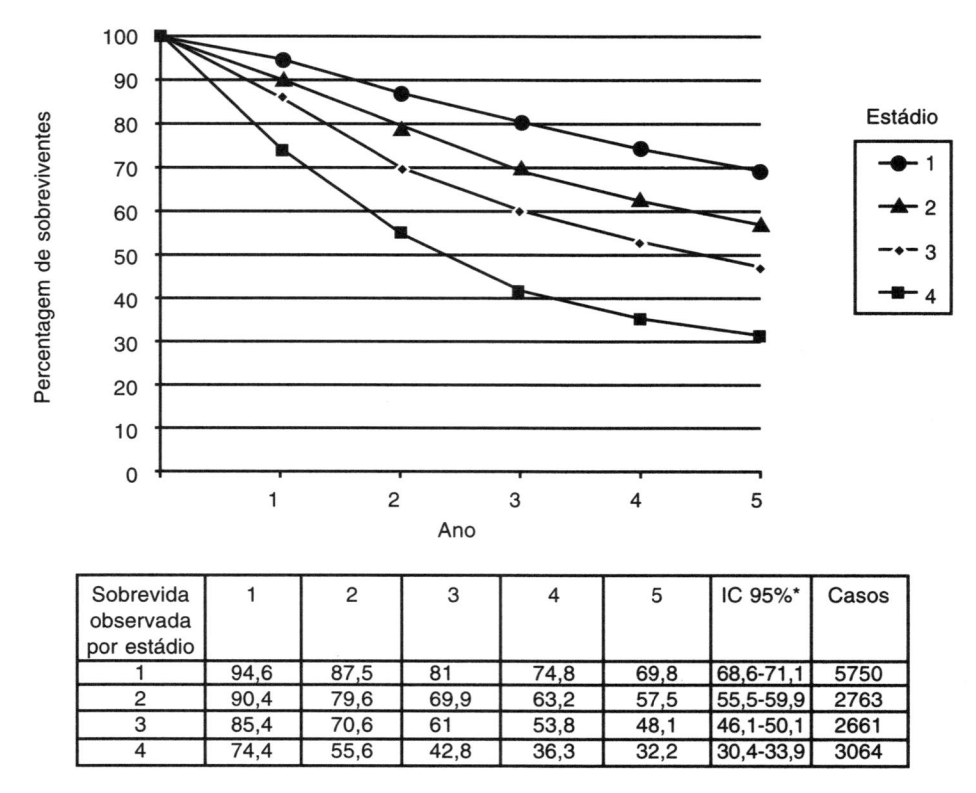

Sobrevida observada por estádio	1	2	3	4	5	IC 95%*	Casos
1	94,6	87,5	81	74,8	69,8	68,6-71,1	5750
2	90,4	79,6	69,9	63,2	57,5	55,5-59,9	2763
3	85,4	70,6	61	53,8	48,1	46,1-50,1	2661
4	74,4	55,6	42,8	36,3	32,2	30,4-33,9	3064

FIGURA 5.1A Sobrevida observada em cinco anos para o estadiamento "combinado" do AJCC, para carcinoma de células escamosas da laringe, 1985-1991. (* Intervalos de confiança de 95% correspondem às taxas de sobrevida no ano 5.)

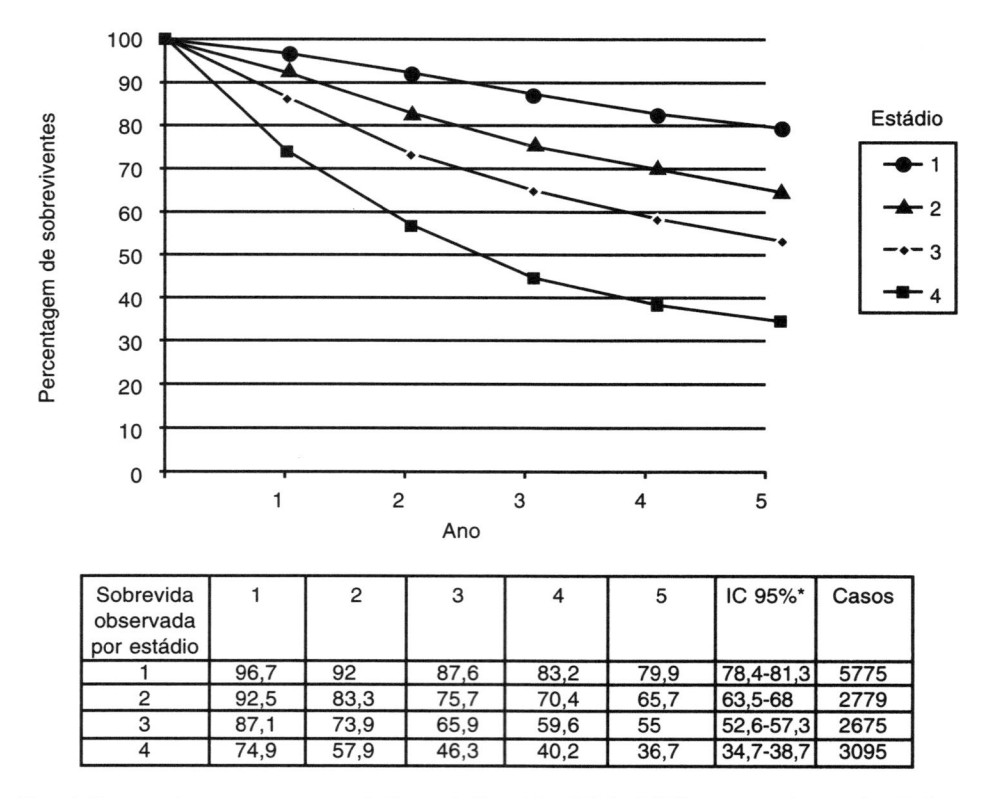

Sobrevida observada por estádio	1	2	3	4	5	IC 95%*	Casos
1	96,7	92	87,6	83,2	79,9	78,4-81,3	5775
2	92,5	83,3	75,7	70,4	65,7	63,5-68	2779
3	87,1	73,9	65,9	59,6	55	52,6-57,3	2675
4	74,9	57,9	46,3	40,2	36,7	34,7-38,7	3095

FIGURA 5.1B Sobrevida relativa em cinco anos para o estadiamento "combinado" do AJCC, para carcinoma de células escamosas da laringe, 1985-1991. (* Intervalos de confiança de 95% correspondem às taxas de sobrevida no ano 5.)

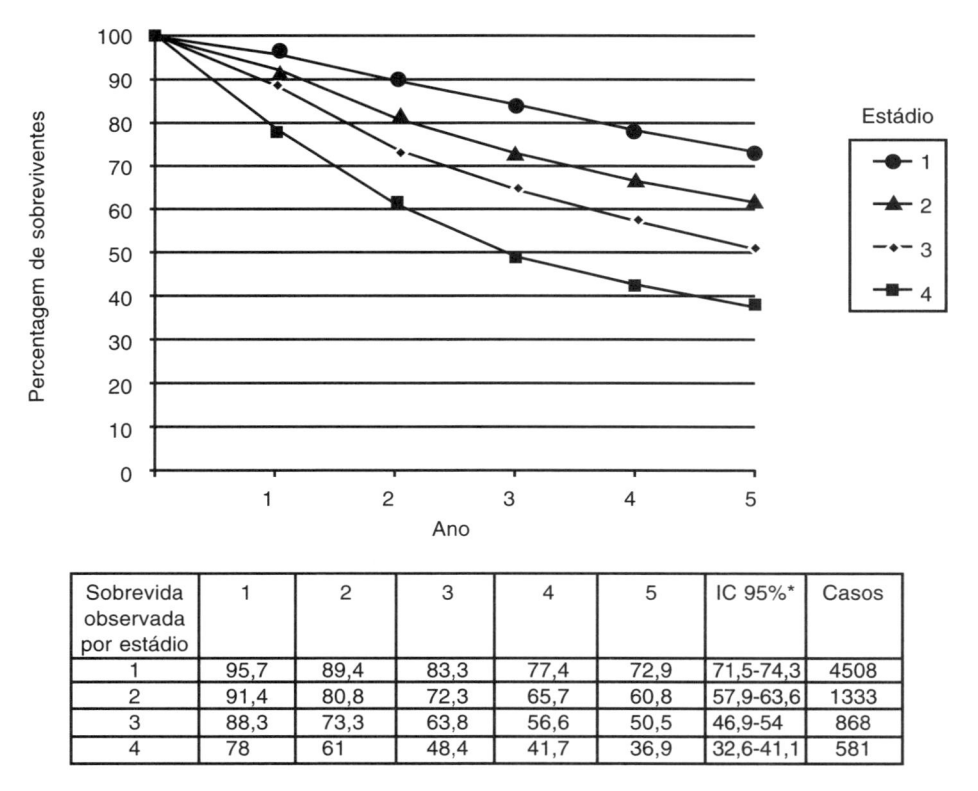

Sobrevida observada por estádio	1	2	3	4	5	IC 95%*	Casos
1	95,7	89,4	83,3	77,4	72,9	71,5-74,3	4508
2	91,4	80,8	72,3	65,7	60,8	57,9-63,6	1333
3	88,3	73,3	63,8	56,6	50,5	46,9-54	868
4	78	61	48,4	41,7	36,9	32,6-41,1	581

FIGURA 5.2A Sobrevida observada em cinco anos para o estadiamento "combinado" do AJCC, para carcinoma de células escamosas da supraglote, 1985-1991. (* Intervalos de confiança de 95% correspondem às taxas de sobrevida no ano 5.)

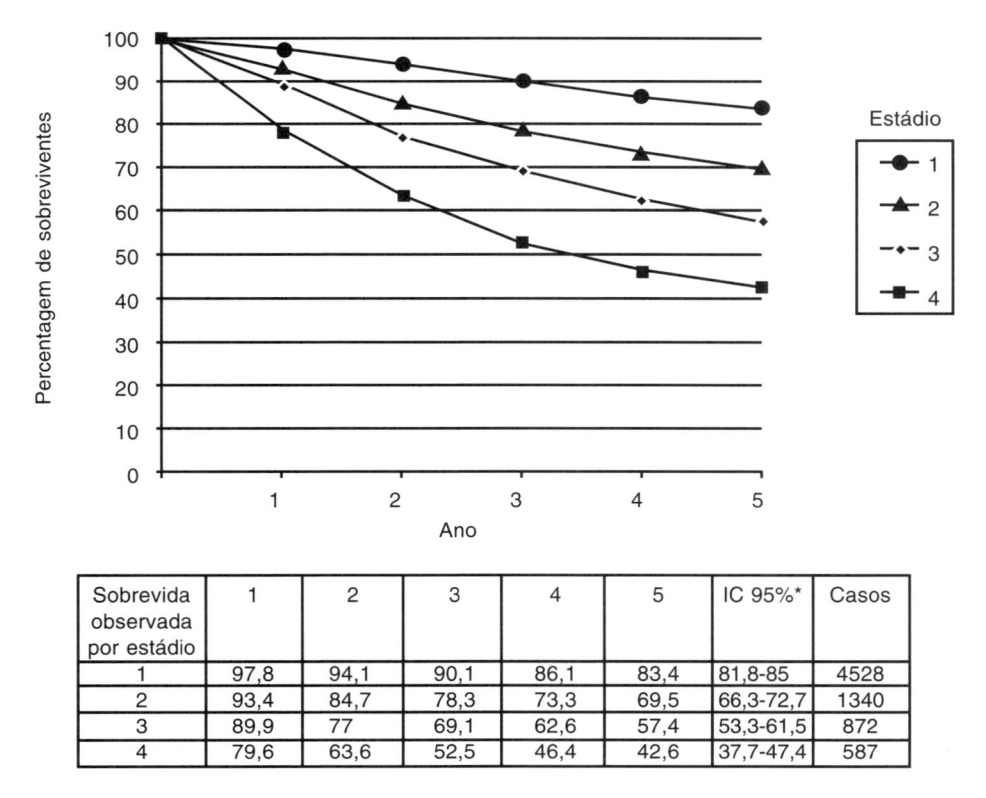

Sobrevida observada por estádio	1	2	3	4	5	IC 95%*	Casos
1	97,8	94,1	90,1	86,1	83,4	81,8-85	4528
2	93,4	84,7	78,3	73,3	69,5	66,3-72,7	1340
3	89,9	77	69,1	62,6	57,4	53,3-61,5	872
4	79,6	63,6	52,5	46,4	42,6	37,7-47,4	587

FIGURA 5.2B Sobrevida relativa em cinco anos para o estadiamento "combinado" do AJCC, para carcinoma de células escamosas da supraglote, 1985-1991. (* Intervalos de confiança de 95% correspondem às taxas de sobrevida no ano 5.)

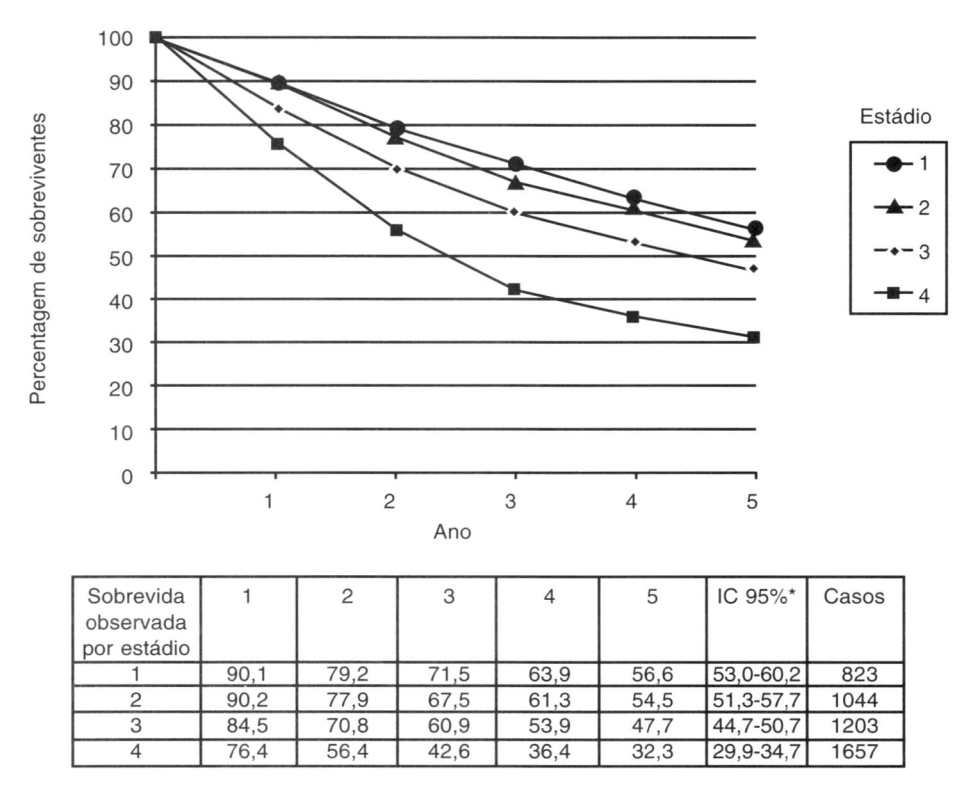

Sobrevida observada por estádio	1	2	3	4	5	IC 95%*	Casos
1	90,1	79,2	71,5	63,9	56,6	53,0-60,2	823
2	90,2	77,9	67,5	61,3	54,5	51,3-57,7	1044
3	84,5	70,8	60,9	53,9	47,7	44,7-50,7	1203
4	76,4	56,4	42,6	36,4	32,3	29,9-34,7	1657

FIGURA 5.3A Sobrevida observada em cinco anos para o estadiamento "combinado" do AJCC, para carcinoma de células escamosas da glote, 1985-1991. (*Intervalos de confiança de 95% correspondem às taxas de sobrevida no ano 5.)

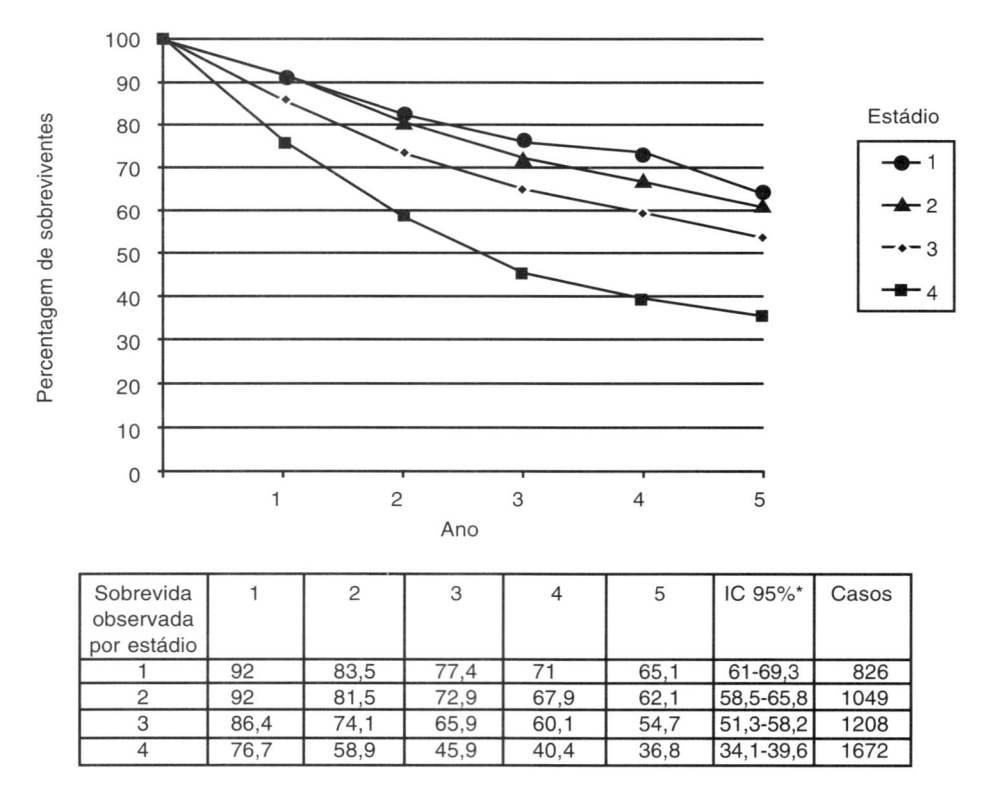

Sobrevida observada por estádio	1	2	3	4	5	IC 95%*	Casos
1	92	83,5	77,4	71	65,1	61-69,3	826
2	92	81,5	72,9	67,9	62,1	58,5-65,8	1049
3	86,4	74,1	65,9	60,1	54,7	51,3-58,2	1208
4	76,7	58,9	45,9	40,4	36,8	34,1-39,6	1672

FIGURA 5.3B Sobrevida relativa em cinco anos para o estadiamento "combinado" do AJCC, para carcinoma de células escamosas da glote, 1985-1991. (* Intervalos de confiança de 95% correspondem às taxas de sobrevida no ano 5.)

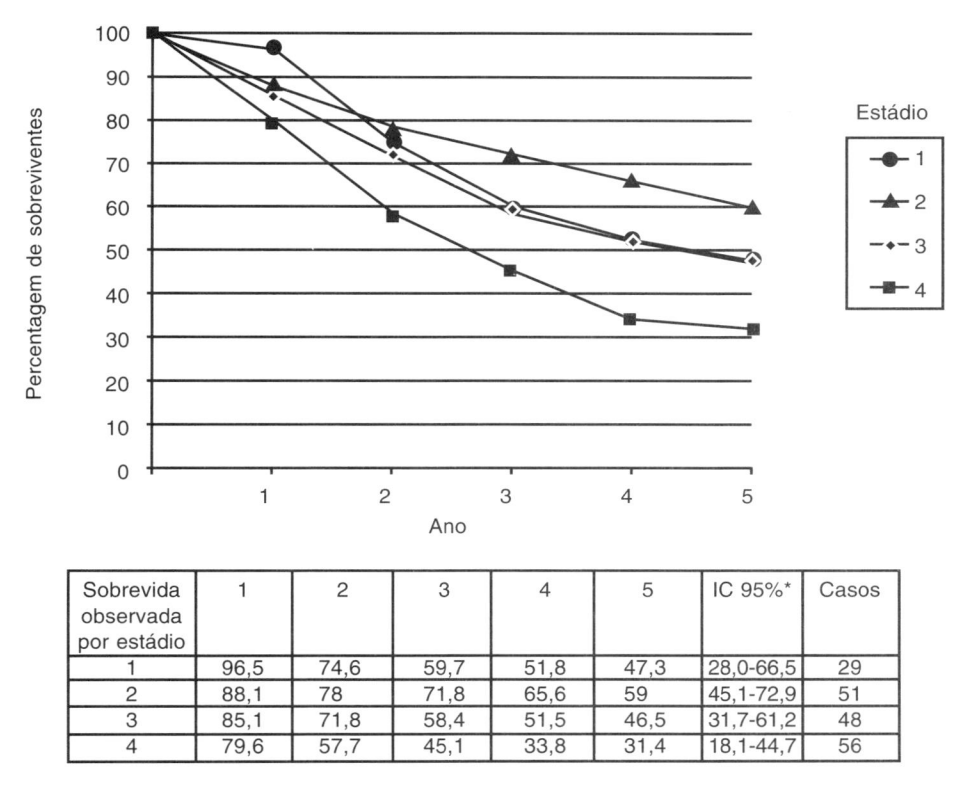

Sobrevida observada por estádio	1	2	3	4	5	IC 95%*	Casos
1	96,5	74,6	59,7	51,8	47,3	28,0-66,5	29
2	88,1	78	71,8	65,6	59	45,1-72,9	51
3	85,1	71,8	58,4	51,5	46,5	31,7-61,2	48
4	79,6	57,7	45,1	33,8	31,4	18,1-44,7	56

FIGURA 5.4A Sobrevida observada em cinco anos para o estadiamento "combinado" do AJCC, para carcinoma de células escamosas da subglote, 1985-1991. (*Intervalos de confiança de 95% correspondem às taxas de sobrevida no ano 5.)

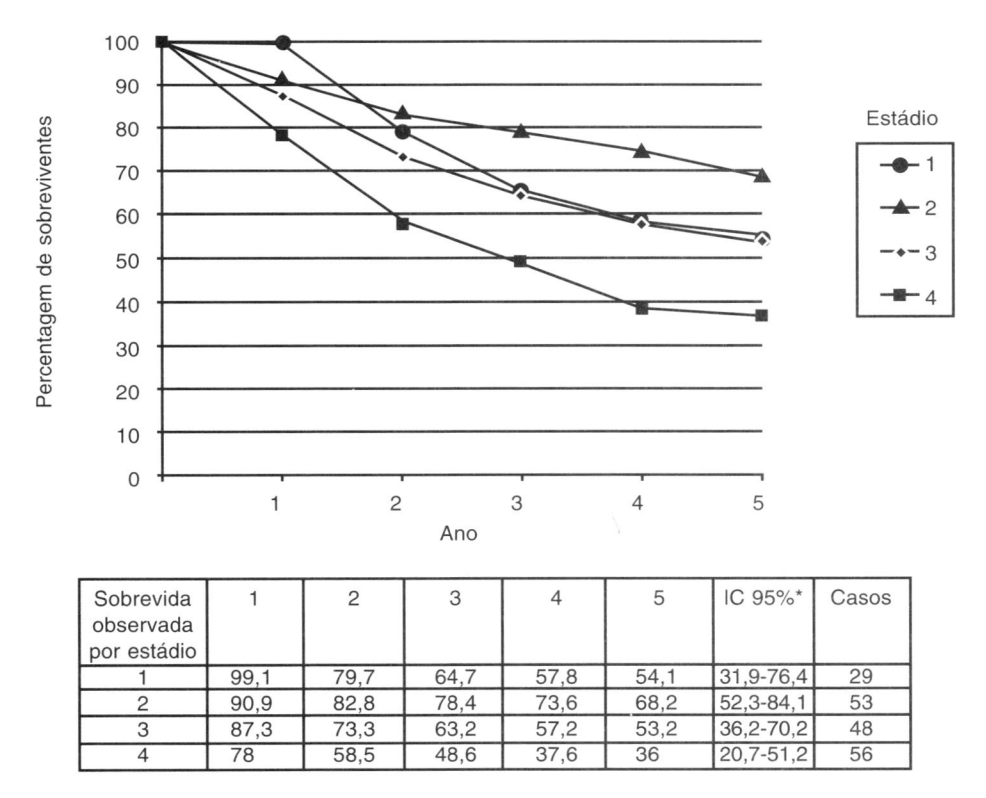

Sobrevida observada por estádio	1	2	3	4	5	IC 95%*	Casos
1	99,1	79,7	64,7	57,8	54,1	31,9-76,4	29
2	90,9	82,8	78,4	73,6	68,2	52,3-84,1	53
3	87,3	73,3	63,2	57,2	53,2	36,2-70,2	48
4	78	58,5	48,6	37,6	36	20,7-51,2	56

FIGURA 5.4B Sobrevida relativa em cinco anos para o estadiamento "combinado" do AJCC, para carcinoma de células escamosas da subglote, 1985-1991. (*Intervalos de confiança de 95% correspondem às taxas de sobrevida no ano 5.)

BIBLIOGRAFIA

Archer CR, Yeager VL, Herbold DR: CT versus histology of laryngeal cancer: the value in predicting laryngeal cartilage invasion. Laryngoscope 93:140-147, 1983

Cooper JS, Farnan NC, Asbell SO, et al: Recursive partitioning analysis of 2,105 patients treated in Radiation Therapy Oncology Group studies of head and neck cancer. Cancer 77:1905-1911, 1996

Deleyiannis FW, Thomas DB, Vaughan TL, et al: Alcoholism: independent predictor of survival in patients with head and neck cancer. J Natl Cancer Inst 88:542-549, 1996

Eibaud JD, Elias EG, Suter CM, et al: Prognostic factors in squamous cell carcinoma of the larynx. Am J Surg 58:314-317, 1989

Faye-Lund H, Abdelnoor M: Prognostic factors of survival in a cohort of head and neck cancer patients in Oslo. Eur J Cancer B Oral Oncol 2:83-90. 1996

Isaacs JJ, Mancuso AA, Mendenhall WM, et al: Deep spread patterns in CT staging of t2–4 squamous cell laryngeal carcinoma. Otolaryngol Head Neck Surg 99:455-464, 1988

Kaplan MH, Feinstein AR: The importance of classifying initial co-morbidity in evaluating the outcome of diabetes mellitus. J Chron Dis 37:387-404, 1974

Karnofsky DA, Abelman WH, Craver LF, Burchenal JH: The use of nitrogen mustards in the palliative treatment of carcinoma. Cancer 1:634-656, 1948

Mafee MF, Schield JA, Valvassori GE, et al: CT of the larynx: correlation with anatomic and pathologic studies in cases of laryngeal carcinoma. Radiology 147:123-128, 1983

Mendenhall WM, Parsons JT, Stringer SP, et al: Carcinoma of the supraglottic larynx: a basis for comparing the results of radiotherapy and surgery. Head Neck 12:204-209, 1990

Piccirillo JF. Inclusion of comorbidity in a staging system for head and neck cancer. Oncology 9:831-836, 1995

Rozack MS, Maipang T, Sabo K, et al: Management of advanced glottic carcinomas. Am J Surg 158:318-320, 1989

Singh B, Alfonso A, Sabin S, et al: Outcome differences in younger and older patients with laryngeal cancer: a retrospective case-control study. Am J Otolaryngol 21:92-97, 2000

Singh B, Bhaya M, Zimbler M, et al: Impact of comorbidity on outcome of young patients with head and neck squamous cell carcinoma. Head Neck 20:1-7, 1998

Strong EW. Cancer of the larynx and hypopharynx. Prob Gen Surg 5:166–189, 1988

Van Nostrand AWP, Brodarec I: Laryngeal carcinoma: modification of surgical techniques based upon an understanding of tumor growth characteristics. J Otolaryngol 11:186-192, 1982

Veterans Administration Laryngeal Study Group: Induction chemotherapy plus radiation compared to surgery plus radiation in patients with advanced laryngeal cancer. N Engl J Med 324:1685-1690, 1991

HISTOLOGIAS – LARINGE

M8010/2	Carcinoma *in situ* SOE
M8010/3	Carcinoma SOE
M8012/3	Carcinoma de células grandes SOE
M8013/3	Carcinoma neuroendócrino de células grandes SOE
M8020/3	Carcinoma indiferenciado SOE
M8021/3	Carcinoma anaplásico SOE
M8030/3	Carcinoma de células gigantes e de células fusiformes
M8031/3	Carcinoma de células gigantes
M8032/3	Carcinoma de células fusiformes
M8033/3	Carcinoma pseudo-sarcomatoso
M8041/3	Carcinoma de células pequenas SOE
M8042/3	Carcinoma *oat cell*
M8043/3	Carcinoma de células pequenas, fusiformes
M8044/3	Carcinoma de células pequenas, intermediárias
M8045/3	Carcinoma de células pequenas e de células grandes
M8051/3	Carcinoma verrucoso SOE
M8052/2	Carcinoma papilar de células escamosas, não-invasivo
M8052/3	Carcinoma papilar de células escamosas
M8070/2	Carcinoma *in situ* de células escamosas, SOE
M8070/3	Carcinoma de células escamosas SOE
M8071/3	Carcinoma de células escamosas, queratinizado, SOE
M8072/3	Carcinoma de células escamosas, de células grandes, não-queratinizado
M8073/3	Carcinoma de células escamosas, de células pequenas, não-queratinizado
M8074/3	Carcinoma de células escamosas, de células fusiformes
M8075/3	Carcinoma de células escamosas adenóides
M8076/2	Carcinoma *in situ* de células escamosas com invasão questionável do estroma
M8076/3	Carcinoma de células escamosas, microinvasivo
M8082/3	Carcinoma linfoepitelial
M8083/3	Carcinoma de células escamosas basalóide
M8084/3	Carcinoma de células escamosas, tipo células claras
M8090/3	Carcinoma de células basais SOE
M8091/3	Carcinoma de células basais, multicêntrico
M8092/3	Carcinoma de células basais, tipo morféia
M8093/3	Carcinoma de células basais, fibroepitelial
M8094/3	Carcinoma basoescamoso
M8097/3	Carcinoma de células basais, nodular
M8098/3	Carcinoma adenóide basal
M8123/3	Carcinoma basalóide
M8140/2	Adenocarcinoma *in situ* SOE
M8140/3	Adenocarcinoma SOE
M8144/3	Adenocarcinoma, tipo intestinal
M8145/3	Carcinoma, tipo difuso
M8147/3	Adenocarcinoma de células basais
M8200/3	Carcinoma cístico adenóide
M8246/3	Carcinoma neuroendócrino
M8310/3	Adenocarcinoma de células claras SOE
M8430/3	Carcinoma mucoepidermóide
M8440/3	Cistadenocarcinoma SOE
M8480/3	Adenocarcinoma mucinoso
M8481/3	Adenocarcinoma produtor de mucina
M8510/3	Carcinoma medular SOE
M8525/3	Adenocarcinoma polimorfo de baixo grau
M8550/3	Carcinoma de células acinares
M8560/3	Carcinoma adenoescamoso
M8562/3	Carcinoma epitelial-mioepitelial
M8574/3	Adenocarcinoma com diferenciação neuroendócrina
M8940/3	Tumor misto maligno SOE
M8941/3	Carcinoma em adenoma pleomórfico

LARINGE

Nome do hospital / endereço

Nome do paciente / informações

Tipo do espécime _____
Tamanho do tumor _____
Tipo histopatológico _____
Lateralidade: ☐ Bilateral ☐ Esquerda ☐ Direita

DEFINIÇÕES

Clínico Patológico

Tumor primário (T)

TX Tumor primário não pode ser avaliado
T0 Sem evidência de tumor primário
Tis Carcinoma *in situ*

Supraglote
T1 Tumor limitado a um subsítio da supraglote, com mobilidade normal das cordas vocais
T2 Tumor invade a mucosa de mais de um subsítio adjacente da supraglote ou da glote ou de uma região fora da supraglote (mucosa da base da língua, valécula, parede medial do seio piriforme), sem fixação da hemilaringe
T3 Tumor é limitado à laringe com fixação das cordas vocais e/ou invade qualquer uma das seguintes estruturas: área pós-cricóide, tecidos pré-epiglóticos, espaço paraglótico e/ou erosão menor da cartilagem tireóidea (córtex interno)
T4a Tumor invade a cartilagem tireóide e/ou os tecidos adjacentes à laringe (traquéia, tecidos moles do pescoço, incluindo músculos profundos extrínsecos da língua, músculos *strap,* tireóide ou esôfago)
T4b Tumor invade o espaço pré-vertebral, engloba a artéria carótida ou envolve as estruturas mediastinais

Glote
T1 Tumor limitado à(s) corda(s) vocal(is) (pode envolver as comissuras anterior ou posterior), com mobilidade normal
T1a Tumor limitado a uma corda vocal
T1b Tumor envolve ambas as cordas vocais
T2 Tumor estende-se para a supra e/ou subglote e/ou há diminuição de mobilidade de corda vocal
T3 Tumor é limitado à laringe com fixação das cordas vocais e/ou invade espaço paraglótico e/ou erosão menor da cartilagem tireóide (córtex interno)
T4a Tumor invade a cartilagem tireóide e/ou invade os tecidos adjacentes à laringe (traquéia, tecidos moles do pescoço, incluindo os músculos profundos extrínsecos da língua, os músculos *strap,* a tireóide ou o esôfago)
T4b Tumor invade o espaço pré-vertebral, engloba a artéria carótida ou envolve estruturas mediastinais

Subglote
T1 Tumor limitado à subglote
T2 Tumor estende-se para as cordas vocais com mobilidade normal ou diminuída
T3 Tumor é limitado à laringe com fixação das cordas vocais
T4a Tumor invade a cartilagem cricóidea ou tireóidea e/ou invade os tecidos adjacentes à laringe (traquéia, tecidos moles do pescoço, incluindo os músculos profundos extrínsecos da língua, os músculos *strap,* a tireóide ou o esôfago)
T4b Tumor invade o espaço pré-vertebral, engloba a artéria carótida ou envolve as estruturas mediastinais

Linfonodos regionais (N)

NX Linfonodos regionais não podem ser avaliados
N0 Ausência de metástases em linfonodos regionais
N1 Metástase em um único linfonodo ipsilateral, com 3 cm ou menos na sua maior dimensão
N2 Metástase em um único linfonodo ipsilateral, com mais de 3 cm e não mais de 6 cm em sua maior dimensão; ou em múltiplos linfonodos ipsilaterais, nenhum com mais de 6 cm na sua maior dimensão; ou em linfonodos bilaterais ou contralaterais, nenhum com mais de 6 cm na sua maior dimensão
N2a Metástase em um único linfonodo ipsilateral, com mais de 3 cm e não mais de 6 cm em sua maior dimensão
N2b Metástases em múltiplos linfonodos ipsilaterais, nenhum com mais de 6 cm na sua maior dimensão
N2c Metástases em linfonodos bilaterais ou contralaterais, nenhum com mais de 6 cm na sua maior dimensão
N3 Metástases em linfonodo com mais de 6 cm na sua maior dimensão

Metástases a distância (M)

MX Metástases a distância não podem ser avaliadas
M0 Ausência de metástases a distância

LARINGE

Clínico	Patológico				
☐	☐	M1	Metástases a distância		

Realizada biópsia do sítio metastático.......... ☐Sim.......... ☐Não
Fonte do espécime patológico metastático_____

Grupos de estadiamento:

Clínico	Patológico				
☐	☐	Estádio 0	Tis	N0	M0
☐	☐	Estádio I	T1	N0	M0
☐	☐	Estádio II	T2	N0	M0
☐	☐	Estádio III	T3	N0	M0
			T1	N1	M0
			T2	N1	M0
			T3	N1	M0
☐	☐	Estádio IVA	T4a	N0	M0
			T4a	N1	M0
			T1	N2	M0
			T2	N2	M0
			T3	N2	M0
			T4a	N2	M0
☐	☐	Estádio IVB	T4b	Qualquer N	M0
			Qualquer T	N3	M0
☐	☐	Estádio IVC	Qualquer T	Qualquer N	M1

Grau histológico (G)
- ☐ GX Grau não pode ser avaliado
- ☐ G1 Bem-diferenciado
- ☐ G2 Moderadamente diferenciado
- ☐ G3 Pobremente diferenciado

Tumor residual (R)
- ☐ RX Presença de tumor residual não pode ser avaliada
- ☐ R0 Sem tumor residual
- ☐ R1 Tumor residual microscópico
- ☐ R2 Tumor residual macroscópico

Símbolos descritivos

Para a identificação de casos especiais de classificação TNM ou pTNM, o sufixo "m" e os prefixos "y", "r" e "a" são utilizados. Embora eles não afetem o estadiamento, indicam casos que requerem análise individualizada.

- ☐ **Sufixo "m"**. Indica a presença de tumores primários múltiplos em um único sítio e é registrado entre parênteses: pT(m)NM.
- ☐ **Prefixo "y"**. Indica os casos nos quais a classificação é realizada durante ou logo após o tratamento. A categoria cTNM ou pTNM é identificada pelo prefixo "y". O ycTNM ou ypTNM categoriza a extensão do tumor realmente presente no momento do exame. A categoria "y" não é uma estimativa da extensão do tumor antes do tratamento.
- ☐ **Prefixo "r"**. Indica um tumor recorrente estadiado após uma sobrevida livre de doença e é identificado pelo prefixo "r": rTNM (ver a reclassificação "r" anterior, como rTNM).
- ☐ **Prefixo "a"**. Designa o estádio determinado por autópsia: aTNM.

Indicadores prognósticos (se aplicável)

NOTAS
Símbolos Descritivos Adicionais

Invasão de vasos linfáticos (L)
- LX Invasão de vasos linfáticos não pode ser avaliada
- L0 Ausência de invasão de vasos linfáticos
- L1 Invasão de vasos linfáticos

Invasão venosa (V)
- VX Invasão venosa não pode ser avaliada
- V0 Ausência de invasão venosa
- V1 Invasão venosa microscópica
- V2 Invasão venosa macroscópica

LARINGE

ILUSTRAÇÃO
Indique no diagrama o tumor primário e os linfonodos regionais envolvidos.

1.

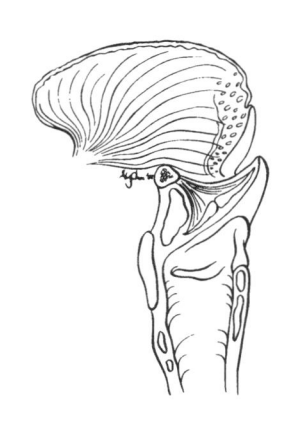

2.

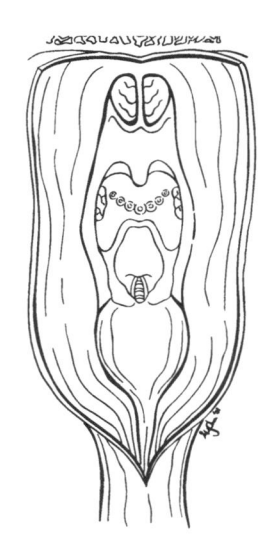

3.

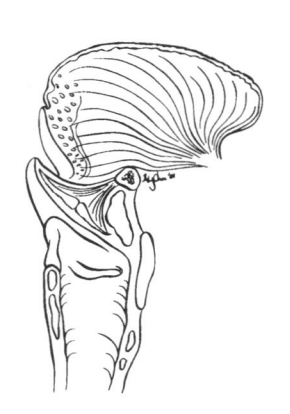

4.

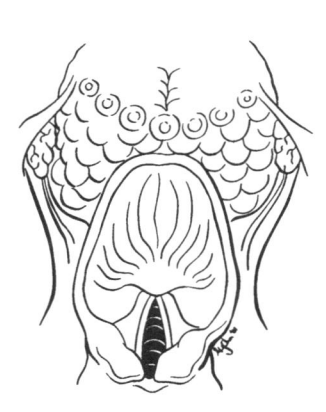

5.

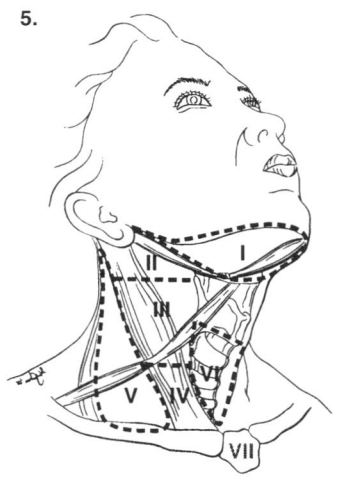

6.

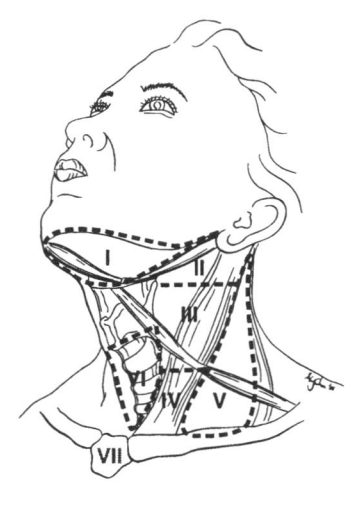

Assinatura do médico _____ Data _____

6

Cavidade nasal e seios paranasais

(Não estão incluídos tumores não-epiteliais, como os de tecido linfóide, tecidos moles, ossos e cartilagens)

C30.0 Neoplasia maligna da cavidade nasal   C31.0 Neoplasia maligna do seio maxilar   C31.1 Neoplasia maligna do seio etmoidal

---

RESUMO DAS ALTERAÇÕES

- Um novo sítio foi adicionado ao sistema de estadiamento; além do seio maxilar; o complexo nasoetmoidal é descrito como um segundo sítio com duas regiões no seu interior: a cavidade nasal e os seios etmoidais.
- A região da cavidade nasal é dividida em quatro subsítios: septo, assoalho, parede lateral e vestíbulo. A região do seio etmoidal é dividida em dois subsítios: direito e esquerdo.
- O estadiamento T das lesões etmoidais foi revisado para os tumores nasoetmoidais, sendo adicionada descrição apropriada para o estadiamento T.
- Para o seio maxilar, lesões T4 foram divididas em T4a (ressecáveis) e T4b (irressecáveis), levando à subdivisão do estádio IV em estádios IVA, IVB e IVC.

ANATOMIA

Sítio primário. O câncer do seio maxilar é a malignidade sinonasal mais comum. As neoplasias do seio etmoidal e da cavidade nasal ocorrem com freqüência semelhante, mas bastante inferior à de neoplasias do seio maxilar. Já os tumores dos seios esfenóide e frontal ocorrem raramente.

A localização e a extensão da lesão mucosa no interior do seio maxilar têm significado prognóstico. Historicamente, a linha de Ohngren, que conecta o canto medial do olho ao ângulo da mandíbula, é utilizada para dividir o seio maxilar em porção ântero-inferior (infra-estrutura), que se associa a bom prognóstico, e em porção súpero-posterior (supra-estrutura), cujo prognóstico é pior (Figura 6.1A,B). O prognóstico pobre associado às neoplasias súpero-posteriores reflete o acesso precoce dessas a estruturas críticas, incluindo olho, base do crânio, pterigóides e fossa infratemporal.

Para fins de estadiamento, o complexo nasoetmoidal é dividido em dois sítios: cavidade nasal e seios etmoidais; esses últimos são divididos em dois subsítios, o esquerdo e o direito, separados pelo septo nasal. A cavidade nasal, por sua vez, é dividida em quatro sítios: septo, assoalho, parede lateral e vestíbulo.

Sítio	Subsítio
Seio maxilar	Esquerdo/direito
Cavidade nasal	Septo
	Assoalho
	Parede lateral
	Vestíbulo
Seios etmoidais	Esquerdo
	Direito

Linfonodos regionais. A disseminação para linfonodos regionais, a partir de câncer de cavidade nasal e dos seios paranasais, é relativamente incomum. Pode ocorrer envolvimento dos linfonodos bucinadores, submandibulares, jugulares superiores e (ocasionalmente) retrofaríngeos no câncer de seio maxilar avançado, particularmente aqueles se estendem ao longo das paredes do seio e que envolvem estruturas adjacentes, incluindo tecidos moles da bochecha, alvéolo superior, palato e mucosa oral. Os tumores de seios etmoidais têm menos tendência à disseminação linfática. Quando apenas um lado da região cervical é envolvido, ele deve ser considerado ipsilateral; a disseminação bilateral pode ocorrer com o câncer primário avançado, sobretudo com disseminação do tumor primário além da linha média.

Na avaliação clínica, o tamanho da massa nodal deve ser medido. A maioria das massas com mais de 3 cm de

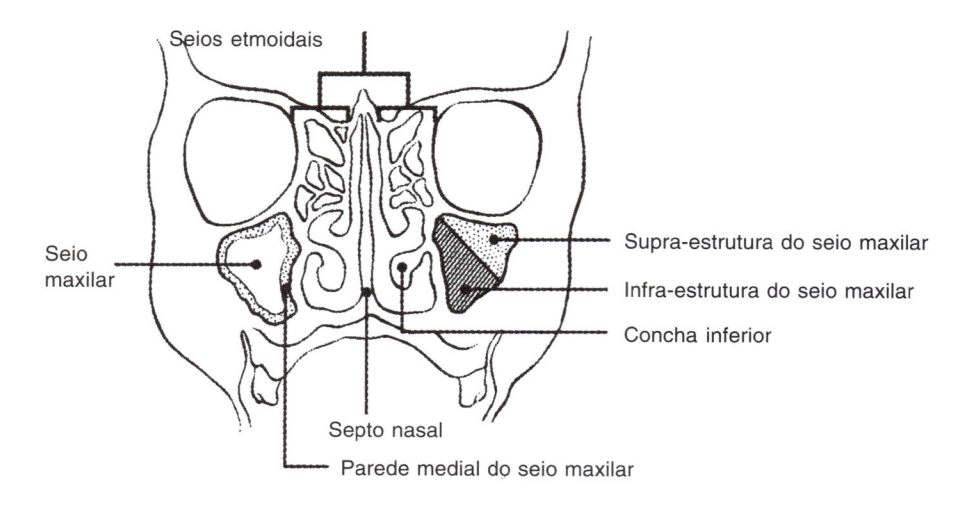

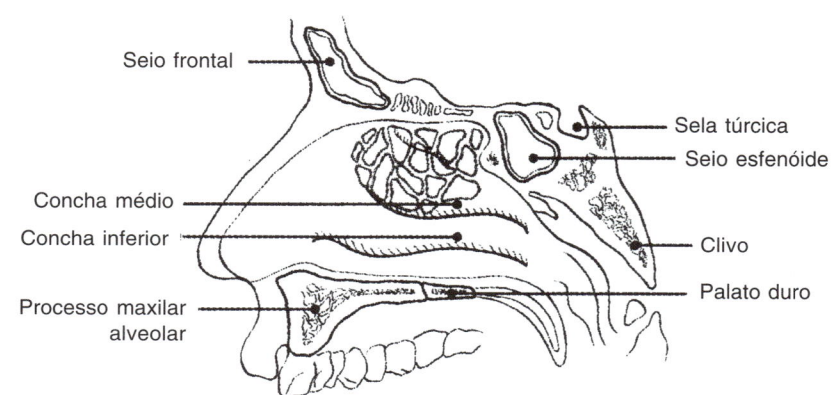

FIGURA 6.1A,B Sítios de origem dos tumores de seios paranasais.

diâmetro não é formada por linfonodo único, mas sim por linfonodos confluentes ou por tumor nos tecidos moles do pescoço. Há três categorias de envolvimento clínico dos linfonodos: N1, N2 e N3. O uso dos subgrupos a, b e c não é necessário, apenas é recomendado. Os linfonodos da linha média são considerados ipsilaterais. Além dos componentes que descrevem a categoria N, os linfonodos regionais também devem ser descritos em relação ao nível da região cervical envolvida. É necessário o exame patológico para documentar a extensão da doença. Os estudos de imagem mostrando margens espiculadas amorfas dos linfonodos envolvidos ou envolvimento da gordura internodal, resultando em perda da forma ovalada à redonda normal, sugerem fortemente disseminação extracapsular (extranodal) tumoral. Até o momento, nenhum estudo de imagem consegue identificar focos microscópicos em linfonodos regionais ou diferenciar entre pequenos linfonodos reativos e pequenos linfonodos malignos sem *central radiographic inhomogeneity.*

Para o pN, uma dissecção seletiva da região cervical incluirá seis ou mais linfonodos, enquanto uma dissecção radical ou radical modificada, 10 ou mais linfonodos. O exame patológico negativo de um número menor de linfonodos ainda determina uma designação pN0.

Sítios metastáticos. Metástases a distância ocorrem em geral para os pulmões e, ocasionalmente, para os ossos.

REGRAS PARA A CLASSIFICAÇÃO

Estadiamento clínico. A avaliação dos tumores primários de seio maxilar, cavidade nasal e seios etmoidais baseia-se na inspeção e na palpação, incluindo o exame das órbitas, das cavidades nasal e oral e da nasofaringe e da avaliação neurológica dos nervos cranianos. É recomendada a endoscopia nasal com instrumentos de fibra óptica flexíveis ou rígidos. Uma avaliação radiológica com ressonância nuclear magnética (RNM) ou tomografia computadorizada (TC) é mandatória para o estadiamento pré-tratamento do tumor primário dos seios paranasais. A RNM define com mais acurácia o envolvimento intracraniano e da base do crânio, bem como diferencia melhor um tumor líquido de um sólido. Os linfonodos cervicais são avaliados por palpação e/ou por exames de imagem, os quais são desnecessários na ausência de metástases clinicamente detectáveis. O exame para metástases a distância inclui radiografia, bioquímica sangüínea, contagens hematológicas e outros estudos de rotina que estiverem indicados.

Estadiamento patológico. O estadiamento patológico necessita do uso de toda a informação obtida no estadiamento clínico e no estudo histológico do espécime ressecado cirurgicamente. A avaliação cirúrgica macroscópica de tumor residual não-ressecado também deve ser incluída. Os espécimes ressecados após irradiação ou tratamento com quimioterapia devem ser identificados e considerados no contexto. A descrição patológica de qualquer espécime de linfadenectomia deve incluir o tamanho, o número e o nível dos linfonodos envolvidos e a presença ou não de extensão extracapsular.

CLASSIFICAÇÃO TNM

Tumor primário (T)
TX Tumor primário não pode ser avaliado
T0 Ausência de tumor primário
Tis Carcinoma *in situ*

Seio maxilar
T1 Tumor limitado à mucosa do seio maxilar, sem erosão ou destruição óssea
T2 Tumor causando erosão ou destruição, incluindo extensão para o palato duro e/ou meato nasal médio, exceto extensão para a parede posterior do seio maxilar e das placas pterigóideas
T3 Tumor invade qualquer uma das seguintes estruturas: osso da parede posterior do seio maxilar, tecido subcutâneo, assoalho ou parede medial da órbita, fossa pterigóidea, seio etmoidal
T4a Tumor invade conteúdos anteriores da órbita, pele da bochecha, placas pterigóideas, fossa infratemporal, placa cribiforme, seio esfenóide ou frontal
T4b Tumor invade qualquer uma das seguintes estruturas: ápice da órbita, dura-máter, cérebro, fossa craniana média, outros nervos cranianos que não a divisão maxilar do nervo trigêmeo (V2), nasofaringe ou clivo

Cavidade nasal e seios etmoidais
T1 Tumor restrito a qualquer um dos subsítios, com ou sem invasão óssea
T2 Tumor invadindo dois subsítios em uma única região ou estendendo-se até envolver uma região adjacente dentro do complexo naso-etmoidal, com ou sem invasão óssea
T3 Tumor invade o assoalho ou a parede medial da órbita, o seio maxilar, o palato ou a placa cribiforme
T4a Tumor invade qualquer uma das seguintes estruturas: conteúdos anteriores da órbita, pele do nariz ou da bochecha, extensão mínima para fossa craniana anterior, placas pterigóideas, seio esfenóide ou frontal
T4b Tumor invade qualquer uma das seguintes estruturas: ápice da órbita, dura-mater, cérebro, fossa craniana média, outros nervos cranianos que não V2, nasofaringe ou clivo

Linfonodos regionais (N)
NX Linfonodos regionais não podem ser avaliados
N0 Ausência de metástases em linfonodos regionais
N1 Metástase em um único linfonodo ipsilateral, com 3 cm ou menos na sua maior dimensão
N2 Metástase em um único linfonodo ipsilateral, com mais de 3 cm e não mais de 6 cm em sua maior dimensão; ou em múltiplos linfonodos ipsilaterais, nenhum com mais de 6 cm na sua maior dimensão; ou em linfonodos bilaterais ou contralaterais, nenhum com mais de 6 cm na sua maior dimensão
N2a Metástase em um único linfonodo ipsilateral, com mais de 3 cm e não mais de 6 cm em sua maior dimensão
N2b Metástases em múltiplos linfonodos ipsilaterais, nenhum com mais de 6 cm na sua maior dimensão
N2c Metástases em linfonodos bilaterais ou contralaterais, nenhum com mais de 6 cm na sua maior dimensão
N3 Metástases em linfonodos com mais de 6 cm na sua maior dimensão

Metástases a distância (M)
MX Metástases a distância não podem ser avaliadas
M0 Ausência de metástases a distância
M1 Metástases a distância

GRUPOS DE ESTADIAMENTO

Estádio 0	Tis	N0	M0
Estádio I	T1	N0	M0
Estádio II	T2	N0	M0
Estádio III	T3	N0	M0
	T1	N1	M0
	T2	N1	M0
	T3	N1	M0
Estádio IVA	T4a	N0	M0
	T4a	N1	M0
	T1	N2	M0
	T2	N2	M0
	T3	N2	M0
	T4a	N2	M0
Estádio IVB	T4b	Qualquer N	M0
	Qualquer T	N3	M0
Estádio IVC	Qualquer T	Qualquer N	M1

TIPO HISTOPATOLÓGICO

O câncer predominante é o de células escamosas. As recomendações de estadiamento são aplicáveis a todas as formas de carcinoma. Os tumores não-epiteliais, como os de tecido linfóide, de tecidos moles, de ossos e de cartilagens, não são incluídos. É necessária a confirmação histológica do diagnóstico. A graduação histopatológica do carcinoma de células escamosas é recomendada; o grau é subjetivo e utiliza uma forma descritiva e numérica, ou seja, bem-diferenciada, moderadamente diferenciada e pobremente diferenciada, dependendo do grau de proximidade ou não com o epitélio escamoso em sítios mucosos. Também é recomendada, sempre que possível, uma avaliação quantitativa da profundidade de invasão do tumor primário e da presença ou ausência de invasão vascular e perineural. Embora o grau do tumor não se inclua no estadiamento, ele deve ser registrado. A descrição patológica de qualquer espécime de linfadenectomia tem que incluir tamanho, número e posição de linfonodos envolvidos, bem como presença ou ausência de extensão extracapsular.

GRAU HISTOPATOLÓGICO

GX Grau não pode ser avaliado
G1 Bem-diferenciado
G2 Moderadamente diferenciado
G3 Pobremente diferenciado

FATORES PROGNÓSTICOS

Adicionalmente à importância dos fatores TNM discutidos anteriormente, o estado de saúde global do paciente influencia claramente o desfecho. As co-morbidades podem ser classificadas por medidas mais gerais, como o desempenho clínico de Karnofsky, ou por medidas mais específicas, como o Índice Kaplan-Feinstein ou de Charlson, que aumenta em incidência e gravidade com o aumento da idade. A exposição continuada a carcinógenos, como álcool e tabaco, provavelmente afeta de maneira adversa o desfecho do paciente.

As Figuras 6.2A e 6.2B mostram taxas de sobrevida observadas e relativas para pacientes com câncer de seio maxilar durante os anos de 1985 a 1991, classificados pelo AJCC.

BIBLIOGRAFIA

Bridger GP, Mendelsohn MS, Baldwinn M, et al: Paranasal sinus cancer. Aust N Z J Surg 61:290-294, 1991

Cantu G, Solero CL, Mariani L, et al: A new classification for malignant tumors involving the anterior skull base. Arch Otolaryngol Head Neck Surg 125:1252-1257, 1999

Jiang GL, Ang KA, Peters LJ, et al: Maxillary sinus carcinomas: natural history and results of postoperative radiotherapy. Radiother Oncol 21:194-200, 1991

Jiang GL, Morrison WH, Garden AS, et al: Ethmoid sinus carcinoma: natural history and treatment results. Radiother Oncol 49:21-27 1998

Kondo M, Horiuchi M, Shiga H, et al: CT of malignant tumors of the nasal cavity and paranasal sinuses. Cancer 50:226-231, 1982

Le QT, Fu KK, Kaplan M, et al: Treatment of maxillary sinus carcinoma. A comparison of the 1997 and 1977 American Joint Committee on Cancer Staging Systems. Cancer 86:1700-1711, 1999

Paulino AFG, Singh B, Carew J, et al: Epstein-Barr virus in squamous carcinoma of the anterior nasal cavity. Ann Diagn Pathol 4:7-10, 2000

Piccirillo JF. Inclusion of comorbidity in a staging system for head and neck cancer. Oncology 9:831-836, 1995

Shah JP, Kraus DH, Bilsky MH, et al: Craniofacial resection for malignant tumors involving the anterior skull base. Arch Otolaryngol Head Neck Surg 13:1312-1317, 1997

Singh B, Bhaya M, Zimbler M. et al: Impact of cormorbidity on outcome of young patients with head and neck squamous cell carcinoma. Head Neck 20:1-7, 1998

Sisson GA, Toriumi DM, Atiyah RH: Paranasal sinus malignancy: a comprehensive update. Laryngoscope 99:143-150, 1989

Som PM, Dillon WP, Sze G, et al: Benign and malignant sinonasal lesions with intracranial extension: differentiation with MRI imaging. Radiology 172:763-766, 1989

Van Tassel P, Lee YY: GD-DTPA enhanced MR for detecting intracranial extension of sinonasal malignancies. JCAT 15:387-392,1991

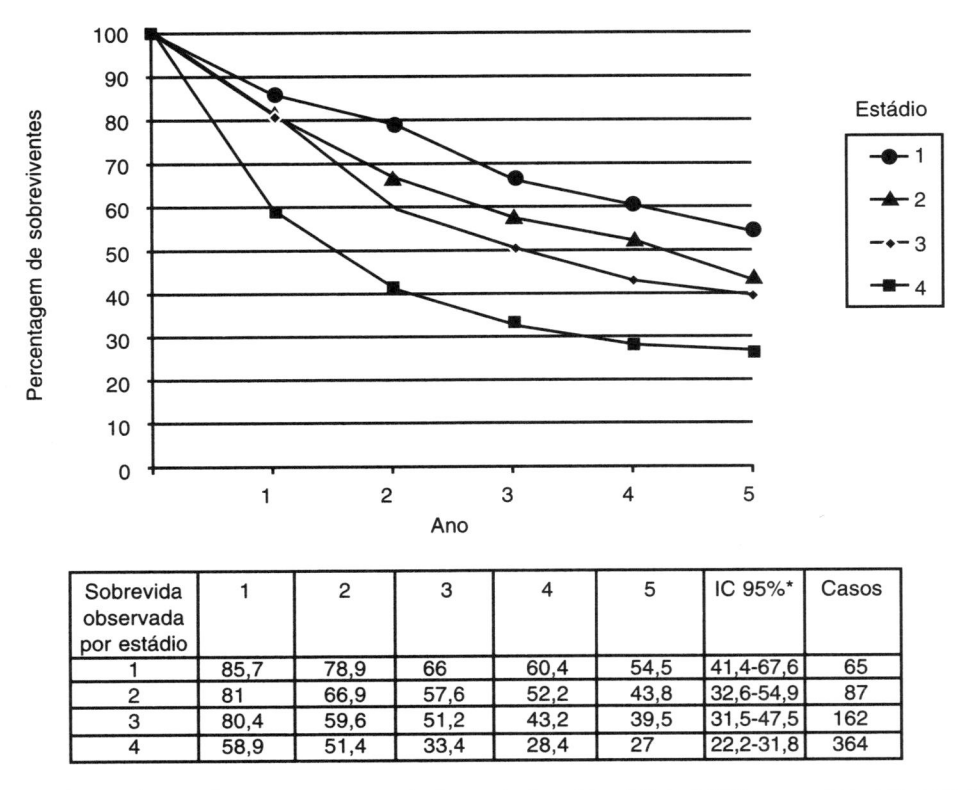

Sobrevida observada por estádio	1	2	3	4	5	IC 95%*	Casos
1	85,7	78,9	66	60,4	54,5	41,4-67,6	65
2	81	66,9	57,6	52,2	43,8	32,6-54,9	87
3	80,4	59,6	51,2	43,2	39,5	31,5-47,5	162
4	58,9	51,4	33,4	28,4	27	22,2-31,8	364

FIGURA 6.2A Sobrevida observada em cinco anos para o estadiamento "combinado" do AJCC, para câncer de seio maxilar, 1985-1991. (* Intervalos de confiança de 95% correspondem às taxas de sobrevida no ano 5.)

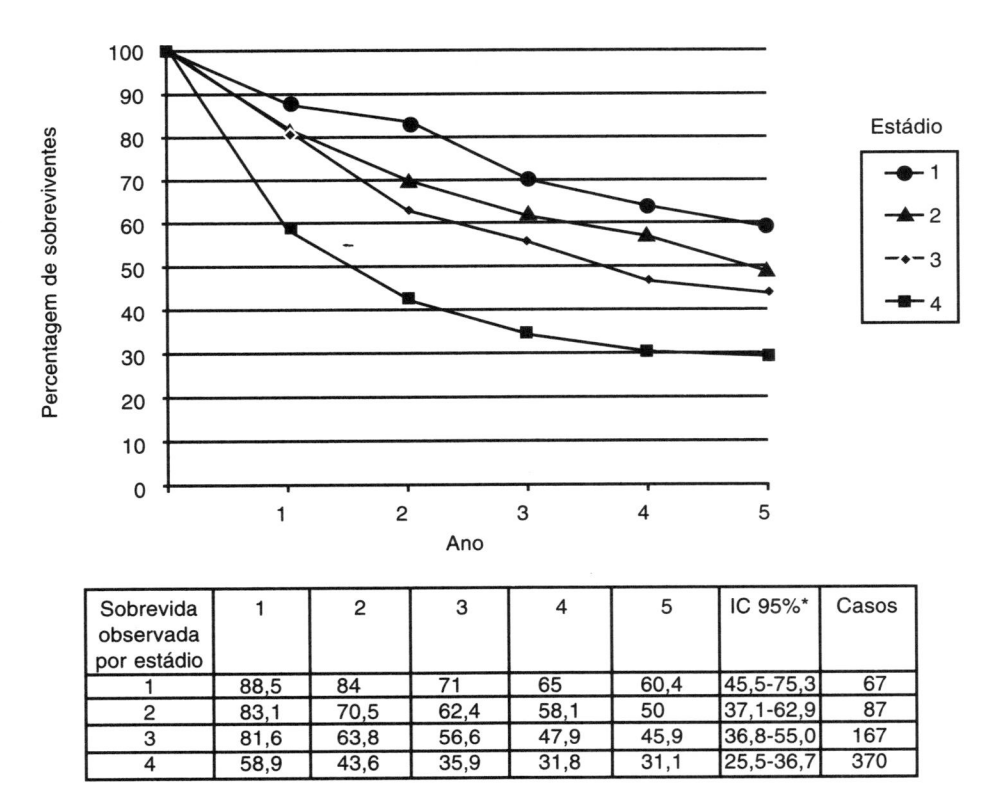

Sobrevida observada por estádio	1	2	3	4	5	IC 95%*	Casos
1	88,5	84	71	65	60,4	45,5-75,3	67
2	83,1	70,5	62,4	58,1	50	37,1-62,9	87
3	81,6	63,8	56,6	47,9	45,9	36,8-55,0	167
4	58,9	43,6	35,9	31,8	31,1	25,5-36,7	370

FIGURA 6.2B Sobrevida relativa em cinco anos para o estadiamento "combinado" do AJCC, para câncer de seio maxilar, 1985-1991. (*Intervalos de confiança de 95% correspondem às taxas de sobrevida no ano 5.)

HISTOLOGIAS – SEIOS PARANASAIS

M8010/2	Carcinoma *in situ* SOE
M8010/3	Carcinoma SOE
M8012/3	Carcinoma de células gigantes SOE
M8013/3	Carcinoma de células gigantes neuroendócrino
M8020/3	Carcinoma indiferenciado SOE
M8021/3	Carcinoma anaplásico SOE
M8030/3	Carcinoma de células gigantes e de células fusiformes
M8031/3	Carcinoma de células gigantes
M8032/3	Carcinoma de células fusiformes
M8033/3	Carcinoma pseudo-sarcomatoso
M8041/3	Carcinoma de células pequenas SOE
M8042/3	Carcinoma *oat cell*
M8043/3	Carcinoma de células pequenas, fusiformes
M8044/3	Carcinoma de células pequenas, intermediárias
M8045/3	Carcinoma de células pequenas e de células grandes
M8051/3	Carcinoma verrucoso SOE
M8052/2	Papiloma de células escamosas, não-invasivo
M8052/3	Carcinoma papilar de células escamosas
M8070/2	Carcinoma *in situ* de células escamosas, SOE
M8070/3	Carcinoma de células escamosas SOE
M8071/3	Carcinoma de células escamosas, queratinizado, SOE
M8072/3	Carcinoma de células escamosas, de células grandes, não-queratinizado
M8073/3	Carcinoma de células escamosas, de células pequenas, não-queratinizado
M8074/3	Carcinoma de células escamosas, de células fusiformes
M8075/3	Carcinoma de células escamosas adenóides
M8076/2	Carcinoma *in situ* de células escamosas com invasão questionável do estroma
M8076/3	Carcinoma de células escamosas, microinvasivo
M8082/3	Carcinoma linfoepitelial
M8083/3	Carcinoma de células escamosas basalóide
M8084/3	Carcinoma de células escamosas, tipo células claras
M8090/3	Carcinoma de células basais SOE
M8091/3	Carcinoma de células basais, multicêntrico
M8092/3	Carcinoma de células basais, tipo morféia
M8093/3	Carcinoma de células basais, fibroepitelial
M8094/3	Carcinoma basoescamoso
M8097/3	Carcinoma de células basais, nodular
M8098/3	Carcinoma adenóide basal
M8123/3	Carcinoma basalóide
M8140/2	Adenocarcinoma *in situ* SOE
M8140/3	Adenocarcinoma SOE
M8144/3	Adenocarcionama, tipo intestinal
M8145/3	Carcinoma, tipo difuso
M8147/3	Adenocarcinoma de células basais
M8200/3	Carcinoma cístico adenóide
M8246/3	Carcinoma neuroendócrino
M8310/3	Adenocarcinoma de células claras SOE
M8430/3	Carcinoma mucoepidermóide
M8440/3	Cistadenocarcinoma SOE
M8480/3	Adenocarcinoma mucinoso
M8481/3	Adenocarcinoma produtor de mucina
M8510/3	Carcinoma medular SOE
M8525/3	Adenocarcinoma polimorfo de baixo grau
M8550/0	Carcinoma de células acinares
M8560/3	Carcinoma adenoescamoso
M8562/3	Carcinoma epitelial-mioepitelial
M8574/3	Adenocarcinoma com diferenciação neuroendócrina
M8940/3	Tumor misto maligno SOE
M8941/3	Carcinoma em adenoma pleomórfico

CAVIDADE NASAL E SEIOS PARANASAIS

Nome do hospital / endereço

Nome do paciente / informações

Tipo do espécime _____
Tamanho do tumor _____
Tipo histopatológico _____
Lateralidade: ☐ Bilateral ☐ Esquerda ☐ Direita

DEFINIÇÕES

Tumor primário (T)

Seio maxilar

Clínico	Patológico		
☐	☐	TX	Tumor primário não pode ser avaliado
☐	☐	T0	Ausência de tumor primário
☐	☐	Tis	Carcinoma *in situ*
☐	☐	T1	Tumor limitado à mucosa do seio maxilar, sem erosão ou destruição óssea
☐	☐	T2	Tumor causando erosão ou destruição, incluindo extensão para o palato duro e/ou para o meato nasal médio, exceto extensão para a parede posterior do seio maxilar e das placas pterigóideas
☐	☐	T3	Tumor invade qualquer uma das seguintes estruturas: osso da parede posterior do seio maxilar, tecido subcutâneo, assoalho ou parede medial da órbita, fossa pterigóidea, seio etmoidal
☐	☐	T4a	Tumor invade conteúdos anteriores da órbita, pele da bochecha, placas pterigóideas, fossa infratemporal, placa cribiforme, seio esfenóide ou frontal
☐	☐	T4b	Tumor invade qualquer uma das seguintes estruturas: ápice da órbita, dura-máter, cérebro, fossa craniana média, outros nervos cranianos que não a divisão maxilar do nervo trigêmeo (V2), nasofaringe ou clivo

Cavidade nasal e seios etmoidais

Clínico	Patológico		
☐	☐	TX	Tumor primário não pode ser avaliado
☐	☐	T0	Ausência de tumor primário
☐	☐	Tis	Carcinoma *in situ*
☐	☐	T1	Tumor restrito a qualquer um dos subsítios, com ou sem invasão óssea
☐	☐	T2	Tumor invadindo dois subsítios em uma única região ou estendendo-se até envolver uma região adjacente dentro do complexo nasoetmoidal, com ou sem invasão óssea
☐	☐	T3	Tumor invade assoalho ou parede medial da órbita, seio maxilar, palato ou placa cribiforme
☐	☐	T4a	Tumor invade qualquer uma das seguintes estruturas: conteúdos anteriores da órbita, pele do nariz ou da bochecha, extensão mínima para fossa craniana anterior, placas pterigóideas, seio esfenóide ou frontal
☐	☐	T4b	Tumor invade qualquer uma das seguintes estruturas: ápice da órbita, dura-máter, cérebro, fossa craniana média, outros nervos cranianos que não V2, nasofaringe ou clivo

Linfonodos regionais (N)

Clínico	Patológico		
☐	☐	NX	Linfonodos regionais não podem ser avaliados
☐	☐	N0	Ausência de metástases em linfonodos regionais
☐	☐	N1	Metástase em um único linfonodo ipsilateral, com 3 cm ou menos na sua maior dimensão
☐	☐	N2	Metástase em um único linfonodo ipsilateral, com mais de 3 cm e não mais de 6 cm em sua maior dimensão; ou em múltiplos linfonodos ipsilaterais, nenhum com mais de 6 cm na sua maior dimensão; ou em linfonodos bilaterais ou contralaterais, nenhum com mais de 6 cm na sua maior dimensão
☐	☐	N2a	Metástase em um único linfonodo ipsilateral, com mais de 3 cm e não mais de 6 cm em sua maior dimensão
☐	☐	N2b	Metástases em múltiplos linfonodos ipsilaterais, nenhum com mais de 6 cm na sua maior dimensão
☐	☐	N2c	Metástases em linfonodos bilaterais ou contralaterais, nenhum com mais de 6 cm na sua maior dimensão
☐	☐	N3	Metástases em linfonodos com mais de 6 cm na sua maior dimensão

Metástases a distância (M)

Clínico	Patológico		
☐	☐	MX	Metástases a distância não podem ser avaliadas
☐	☐	M0	Ausência de metástases a distância
☐	☐	M1	Metástases a distância

Realizada biópsia do sítio metastático......... ☐ Sim........ ☐ Não
Fonte do espécime patológico metastático_____

CAVIDADE NASAL E SEIOS PARANASAIS

Clínico Patológico

☐ ☐
☐ ☐
☐ ☐
☐ ☐

☐ ☐
☐ ☐
☐ ☐
☐ ☐

☐ ☐

☐ ☐

Grupos de estadiamento

Estádio 0	Tis	N0	M0
Estádio I	T1	N0	M0
Estádio II	T2	N0	M0
Estádio III	T3	N0	M0
	T1	N1	M0
	T2	N1	M0
	T3	N1	M0
Estádio IVA	T4a	N0	M0
	T4a	N1	M0
	T1	N2	M0
	T2	N2	M0
	T3	N2	M0
	T4a	N2	M0
Estádio IVB	T4b	Qualquer N	M0
	Qualquer T	N3	M0
Estádio IVC	Qualquer T	Qualquer N	M1

Notas
Símbolos Descritivos Adicionais

Invasão de vasos linfáticos (L)
LX Invasão de vasos linfáticos não pode ser avaliada
L0 Ausência de invasão de vasos linfáticos
L1 Invasão de vasos linfáticos

Invasão venosa (V)
VX Invasão venosa não pode ser avaliada
V0 Ausência de invasão venosa
V1 Invasão venosa microscópica
V2 Invasão venosa macroscópica

Grau histológico (G)
☐ GX Grau não pode ser avaliado
☐ G1 Bem-diferenciado
☐ G2 Moderadamente diferenciado
☐ G3 Pobremente diferenciado

Tumor residual (R)
☐ RX Presença de tumor residual não pode ser avaliada
☐ R0 Sem tumor residual
☐ R1 Tumor residual microscópico
☐ R2 Tumor residual macroscópico

Símbolos descritivos

Para a identificação de casos especiais de classificação TNM ou pTNM, o sufixo "m" e os prefixos "y", "r" e "a" são utilizados. Embora eles não afetem o estadiamento, indicam casos que requerem análise separada.

☐ **Sufixo "m"**. Indica a presença de tumores primários múltiplos em um único sítio e é registrado entre parênteses: pT(m)NM.

☐ **Prefixo "y"**. Indica os casos nos quais a classificação é realizada durante ou logo após o tratamento. A categoria cTNM ou pTNM é identificada pelo prefixo "y". O ycTNM ou ypTNM categoriza a extensão do tumor realmente presente no momento do exame. A categoria "y" não é uma estimativa da extensão do tumor antes do tratamento.

☐ **Prefixo "r"**. Indica um tumor recorrente estadiado após uma sobrevida livre de doença e é identificado pelo prefixo "r": rTNM (ver reclassificação "r" anterior, como rTNM).

☐ **Prefixo "a"**. Designa o estádio determinado por autópsia: aTNM.

Indicadores prognósticos (se aplicável)

CAVIDADE NASAL E SEIOS PARANASAIS

ILUSTRAÇÃO
Indique no diagrama o tumor primário e os linfonodos regionais envolvidos.

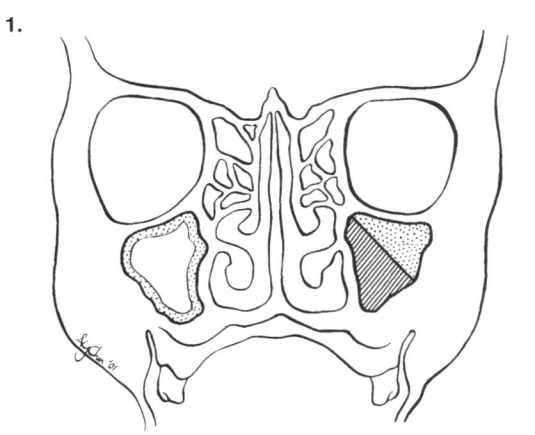

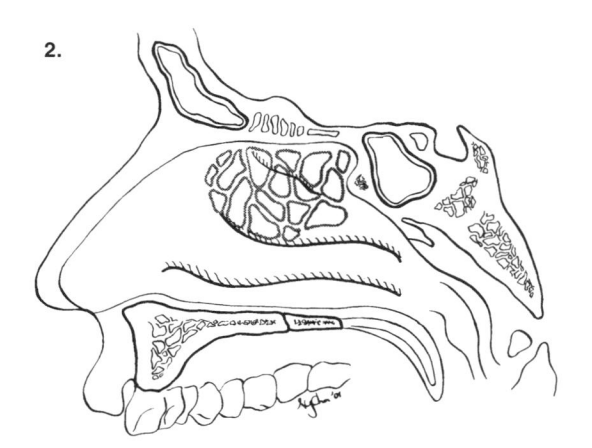

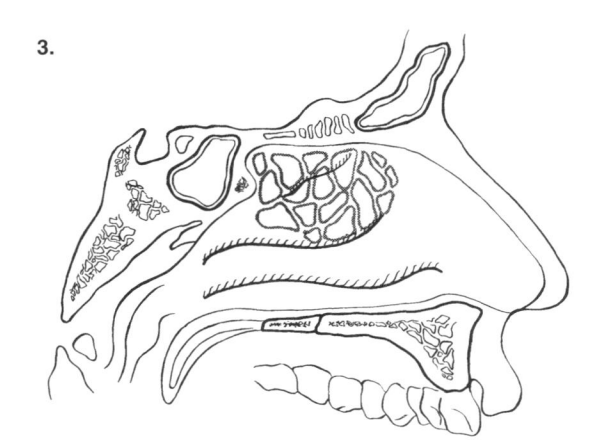

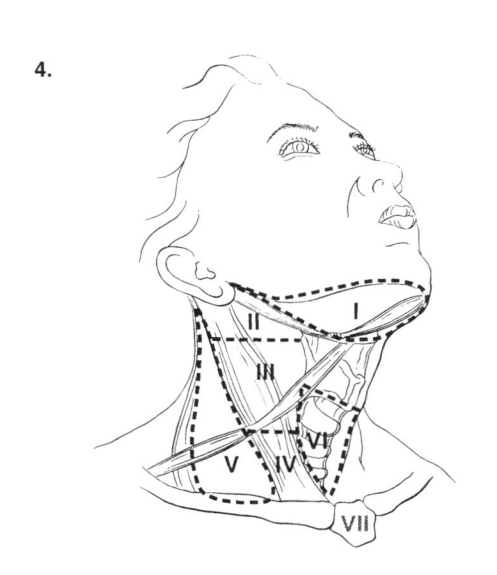

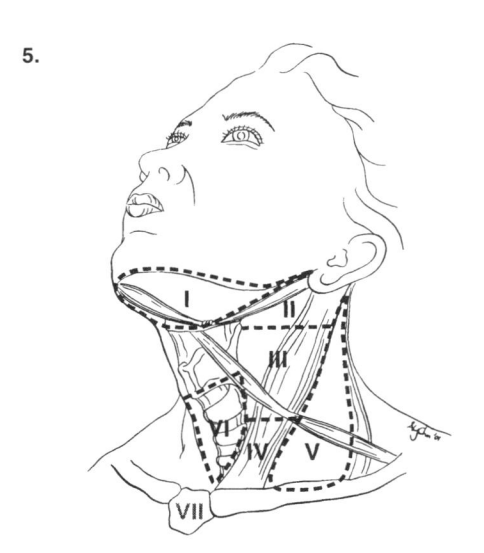

1.

2.

3.

4.

5.

Assinatura do médico _____ Data _____

Manual de Estadiamento do Câncer 83

Glândulas salivares maiores (parótida, submandibular e sublingual)

C07.9 Neoplasia maligna da glândula parótida
C08.0 Neoplasia maligna da glândula submandibular
C08.1 Neoplasia maligna da glândula sublingual
C08.8 Neoplasia maligna das glândulas salivares maiores com lesão invasiva
C08.9 Neoplasia maligna da glândula salivar maior, não-especificada

RESUMO DAS ALTERAÇÕES

- Com o objetivo de manter consistência interna entre todos os sítios no estadiamento T, a descrição para T3 foi revisada; adicionalmente aos tumores com extensão extraparenquimatosa, todos os tumores maiores que 4 cm são considerados T3.
- As lesões T4 foram divididas em T4a (ressecáveis) e T4b (irressecáveis), levando à subdivisão do estádio IV em estádios IVA, IVB e IVC.

O sistema de estadiamento baseia-se em uma revisão retrospectiva extensa da literatura mundial considerando tumores de glândulas salivares maiores. Vários fatores afetam a sobrevida do paciente, incluindo diagnóstico histológico, diferenciação celular do tumor (grau), sítio, tamanho, grau de fixação ou extensão local, envolvimento do nervo facial e condição dos linfonodos regionais e das metástases a distância. A classificação envolve quatro variáveis clínicas dominantes: tamanho tumoral, extensão local do tumor, metástases nodais e metástases a distância. A categoria T4 foi dividida em T4a e T4b. T4a indica lesões avançadas que podem ser ressecadas com margens macroscopicamente livres; T4b reflete extensão para áreas que impossibilitam a ressecção com margens livres. O grau histológico, a idade do paciente e o sítio tumoral são fatores adicionais importantes que devem ser registrados para análises futuras e potencial inclusão no sistema de estadiamento.

ANATOMIA

Sítio primário. As glândulas salivares maiores incluem as glândulas parótidas, submandibulares e sublinguais. Os tumores que surgem a partir de glândulas salivares menores (glândulas secretoras de muco na membrana de revestimento do trato aerodigestivo superior) são estadiados de acordo com o seu sítio anatômico de origem (por exemplo, cavidade oral, seios paranasais, etc.).

Os tumores primários das parótidas constituem a maioria dos tumores de glândulas salivares. Os tumores das glândulas sublinguais são raros e pode ser difícil a sua distinção com relação àqueles que surgem a partir das glândulas salivares menores do assoalho anterior da boca.

Linfonodos regionais. A disseminação linfática regional a partir do câncer de glândulas salivares é menos comum que a disseminação dos tumores de células escamosas de cabeça e pescoço, além de variar de acordo com a histologia e o tamanho do tumor primário. A maioria das metástases nodais é clinicamente aparente ao exame físico. Os tumores de baixo grau raramente metastatizam para linfonodos regionais, enquanto o risco de disseminação regional é substancialmente maior para tumores de alto grau. A disseminação regional tende a ser ordenada, progredindo de linfonodos intraglandulares para linfonodos adjacentes (periparotídeos, submandibuares) e, daí, para linfonodos jugulares médios e superiores e, ocasionalmente, para os retrofaríngeos. A disseminação linfática bilateral é rara.

Para relato patológico (pN), o exame histológico de dissecção seletiva deve incluir seis ou mais linfonodos, e uma dissecção radical ou radical modificada, 10 ou mais linfonodos. O exame patológico negativo de um número menor de linfonodos ainda determina uma designação pN0.

Sítios metastáticos. A disseminação a distância é mais freqüente para os pulmões.

REGRAS PARA A CLASSIFICAÇÃO

Estadiamento clínico. A avaliação dos tumores primários de glândulas salivares inclui uma história pertinente (dor, trismo, etc), inspeção, palpação e avaliação de nervos cranianos. Os estudos radiológicos podem adicionar informação ao estadiamento. Os tecidos moles do pescoço, a partir da base de crânio até o osso hióide, devem ser estudados, incluindo a parte inferior da região cervical, quando houver suspeita de metástases para linfonodos. Uma imagem do nervo facial infratemporal é importante para a identificação de tumor perineural nessa área. É necessário exame de imagem com secções traversas para tumores de glândulas salivares submandibulares e sublinguais. A tomografia computadorizada (TC) ou a RNM podem ser úteis para avaliar a extensão profunda extraglandular do tumor, a invasão óssea e a extensão profunda para tecidos moles (músculos extrínsecos da língua e/ou tecidos moles do pescoço).

Estadiamento patológico. O relato patológico cirúrgico e outros dados disponíveis devem ser utilizados para definir a classificação patológica para aqueles pacientes que foram submetidos à ressecção do tumor.

CLASSIFICAÇÃO TNM

Tumor primário (T)

TX	Tumor primário não pode ser avaliado
T0	Ausência de tumor primário
T1	Tumor com 2 cm ou menos na sua maior dimensão, sem extensão extraparenquimatosa*
T2	Tumor com mais de 2 cm, mas não com mais de 4 cm na sua maior dimensão, sem extensão extraparenquimatosa*
T3	Tumor com mais de 4 cm na sua maior dimensão e/ou com extensão extraparenquimatosa*
T4a	Tumor invade pele, mandíbula, canal auditivo e/ou nervo facial
T4b	Tumor invade base do crânio e/ou placas pterigóideas e/ou engloba a artéria carótida

*Nota: A extensão extraparenquimatosa é a evidência clínica ou macroscópica de invasão de tecidos moles. A evidência microscópica apenas não constitui extensão extraparenquimatosa para propostas de estadiamento.

LINFONODOS REGIONAIS (N)

NX	Linfonodos regionais não podem ser avaliados
N0	Ausência de metástases em linfonodos regionais
N1	Metástase em um único linfonodo ipsilateral, com 3 cm ou menos na sua maior dimensão
N2	Metástase em um único linfonodo ipsilateral, com mais de 3 cm e não mais de 6 cm em sua maior dimensão; ou em múltiplos linfonodos ipsilaterais, nenhum com mais de 6 cm na sua maior dimensão; ou em linfonodos bilaterais ou contralaterais, nenhum com mais de 6 cm na sua maior dimensão
N2a	Metástase em um único linfonodo ipsilateral, com mais de 3 cm e não mais de 6 cm em sua maior dimensão
N2b	Metástases em múltiplos linfonodos ipsilaterais, nenhum com mais de 6 cm na sua maior dimensão
N2c	Metástases em linfonodos bilaterais ou contralaterais, nenhum com mais de 6 cm na sua maior dimensão
N3	Metástases em linfonodo com mais de 6 cm na sua maior dimensão

METÁSTASES A DISTÂNCIA (M)

MX	Metástases a distância não podem ser avaliadas
M0	Ausência de metástases a distância
M1	Metástases a distância

GRUPOS DE ESTADIAMENTO

Estádio 0	Tis	N0	M0
Estádio I	T1	N0	M0
Estádio II	T2	N0	M0
Estádio III	T3	N0	M0
	T1	N1	M0
	T2	N1	M0
	T3	N1	M0
Estádio IVA	T4a	N0	M0
	T4a	N1	M0
	T1	N2	M0
	T2	N2	M0
	T3	N2	M0
	T4a	N2	M0
Estádio IVB	T4b	Qualquer N	M0
	Qualquer T	N3	M0
Estádio IVC	Qualquer T	Qualquer N	M1

TIPO HISTOPATOLÓGICO

O tipo histopatológico é sugerido pela Organização Mundial de Saúde.

Carcinoma de células acínicas
Carcinoma mucoepidermóide
Carcinoma adenóide cístico
Adenocarcinoma polimorfo de baixo grau
Carcinoma epitelial-mioepitelial
Adenocarcinoma de células basais
Carcinoma sebáceo
Cistadenocarcinoma papilar
Adenocarcinoma mucinoso
Carcinoma oncocítico
Carcinoma de ductos salivares
Adenocarcinoma
Carcinoma mioepitelial
Carcinoma em adenoma pleomórfico
Carcinoma de células escamosas
Carcinoma de pequenas células
Outros carcinomas

GRAU HISTOLÓGICO (G)

O grau histológico aplica-se apenas a alguns tipos de câncer de glândulas salivares: carcinoma mucoepidermóide, adenocarcinoma sem outra especificação ou quando algum desses é o elemento carcinomatoso do carcinoma em adenoma pleomórfico.

Na maioria dos casos, o tipo histológico define o grau (ou seja, o carcinoma de ductos salivares é de alto grau; o adenocarcinoma de células basais é de baixo grau).

As Figuras 7.1A e 7.1B mostram taxas de sobrevida observadas e relativas para pacientes com câncer de glândulas salivares maiores, durante os anos de 1985 a 1991, classificados pelo AJCC.

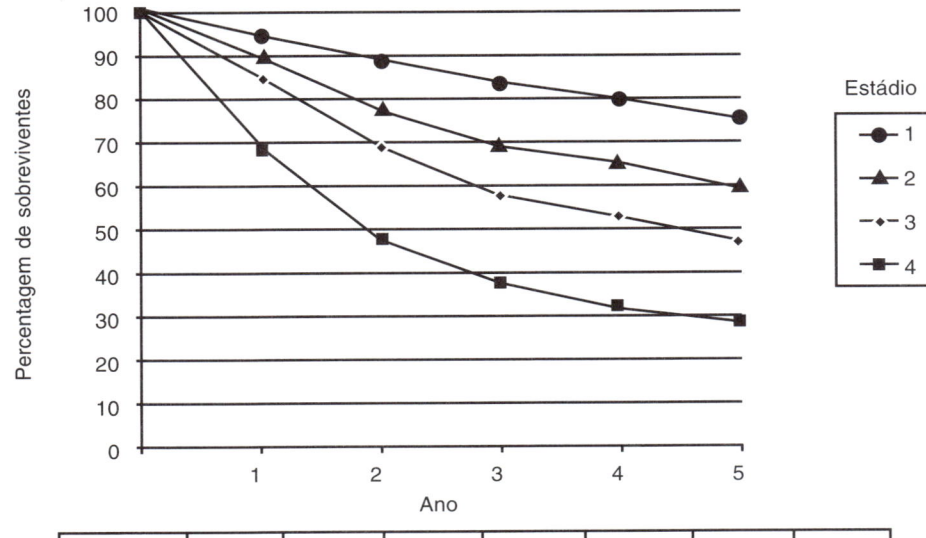

Sobrevida observada por estádio	1	2	3	4	5	IC 95%*	Casos
1	94,3	88,3	83	79,3	74,9	72,1-77,6	1124
2	89,2	76,6	68,7	64,6	58,7	53,9-63,4	476
3	85	68	57	52,2	46,5	41,7-51,3	470
4	68,4	47	37,4	31,4	27,9	24,0-31,8	576

FIGURA 7.1A Sobrevida observada em cinco anos para o estadiamento "combinado" do AJCC, para o câncer de glândulas salivares maiores, 1985-1991. (* Intervalos de confiança de 95% correspondem às taxas de sobrevida no ano 5.)

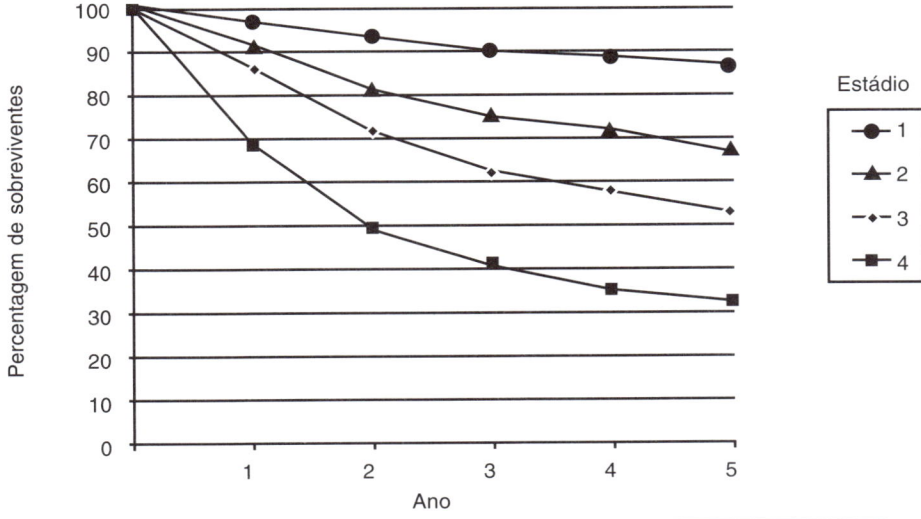

Sobrevida observada por estádio	1	2	3	4	5	IC 95%*	Casos
1	96,3	92,5	89,6	88,1	85,8	82,7-89	1130
2	91,1	80,7	74,4	71,2	66,2	60,8-71,1	478
3	85,8	71,2	61,9	57,4	53,3	47,8-58,7	477
4	68,4	48,5	40,5	34,3	31,9	7,5-36,4	580

FIGURA 7.1B Sobrevida relativa em cinco anos para o estadiamento "combinado" do AJCC, para o câncer de glândulas salivares maiores, 1985-1991. (* Intervalos de confiança de 95% correspondem às taxas de sobrevida no ano 5.)

BIBLIOGRAFIA

Batsakis JG, Luna MA: Histopathobgic grading of salivary gland neoplasms: I. Mucoepidermoid carcinomas. Ann Otol Rhinol Laryngol 99:835-838, 1990

Beckhardt RN, Wheber RS, Zane R, et al: Minor salivary gland tumors of the palate: clinical and pathologic correlates of outcome. Laryngoscope 105:1155-1160, 1995

Calearo C, Pastore A, Storchi OF, et al: Parotid gland carcinoma: analysis of prognostic factors. Ann Otol Rhinol Laryngol 107:969-973, 1998

Frankenthaler RA, Luna MA, Lee SS, et al: Prognostic variables in parotid gland cancer. Arch Otolaryngol Head Neck Surg 11:1251-1256,1991

Gallo O, Franchi A, Bottai GV, et al: Risk factors for distant metastases from carcinoma of the parotid gland. Cancer 80:844-851, 1977

Goepfert H, Luna MA, Lindberg RH, et al: Malignant salivary gland tumors of the paranasal sinuses and nasal cavity. Arch Otolaryngol 109:662-668, 1983

Hicks MJ, el-Naggar AK, Byers RM, et al: Prognostic factors in mucoepidermoid carcinomas of major salivary glands: a clinicopathologic and flow cytometric study. Eur J Cancer B Oral Oncol 30B:329-334, 1994

Hoffman HT, Karnell LH, Robinson RA, et al: National Cancer Data Base report on cancer of the head and neck: acinic cell carcinoma. Head Neck 21:297-309, 1999

Iro H, Waldfahrer F. Evaluation of the newly updated TNM classification of head and neck carcinoma with data from 3,247 patients. Cancer 83:2201-2207, 1998

Kane WJ, McCaffrey TV, Olsen KD, et al: Primary parotid malignancies: a clinical and pathologic review. Arch Otolaryngol Head and Neck Surg 117:307-315, 1991

Lopes MA, Santos GC, Kowalski LP: Multivariate survival analysis of 128 cases of oral cavity minor salivary gland carcinomas. Head Neck 20:699-706, 1998

Overgaard PD, Sogaard H, Elbrond O, et al: Malignant parotid tumors in 110 consecutive patients: treatment results and prognosis. Laryngoscope 102:1064-1069, 1992

Renchan A, Gleave EN, Hancock BD et al: Long-term follow-up of over 1,000 patients with salivary gland tumours treated in a single centre. Br J Surg 83:1750-1754, 1996

Seifert G, Sobin LH: Histological typing of salivary gland tumours. WHO international histological classification of tumours, 2nd ed. Berlin-Heidelberg-New York: SpringerVerlag, 1991

Spiro RH: Salivary neoplasms: Overview of a 35-year experience with 2,807 patients. Head Neck Surg 8:177-184, 1986

Spiro RH, Hajdu SI, Strong EW: Tumors of the submaxillary gland. Am J Surg 132:463-468, 1976

Spiro RH, Huvos AG: Stage means more than grade in adenoid cystic carcinoma. Am J Surg 164:623-628, 1992

Therkildsen MH, Christensen M, Andersen LJ, et al: Salivary gland carcinomas-prognostic factors. Acta Oncol 37:701–713, 1998

Vander Poorten VL, Balm AJ, Hilgers FJ, et al: The development of a prognostic score for patients with parotid carcinoma. Cancer 85:2057-2067, 1999

Vander Poorten VL, Balm AJ, Hilgers FJ, et al: Prognostic factors for long-term results of the treatment of patients with malignant submandibular gland tumors. Cancer 85:2255–2264, 1999

HISTOLOGIAS – GLÂNDULAS SALIVARES MAIORES

M8010/3	Carcinoma SOE
M8013/3	Carcinoma de células gigantes neuroendócrino
M8020/3	Carcinoma indiferenciado SOE
M8021/3	Carcinoma anaplásico SOE
M8032/3	Carcinoma de células fusiformes
M8033/3	Carcinoma pseudo-sarcomatoso
M8041/3	Carcinoma de células pequenas SOE
M8042/3	Carcinoma *oat cell*
M8043/3	Carcinoma de células pequenas, fusiformes
M8044/3	Carcinoma de células pequenas, intermediárias
M8045/3	Carcinoma de células pequenas e de células grandes
M8070/3	Carcinoma de células escamosas SOE
M8076/3	Carcinoma de células escamosas, microinvasivo
M8082/3	Carcinoma linfoepitelial
M8083/3	Carcinoma de células escamosas basalóide
M8140/3	Adenocarcinoma SOE
M8147/3	Adenocarcinoma de células basais
M8200/3	Carcinoma cístico adenóide
M8246/3	Carcinoma neuroendócrino
M8290/3	Adenocarcinoma oxifílico
M8310/3	Adenocarcinoma de células claras SOE
M8410/3	Adenocarcinoma sebáceo
M8430/3	Carcinoma mucoepidermóide
M8440/3	Cistadenocarcinoma SOE
M8441/3	Cistadenocarcinoma seroso SOE
M8450/3	Cistadenocarcinoma papilar SOE
M8480/3	Adenocarcinoma mucinoso
M8525/3	Adenocarcinoma polimorfo de baixo grau
M8550/3	Carcinoma de células acinares
M8560/3	Carcinoma adenoescamoso
M8562/3	Carcinoma epitelial-mioepitelial
M8940/3	Tumor misto maligno SOE
M8941/3	Carcinoma em adenoma pleomórfico
M8982/3	Mioepitelioma maligno

GLÂNDULAS SALIVARES MAIORES (PARÓTIDAS, SUBMANDIBULARES E SUBLINGUAIS)

Nome do hospital / endereço

Nome do paciente / informações

Tipo do espécime _____
Tamanho do tumor _____

Tipo histopatológico _____
Lateralidade: ☐ Bilateral ☐ Esquerda ☐ Direita

DEFINIÇÕES

Clínico *Patológico*

Tumor primário (T)

TX	Tumor primário não pode ser avaliado
T0	Ausência de tumor primário
T1	Tumor com 2 cm ou menos na sua maior dimensão, sem extensão extraparenquimatosa[1]
T2	Tumor com mais de 2 cm, mas não mais de 4 cm na sua maior dimensão, sem extensão extraparenquimatosa[1]
T3	Tumor com mais de 4 cm na sua maior dimensão e/ou com extensão extraparenquimatosa[1]
T4a	Tumor invade pele, mandíbula, canal auditivo e/ou nervo facial
T4b	Tumor invade base do crânio e/ou placas pterigóideas e/ou engloba a artéria carótida

Nota
[1] A extensão extraparenquimatosa é a evidência clínica ou macroscópica de invasão de tecidos moles. Para propostas de estadiamento, evidência microscópica apenas não constitui extensão extraparenquimatosa.

Linfonodos regionais (N)

NX	Linfonodos regionais não podem ser avaliados
N0	Ausência de metástases em linfonodos regionais
N1	Metástase em um único linfonodo ipsilateral, com 3 cm ou menos na sua maior dimensão
N2	Metástase em um único linfonodo ipsilateral, com mais de 3 cm e não mais de 6 cm em sua maior dimensão; ou em múltiplos linfonodos ipsilaterais, nenhum com mais de 6 cm na sua maior dimensão; ou em linfonodos bilaterais ou contralaterais, nenhum com mais de 6 cm na sua maior dimensão
N2a	Metástase em um único linfonodo ipsilateral, com mais de 3 cm, mas não mais de 6 cm em sua maior dimensão
N2b	Metástases em múltiplos linfonodos ipsilaterais, nenhum com mais de 6 cm na sua maior dimensão
N2c	Metástases em linfonodos bilaterais ou contralaterais, nenhum com mais de 6 cm na sua maior dimensão
N3	Metástases em linfonodo com mais de 6 cm na sua maior dimensão

Metástases a distância (M)

MX	Metástases a distância não podem ser avaliadas
M0	Ausência de metástases a distância
M1	Metástases a distância

Realizada biópsia do sítio metastático........ ☐ Sim....... ☐ Não
Fonte do espécime patológico metastático _____

Grupos de estadiamento

Estádio	T	N	M
Estádio I	T1	N0	M0
Estádio II	T2	N0	M0
Estádio III	T3	N0	M0
	T1	N1	M0
	T2	N1	M0
	T3	N1	M0
Estádio IVA	T4a	N0	M0
	T4a	N1	M0
	T1	N2	M0

GLÂNDULAS SALIVARES MAIORES (PARÓTIDAS, SUBMANDIBULARES E SUBLINGUAIS)

Clínico   Patológico

T2	N2	M0
T3	N2	M0
T4a	N2	M0
Estádio IVB T4b	Qualquer N	M0
Qualquer T	N3	M0
Estádio IVC Qualquer T	Qualquer N	M1

Grau histológico (G)
O grau histológico aplica-se apenas a alguns tipos de câncer de glândulas salivares: carcinoma mucoepidermóide, adenocarcinoma sem outra especificação ou quando algum deles é o elemento carcinomatoso do carcinoma em adenoma pleomórfico. Na maioria dos casos, o tipo histológico define o grau (ou seja, o carcinoma de ductos salivares é de alto grau; o adenocarcinoma de células basais é de baixo grau).

Tumor residual (R)
- ☐ RX   Presença de tumor residual não pode ser avaliada
- ☐ R0   Sem tumor residual
- ☐ R1   Tumor residual microscópico
- ☐ R2   Tumor residual macroscópico

Símbolos descritivos
Para identificação de casos especiais de classificação TNM ou pTNM, o sufixo "m" e os prefixos "y", "r" e "a" são utilizados. Embora eles não afetem o estadiamento, indicam casos que requerem análise separada.
- ☐ **Sufixo "m"**. Indica a presença de tumores primários múltiplos em um único sítio e é registrado entre parênteses: pT(m)NM.
- ☐ **Prefixo "y"**. Indica os casos nos quais a classificação é realizada durante ou logo após o tratamento. A categoria cTNM ou pTNM é identificada pelo prefixo "y". O ycTNM ou ypTNM categoriza a extensão do tumor realmente presente no momento do exame. A categoria "y" não é uma estimativa da extensão do tumor antes do tratamento.
- ☐ **Prefixo "r"**. Indica um tumor recorrente estadiado após uma sobrevida livre de doença e é identificado pelo prefixo "r": rTNM (ver reclassificação "r" anterior, como rTNM).
- ☐ **Prefixo "a"**. Designa o estádio determinado por autópsia: aTNM.

Notas
Símbolos Descritivos Adicionais

Invasão de vasos linfáticos (L)
- LX   Invasão de vasos linfáticos não pode ser avaliada
- L0   Ausência de invasão de vasos linfáticos
- L1   Invasão de vasos linfáticos

Invasão venosa (V)
- VX   Invasão venosa não pode ser avaliada
- V0   Ausência de invasão venosa
- V1   Invasão venosa microscópica
- V2   Invasão venosa macroscópica

GLÂNDULAS SALIVARES MAIORES (PARÓTIDAS, SUBMANDIBULARES E SUBLINGUAIS)

ILUSTRAÇÃO
Indique no diagrama o tumor primário e os linfonodos regionais envolvidos.

1.

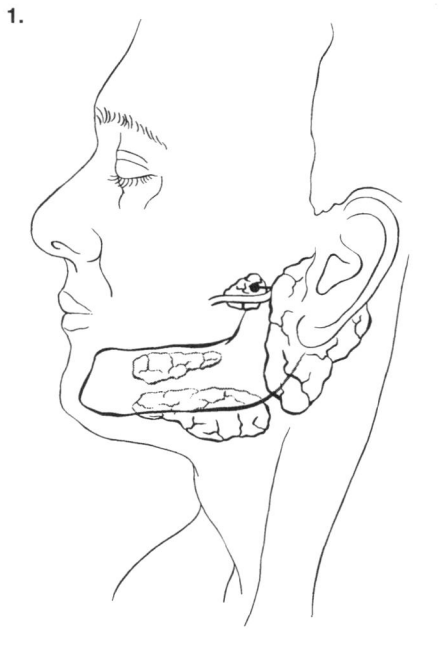

2.

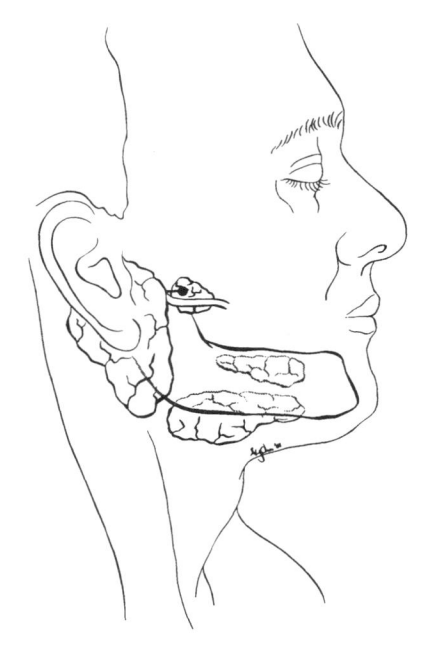

3.

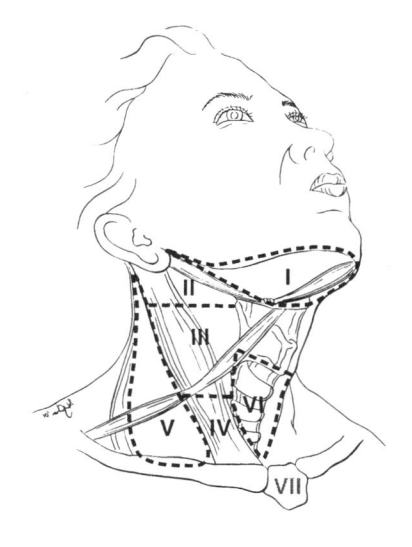

4.

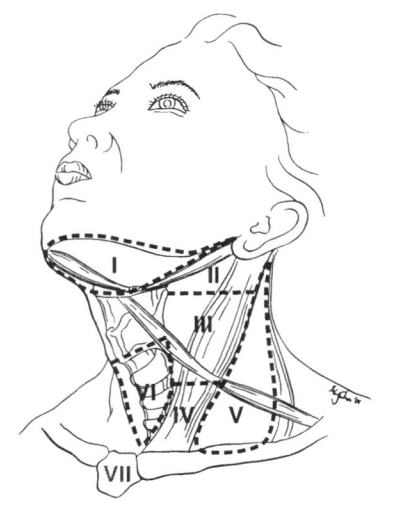

Assinatura do médico _____ Data _____

8
Tireóide

C73.9 Neoplasia maligna da glândula tireóide

> **RESUMO DAS ALTERAÇÕES**
>
> - O estadiamento T foi revisado, e as categorias, redefinidas.
> - T4 é agora dividido em T4a e T4b.
> - O estadiamento nodal (N) foi revisado.
> - Todos os carcinomas anaplásicos são considerados T4, que é dividido em T4a (carcinoma anaplásico intratireóideo – ressecável cirurgicamente) e T4b (carcinoma anaplásico extratireóideo – irressecável cirurgicamente).
> - Para carcinomas papilares e foliculares, os grupos de estadiamento para pacientes com mais de 45 anos de idade foram revisados. O estádio III inclui tumores com mínima extensão extratireóidea; o estádio IVA inclui tumores de qualquer tamanho que se estendem além da cápsula da tireóide e invadem os tecidos moles subcutâneos, a laringe, a traquéia, o esôfago OU o nervo laríngeo recorrente. O estádio IVB inclui tumores que invadem a fáscia pré-vertebral, a artéria carótida ou os vasos mediastinais. O estádio IVC inclui tumores avançados com metástases a distância.

Embora o estadiamento do câncer em outros sítios de cabeça e pescoço baseia-se inteiramente na extensão anatômica da doença, não é possível seguir tal padrão para o grupo de tumores malignos primários da glândula tireóide. Tanto o diagnóstico histológico quanto a idade do paciente têm muita importância no comportamento e no prognóstico do câncer de tireóide e são incluídos no sistema de estadiamento.

ANATOMIA

Sítio primário. A glândula tireóide é composta de lobos direito e esquerdo, adjacentes e laterais à traquéia superior e ao esôfago. Um istmo conecta os dois lobos e, em alguns casos, um lobo piramidal está presente, estendendo-se superiormente em direção à cartilagem tireóidea.

Linfonodos regionais. A disseminação do câncer de tireóide para linfonodos regionais é comum, mas tem menor significado prognóstico para pacientes com tumores bem-diferenciados (papilar, folicular) do que para indivíduos com câncer medular. A influência prognóstica adversa das metástases em linfonodos para pacientes com carcinomas diferenciados é observada apenas nos grupos com idade mais avançada. Os primeiros linfonodos que recebem metástases são os paralaríngeos, os paratraquéias e os pré-laríngeos (delphianos), adjacentes à glândula tireóide, no compartimento central do pescoço, em geral descrito como nível VI. As metástases envolvem secundariamente os linfonodos jugulares médios e inferiores, os supraclaviculares e (muito menos comumente) os jugulares superiores profundos e os acessórios espinhais. As metástases para linfonodos submandibulares e submentonianos são muito raras. Com freqüência ocorre disseminação nodal mediastinal superior (nível VII), tanto anterior quanto posteriormente. Podem ser vistas metástases para linfonodos retrofaríngeos, em geral na presença de metástases cervicais laterais extensas. Disseminação nodal bilateral é comum. Os componentes da categoria N são descritos da seguinte maneira: primeira cadeia (compartimento central / nível VI), ou N1a, e cervical lateral e/ou mediastinal superior, ou, ainda, N1b. As metástases linfonodais também devem ser descritas de acordo com o nível da região cervical envolvido. Metástases linfonodais de carcinoma medular da tireóide conferem prognóstico muito ruim, embora tenham padrão semelhante de disseminação.

Para o pN, uma dissecção seletiva da região cervical incluirá seis ou mais linfonodos, e uma dissecção radical ou radical modificada, 10 linfonodos ou mais. O exame patológico negativo de um número menor de linfonodos ainda determina uma designação pN0.

Sítios metastáticos. As metástases a distância ocorrem por via hematogênica – por exemplo, para ossos e pulmões –, mas vários outros sítios podem estar envolvidos.

REGRAS PARA A CLASSIFICAÇÃO

Estadiamento clínico. A avaliação de tumores da tireóide compreende a inspeção e a palpação da glândula e dos linfonodos regionais. A laringoscopia indireta é essencial para avaliar a mobilidade das cordas vocais. Vários estudos de imagem podem fornecer informação adicional útil, incluindo rastreamento da tireóide com radioisótopos, ultra-sonografia, tomografia computadorizada (TC) e ressonância nuclear magnética (RNM). Quando são utilizados exames de imagem com secções transversais, recomenda-se a RNM para evitar a contaminação corporal com o contraste iodado via de regra utilizado na TC. O contraste iodado leva à necessidade de postergar a administração pós-operatória de iodo-131 radiativo. O diagnóstico do câncer de tireóide deve ser confirmado por biópsia com agulha fina ou biópsia aberta do tumor. Informações adicionais para o estadiamento clínico podem ser obtidas com biópsias de linfonodos ou outras áreas suspeitas de disseminação local ou a distância. Toda informação disponível antes do primeiro tratamento deve ser usada.

Estadiamento patológico. O estadiamento patológico necessita do uso de toda informação obtida no estadiamento clínico e no estudo histológico do espécime ressecado cirurgicamente. A avaliação cirúrgica macroscópica de tumor residual não-ressecado também deve ser incluída.

CLASSIFICAÇÃO TNM

Tumor primário (T)

Nota: Todas as categorias podem ser subdivididas: (a) tumor solitário, (b) tumor multifocal (o maior determina a classificação).

TX Tumor primário não pode ser avaliado
T0 Sem evidência de tumor primário
T1 Tumor com 2 cm ou menos na sua maior dimensão, limitado à tireóide
T2 Tumor com mais de 2 cm, mas não mais de 4 cm na sua maior dimensão, limitado à tireóide
T3 Tumor com mais de 4 cm na sua maior dimensão, limitado à tireóide, ou qualquer tumor com mínima extensão extratireoideana (por exemplo, para o músculo esternotireóideo ou para os tecidos moles peritireoideanos)
T4a Tumor de qualquer tamanho que se estende além da cápsula da tireóide e invade tecidos moles subcutâneos, laringe, traquéia, esôfago ou nervo laríngeo recorrente
T4b Tumor invade fáscia pré-vertebral ou engloba a artéria carótida ou os vasos mediastinais

Todos os carcinomas anaplásicos são considerados tumores T4.

T4a Carcinoma anaplásico intratireóideo – ressecável cirurgicamente
T4b Carcinoma anaplásico extratireóideo – irressecável cirurgicamente

Linfonodos regionais (N)

Linfonodos regionais são os do compartimento central, os cervicais laterais e os mediastinais superiores

NX Linfonodos regionais não podem ser avaliados
N0 Ausência de metástases em linfonodos regionais
N1 Metástases em linfonodos regionais
N1a Metástases para o nível VI (linfonodos pré-traqueais, paratraqueais e pré-laríngeos/delphianos)
N1b Metástases em linfonodos cervicais unilaterais, bilaterais ou contralaterais ou mediastinais superiores

Metástases a distância (M)

MX Metástases a distância não podem ser avaliadas
M0 Ausência de metástases a distância
M1 Metástases a distância

GRUPOS DE ESTADIAMENTO

Recomendam-se estadiamentos separados para carcinoma papilar, folicular e anaplásico (indiferenciado)

Papilar ou Folicular
Abaixo de 45 anos

Estádio I	Qualquer T	Qualquer N	M0
Estádio II	Qualquer T	Qualquer N	M1

Papilar ou Folicular
45 anos ou mais

Estádio I	T1	N0	M0
Estádio II	T2	N0	M0
Estádio III	T3	N0	M0
	T1	N1a	M0
	T2	N1a	M0
	T3	N1a	M0
Estádio IVA	T4a	N0	M0
	T4a	N1a	M0
	T1	N1b	M0
	T2	N1b	M0
	T3	N1b	M0
	T4a	N1b	M0
Estádio IVB	T4b	Qualquer N	M0
Estádio IVC	Qualquer T	Qualquer N	M1

GRUPOS DE ESTADIAMENTO

Carcinoma medular

Estádio I	T1	N0	M0
Estádio II	T2	N0	M0
Estádio III	T3	N0	M0
	T1	N1a	M0
	T2	N1a	M0
	T3	N1a	M0
Estádio IVA	T4a	N0	M0
	T4a	N1a	M0
	T1	N1b	M0
	T2	N1b	M0
	T3	N1b	M0
	T4a	N1b	M0
Estádio IVB	T4b	Qualquer N	M0
Estádio IVC	Qualquer T	Qualquer N	M1

Carcinomas anaplásicos

Estádio IVA	T4a	Qualquer N	M0
Estádio IVB	T4b	Qualquer N	M0
Estádio IVC	Qualquer T	Qualquer N	M1

TIPO HISTOPATOLÓGICO

Há quatro tipos histopatológicos predominantes:

Carcinoma papilar (incluindo a variante folicular do carcinoma papilar)
Carcinoma folicular (incluindo o carcinoma de células de Hurthle)
Carcinoma medular
Carcinoma indiferenciado (anaplásico)

As Figuras 8.1A, 8.1B, 8.2A, 8.2B, 8.3A, 8.3B, 8.4A e 8.4B mostram as taxas de sobrevida observadas e relativas para pacientes com adenocarcinoma papilar da glândula tireóide (8.1A,B), adenocarcinoma folicular da glândula tireóide (8.2A,B), carcinoma medular da glândula tireóide (8.3A,B) e carcinoma anaplásico estádio IV da glândula tireóide (8.4A,B), durante os anos de 1985 a 1991, classificados pelo sistema de estadiamento do AJCC.

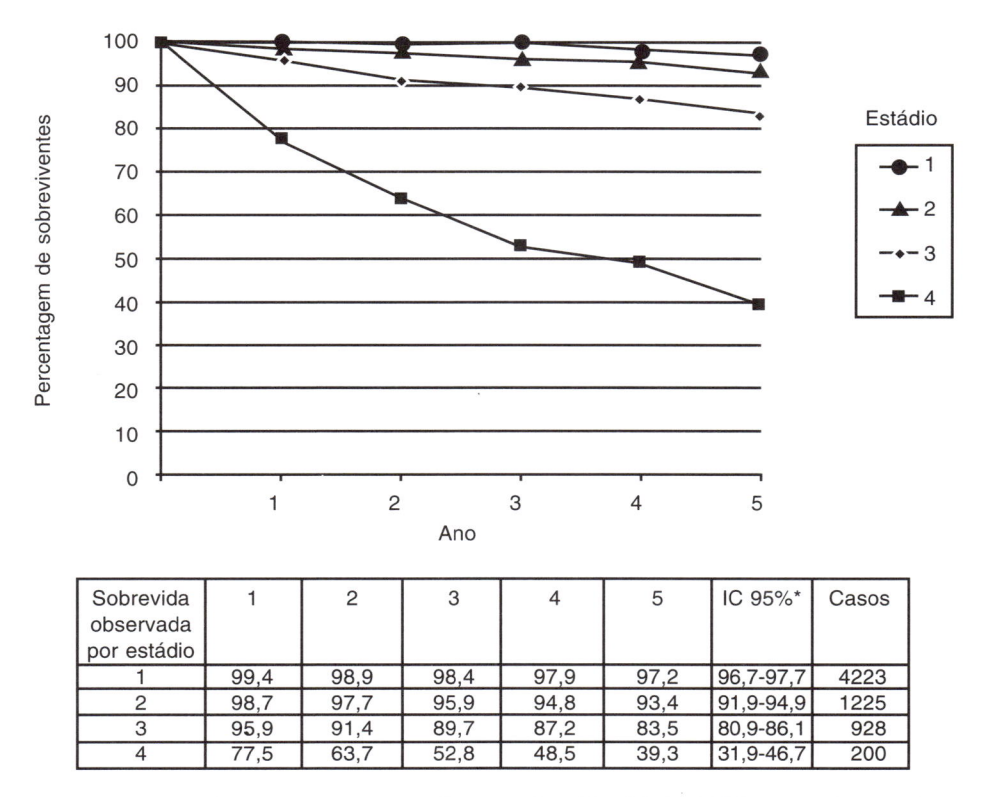

Sobrevida observada por estádio	1	2	3	4	5	IC 95%*	Casos
1	99,4	98,9	98,4	97,9	97,2	96,7-97,7	4223
2	98,7	97,7	95,9	94,8	93,4	91,9-94,9	1225
3	95,9	91,4	89,7	87,2	83,5	80,9-86,1	928
4	77,5	63,7	52,8	48,5	39,3	31,9-46,7	200

FIGURA 8.1A Sobrevida observada em cinco anos para o estadiamento "combinado" do AJCC, para adenocarcinoma papilar da glândula tireóide, 1985-1991. (* Intervalos de confiança de 95% correspondem às taxas de sobrevida no ano 5.)

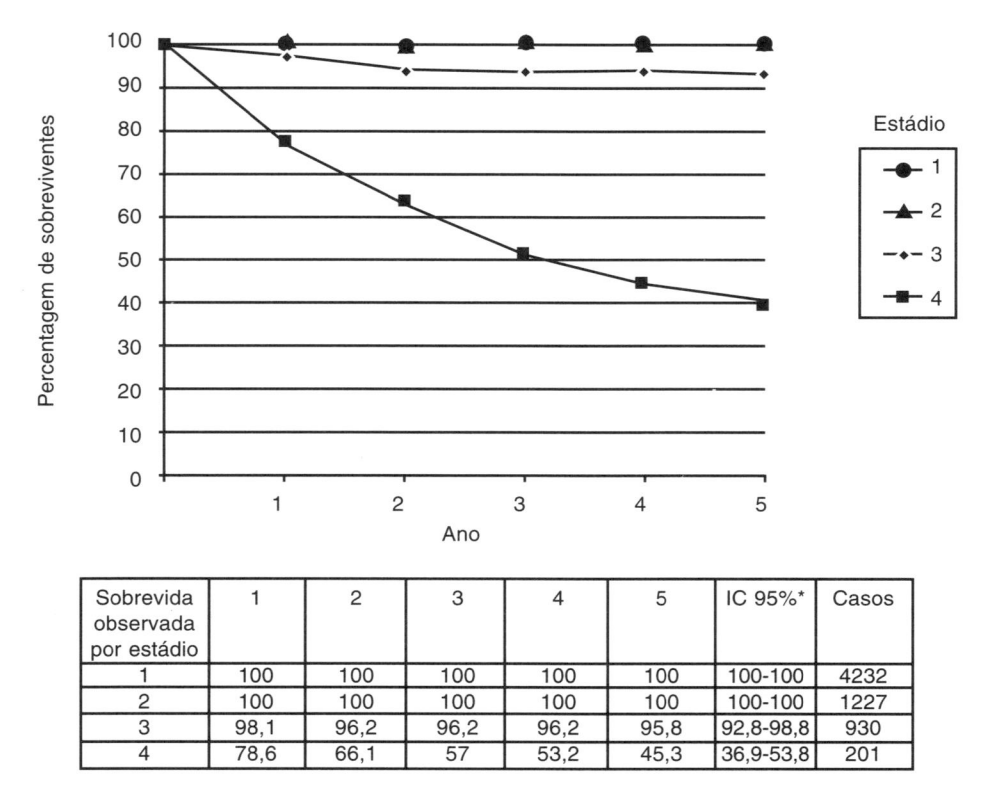

Sobrevida observada por estádio	1	2	3	4	5	IC 95%*	Casos
1	100	100	100	100	100	100-100	4232
2	100	100	100	100	100	100-100	1227
3	98,1	96,2	96,2	96,2	95,8	92,8-98,8	930
4	78,6	66,1	57	53,2	45,3	36,9-53,8	201

FIGURA 8.1B Sobrevida relativa em cinco anos para o estadiamento "combinado" do AJCC, para adenocarcinoma papilar da glândula tireóide, 1985-1991. (* Intervalos de confiança de 95% correspondem às taxas de sobrevida no ano 5.)

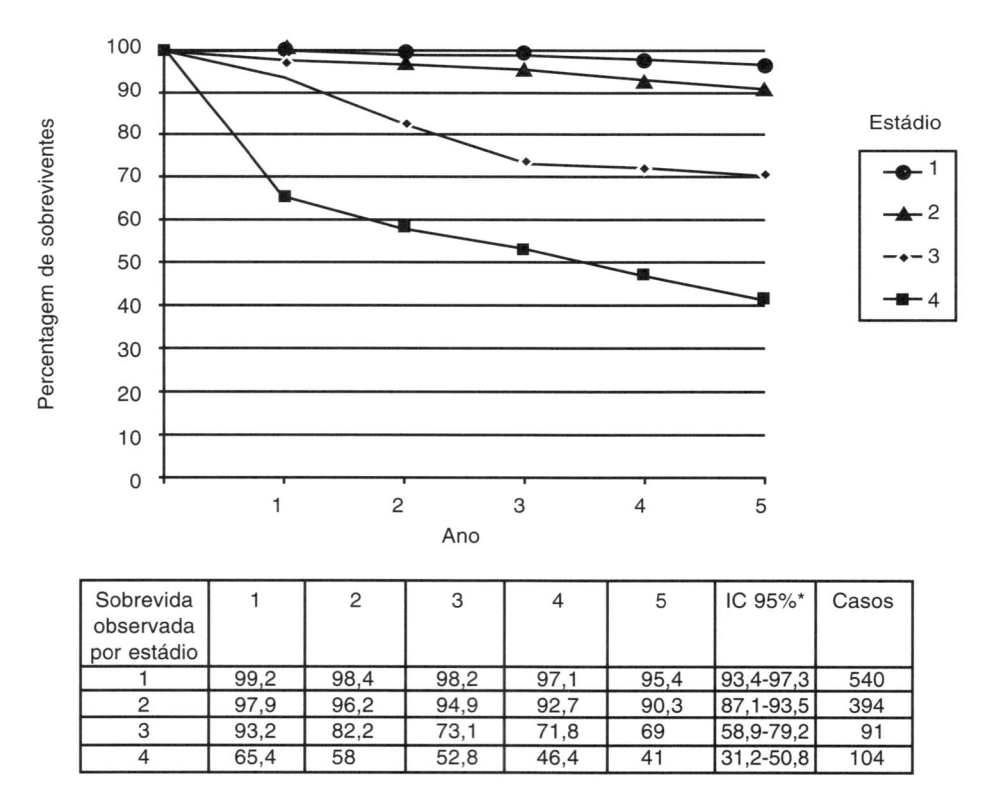

Sobrevida observada por estádio	1	2	3	4	5	IC 95%*	Casos
1	99,2	98,4	98,2	97,1	95,4	93,4-97,3	540
2	97,9	96,2	94,9	92,7	90,3	87,1-93,5	394
3	93,2	82,2	73,1	71,8	69	58,9-79,2	91
4	65,4	58	52,8	46,4	41	31,2-50,8	104

FIGURA 8.2A Sobrevida observada em cinco anos para o estadiamento "combinado" do AJCC, para adenocarcinoma folicular da glândula tireóide, 1985-1991. (* Intervalos de confiança de 95% correspondem às taxas de sobrevida no ano 5.)

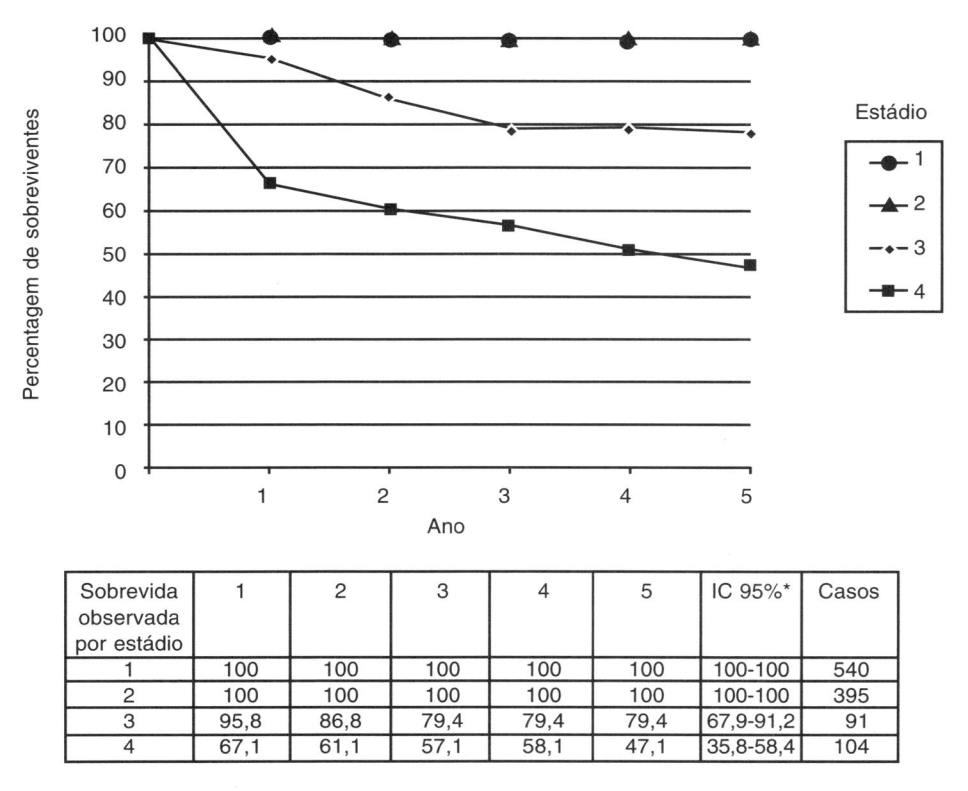

Sobrevida observada por estádio	1	2	3	4	5	IC 95%*	Casos
1	100	100	100	100	100	100-100	540
2	100	100	100	100	100	100-100	395
3	95,8	86,8	79,4	79,4	79,4	67,9-91,2	91
4	67,1	61,1	57,1	58,1	47,1	35,8-58,4	104

FIGURA 8.2B Sobrevida relativa em cinco anos para o estadiamento "combinado" do AJCC, para adenocarcinoma folicular da glândula tireóide, 1985-1991. (* Intervalos de confiança de 95% correspondem às taxas de sobrevida no ano 5.)

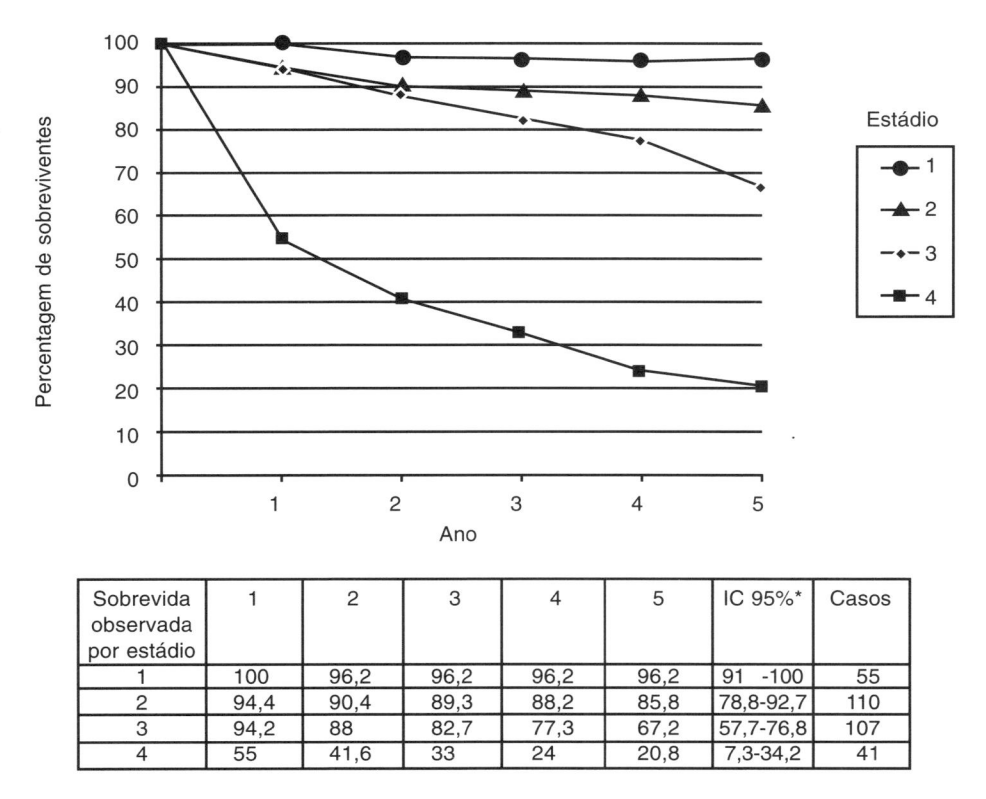

Sobrevida observada por estádio	1	2	3	4	5	IC 95%*	Casos
1	100	96,2	96,2	96,2	96,2	91-100	55
2	94,4	90,4	89,3	88,2	85,8	78,8-92,7	110
3	94,2	88	82,7	77,3	67,2	57,7-76,8	107
4	55	41,6	33	24	20,8	7,3-34,2	41

FIGURA 8.3A Sobrevida observada em cinco anos para o estadiamento "combinado" do AJCC, para carcinoma medular da glândula tireóide, 1985-1991. (*Intervalos de confiança de 95% correspondem às taxas de sobrevida no ano 5.)

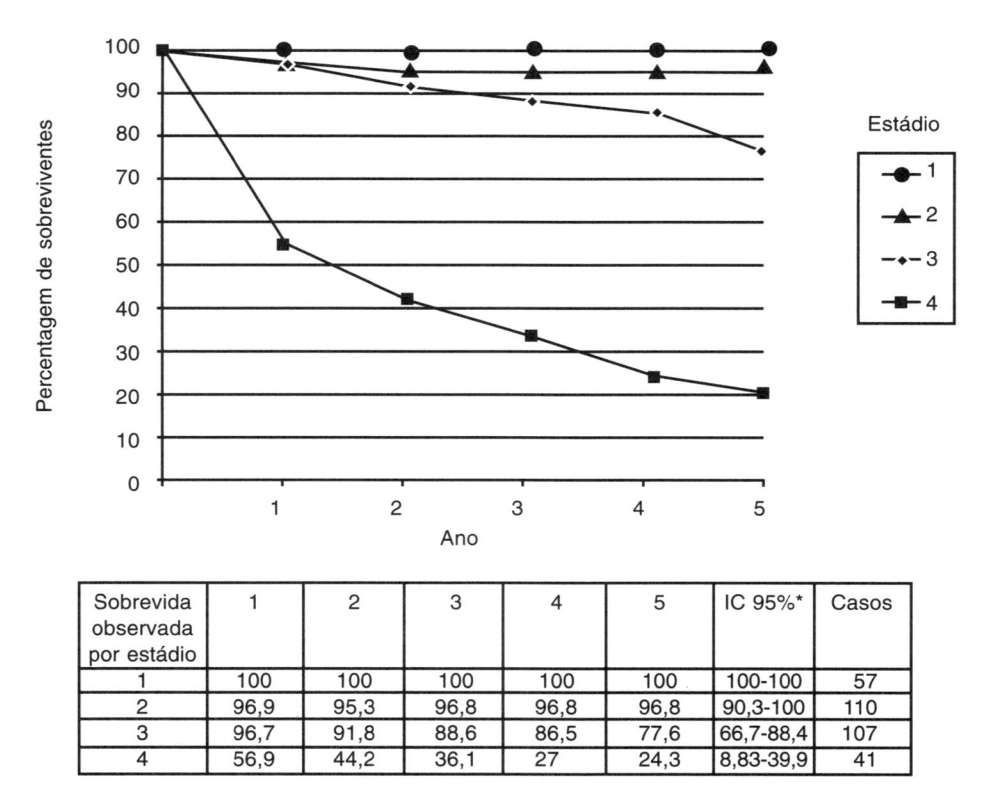

Sobrevida observada por estádio	1	2	3	4	5	IC 95%*	Casos
1	100	100	100	100	100	100-100	57
2	96,9	95,3	96,8	96,8	96,8	90,3-100	110
3	96,7	91,8	88,6	86,5	77,6	66,7-88,4	107
4	56,9	44,2	36,1	27	24,3	8,83-39,9	41

FIGURA 8.3B Sobrevida relativa em cinco anos para o estadiamento "combinado" do AJCC, para carcinoma medular da glândula tireóide, 1985-1991. (*Intervalos de confiança de 95% correspondem às taxas de sobrevida no ano 5.)

Sobrevida observada por estádio	1	2	3	4	5	IC 95%*	Casos
4	17,8	13	10,7	9,5	8,2	2,4-14	91

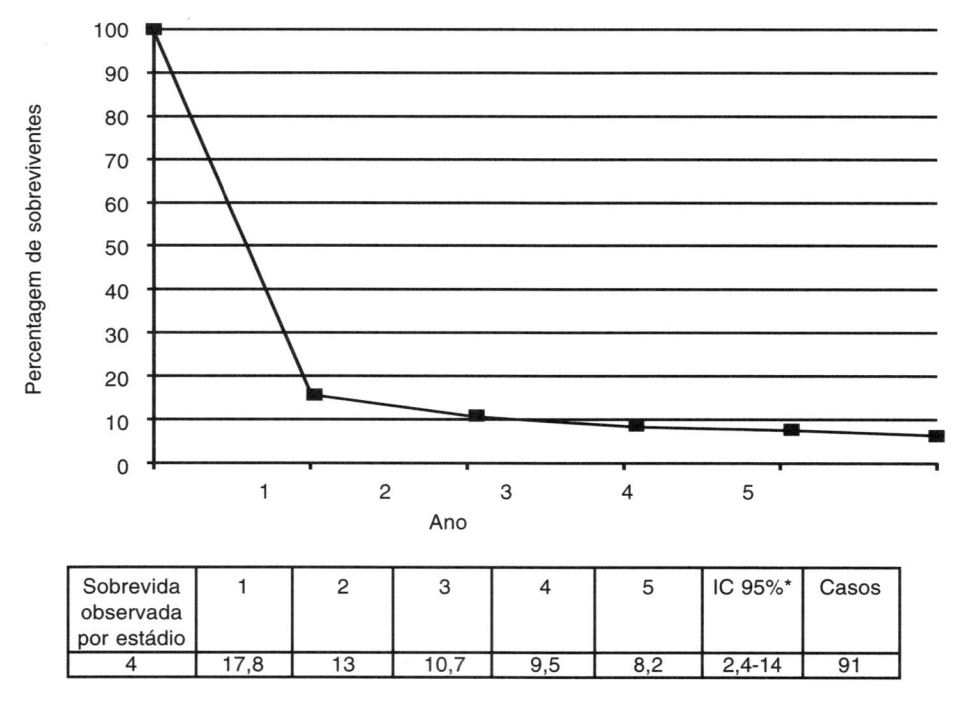

FIGURA 8.4A Sobrevida observada em cinco anos para o estadiamento "combinado" do AJCC, para carcinoma anaplásico estádio IV da glândula tireóide, 1985-1991. (* Intervalos de confiança de 95% correspondem às taxas de sobrevida no ano 5.)

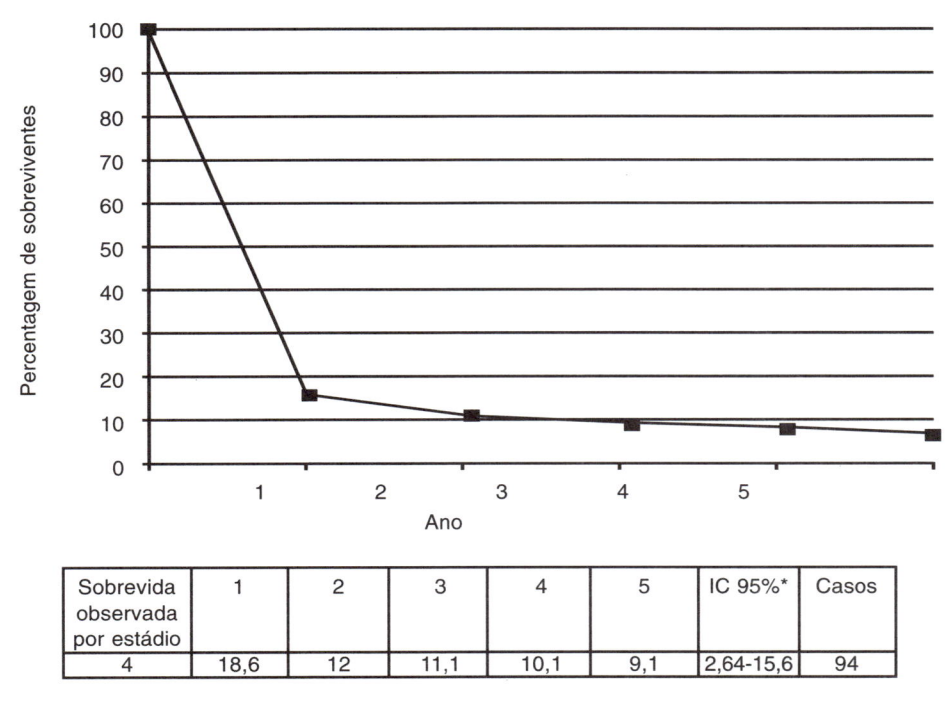

Sobrevida observada por estádio	1	2	3	4	5	IC 95%*	Casos
4	18,6	12	11,1	10,1	9,1	2,64-15,6	94

FIGURA 8.4B Sobrevida relativa em cinco anos para o estadiamento "combinado" do AJCC, para carcinoma anaplásico estádio IV da glândula tireóide, 1985-1991. (* Intervalos de confiança de 95% correspondem às taxas de sobrevida no ano 5.)

BIBLIOGRAFIA

Ain KB: Papillary thyroid carcinoma: etiology, assessment, and therapy. Endocrinol Metab Clin North Am 24:711-760, 1995

Andersen PE, Kinsella J, Loree TR, Shaha AR, Shah JP: Differentiated carcinoma of the thyroid with extrathyroid extension–risks for failure and patterns of recurrence. Am J Surg 170:467-470, 1995

Antonacci A, Brierley G, Bacchi F, Consorti C, et al: Thyroid cancer. In Hermanek P, Gospodarowicz MK, Henson DE, et al (Ede): Prognostic Actors in cancer. Berlin: SpringerVerlag 28-36, 1995

Brierley JD, Panzarella T, Tsang RW, et al: Comparing staging classifications using thyroid cancer as an example. Cancer 79:2414-2413, 1997

Brierley J, Tsang R, Simpson WJ, et al: Medullary thyroid cancer–analyses of survival and prognostic factors and the role of radiation therapy in local control. Thyroid 6:305-310, 1996

Cady B, Rossi R, Silverman M, et al: Further evidence of the validity of risk group definition in differentiated thyroid carcinoma. Surgery 98:1171-1178, 1985

Cohn K, Blackdahl M, Forsslund G, et al: Prognostic value of nuclear DNA content in papillary thyroid carcinoma. World J Surg 8:474-480, 1984

Hay ID, Grant CS, Taylor WF, et al: Ipsilateral lobectomy versus bilateral lobar resection in papillary thyroid carcinoma: a retrospective analysis of surgical outcome using a novel prognostic scoring system. Surgery 102:1088-1095, 1987

Hedinger C. Histological typing of thyroid tumours: WHO international histological classification of tumours, 2nd ed. Berlin-Heidelberg-New York: Springer-Verlag, 1988

Hundahl SA, Cady B, Cunningham MP, Mazzaferri E, McKee R, Rosai J, Shah JP, Fremgen AM, Stewart AK, Holzer S (United States and German Thyroid Cancer Study Group): Initial results from a prospective cohort of 5,583 cases of thyroid carcinoma treated in the United States during 1996. Cancer 89;202-217, 2000

LiVolsi VA. Surgical pathology of the thyroid. Philadelphia: WB Saunders,1990

Mazzaferri EL, Jhiang S: Long-term impact of initial surgical and medical therapy on papillary and follicular thyroid cancer. Am J Med 97:418-428, 1994

McConahey WM, Hay ID, Woolner LB, et al: Papillary thyroid cancer treated at the Mayo Clinic 1946-1970: initial manifestations, pathological findings, therapy and outcome. Mayo Clinic Proc 61:978-996, 1986

Rosai J, Carcangiu L, DeLellis RA: Tumors of the thyroid gland, 3rd series. Washington, DC: Armed Forces Institute of Pathology, 1992

Rossi R: Prognosis of undifferentiated carcinoma and lymphoma of the thyroid. Am J Surg 135:589-596, 1978

Saad MF, Ordonez NG, Rashid RK, et al: Medullary carcinoma of the thyroid: a study of the clinical features and prognostic factors in 161 patients. Medicine 63:319-342, 1984

Shah JP, Loree TR, Dharker D, et al: Prognostic factors in differentiated carcinoma of the thyroid gland. Am J Surg 1645:658-661, 1992

Shaha AR, Loree TR, Shah JP: Prognostic factors and risk group analyst in follicular carcinoma of the thyroid. Surgery 118:1131-1138, 1995

Shaha AR, Shah JP, Loree TR: Risk group stratification and prognostic factors in papillary carcinoma of the thyroid. Ann Surg Onc 3:534-538, 1996

Simpson WL, Panzarella T, Carruthers JS, et al: Papillary and follicular thyroid cancer: impact of treatment in 1,578 patent. Int J Radiation Oncol Biol Phys 14:1063-1075, 1988 Young RL, Mazzaferri EL, Rahea J, et al: Pure follicular thyroid carcinoma: impact of therapy in 214 patients. J Nucl Med 21:733-737, 1980

HISTOLOGIAS – TIREÓIDE

M8020/3 Carcinoma indiferenciado SOE
M8021/3 Carcinoma anaplásico SOE
M8050/3 Carcinoma papilar SOE
M8051/3 Carcinoma verrucoso SOE
M8260/3 Adenocarcinoma papilar SOE
M8290/3 Adenocarcinoma de células de Hurthle
M8330/3 Adenocarcinoma folicular SOE
M8331/3 Adenocarcinoma folicular bem-diferenciado
M8335/3 Adenocarcinoma folicular, minimamente invasivo
M8337/3 Adenocarcinoma insular
M8340/3 Carcinoma papilar, variante folicular
M8341/3 Microcarcinoma papilar
M8342/3 Carcinoma papilar de células oxifílicas
M8343/3 Carcinoma papilar encapsulado
M8344/3 Carcinoma papilar de células colunares
M8345/3 Carcinoma medular com estroma amilóide
M8346/3 Carcinoma misto medular-folicular
M8347/3 Carcinoma misto medular-papilar
M8430/3 Carcinoma mucoepidermóide
M8480/3 Adenocarcinoma mucinoso
M8481/3 Adenocarcinoma produtor de mucina
M8510/3 Carcinoma medular SOE

TIREÓIDE

Nome do hospital / endereço

Nome do paciente / informações

Tipo do espécime _____
Tamanho do tumor _____

Tipo histopatológico _____
Lateralidade: ☐ Bilateral ☐ Esquerda ☐ Direita

DEFINIÇÕES

Clínico Patológico

Tumor primário (T)

- **TX** Tumor primário não pode ser avaliado
- **T0** Sem evidência de tumor primário
- **T1** Tumor com 2 cm ou menos na sua maior dimensão, limitado à tireóide
- **T2** Tumor com mais de 2 cm, mas não mais de 4 cm na sua maior dimensão, limitado à tireóide
- **T3** Tumor com mais de 4 cm na sua maior dimensão, limitado à tireóide, ou qualquer tumor com mínima extensão extratireoideana (por exemplo, para o músculo esternotireóideo ou para os tecidos moles peritireoideanos)
- **T4a** Tumor de qualquer tamanho que se estende além da cápsula da tireóide e invade tecidos moles subcutâneos, laringe, traquéia, esôfago ou nervo laríngeo recorrente
- **T4b** Tumor invade fáscia pré-vertebral ou engloba a artéria carótida ou os vasos mediastinais

Todos os carcinomas anaplásicos são considerados tumores T4.

- **T4a** Carcinoma anaplásico intratireóideo – ressecável cirurgicamente
- **T4b** Carcinoma anaplásico extratireóideo – irressecável cirurgicamente

Linfonodos regionais (N)

Linfonodos regionais são os do compartimento central, os cervicais laterais e os mediastinais superiores

- **NX** Linfonodos regionais não podem ser avaliados
- **N0** Ausência de metástases em linfonodos regionais
- **N1** Metástases em linfonodos regionais
- **N1a** Metástases para o nível VI (linfonodos pré-traqueais, paratraqueais e pré-laríngeos/delphianos)
- **N1b** Metástases em linfonodos cervicais uni, bi ou contralaterais ou, ainda, mediastinais superiores

Metástases a distância (M)

- **MX** Metástases a distância não podem ser avaliadas
- **M0** Ausência de metástases a distância
- **M1** Metástases a distância
  Realizada biópsia do sítio metastático.........☐ Sim.......... ☐ Não
  Fonte do espécime patológico metastático_____

Notas

1. Todas as categorias podem ser subdivididas: (a) tumor solitário, (b) tumor multifocal (o maior determina a classificação)

TIREÓIDE

Grupos de estadiamento
Recomendam-se estadiamentos separados para carcinoma papilar, folicular e anaplásico (indiferenciado)

Clínico Patológico

☐ ☐
☐ ☐

Papilar ou Folicular
Abaixo de 45 anos
Estádio I	Qualquer T	Qualquer N	M0
Estádio II	Qualquer T	Qualquer N	M1

☐ ☐
☐ ☐
☐ ☐

Papilar ou Folicular
45 anos ou mais
Estádio I	T1	N0	M0
Estádio II	T2	N0	M0
Estádio III	T3	N0	M0
	T1	N1a	M0
	T2	N1a	M0
	T3	N1a	M0

☐ ☐

Estádio IVA	T4a	N0	M0
	T4a	N1a	M0
	T1	N1b	M0
	T2	N1b	M0
	T3	N1b	M0
	T4a	N1b	M0

☐ ☐
☐ ☐

Estádio IVB	T4b	Qualquer N	M0
Estádio IVC	Qualquer T	Qualquer N	M1

Clínico Patológico

☐ ☐
☐ ☐

☐ ☐

☐ ☐

☐ ☐
☐ ☐

☐ ☐
☐ ☐
☐ ☐

Carcinoma medular
Estádio I	T1	N0	M0
Estádio II	T2	N0	M0
	T3	N0	M0
Estádio III	T1	N1a	M0
	T2	N1a	M0
	T3	N1a	M0
Estádio IVA	T4a	N0	M0
	T4a	N1a	M0
	T1	N1b	M0
	T2	N1b	M0
	T3	N1b	M0
	T4a	N1b	M0
Estádio IVB	T4b	Qualquer N	M0
Estádio IVC	Qualquer T	Qualquer N	M1

Carcinoma anaplásico
Estádio IVA	T4a	Qualquer N	M0
Estádio IVB	T4b	Qualquer N	M0
Estádio IVC	Qualquer T	Qualquer N	M1

Tumor residual (R)
☐ RX Presença de tumor residual não pode ser avaliada
☐ R0 Sem tumor residual
☐ R1 Tumor residual microscópico
☐ R2 Tumor residual macroscópico

Símbolos descritivos
Para a identificação de casos especiais de classificação TNM ou pTNM, o sufixo "m" e os prefixos "y", "r" e "a" são empregados. Embora eles não afetem o estadiamento, indicam casos que requerem análise separada.

☐ **Sufixo "m"**. Indica a presença de tumores primários múltiplos em um único sítio e é registrado entre parênteses: pT(m)NM.
☐ **Prefixo "y"**. Indica os casos nos quais a classificação é realizada durante ou logo após o tratamento. A categoria cTNM ou pTNM é identificada pelo prefixo "y". O ycTNM ou ypTNM categoriza a extensão do tumor realmente presente no momento do exame. A categoria "y" não é uma estimativa da extensão do tumor antes do tratamento.
☐ **Prefixo "r"**. Indica um tumor recorrente estadiado após uma sobrevida livre de doença e é identificado pelo prefixo "r": rTNM (ver reclassificação "r" anterior, como rTNM).
☐ **Prefixo "a"**. Designa o estádio determinado por autópsia: aTNM.

Indicadores prognósticos (se aplicável)

Notas
Símbolos Descritivos Adicionais

Invasão de vasos linfáticos (L)
LX Invasão de vasos linfáticos não pode ser avaliada
L0 Ausência de invasão de vasos linfáticos
L1 Invasão de vasos linfáticos

Invasão venosa (V)
VX Invasão venosa não pode ser avaliada
V0 Ausência de invasão venosa
V1 Invasão venosa microscópica
V2 Invasão venosa macroscópica

TIREÓIDE

ILUSTRAÇÃO
Indique no diagrama o tumor primário e os linfonodos regionais envolvidos.

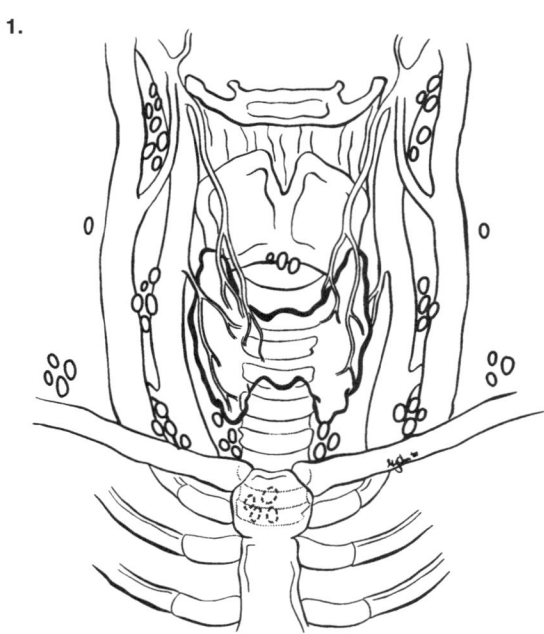

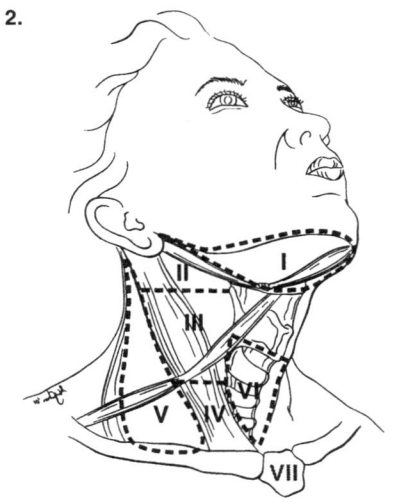

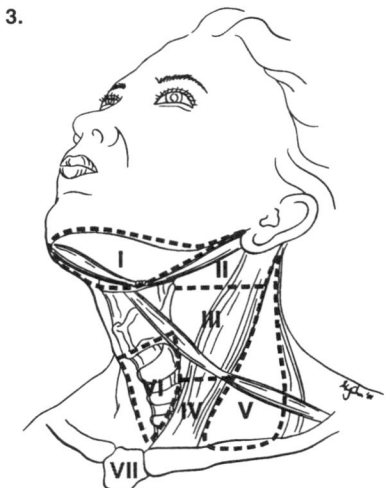

1.

2.

3.

Assinatura do médico _____ Data _____

Parte III

Sistema digestivo

9
Esôfago
(Não estão incluídos tumores não-epiteliais, como os de tecido linfóide, tecidos moles, ossos e cartilagens)

C15.0 Neoplasia maligna da porção cervical do esôfago (esôfago cervical)
C15.1 Neoplasia maligna da porção torácica do esôfago (esôfago torácico)
C15.2 Neoplasia maligna da porção abdominal do esôfago (esôfago abdominal)
C15.3 Neoplasia maligna do terço superior do esôfago
C15.4 Neoplasia maligna do terço médio do esôfago
C15.5 Neoplasia maligna do terço inferior do esôfago
C15.8 Neoplasia maligna do esôfago com lesão invasiva
C15.9 Neoplasia maligna do esôfago, não-especificada

RESUMO DAS ALTERAÇÕES

- A definição TNM e o grupo de estadiamento para este capítulo não se modificaram em relação à quinta edição.

INTRODUÇÃO

Com ocorrência mais freqüente em homens do que em mulheres, o câncer de esôfago constitui 5,5% de todos os tumores malignos do trato gastrintestinal e menos de 1% de todas as neoplasias dos Estados Unidos. No entanto, durante as duas últimas décadas, tem ocorrido uma mudança profunda na epidemiologia do câncer esofágico na América do Norte e na maioria dos países ocidentais, caracterizada por um rápido aumento na incidência da doença e uma marcada alteração na histologia – de carcinoma de células escamosas (ocorrendo predominantemente no terço médio e distal do esôfago) para adenocarcinoma (ocorrendo no esôfago distal e na junção esofagogástrica – EG). Entre os fatores predisponentes para carcinomas de células escamosas estão incluídos a alta ingestão de álcool e o tabagismo pesado ou as deficiências nutricionais de vitaminas e minerais. Em contraste, os carcinomas da junção EG surgem mais comumente de um epitélio de Barrett, cujas causas permanecem indefinidas.

As neoplasias malignas do esôfago, independentemente do tipo histológico, podem se estender pelas áreas de superfície mucosa. Os carcinomas de células escamosas surgem com freqüência como tumores multifocais, presumivelmente como resultado da carcinogênese da área. Os adenocarcinomas podem ter extensão variável de doença mucosa e submucosa, em particular em indivíduos com longos segmentos de mucosa de Barrett. No entanto, no estadiamento são consideradas apenas a profundidade de penetração na parede esofágica e a condição dos linfonodos.

Vários pacientes são assintomáticos durante os estádios iniciais da doença. Os sintomas precoces incluem aqueles relacionados ao refluxo gastresofágico e ao esôfago de Barrett associado ou odinofagia causada por ulceração esofágica. Infelizmente, o sintoma mais comum para todos os tumores é a disfagia, que ocorre em decorrência de grandes tumores, que obstruem o lúmen e invadem profundamente a parede esofágica. Assim, a maioria dos pacientes já possui doença localmente avançada ou metastática no momento do diagnóstico.

ANATOMIA

Sítio primário. O esôfago inicia na hipofaringe, percorrendo um trajeto posterior à traquéia e ao coração, passando pelo mediastino posterior e penetrando no estômago por meio de de uma abertura no diafragma, chamada de hiato.

Histologicamente, o esôfago tem quatro camadas: mucosa, submucosa, muscular própria e adventícia. Não há serosa.

Para propostas de classificação, estadiamento e relato de câncer, o esôfago é dividido em quatro regiões. Como o comportamento e o tratamento do câncer de esôfago variam de acordo com essas divisões anatômicas, elas devem ser registradas e relatadas separadamente. A localização do câncer no esôfago definida no momento da endoscopia é freqüentemente, medida a partir dos dentes incisivos.

Esôfago cervical. O esôfago cervical começa na borda inferior da cartilagem cricóidea e termina na abertura torácica (nó supra-esternal), aproximadamente 18 cm a partir dos dentes incisivos superiores.

Esôfago intratorácico e abdominal. A região é dividida em duas porções: a *porção torácica superior* estende-se a partir da abertura torácica até a bifurcação da traquéia, aproximadamente 24 cm a partir dos dentes incisivos superiores. A *porção torácica média* repousa entre a bifurcação da traquéia e o esôfago distal, logo acima da junção gastresofágica. O nível inferior dessa porção está a aproximadamente 32 cm dos dentes incisivos superiores.

Esôfago torácico inferior e porção abdominal. Com aproximadamente 3 cm de comprimento, o esôfago inferior também inclui a porção intra-abdominal do esôfago e a junção EG, que fica em torno de 40 cm dos dentes incisivos superiores. A maioria dos adenocarcinomas surge a partir da junção EG e envolve tanto o esôfago distal quanto o o estômago proximal. Existem controvérsias na maneira de distinguir entre câncer gástrico proximal envolvendo a junção EG e câncer esofágico distal estendendo-se inferiormente e envolvendo a cárdia. Na ausência de mucosa de Barrett subjacente, essa distinção pode ser difícil. Siewert propôs classificar o câncer da junção EG em tipos I, II e III, dependendo da extensão relativa de envolvimento do esôfago ou do estômago. Tal classificação necessita ser validada para determinar sua fidedignidade para estadiamento ou prognóstico. Na prática clínica, os tumores que surgem na junção EG e na cárdia, e que possuem envolvimento mínimo (2 cm ou menos) do esôfago, são considerados tumores primários gástricos.

Linfonodos regionais. Os linfonodos regionais específicos são listados a seguir:

Esôfago cervical
    Escalenos
    Jugulares internos
    Cervicais superiores e inferiores
    Periesofageanos
    Supraclaviculares
Esôfago intratorácico – superior, médio e inferior
    Periesofageanos superiores (acima da veia ázigos)
    Subcarinais
    Periesofageanos inferiores (abaixo da veia ázigos)
Junção gastresofágica
    Esofageanos inferiores (abaixo da veia ázigos)
    Diafragmáticos
    Pericárdicos
    Gástricos esquerdos
    Celíacos

O envolvimento de linfonodos mais distantes (como cervicais ou celíacos em neoplasias de esôfago intratorácico) é considerado metástase a distância (M1a). No entanto, análises recentes sugerem que doença nodal extensa é associada à sobrevida global melhor do que metástases viscerais, com aproximadamente 10% de chance de cura em cinco anos após a ressecção cirúrgica. Assim, tem sido sugerido que o envolvimento de linfonodos distantes seja classificado como N2, em vez de M1a, mas tal alteração no estadiamento ainda necessita de mais estudos.

A nomenclatura utilizada para indicar a localização dos linfonodos envolvidos, já descrita, fornece uma descrição anatômica geral. Mais recentemente, um mapeamento de linfonodos, que estende a nomenclatura e o sistema de numeração utilizados para o estadiamento do carcinoma pulmonar de células não-pequenas, tem sido desenvolvido e utilizado em ensaios clínicos. Esse mapa, mostrado na Figura 9.1, torna possível a identificação mais precisa dos linfonodos envolvidos.

Sítios metastáticos. O fígado, os pulmões e a pleuras são os sítios mais comuns de metástases a distância. Ocasionalmente, o tumor pode se estender diretamente para o interior das estruturas mediastinais, antes que as metástases a distância estejam evidentes; isso ocorre com maior freqüência com tumores do esôfago intratorácico, que pode se estender diretamente para ao interior da aorta, da traquéia e do pericárdio.

REGRAS PARA A CLASSIFICAÇÃO

Estadiamento clínico. O estadiamento clínico depende da extensão anatômica do tumor primário, que pode ser definida pelo exame antes do tratamento. Tal exame inclui uma combinação de história clínica, exame físico, exames laboratoriais de rotina, esofagogastroscopia com biópia, ultra-sonografia esofágica (USE), tomografia computadorizada (TC) e tomografia por emissão de pósitrons (PET). A USE é a maneira mais acurada de identificar a profundidade de invasão do tumor e também pode revelar metástases para linfonodos regionais. A TC é mais útil para identificar doença metastática a distância. Embora a experiência com o PET ainda seja limitada, ele parece ser mais sensível que a TC na detecção de metástases a distância. O uso combinado de USE, TC e PET parece ser a maneira não-invasiva mais acurada de estadiar os carcinomas de esôfago.

A localização anatômica do tumor primário (cervical, torácico superior, torácico médio, torácico inferior ou junção gastresofágica) deve ser registrada.

Estadiamento patológico. O estadiamento patológico é baseado na exploração cirúrgica e no exame do esôfago cirurgicamente ressecado e dos linfonodos associados. O envolvimento de estruturas adjacentes depende da localização do tumor primário; essa extensão e a pre-

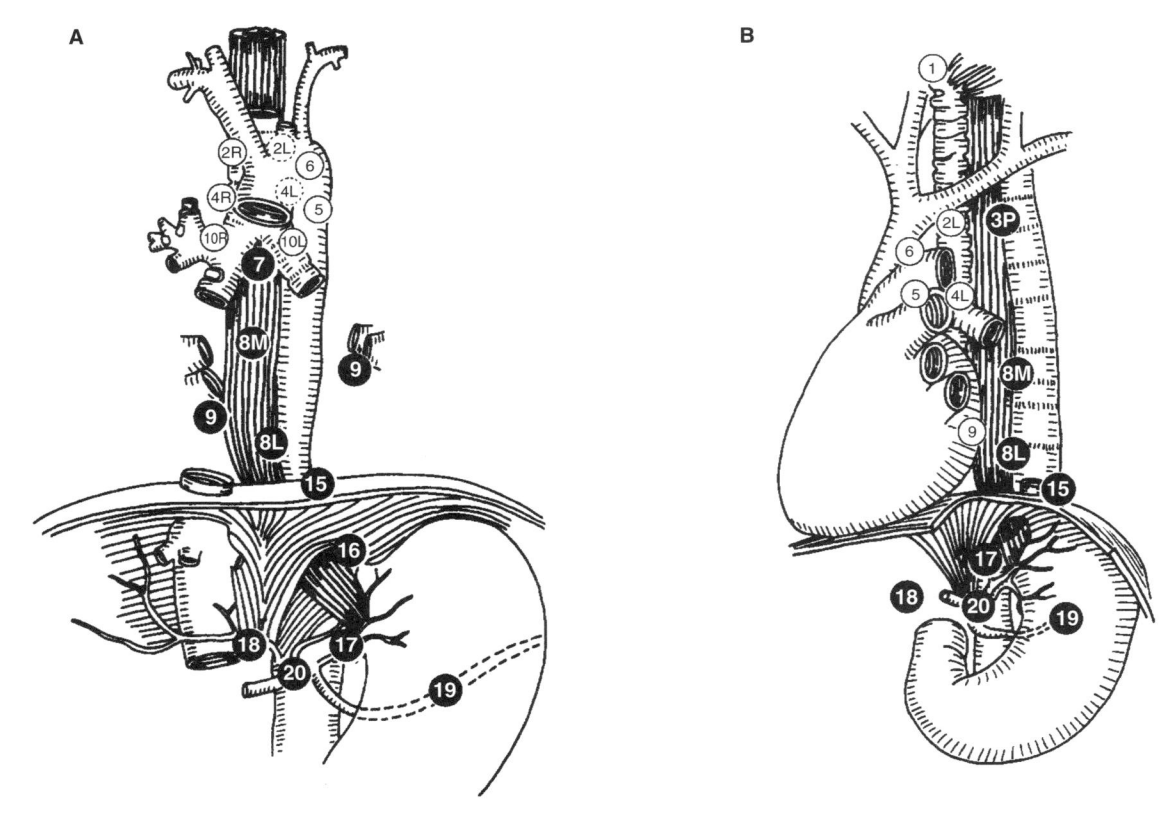

Estações de linfonodos para o estadiamento do câncer de esôfago, em posição frontal (A) e lateral (B)

1	Linfonodos supraclaviculares	Acima da incisura supra-esternal e das clavículas
2R	Linfonodos paratraqueais superiores direitos	Entre a intersecção da margem caudal da artéria inominada com a traquéia e o ápice do pulmão
2L	Linfonodos paratraqueais superiores esquerdos	Entre o topo do arco aórtico e o ápice do pulmão
•3P	Linfonodos mediastinais posteriores	Linfonodos para-esofageanos superiores, acima da bifurcação da traquéia
4R	Linfonodos paratraqueais inferiores direitos	Entre a intersecção da margem caudal da artéria inominada com a traquéia e a borda cefálica da veia ázigos
4L	Linfonodos paratraqueais inferiores esquerdos	Entre o topo do arco aórtico e a carina
5	Linfonodos aortopulmonares	Linfonodos subaórticos e para-aórticos laterais ao ligamento arterioso
6	Linfonodos mediastinais anteriores	Anterior à aorta ascendente ou à artéria inominada
•7	Linfonodos subcarinais	Caudal à carina da traquéia
•8M	Linfonodos para-esofageanos médios	Da bifurcação da traquéia até a margem caudal da veia pulmonar inferior
•8L	Linfonodos para-esofageanos inferiores	Da margem caudal da veia pulmonar inferior até a junção gastresofágica.
•9	Linfonodos do ligamento pulmonar	No interior do ligamento pulmonar inferior
10R	Linfonodos traqueobrônquicos direitos	Da borda cefálica da veia ázigos até a origem do brônquio do lobo superior direito
10L	Linfonodos traqueobrônquicos esquerdos	Entre a carina e o brônquio do lobo superior esquerdo
•15	Linfonodos diafragmáticos	Repousando no *domus* do diafragma e adjacente ou atrás da sua *crux*
•16	Linfonodos paracárdicos	Imediatamente adjacente à junção gastresofágica
•17	Linfonodos gástricos esquerdos	Ao longo do curso da artéria gástrica esquerda
•18	Linfonodos hepáticos comuns	Ao longo do curso da artéria hepática comum
•19	Linfonodos esplênicos	Ao longo do curso da artéria esplênica
•20	Linfonodos celíacos	Na base da artéria celíaca

FIGURA 9.1 Mapa dos linfonodos esofágicos, indicando as estações de linfonodos para o estadiamento do câncer de esôfago, em posição frontal (A) e lateral (B). (Reproduzida com permissão da Divisão de Oncologia da Bristol-Myers.)

sença de metástases a distância devem ser especificamente documentadas. Uma única classificação serve para todas as regiões do esôfago e da junção EG e para o estadiamento clínico e patológico.

CLASSIFICAÇÃO TNM

Tumor primário (T)
TX Tumor primário não pode ser avaliado
T0 Sem evidência de tumor primário
Tis Carcinoma *in situ*
T1 Tumor invade a lâmina própria ou submucosa
T2 Tumor invade a muscular própria
T3 Tumor invade a adventícia
T4 Tumor invade estruturas adjacentes

Linfonodos regionais (N)
NX Linfonodos regionais não podem ser avaliados
N0 Ausência de metástases em linfonodos regionais
N1 Metástases em linfonodos regionais

Metástases a distância (M)
MX Metástases a distância não podem ser avaliadas
M0 Ausência de metástases a distância
M1 Metástases a distância

Tumores do esôfago torácico inferior:
M1a Metástases para linfonodos celíacos
M1b Outras metástases a distância

Tumores do esôfago torácico médio:
M1a Não se aplica
M1b Metástases em linfonodos não-regionais e/ou outras metástases a distância

Tumores do esôfago torácico superior:
M1a Metástases em linfonodos cervicais
M1b Outras metástases a distância

GRUPOS DE ESTADIAMENTO

Estádio 0	Tis	N0	M0
Estádio I	T1	N0	M0
Estádio IIA	T2	N0	M0
	T3	N0	M0
Estádio IIB	T1	N1	M0
	T2	N1	M0
Estádio III	T3	N1	M0
	T4	Qualquer N	M0
Estádio IV	Qualquer T	Qualquer N	M1
Estádio IVA	Qualquer T	Qualquer N	M1a
Estádio IVB	Qualquer T	Qualquer N	M1b

TIPO HISTOPATOLÓGICO

A classificação aplica-se para todos os carcinomas, mas os sarcomas não são incluídos. O carcinoma de células escamosas é o tipo mais comum no mundo inteiro, embora a incidência do adenocarcinoma esteja crescendo. Na América do Norte e na Europa, os adenocarcinomas são mais comuns do que os carcinomas de células escamosas. Os adenocarcinomas originários a partir de esôfago de Barrett estão incluídos na classificação.

O esôfago de Barrett (mucosa de Barrett) é uma metaplasia colunar do esôfago que se deve a refluxo gastresofágico crônico. É o único precursor conhecido do adenocarcinoma de esôfago, embora o risco de câncer de Barrett varie muito de um estudo para outro. O diagnóstico de mucosa de Barret é feito quando dois critérios são preenchidos: em primeiro lugar, deve haver mucosa colunar grosseira ou endoscopicamente anormal envolvendo o esôfago distal, em geral identificada como uma mucosa rosada que se estende sobre a junção escamocolunar normal. Tal junção é a borda normal entre a mucosa gástrica e a esofágica que, usualmente, coincide com a junção gastresofágica anatômica, mas pode repousar nos 2 cm distais do esôfago tubular. Em segundo lugar, as biópsias das áreas endoscópicas alteradas devem possuir células *globet* na mucosa colunar. A mucosa de Barret é dividida em dois tipos, de acordo com a extensão: doença de curto segmento, quando possui menos de 3 cm, e doença de longo segmento, quando possui 3 cm ou mais. Quando todos os pacientes com doença de curto segmento e de longo segmento são comparados, não é encontrada diferença significativa no risco de câncer, embora possa haver um aumento gradual no risco à medida que aumenta a extensão da doença. A lesão precursora de carcinoma e marcadora de risco muito alto para câncer é a displasia de alto grau em mucosa de Barrett, a qual inclui todo o epitélio neoplásico não-invasivo que, primeiramente, foi chamado de carcinoma *in situ*, um diagnóstico que não é mais utilizado para a mucosa colunar de qualquer local do trato gastrintestinal.

GRAU HISTOLÓGICO

GX Grau não pode ser avaliado
G1 Bem-diferenciado
G2 Moderadamente diferenciado
G3 Pobremente diferenciado
G4 Indiferenciado

FATORES PROGNÓSTICOS

A localização anatômica não parece ser uma variável de importância prognóstica. No entanto, as lesões no esôfago torácico superior e no esôfago cervical podem ser de manejo cirúrgico mais difícil que os tumores localizados mais inferiormente, em decorrência da proximidade com estruturas vitais, incluindo a traquéia e os grandes vasos. A profundidade de invasão constitui uma variável independente, mas a extensão tumoral, não, o que tem encorajado a realização de ultra-sonografia endoscópica para o estadiamento, em especial nos indivíduos que podem ser candidatos a tratamento conservador. A disseminação linfática é uma forte variável prognóstica independente, assim como o são as metástases a distância. Nessa útlima categoria, as metástases a distância viscerais parecem ter pior prognóstico do que as metástases para linfonodos não-regionais. O tipo histológico (carcinoma de células escamosas *versus* adenocarcinoma) não é um fator prognóstico. Indiferenciação do tumor, condição da ploidia do DNA e vários oncogenes, fatores de crescimento e outro marcadores têm sido intensivamente estudados como indicadores prognósticos, mas os dados ainda são insuficientes para uma definição conclusiva.

BIBLIOGRAFIA

Block MI, Patterson GA, Sundaresan RS, et al: Improvement in staging of esophageal cancer with the addition of positron emission tomography. Ann Thorac Surg 64:770-777, 1997

Casson AG, Rusch VW, Ginsberg RJ, Zankowiez N, Finley RJ: Lymph node mapping of esophageal cancer. Ann Thorac Surg 58:1569-1570, 1994

Ellis FH Jr, Heatley GJ, Krasna MJ, Williamson WA, Balogh K: Esophagogastrectomy for carcinoma of the esophagus and cardia: a comparison of findings and results after standard resection in three consecutive eight-year intervals with improved staging criteria. J Thorac Cardiovasc Surg 113:836-848, 1997

Kawahara K, Mackawa T, Okabayashi K, et al: The number of lymph node metastases influences survival in esophageal cancer. 1 Surg Oncol 67:160-163, 1998

Kelsen DP, Ginsberg R, Pajak TF, et al: Chemotherapy followed by surgery compared with surgery alone for localized esophageal cancer. N Engl J Med 339:1979-1984, 1998

Killinger WA, Jr., Rice TW, Adelstein DJ, et al: Stage II esophageal carcinoma: the significance of T and N. J Thorac Cardiovasc Surg 111:935-940, 1996

Lightdale CJ: Positron emission tomography: another useful test for staging esophageal cancer. J Clin Oncol 18:3199-3201, 2000

Nishimaki T, Tanaka O, Ando N, et al: Evaluation of the accuracy of preoperative staging in thoracic esophageal cancer. Ann Thorac Surg 68:2059-2064, 1999

Pera M, Cameron AJ, Trastek VF, Carpenter HA, Zinsmeister AR: Increasing incidence of adenocarcinoma of the esophagus and esophagogastric junction. Gastroenterol 104:510-513, 1993

Rudolph RE, Vaughan TL, Storer BE, et al: Effect of segment length on risk for neoplastic progression in patients with Barrett esophagus. Ann Int Med 132:612-620, 2000

Rusch VW, Levine DS, Haggitt R, Reid BJ: The management of high grade dysplasia and early cancer in Barrett's esophagus. Cancer 74:1225-1229, 1994

Sabik JF, Rice TW, Goldblum JR, et al: Superficial esophageal carcinoma. Ann Thorac Surg 60:896-902, 1995

Sampliner RE: Practice guidelines on the diagnosis, surveillance, and therapy of Barrett's esophagus: the Practice Parameters Committee of the American College of Gastroenterology. Am J Gastroenterol 93:1028-1032, 1998

Siewert JR, Feith M, Werner M, Stein HJ: Adenocarcinoma of the esophagogastric junction: results of surgical therapy based on anatomical/topographic classification in 1,002 consecutive patients. Trans Am Surg Assoc 118:67-75, 2000

Steup WH, De Leyn P, Deneffe G, Van Raemdonck D, Coosemans W, Lerut T: Tumors of the esophagogastric junction. Long term survival in relation to the pattern of lymph node metastasis and a critical analysis of the accuracy or inaccuracy of pTNM classification. J Thorac Cardiovasc Surg 111:85-95, 1996

Yang PC, Davis & Incidence of cancer of the esophagus in the US. by histologic type. Cancer 61:612-617, 1988

HISTOLOGIAS – ESÔFAGO

M8000/3	Neoplasia maligna
M8001/3	Células tumorais malignas
M8002/3	Tumor maligno, tipo células pequenas
M8003/3	Tumor maligno, tipo células gigantes
M8004/3	Tumor maligno, tipo células fusiformes
M8005/3	Tumor maligno, tipo células claras
M8010/2	Carcinoma in situ SOE
M8010/3	Carcinoma SOE
M8011/3	Epitelioma maligno
M8012/3	Carcinomas de células grandes SOE
M8013/3	Carcinomas de células grandes neuroendócrinos
M8014/3	Carcinomas de células grandes com fenótipo rabdóide
M8015/3	Carcinomas de células hialinas
M8020/3	Carcinoma indiferenciado SOE
M8021/3	Carcinoma anaplásico SOE
M8022/3	Carcinoma pleomórfico
M8030/3	Carcinoma de células gigantes e de células fusiformes
M8031/3	Carcinoma de células gigantes
M8032/3	Carcinoma de células fusiformes
M8033/3	Carcinoma pseudo-sarcomatoso
M8034/3	Carcinoma de células poligonais
M8035/3	Carcinoma com células gigantes semelhantes a osteoclastos
M8041/3	Carcinoma de células pequenas SOE
M8042/3	Carcinoma *oat cell*
M8043/3	Carcinoma de células pequenas, fusiformes
M8044/3	Carcinoma de células pequenas, intermediárias
M8045/3	Carcinoma de células pequenas e de células grandes
M8046/3	Carcinoma de células não-pequenas
M8050/3	Carcinoma papilar SOE
M8051/3	Carcinoma verrucoso SOE
M8052/2	Carcinoma papilar de células escamosas, não-invasivo
M8052/3	Carcinoma papilar de células escamosas
M8070/2	Carcinoma in situ de células escamosas, SOE
M8070/3	Carcinoma de células escamosas SOE
M8071/3	Carcinoma de células escamosas, queratinizado, SOE
M8072/3	Carcinoma de células escamosas, de células grandes, não-queratinizado
M8073/3	Carcinoma de células escamosas, de células pequenas, não-queratinizado
M8074/3	Carcinoma de células escamosas, de células fusiformes
M8075/3	Carcinoma de células escamosas adenóides
M8076/2	Carcinoma in situ de células escamosas com invasão questionável do estroma
M8076/3	Carcinoma de células escamosas, microinvasivo
M8077/2	Neoplasia escamosa intra-epitelial, grau III
M8082/3	Carcinoma linfoepitelial
M8083/3	Carcinoma de células escamosas basalóide
M8084/3	Carcinoma de células escamosas, tipo células claras
M8090/3	Carcinoma de células basais SOE

M8091/3	Carcinoma de células basais, multicêntrico	M8480/3	Adenocarcinoma mucinoso
M8092/3	Carcinoma de células basais, tipo morféia	M8481/3	Adenocarcinoma produtor de mucina
M8093/3	Carcinoma de células basais, fibroepitelial	M8490/3	Carcinoma de células em anel de sinete
M8094/3	Carcinoma basoescamoso	M8510/3	Carcinoma medular SOE
M8095/3	Carcinoma metatípico	M8560/3	Carcinoma adenoescamoso
M8097/3	Carcinoma de células basais, nodular	M8570/3	Adenocarcinoma com metaplasia escamosa
M8098/3	Carcinoma adenóide basal	M8571/3	Adenocarcinoma com metaplasia cartilaginosa e óssea
M8244/3	Carcinóide composto	M8572/3	Adenocarcinoma com metaplasia de células fusiformes
M8245/3	Tumor adenocarcinóide	M8573/3	Adenocarcinoma com metaplasia apócrina
M8246/3	Carcinoma neuroendócrino	M8574/3	Adenocarcinoma com diferenciação neuroendócrina
M8247/3	Carcinoma de células de Merkel	M8575/3	Carcinoma metaplásico SOE
M8249/3	Tumor carcinóide atípico	M8830/3	Histiocitoma fibroso maligno
M8255/3	Adenocarcinoma com subtipos mistos	M8933/3	Adenossarcoma
M8260/3	Adenocarcinoma papilar SOE	M8940/3	Tumor misto maligno SOE
M8430/3	Carcinoma mucoepidermóide	M8941/3	Carcinoma em adenoma pleomórfico
M8440/3	Cistadenocarcinoma SOE		

ESÔFAGO

Nome do hospital / endereço

Nome do paciente / informações

Tipo do espécime _____
Tamanho do tumor _____

Tipo histopatológico _____

DEFINIÇÕES

Clínico   Patológico

Tumor primário (T)
TX   Tumor primário não pode ser avaliado
T0   Sem evidência de tumor primário
Tis   Carcinoma *in situ*
T1   Tumor invade a lâmina própria ou submucosa
T2   Tumor invade a muscular própria
T3   Tumor invade a adventícia
T4   Tumor invade estruturas adjacentes

Linfonodos regionais (N)
NX   Linfonodos regionais não podem ser avaliados
N0   Ausência de metástases em linfonodos regionais
N1   Metástases em linfonodos regionais

Metástases a distância (M)
MX   Metástases a distância não podem ser avaliadas
M0   Ausência de metástases a distância
M1   Metástases a distância
Tumores do esôfago torácico inferior:
M1a   Metástases para linfonodos celíacos
M1b   Outras metástases a distância
Tumores do esôfago torácico médio:
M1a   Não se aplica
M1b   Metástases em linfonodos não-regionais e/ou outras metástases a distância
Tumores do esôfago torácico superior:
M1a   Metástases em linfonodos cervicais
M1b   Outras metástases a distância
      Realizada biópsia do sítio metastático........ ☐ Sim........ ☐ Não
      Fonte do espécime patológico metastático_____

Grupos de estadiamento
Estádio 0	Tis	N0	M0
Estádio I	T1	N0	M0
Estádio IIA	T2	N0	M0
	T3	N0	M0
Estádio IIB	T1	N1	M0
	T2	N1	M0
Estádio III	T3	N1	M0
	T4	Qualquer N	M0
Estádio IV	Qualquer T	Qualquer N	M1
Estádio IVA	Qualquer T	Qualquer N	M1a
Estádio IVB	Qualquer T	Qualquer N	M1b

Grau histológico (G)

☐ GX   Grau não pode ser avaliado
☐ G1   Bem-diferenciado
☐ G2   Moderadamente diferenciado

Notas
1. A erosão superficial apenas do alvéolo do osso/dente devido a primário gengival não é suficiente para classificar o tumor como T4.

ESÔFAGO

- ☐ G3   Pobremente diferenciado
- ☐ G4   Indiferenciado

Tumor residual (R)

- ☐ RX   Presença de tumor residual não pode ser avaliada
- ☐ R0   Sem tumor residual
- ☐ R1   Tumor residual microscópico
- ☐ R2   Tumor residual macroscópico

Símbolos descritivos

Para a identificação de casos especiais de classificação TNM ou pTNM, o sufixo "m" e os prefixos "y", "r" e "a" são utilizados. Embora eles não afetem o estadiamento, indicam casos que requerem análise separada.

- ☐ **Sufixo "m"**. Indica a presença de tumores primários múltiplos em um único sítio e é registrado entre parênteses: pT(m)NM.
- ☐ **Prefixo "y"**. Indica os casos nos quais a classificação é realizada durante ou logo após o tratamento. A categoria cTNM ou pTNM é identificada pelo prefixo "y". O ycTNM ou ypTNM categoriza a extensão do tumor realmente presente no momento do exame. A categoria "y" não é uma estimativa da extensão do tumor antes do tratamento.
- ☐ **Prefixo "r"**. Indica um tumor recorrente estadiado após uma sobrevida livre de doença e é identificado pelo prefixo "r": rTNM (ver reclassificação "r" anterior, como rTNM).
- ☐ **Prefixo "a"**. Designa o estádio determinado por autópsia: aTNM.

Indicadores prognósticos (se aplicável)

Notas
Símbolos Descritivos Adicionais

Invasão de vasos linfáticos (L)
LX   Invasão de vasos linfáticos não pode ser avaliada
L0   Ausência de invasão de vasos linfáticos
L1   Invasão de vasos linfáticos

Invasão venosa (V)
VX   Invasão venosa não pode ser avaliada
V0   Ausência de invasão venosa
V1   Invasão venosa microscópica
V2   Invasão venosa macroscópica

Assinatura do médico _____ Data _____

10
Estômago
(Não estão incluídos linfomas, sarcomas e tumores carcinóides)

C16.0 Neoplasia maligna da cárdia
C16.1 Neoplasia maligna do fundo do estômago
C16.2 Neoplasia maligna do corpo do estômago
C16.3 Neoplasia maligna do antro pilórico
C16.4 Neoplasia maligna do piloro
C16.5 Neoplasia maligna da pequena curvatura do estômago, não-especificada
C16.8 Neoplasia maligna da grande curvatura do estômago, não-especificada
C16.8 Neoplasia maligna do estômago com lesão invasiva
C16.9 Neoplasia maligna do estômago, não-especificada

RESUMO DAS ALTERAÇÕES

- As lesões T2 foram divididas em T2a e T2b.
- T2a é definida como tumor que invade a muscular própria.
- T2b é definida como tumor que invade a subserosa.

INTRODUÇÃO

Nos últimos 70 anos, a incidência do adenocarcinoma gástrico tem diminuído significativamente nos Estados Unidos, mas, mesmo assim, ainda se estima que, no início do século XXI, aproximadamente 22 mil pessoas anualmente desenvolverão a doença. Desses pacientes, 13 mil morrerão, principalmente em decorrência da doença metastática nodal presente já no momento do diagnóstico inicial. Quando se analisa o mundo inteiro, os Estados Unidos estão em 44° lugar em mortalidade feminina e masculina por adenocarcinoma gástrico. As taxas maiores da doença continuam sendo em áreas da Ásia e da Rússia. As tendências nas taxas de sobrevida dos anos 1970 aos 1990 mostraram pouca melhora. Durante a década de 1990, 20% dos casos de adenocarcinoma gástrico diagnosticados eram localizados na parede gástrica, enquanto 30% tinham evidência de doença nodal regional. Metástases para outros órgãos abdominais e metástases extra-abdominais representam 35% dos casos. Embora a sobrevida global em cinco anos seja de aproximadamente 15 a 20%, a sobrevida em cinco anos é de aproximadamente 55% quando a doença é localizada no estômago (Figura 10.1). O envolvimento de linfonodos regionais reduz a sobrevida em cinco anos para aproximadamente 20%.

Uma modificação notável no sítio de câncer gástrico, nas últimas décadas, mostra aumento da doença em estômago proximal; No passado, havia predominância de câncer gástrico distal, apresentando-se como massa ou lesões ulceradas. Embora outras malignidades ocorram no estômago, aproximadamente 90% de todas as neoplasias gástricas são adenocarcinomas. Os tumores da junção gastresofágica (GE) podem ser de difícil estadiamento, tanto como primário gástrico quanto esofágico, devido ao aumento da incidência de adenocarcinoma esofágico que, presumivelmente, resulta de doença do refluxo gastresofágico. Por convenção, se mais de 50% do câncer envolve o esôfago, ele é classificado como esofágico, o mesmo ocorrendo para o estômago (mais de 50% de tumor abaixo da junção GE é classificado como gástrico). Se o tumor se localiza igualmente acima ou abaixo da junção GE, a histologia determina a origem do sítio primário – células escamosas, pequenas células e carcinomas indiferenciados são classificados como esofágicos e adenocarcinoma, e células em anel de sinete, como gástricos. Quando há esôfago de Barrett (metaplasia intestinal), os adenocarcinomas tanto da cárdia quanto do esôfago inferior são considerados como de origem esofágica.

ANATOMIA

Sítio primário. O estômago é a primeira divisão da porção abdominal do trato alimentar, que se inicia na junção GE e estende-se até o piloro. O estômago proximal localiza-se imediatamente abaixo do diafragma e chama-se cárdia. As demais partes são o fundo (corpo) e a porção distal do estômago (conhecida como antro). O piloro é um anel muscular que controla o fluxo de alimento do estômago para a primeira porção do duodeno. As curvaturas medial e lateral do estômago são conhecidas como a pequena e a grande curvaturas, respectivamente. Do ponto de vista histológico, a parede do estômago tem cinco camadas: mucosa, submucosa, muscular, subserosa e serosa.

O estadiamento do adenocarcinoma gástrico primário é dependente da profundidade de penetração do tumor primário. A designação T2 foi subdividida em T2a (invasão da muscular própria) e T2b (invasão da subserosa), com o objetivo de diferenciar essas localizações intramurais, embora não haja alterações na designação do grupo de estadiamento.

Linfonodos regionais. Vários grupos de linfonodos regionais drenam a parede do estômago. Esses linfonodos perigástricos são encontrados ao longo da pequena e da grande curvatura. Os demais grupos nodais maiores seguem os principais vasos arteriais e venosos, desde a aorta até a circulação porta. Uma dissecção nodal adequada das áreas regionais é importante para garantir designação apropriada da determinação do pN. Embora seja sugerido que no mínimo 15 linfonodos regionais devam ser avaliados patologicamente, uma determinação pN0 pode ser atribuída baseando-se no número atual de linfonodos avaliados microscopicamente.

O envolvimento de outros linfonodos intra-abdominais, como os hepatoduodenais, retropancreáticos, mesentéricos e para-aórticos, é classificado como metástase a distância. As áreas nodais específicas são as seguintes:

Grande curvatura do estômago:
Grande curvatura, omento maior, gastroduodenal, gastrepiplóica, pilórica e pancreático-duodenal

Áreas pancreática e esplênica:
Pancreático-lienal, peripancreática, esplênica

Pequena curvatura do estômago:
Pequena curvatura, omento menor, gástrica esquerda, cardioesofágica, hepática comum, celíaca e hepatoduodenal

Grupos linfonodais distantes:
Retropancreática, para-aórtica, portal, retroperitoneal, mesentérica

Sítios metastáticos. A distribuição mais comum de metástases é para o fígado, as superfícies peritoneais e os linfonodos não-regionais ou distantes. As metástases para sistema nervoso central e pulmões ocorrem menos freqüentemente. Uma extensão direta de lesões volumosas (*bulky*) pode ocorrer para fígado, cólon transverso, pâncreas ou diafragma.

REGRAS PARA A CLASSIFICAÇÃO

Estadiamento clínico. Designado de cTNM, o estadiamento clínico é baseado na evidência da extensão da doença antes da instituição de tratamento definitivo. Inclui exame físico, imagem radiológica, endoscopia, biópsia e avaliação laboratorial. Todos os tumores devem ter confirmação histológica.

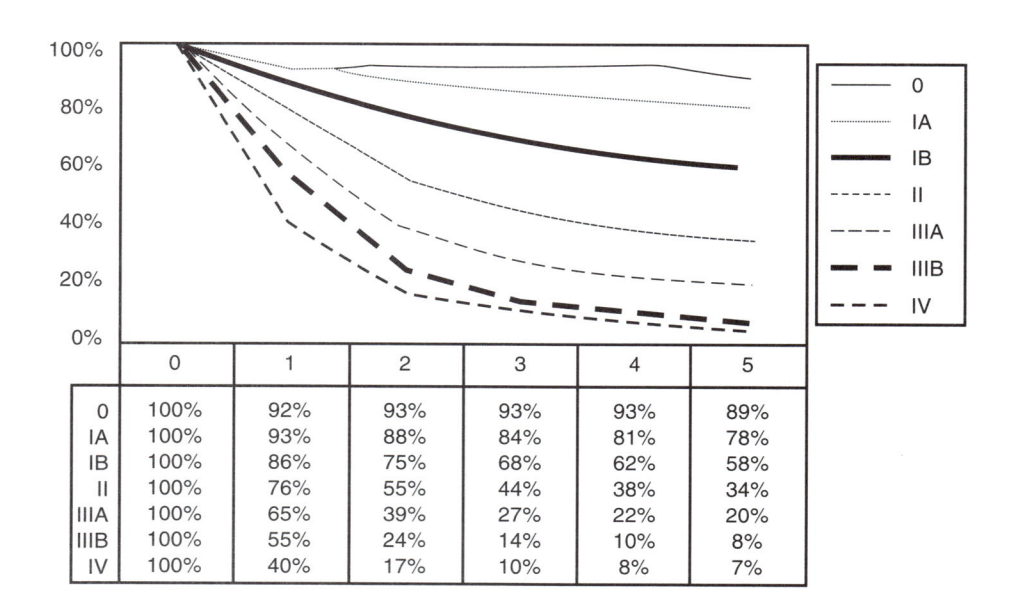

	0	1	2	3	4	5
0	100%	92%	93%	93%	93%	89%
IA	100%	93%	88%	84%	81%	78%
IB	100%	86%	75%	68%	62%	58%
II	100%	76%	55%	44%	38%	34%
IIIA	100%	65%	39%	27%	22%	20%
IIIB	100%	55%	24%	14%	10%	8%
IV	100%	40%	17%	10%	8%	7%

FIGURA 10.1 Taxas de sobrevida de um ano até cinco anos para pacientes submetidos à gastrectomia. Número de pacientes por grupo de estadiamento: Estádio 0 (322), Estádio IA (2905), Estádio IB (4658), Estádio II (6541), Estádio IIIA (7481), Estádio IIIB (2330) e Estádio IV (8617). Hundahl SA, Phillips JL, Menck HR: The National Cancer Data Base report on survival of U.S. gastric carcinoma patients treated with gastrectomy. Cancer 88:921-32, 2000. © 2000 American Cancer Society. Reproduzida, com permissão de Wiley-Liss, Inc., uma subdivisão de John Wiley & Sons, Inc.

Estadiamento patológico. O estadiamento patológico depende de dados clínicos associados a achados subseqüentes à exploração cirúrgica e ao exame do espécime ressecado cirurgicamente, quando realizado. A avaliação patológica dos linfonodos regionais implica a sua remoção e o exame histológico para avaliar o número total de linfonodos, bem como aqueles que contêm tumor metastático. Os nódulos metastáticos na gordura adjacente ao carcinoma gástrico, sem evidência de tecido nodal residual, são considerados metástases linfonodais regionais, mas os nódulos implantados nas superfícies peritoneais são considerados metástases a distância. Se houver incerteza quanto à determinação apropriada do T, do N ou do M, a categoria mais baixa (menos avançada) deve ser selecionada.

CLASSIFICAÇÃO TNM

Tumor primário (T)
- TX Tumor primário não pode ser avaliado
- T0 Sem evidência de tumor primário
- Tis Carcinoma *in situ*: tumor intra-epitelial sem invasão da lâmina própria
- T1 Tumor invade a lâmina própria ou submucosa
- T2 Tumor invade a muscular própria ou subserosa*
- T2a Tumor invade a muscular própria
- T2b Tumor invade a subserosa
- T3 Tumor penetra na serosa (peritônio visceral) sem invasão de estruturas adjacentes**,***
- T4 Tumor invade estruturas adjacentes**,***

Nota: Um tumor pode penetrar a muscular própria com extensão para os ligamentos gastrocólicos ou gastro-hepáticos, ou para o interior do omento maior ou menor, sem perfuração do peritônio visceral que cobre tais estruturas. Nesses casos, o tumor é classificado como T2. Se houver perfuração do peritônio visceral que cobre os ligamentos gástricos ou o omento, o tumor deve ser classificado como T3.

**Nota:* As estruturas adjacentes ao estômago incluem baço, cólon transverso, fígado, diafragma, pâncreas, parede abdominal, glândula adrenal, rim, intestino delgado e retroperitônio.

***Nota:* A extensão intramural para o duodeno é classificada pela profundidade da maior invasão em qualquer um desses sítios, incluindo o estômago.

Linfonodos regionais (N)
- NX Linfonodos regionais não podem ser avaliados
- N0 Ausência de metástases em linfonodos regionais*
- N1 Metástases em 1 a 6 linfonodos regionais
- N2 Metástases em 7 a 15 linfonodos regionais
- N3 Metástases em mais de 15 linfonodos regionais

Nota: A designação pN0 deve ser utilizada se todos os linfonodos examinados forem negativos, independentemente do número total removido e examinado.

Metástases a distância (M)
- MX Metástases a distância não podem ser avaliadas
- M0 Ausência de metástases a distância
- M1 Metástases a distância

GRUPOS DE ESTADIAMENTO

Estádio 0	Tis	N0	M0
Estádio IA	T1	N0	M0
Estádio IB	T1	N1	M0
	T2a/b	N0	M0
Estádio II	T1	N2	M0
	T2a/b	N1	M0
	T3	N0	M0
Estádio IIIA	T2a/b	N2	M0
	T3	N1	M0
	T4	N0	M0
Estádio IIIB	T3	N2	M0
Estádio IV	T4	N1-3	M0
	T1-3	N3	M0
	Qualquer T	Qualquer N	M1

TIPO HISTOPATOLÓGICO

As recomendações de estadiamento aplicam-se apenas aos carcinomas. Assim, não estão incluídos linfomas, sarcomas e tumores carcinóides. Os adenocarcinomas podem ser divididos nos subtipos gerais listados a seguir. Além disso, os termos histológicos intestinal, difuso e misto podem ser aplicados.

Os subtipos histológicos são:

Adenocarcinoma
Adenocarcinoma papilar
Adenocarcinoma tubular
Adenocarcinoma mucinoso
Carcinoma de células em anel de sinete
Carcinoma adenoescamoso
Carcinoma de células escamosas
Carcinoma de células pequenas
Carcinoma indiferenciado

GRAU HISTOLÓGICO

- GX Grau não pode ser avaliado
- G1 Bem-diferenciado
- G2 Moderadamente diferenciado

G3   Pobremente diferenciado
G4   Indiferenciado

FATORES PROGNÓSTICOS

O tratamento é o maior fator prognóstico para o câncer gástrico. Aqueles pacientes que não podem ser submetidos à ressecção têm prognóstico ruim, com sobrevida variando entre três e 11 meses. Para indivíduos submetidos à ressecção completa, os fatores que afetam o prognóstico incluem a localização do tumor no estômago e o tipo patológico macroscópico, além da classificação T e N. O prognóstico para câncer gástrico proximal é menos favorável do que para lesões distais, e o tipo patológico clássico macroscópico, descrito por Borrmann (I-polipóide ou II-ulcerocâncer; III-ulcerado e infiltrativo; IV-infiltrativo), tem impacto prognóstico. O prognóstico dos tipos I e II, que são ressecados, é consideravelmente melhor do que os tipos III e IV, independentemente da presença ou não de envolvimento linfonodal regional.

A profundidade de invasão na parede gástrica (T) correlaciona-se com a diminuição da sobrevida, mas a disseminação linfática regional é, provavelmente, o fator prognóstico mais importante. A classificação histológica de Lauren tem algum impacto no prognóstico, mas lesões difusas são mais freqüentemente proximais e maiores do que as do tipo intestinal, que costumam ser distais. O grau histológico constitui-se em um importante fator prognóstico. Níveis séricos pré-operatórios elevados dos marcadores tumorais CEA e CA 19-9 têm sido associados com desfecho menos favorável.

BIBLIOGRAFIA

Alexander HR, Kelsen DG, Tepper JC: Cancer of the stomach. In DeVita VT, Hellman S, Rosenberg SA (Eds.): Cancer: principles and practice of oncology, 5th ed. Philadelphia: Lippincott-Raven, 1021-1054, 1997

Bonen Kamp JJ, Hermans J, Sasako M, et al: Extended lymphnode dissection for gastric cancer. Dutch Gastric Cancer Group. N Engl J Med 340:908-914, 1999

Bunt AM, Hermans J, Smith VT, et al: Surgical/pathologic-stage migration confounds comparisons of gastric cancer survival rates between japan and Western countries. J Clin Oncol 13:19-25, 1995

Greenlee RT, Hill-Harmon M, Murray T, Thun M: Cancer statistics, 2001. Ca Cancer J Clin 51:15-36, 2001

Hermanek P. Prognostic factors in stomach cancer surgery. Eur J Surg Oncol 12:241-246, 1986

Hermanek P, Wittekind C. Residual tumor (R) classification and prognosis. Semin Surg Oncol 10:12-20, 1994

Hochwald SN, Kim S, Klimstra DS, et al: Analysis of 154 actual five-year survivors of gastric cancer. J Gastrointest Surg 4:520-525, 2000

Ichikura T, Tomimatsu S, Okusa Y, et al. Comparison of the prognostic significance between the number of metastatic lymph nodes and nodal stage based on their location in patients with gastric cancer. J Clin Oncol 11:1894-1900, 1993

Hundahl SA, Phillips IL, Menck HR. The National Cancer Data Base report on survival of U.S. gastric carcinoma patients treated with gastrectomy. Cancer 88:921-932, 2000

Kennedy BJ. Gastric cancer staging and natural history. In Wanebo HJ (Ed.): Surgery for gastrointestinal cancer: a multidisciplinary approach. Philadelphia: Lippincott-Raven, 299-303, 1977

Kodera Y, Yamamura Y, Shimizu Y, et al: The number of metastatic lymph nodes: a promising prognosis determinant for gastric carcinoma in the latest edition of the TNM classification. J Am Coll Surg 187:597-603, 1998

Lauren P. The two histological main types of gastric carcinoma: diffuse and so-called intestinal-type carcinoma. Acta Path Aicrobiol Scand 64:31-49, 1965

Lawrence W, Menck, HR, Steele GD, et al: The National Cancer Data Base report on gastric cancer. Cancer 75:1734-1744, 1995

Wittekind C, Henson DE, Hutter RVP, Sobin LH: TNM supplement: a commentary on uniform use. 2nd ed. New York: Wiley-Liss, 2001

HISTOLOGIAS – ESTÔMAGO

M8010/2	Carcinoma *in situ* SOE
M8010/3	Carcinoma SOE
M8012/3	Carcinomas de células grandes SOE
M8013/3	Carcinomas de células grandes neuroendócrino
M8014/3	Carcinomas de células grandes com fenótipo rabdóide
M8020/3	Carcinoma indiferenciado SOE
M8021/3	Carcinoma anaplásico SOE
M8022/3	Carcinoma pleomórfico
M8030/3	Carcinoma de células gigantes e de células fusiformes
M8031/3	Carcinoma de células gigantes
M8032/3	Carcinoma de células fusiformes
M8033/3	Carcinoma pseudo-sarcomatoso
M8035/3	Carcinoma com células gigantes semelhantes a osteoclastos
M8041/3	Carcinoma de células pequenas SOE
M8042/3	Carcinoma *oat cell*
M8043/3	Carcinoma de células pequenas, fusiformes
M8044/3	Carcinoma de células pequenas, intermediárias
M8045/3	Carcinoma de células pequenas e de células grandes
M8046/3	Carcinoma de células não pequenas
M8070/2	Carcinoma *in situ* de células escamosas, SOE
M8070/3	Carcinoma de células escamosas SOE
M8071/3	Carcinoma de células escamosas, queratinizado, SOE
M8072/3	Carcinoma de células escamosas, de células grandes, não-queratinizado
M8073/3	Carcinoma de células escamosas, de células pequenas, não-queratinizado
M8074/3	Carcinoma de células escamosas, de células fusiformes
M8075/3	Carcinoma de células escamosas adenóides
M8076/2	Carcinoma *in situ* de células escamosas com invasão questionável do estroma
M8076/3	Carcinoma de células escamosas, microinvasivo
M8082/3	Carcinoma linfoepitelial
M8083/3	Carcinoma de células escamosas basalóide
M8084/3	Carcinoma de células escamosas, tipo células claras
M8140/2	Adenocarcinoma *in situ* SOE
M8140/3	Adenocarcinoma SOE
M8141/3	Adenocarcinoma esquirroso
M8142/3	Linite plástica
M8143/3	Adenocarcinoma de propagação superficial
M8144/3	Adenocarcinoma, tipo intestinal
M8145/3	Carcinoma, tipo difuso
M8147/3	Adenocarcinoma de células basais
M8148/2	Neoplasia intra-epitelial glandular, grau III

M8210/2	Adenocarcinoma *in situ* em pólipo adenomatoso	M8450/3	Cistadenocarcinoma papilar SOE
M8210/3	Adenocarcinoma em pólipo adenomatoso	M8452/3	Carcinoma pseudopapilar sólido
M8211/3	Adenocarcinoma tubular	M8453/2	Carcinoma papilar-mucinoso intraductal, não invasivo
M8214/3	Carcinoma de células parietais	M8453/3	Carcinoma papilar-mucinoso intraductal, invasivo
M8221/3	Adenocarcinoma em pólipos adenomatosos múltiplos	M8460/3	Cistadenocarcinoma seroso papilar
M8230/3	Carcinoma sólido SOE	M8461/3	Carcinoma papilar seroso superficial
M8244/3	Carcinóide composto	M8470/2	Cistadenocarcinoma mucinoso, não-invasivo
M8245/3	Tumor adenocarcinóide	M8470/3	Cistadenocarcinoma mucinoso
M8246/3	Carcinoma neuroendócrino	M8471/3	Cistadenocarcinoma mucinoso papilar
M8255/3	Adenocarcinoma com subtipos mistos	M8480/3	Adenocarcinoma mucinoso
M8260/3	Adenocarcinoma papilar SOE	M8481/3	Adenocarcinoma produtor de mucina
M8261/2	Adenocarcinoma *in situ* em adenoma viloso	M8490/3	Carcinoma de células em anel de sinete
M8261/3	Adenocarcinoma em adenoma viloso	M8500/2	Carcinoma intraductal não-infiltrante SOE
M8262/3	Adenocarcinoma viloso	M8503/2	Adenocarcinoma papilar intraductal não-infiltrante
M8263/2	Adenocarcinoma *in situ* em adenoma tubuloviloso	M8503/3	Adenocarcinoma papilar intraductal com invasão
M8263/3	Adenocarcinoma em adenoma tubuloviloso	M8550/3	Carcinoma de células acinares
M8310/3	Adenocarcinoma de células claras SOE	M8551/3	Cistadenocarcinoma de células acinares
M8320/3	Carcinoma de células granulares	M8560/3	Carcinoma adenoescamoso
M8430/3	Carcinoma mucoepidermóide	M8570/3	Adenocarcinoma com metaplasia escamosa
M8440/3	Cistadenocarcinoma SOE	M8571/3	Adenocarcinoma com metaplasia cartilaginosa e óssea
M8441/3	Cistadenocarcinoma seroso SOE	M8572/3	Adenocarcinoma com metaplasia de células fusiformes

ESTÔMAGO

Nome do hospital / endereço

Nome do paciente / informações

Tipo do espécime _____   Tipo histopatológico _____
Tamanho do tumor _____

DEFINIÇÕES

Clínico *Patológico*

Tumor primário (T)
- TX   Tumor primário não pode ser avaliado
- T0   Sem evidência de tumor primário
- Tis   Carcinoma *in situ*: tumor intra-epitelial sem invasão da lâmina própria
- T1   Tumor invade a lâmina própria ou submucosa
- T2   Tumor invade a muscular própria ou subserosa
- T2a   Tumor invade a muscular própria
- T2b   Tumor invade a subserosa
- T3   Tumor penetra na serosa (peritônio visceral) sem invasão de estruturas adjacentes
- T4   Tumor invade estruturas adjacentes

Linfonodos regionais (N)
- NX   Linfonodos regionais não podem ser avaliados
- N0   Ausência de metástases em linfonodos regionais
- N1   Metástases em um a seis linfonodos regionais
- N2   Metástases em 7 a 15 linfonodos regionais
- N3   Metástases em mais de 15 linfonodos regionais

Total de linfonodos examinados _____

Metástases a distância (M)
- MX   Metástases a distância não podem ser avaliadas
- M0   Ausência de metástases a distância
- M1   Metástases a distância

Realizada biópsia do sítio metastático.......... ☐ Sim.......... ☐ Não
Fonte do espécime patológico metastático _____

Grupos de estadiamento

Estádio 0	Tis	N0	M0
Estádio IA	T1	N0	M0
Estádio IB	T1	N1	M0
	T2a/b	N0	M0
Estádio II	T1	N2	M0
	T2a/b	N1	M0
	T3	N0	M0
Estádio IIIA	T2a/b	N2	M0
	T3	N1	M0
	T4	N0	M0
Estádio IIIB	T3	N2	M0
Estádio IV	T4	N1-3	M0
	T1-3	N3	M0
	Qualquer T	Qualquer N	M1

Grau histológico (G)
- GX   Grau não pode ser avaliado
- G1   Bem-diferenciado
- G2   Moderadamente diferenciado
- G3   Pobremente diferenciado
- G4   Indiferenciado

ESTÔMAGO

Tumor residual (R)
- ☐ RX   Presença de tumor residual não pode ser avaliada
- ☐ R0   Sem tumor residual
- ☐ R1   Tumor residual microscópico
- ☐ R2   Tumor residual macroscópico

Símbolos descritivos

Para a identificação de casos especiais de classificação TNM ou pTNM, o sufixo "m" e os prefixos "y", "r" e "a" são utilizados. Embora eles não afetem o estadiamento, indicam casos que requerem análise separada.

- ☐ **Sufixo "m"**. Indica a presença de tumores primários múltiplos em um único sítio e é registrado entre parênteses: pT(m)NM.
- ☐ **Prefixo "y"**. Indica os casos nos quais a classificação é realizada durante ou logo após o tratamento. A categoria cTNM ou pTNM é identificada pelo prefixo "y". O ycTNM ou ypTNM categoriza a extensão do tumor realmente presente no momento do exame. A categoria "y" não é uma estimativa da extensão do tumor antes do tratamento.
- ☐ **Prefixo "r"**. Indica um tumor recorrente estadiado após uma sobrevida livre de doença e é identificado pelo prefixo "r": rTNM (veja reclassificação "r" anterior, como rTNM).
- ☐ **Prefixo "a"**. Designa o estádio determinado por autópsia: aTNM.

Indicadores prognósticos (se aplicável)

Notas
Símbolos Descritivos Adicionais

Invasão de vasos linfáticos (L)
- LX   Invasão de vasos linfáticos não pode ser avaliada
- L0   Ausência de invasão de vasos linfáticos
- L1   Invasão de vasos linfáticos

Invasão venosa (V)
- VX   Invasão venosa não pode ser avaliada
- V0   Ausência de invasão venosa
- V1   Invasão venosa microscópica
- V2   Invasão venosa macroscópica

ILUSTRAÇÃO

Indique no diagrama o tumor primário e os linfonodos regionais envolvidos

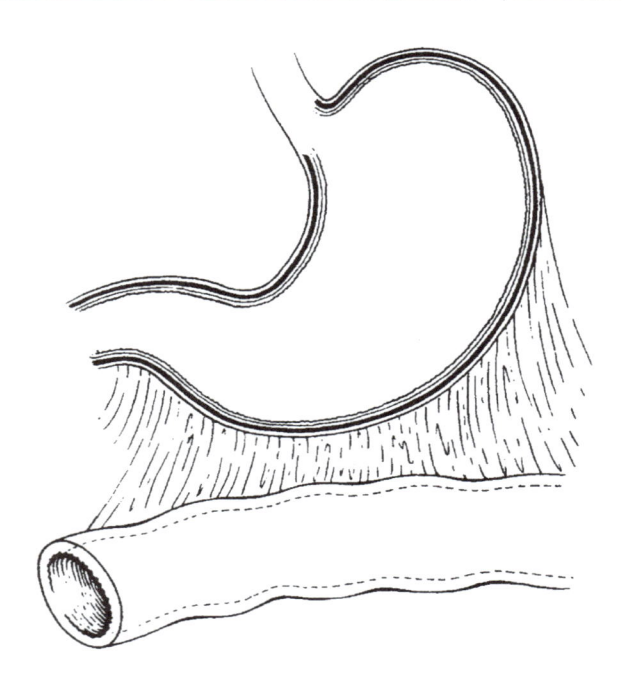

Assinatura do médico _____   Data _____

11
Intestino delgado
(Não estão incluídos linfomas, tumores carcinóides e sarcomas viscerais)

C17.0 Neoplasia maligna do duodeno
C17.1 Neoplasia maligna do jejuno
C17.2 Neoplasia maligna do íleo
C17.8 Neoplasia maligna do intestino delgado com lesão invasiva
C17.9 Neoplasia maligna do intestino delgado, não-especificada

RESUMO DAS ALTERAÇÕES

- A definição TNM e os grupos de estadiamento para este capítulo não se modificaram em relação à quinta edição.

INTRODUÇÃO

Embora o intestino delgado constitua uma das maiores áreas de superfície do corpo humano, menos de 2% dos tumores malignos do trato gastrintestinal (TGI) aparecem no local. A maioria das neoplasias ocorre na primeira ou na segunda porção do duodeno, constituindo-se de adenocarcinomas. Da variedade de tumores malignos primários do intestino delgado, aproximadamente 50% são adenocarcinomas. Uma incidência aumentada de malignidades secundárias tem sido observada em pacientes com adenocarcinoma primário do intestino delgado. No início do século XXI, aproximadamente 5 mil novos casos de câncer envolvendo o intestino delgado foram vistos anualmente nos Estados Unidos, com as 1.200 mortes previstas divididas igualmente entre homens e mulheres. Os padrões de disseminação local, regional e metastática do adenocarcinoma de intestino delgado são comparáveis com os de malignidades de outras áreas do TGI com histologia semelhante. A classificação e os grupos de estadiamento descritos neste capítulo são utilizados para o estadiamento clínico e patológico dos carcinomas do intestino delgado e não se aplicam a outros tipos de malignidade na área. Embora os tumores carcinóides do intestino delgado tradicionalmente não sejam estadiados com a utilização do sistema TNM, alguns relatos sugerem a utilização desse sistema.

ANATOMIA

Sítio primário. Esta classificação aplica-se aos carcinomas que surgem no duodeno, no jejuno e no íleo, mas não a carcinomas da válvula ileocecal ou em divertículos de Merckel. Os carcinomas da ampola de Váter são estadiados de acordo com o sistema descrito no Capítulo 17.

Duodeno. Com aproximadamente 25 cm de comprimento, o duodeno estende-se a partir do esfíncter pilórico do estômago até o jejuno. Via de regra, é dividido anatomicamente em quatro partes, com a abertura do ducto biliar comum e do ducto pancreático na segunda porção da ampola de Váter.

Jejuno e íleo. O jejuno com aproximadamente 243 cm de comprimento) e o íleo medindo cerca de 365 cm de comprimento) estendem-se a partir da junção com o duodeno, proximalmente, até a válvula ileocecal, distalmente. A divisão entre jejuno e íleo é arbitrária; como regra geral, o jejuno inclui os 40% proximais, enquanto o íleo, os 60% distais do intestino delgado, excluindo o duodeno.

Geral. As porções do jejuno e do íleo são presas por uma prega de peritônio contendo o suprimento sangüíneo e os linfonodos regionais, chamada de mesentério. O segmento mais curto – o duodeno – não possui mesentério e é coberto por peritônio apenas anteriormente. A parede de todas as partes do intestino delgado tem cinco camadas: mucosa, submucosa, muscular, subserosa e serosa. Uma camada muito fina de células musculares lisas, a muscular da mucosa, separa a mucosa da submucosa. O intestino delgado é totalmente envolvido pelo peritônio, exceto pela pequena porção de intestino que é presa ao mesentério e pela parte retroperitoneal do duodeno.

Linfonodos regionais. Para o pN, o exame histológico de espécime de linfadenectomia deve incluir um número representativo de linfonodos distribuídos ao longo dos vasos mesentéricos, estendendo-se à base do mesentério.

Duodeno:
Duodenais
Hepáticos
Pancreático-duodenais
Infrapilóricos
Gastroduodenais
Pilóricos
Mesentéricos superiores
Pericoledocianos
Linfonodos regionais, SOE

Íleo e jejuno:
Cecais posteriores (apenas íleo terminal)
Ileocólicos (apenas íleo terminal)
Mesentéricos superiores
Mesentéricos, SOE
Linfonodos regionais, SOE

Sítios metastáticos. O câncer do intestino delgado pode metastatizar para qualquer órgão, especialmente fígado ou superfícies peritoneais. O envolvimento de linfonodos regionais e a invasão de estruturas adjacentes são o mais comum. O envolvimento de linfonodos celíacos é considerado doença M1 para carcinomas do duodeno, jejuno e íleo. A presença de metástase a distância e a presença de doença residual (R) são os principais fatores que influem na sobrevida.

REGRAS PARA A CLASSIFICAÇÃO

Estadiamento clínico. Os estudos de imagem, como TC e RNM, desempenham papel importante no estadiamento clínico. Avalia-se a doença metastáltica por exames radiológico de tórax de rotina e por TC de tórax. A avaliação intra-operatória tem sua função na avaliação clínica, em especial quando o tumor não pode ser ressecado. O envolvimento metastático do fígado pode ser avaliado por ultra-sonografia intra-operatória.

Estadiamento patológico. O tumor primário é estadiado de acordo com a sua profundidade de penetração e o envolvimento de estruturas adjacentes ou de sítios distantes. A disseminação lateral para o interior do duodeno, jejuno ou íleo não é considerada nessa classificação. Apenas a profundidade de penetração na parede do intestino delgado irá definir o estádio pT.

Embora semelhantes, devem ser salientadas diferenças entre esse estadiamento e o do câncer de cólon. No cólon, o pTis aplica-se a lesões intra-epiteliais (*in situ*) e a lesões intramucosas. No intestino delgado, as lesões intramucosas são classificadas como pT1, em vez de pTis. Assim, a definição de pT1 para tumores do intestino delgado é a mesma que se utiliza para tumores gástricos. A invasão pela parede é estadiada da mesma forma que para o câncer de cólon. As metástases hematogênicas descontínuas ou metástases peritoneais são codificadas como M1. Além disso, não há subdivisão da categoria N baseada no número de linfonodos envolvidos pelo tumor.

CLASSIFICAÇÃO TNM

Tumor primário (T)
TX   Tumor primário não pode ser avaliado
T0   Sem evidência de tumor primário
Tis   Carcinoma *in situ*
T1   Tumor invade a lâmina própria ou submucosa
T2   Tumor invade a muscular própria
T3   Tumor invade por intermédio da muscular própria até a subserosa ou até o tecido perimuscular não-peritonializado (mesentério ou retroperitônio), com extensão de 2 cm ou menos*
T4   Tumor perfura o peritônio visceral ou invade diretamente outro órgãos e estruturas (incluindo outras alças do intestino delgado, mesentério ou mais de 2 cm de retroperitônio e parede abdominal pela serosa; apenas para o duodeno: invasão de pâncreas)

*Nota: O tecido perimuscular não-peritonializado é, para jejuno e íleo, parte do mesentério e, para o duodeno em áreas onde não possui serosa, parte do retroperitônio.

Linfonodos regionais (N)
NX   Linfonodos regionais não podem ser avaliados
N0   Ausência de metástases em linfonodos regionais
N1   Metástases em linfonodos regionais

Metástases a distância (M)
MX   Metástases a distância não podem ser avaliadas
M0   Ausência de metástases a distância
M1   Metástases a distância

GRUPOS DE ESTADIAMENTO			
Estádio 0	Tis	N0	M0
Estádio I	T1	N0	M0
	T2	N0	M0
Estádio II	T3	N0	M0
	T4	N0	M0
Estádio III	Qualquer T	N1	M0
Estádio IV	Qualquer T	Qualquer N	M1

TIPO HISTOPATOLÓGICO

As recomendações de estadiamento aplicam-se apenas aos carcinomas que surgem no intestino delgado. Os linfomas, os tumores carcinóides e os sarcomas viscerais não são incluídos. Os três principais tipos histológicos são os carcinomas (como adenocarcinomas), os tumores carcinóides e os linfomas (extranodais). Os linfomas primários são estadiados como os linfomas extranodais. Os tumores carcinóides do intestino delgado não possuem sistema de estadiamento, mas tamanho, profundidade de invasão, condição dos linfonodos regionais e metástases a distância são considerados fatores prognósticos significativos. Os tumores malignos menos comuns incluem leiomiossarcomas, embora leiomiomas sejam abundantes. Ocorreu um aumento no número de tumores estromais gastrintestinais (GIST) em decorrência da reclassificação dos tumores estromais da parede intestinal nessa categoria. As lesões GIST malignas não são classificadas com a nomenclatura TNM, mas devem ser definidas como localizadas ou metastáticas, o que inclui metástases nodais ou viscerais. Embora os tumores carcinóides e GIST não sejam estadiados no sistema TNM, eles podem ser colocadas em grupos de estadiamento TNM apropriados, com o objetivo de coletar dados que possam melhorar as estratégias de estadiamento de acordo com os desfechos.

GRAU HISTOLÓGICO

GX   Grau não pode ser avaliado
G1   Bem-diferenciado
G2   Moderadamente diferenciado
G3   Pobremente diferenciado
G4   Indiferenciado

FATORES PROGNÓSTICOS

Os carcinomas de intestino delgado são raros; portanto, vários fatores clínicos prognósticos como idade, sexo e grupo étnico não são passíveis de avaliação. A extensão anatômica do tumor é o mais forte indicador de desfecho quando ele não pode ser ressecado. O prognóstico após ressecção incompleta é pobre.

A extensão patológica do tumor, em termos de profundidade de invasão na parede intestinal, é um fator prognóstico significativo, como o é a disseminação linfática regional. O prognóstico também é influenciado pelo grau histológico. Quanto à avaliação do impacto de outros fatores patológicos e marcadores tumorais séricos mais sofisticados não há dados suficientes para tanto, mas é lógico acreditar que o efeito de tais fatores poderia ser semelhante ao observado no câncer colorretal.

BIBLIOGRAFIA

Brucher BL, Roder JD, Fink U, et al: Prognostic factors in resected primary small bowel tumors. Dig Surg 15:42-51, 1998
Coit D: Cancer of the small intestine. In DeVita VT, Hellman S, Rosenberg SA (Eds.): Cancer–principles and practice of oncology. Philadelphia: Lippincott-Raven, 1128-1143, 1997
Crosby JA, Catton CN, Davis A, et al: Malignant gastrointestinal stromal tumors of the small intestine: a review of 50 cases from a prospective database. Ann Surg Oncol 8:50-59, 2001
Greenlee RT, Hill-Harmon M, Murray T, Thun M: Cancer statistics, 2001. Ca Cancer J Clin 51:15-37, 2001
Ludwig DJ, Traverso LW: Gut stromal tumors and their clinical behavior. Am J Surg 173:390-394, 1997
Minardi AJ Jr, Zibari GB, Aultman DF, et al: Small-bowel tumors. J Am Coll Surg 186:664-668, 1998
Naef M, Buhlmann M, Baer HU. Small bowel tumors: diagnosis, therapy and prognostic factors. Lang Arch Surg 384:176-180, 1999
Negri E, Bosetti C, LaVecchia C, et al: Risk factors for adenocarcinoma of the small intestine. Int J Ca 82:171-174, 1999
Neugut AI, Jacobson JS, Suh S, et al: The epidemiology of cancer of the small bowel. Ca Epidemiol Bio Prev 7:243-51, 1998
Ripley D, Weinerman BH. Increased incidence of second malignancies associated with small bowel adenocarcinoma. Canad J Gastroenterol 11:65-68, 1997

HISTOLOGIAS – INTESTINO DELGADO

M8010/2   Carcinoma *in situ* SOE
M8010/3   Carcinoma SOE
M8012/3   Carcinomas de células grandes SOE
M8013/3   Carcinomas de células grandes neuroendócrino
M8014/3   Carcinomas de células grandes com fenótipo rabdóide
M8020/3   Carcinoma indiferenciado SOE
M8021/3   Carcinoma anaplásico SOE
M8022/3   Carcinoma pleomórfico
M8030/3   Carcinoma de células gigantes e de células fusiformes
M8031/3   Carcinoma de células gigantes
M8032/3   Carcinoma de células fusiformes
M8033/3   Carcinoma pseudo-sarcomatoso
M8035/3   Carcinoma com células gigantes semelhantes a osteoclastos
M8041/3   Carcinoma de células pequenas SOE
M8042/3   Carcinoma *oat cell*
M8043/3   Carcinoma de células pequenas, fusiformes
M8044/3   Carcinoma de células pequenas, intermediárias
M8045/3   Carcinoma de células pequenas e de células grandes
M8046/3   Carcinoma de células não-pequenas
M8070/2   Carcinoma *in situ* de células escamosas, SOE
M8070/3   Carcinoma de células escamosas SOE
M8071/3   Carcinoma de células escamosas, queratinizado, SOE
M8072/3   Carcinoma de células escamosas, de células grandes, não-queratinizado
M8073/3   Carcinoma de células escamosas, de células pequenas, não-queratinizado
M8074/3   Carcinoma de células escamosas, de células fusiformes
M8075/3   Carcinoma de células escamosas adenóides
M8076/2   Carcinoma *in situ* de células escamosas com invasão questionável do estroma
M8076/3   Carcinoma de células escamosas, microinvasivo
M8082/3   Carcinoma linfoepitelial
M8083/3   Carcinoma de células escamosas basalóide
M8084/3   Carcinoma de células escamosas, tipo células claras
M8140/2   Adenocarcinoma *in situ* SOE
M8140/3   Adenocarcinoma SOE
M8141/3   Adenocarcinoma esquirroso
M8142/3   Linite plástica
M8143/3   Adenocarcinoma de propagação superficial
M8144/3   Adenocarcinoma, tipo intestinal
M8145/3   Carcinoma, tipo difuso

M8147/3	Adenocarcinoma de células basais	M8441/3	Cistadenocarcinoma seroso SOE
M8148/2	Neoplasia intra-epitelial glandular, grau III	M8450/3	Cistadenocarcinoma papilar SOE
M8210/2	Adenocarcinoma *in situ* em pólipo adenomatoso	M8452/3	Carcinoma pseudopapilar sólido
M8210/3	Adenocarcinoma em pólipo adenomatoso	M8453/2	Carcinoma papilar-mucinoso intraductal, não-invasivo
M8211/3	Adenocarcinoma tubular	M8453/3	Carcinoma papilar-mucinoso intraductal, invasivo
M8214/3	Carcinoma de células parietais	M8460/3	Cistadenocarcinoma seroso papilar
M8221/3	Adenocarcinoma em pólipos adenomatosos múltiplos	M8461/3	Carcinoma papilar seroso superficial
M8230/3	Carcinoma sólido SOE	M8470/2	Cistadenocarcinoma mucinoso, não-invasivo
M8244/3	Carcinóide composto	M8470/3	Cistadenocarcinoma mucinoso
M8245/3	Tumor adenocarcinóide	M8471/3	Cistadenocarcinoma mucinoso papilar
M8246/3	Carcinoma neuroendócrino	M8480/3	Adenocarcinoma mucinoso
M8255/3	Adenocarcinoma com subtipos mistos	M8481/3	Adenocarcinoma produtor de mucina
M8260/3	Adenocarcinoma papilar SOE	M8490/3	Carcinoma de células em anel de sinete
M8261/2	Adenocarcinoma *in situ* em adenoma viloso	M8500/2	Carcinoma intraductal não-infiltrante SOE
M8261/3	Adenocarcinoma em adenoma viloso	M8503/2	Adenocarcinoma papilar intraductal não-infiltrante
M8262/3	Adenocarcinoma viloso	M8503/3	Adenocarcinoma papilar intraductal com invasão
M8263/2	Adenocarcinoma *in situ* em adenoma tubuloviloso	M8550/3	Carcinoma de células acinares
M8263/3	Adenocarcinoma em adenoma tubuloviloso	M8551/3	Cistadenocarcinoma de células acinares
M8310/3	Adenocarcinoma de células claras SOE	M8560/3	Carcinoma adenoescamoso
M8320/3	Carcinoma de células granulares	M8570/3	Adenocarcinoma com metaplasia escamosa
M8430/3	Carcinoma mucoepidermóide	M8571/3	Adenocarcinoma com metaplasia cartilaginosa e óssea
M8440/3	Cistadenocarcinoma SOE	M8572/3	Adenocarcinoma com metaplasia de células fusiformes

INTESTINO DELGADO

Nome do hospital / endereço

Nome do paciente / informações

Tipo do espécime _____
Tamanho do tumor _____
Tipo histopatológico _____

DEFINIÇÕES

Clínico Patológico

Tumor primário (T)
- TX Tumor primário não pode ser avaliado
- T0 Sem evidência de tumor primário
- Tis Carcinoma *in situ*
- T1 Tumor invade a lâmina própria ou submucosa
- T2 Tumor invade a muscular própria
- T3 Tumor invade, por intermédio da muscular própria até a subserosa ou até o tecido perimuscular não-peritonializado (mesentério ou retroperitônio), com extensão de 2 cm ou menos[1]
- T4 Tumor perfura o peritônio visceral ou invade diretamente outros órgãos e estruturas (incluindo outras alças do intestino delgado, mesentério ou mais de 2 cm de retroperitônio e parede abdominal pela serosa; apenas para o duodeno: invasão de pâncreas)

Linfonodos regionais (N)
- NX Linfonodos regionais não podem ser avaliados
- N0 Ausência de metástases em linfonodos regionais
- N1 Metástases em linfonodos regionais

Metástases a distância (M)
- MX Metástases a distância não podem ser avaliadas
- M0 Ausência de metástases a distância
- M1 Metástases a distância
  Realizada biópsia do sítio metastático.......... ☐ Sim.......... ☐ Não
  Fonte do espécime patológico metastático _____

Grupos de estadiamento

Estádio	T	N	M
Estádio 0	Tis	N0	M0
Estádio I	T1	N0	M0
	T2	N0	M0
Estádio II	T3	N0	M0
	T4	N0	M0
Estádio III	Qualquer T	N1	M0
Estádio IV	Qualquer T	Qualquer N	M1

Notas

1. O tecido perimuscular não-peritonializado é, para o jejuno e o íleo, parte do mesentério e, para o duodeno, em áreas onde não possui serosa, parte do retroperitônio.

INTESTINO DELGADO

Grau histológico (G)
- ☐ GX Grau não pode ser avaliado
- ☐ G1 Bem-diferenciado
- ☐ G2 Moderadamente diferenciado
- ☐ G3 Pobremente diferenciado
- ☐ G4 Indiferenciado

Tumor residual (R)
- ☐ RX Presença de tumor residual não pode ser avaliada
- ☐ R0 Sem tumor residual
- ☐ R1 Tumor residual microscópico
- ☐ R2 Tumor residual macroscópico

Símbolos descritivos

Para a identificação de casos especiais de classificação TNM ou pTNM, o sufixo "m" e os prefixos "y", "r" e "a" são utilizados. Embora eles não afetem o estadiamento, indicam casos que requerem análise separada.

- ☐ **Sufixo "m"**. Indica a presença de tumores primários múltiplos em um único sítio e é registrado entre parênteses: pT(m)NM.
- ☐ **Prefixo "y"**. Indica os casos nos quais a classificação é realizada durante ou logo após o tratamento. A categoria cTNM ou pTNM é identificada pelo prefixo "y". O ycTNM ou
- ☐ ypTNM categoriza a extensão do tumor realmente presente no momento do exame. A categoria "y" não é uma estimativa da extensão do tumor antes do tratamento.
- ☐ **Prefixo "r"**. Indica um tumor recorrente estadiado após uma sobrevida livre de doença e é identificado pelo prefixo "r": rTNM (veja reclassificação "r" anterior, como rTNM).
- ☐ **Prefixo "a"**. Designa o estádio determinado por autópsia: aTNM.

Indicadores prognósticos (se aplicável)

Notas
Símbolos Descritivos Adicionais

Invasão de vasos linfáticos (L)
LX Invasão de vasos linfáticos não pode ser avaliada
L0 Ausência de invasão de vasos linfáticos
L1 Invasão de vasos linfáticos

Invasão venosa (V)
VX Invasão venosa não pode ser avaliada
V0 Ausência de invasão venosa
V1 Invasão venosa microscópica
V2 Invasão venosa macroscópica

Assinatura do médico _____ Data _____

12
Cólon e reto
(Não estão incluídos sarcomas, linfomas e tumores carcinóides do intestino grosso ou apêndice)

C18.0 Neoplasia maligna do ceco
C18.1 Neoplasia maligna do apêndice (vermiforme)
C18.2 Neoplasia maligna do cólon ascendente
C18.3 Neoplasia maligna da flexura (ângulo) hepática(o)
C18.4 Neoplasia maligna do cólon transverso
C18.5 Neoplasia maligna da flexura (ângulo) esplênica(o)
C18.6 Neoplasia maligna do cólon descendente
C18.7 Neoplasia maligna do cólon sigmóide
C18.8 Neoplasia maligna do cólon com lesão invasiva
C18.9 Neoplasia maligna do cólon, não-especificada
C19.9 Neoplasia maligna da junção retossigmóidea
C20.9 Neoplasia maligna do reto SOE

RESUMO DAS ALTERAÇÕES

- Uma descrição revisada da anatomia do cólon e do reto delineia melhor os dados em relação aos limites entre o cólon, o reto e o canal anal. Os adenocarcinomas do apêndice vermiforme são classificados de acordo com o sistema de estadiamento TNM, mas devem ser registrados separadamente, enquanto os tumores que ocorrem no canal anal são estadiados de acordo com a classificação utilizada para a região anal.
- Os nódulos bem-delineados metastáticos para a gordura pericólica são considerados linfonodos regionais e devem ser contabilizados no estadiamento N. Em contraste, consideram-se os nódulos de contornos irregulares na gordura peritumoral uma invasão vascular e devem ser codificados como uma extensão da categoria T, como V1 (invasão vascular microscópica) se visíveis apenas microscopicamente, ou como V2 (invasão vascular macroscópica), se macroscopicamente visíveis.
- O grupo de estadiamento II é subdividido em IIA e IIB, de acordo com o tamanho do tumor primário: T3 ou T4, respectivamente.
- O grupo de estadiamento III é subdividido em IIIA (T1-2N1M0), IIIB (T3-4N1M0) ou IIIC (TN2M0).

A classificação TNM para carcinomas do cólon e do reto fornece mais detalhes do que outros sistemas de estadiamento. Compatível com o sistema de Dukes, o TNM adiciona maior precisão na identificação de grupos prognósticos. O estadiamento TNM baseia-se na profundidade de invasão tumoral na parede do intestino (T), na extensão para estruturas adjacentes (T), no número de linfonodos regionais envolvidos (N) e na presença ou não de metástases a distância (M). A classificação TNM aplica-se tanto ao estadiamento clínico quanto ao patológico. No entanto, a maioria dos tumores do cólon e do reto é estadiada após a realização de exame patológico do espécime ressecado. Tal sistema de estadiamento aplica-se a todos os carcinomas que surgem no cólon ou no reto; os adenocarcinomas do apêndice vermiforme são classificados de acordo com o sistema de estadiamento TNM, mas devem ser registrados individualmente, enquanto tumores que ocorrem no canal anal são estadiados conforme a classificação utilizada para a região anal (ver Capítulo 13).

ANATOMIA

As divisões para cólon e reto são as seguintes:

Ceco
Cólon ascendente
Flexura hepática
Cólon transverso
Flexura esplênica
Cólon descendente
Cólon sigmóide
Junção retossigmóide
Reto

Sítio primário. O intestino grosso (cólon e reto) estende-se do íleo terminal até o canal anal. Excluindo o reto e o apêndice vermiforme, o cólon é dividido em quatro partes: o cólon direito ou ascendente, o cólon médio ou transverso, o cólon esquerdo ou descendente e o cólon sigmóide, o qual é contínuo com o reto, que, por sua vez, termina no canal anal.

O ceco é uma bolsa larga, com fundo cego, que surge a partir do segmento proximal do cólon direito; mede 6 x 9 cm e é coberto pelo peritônio. O cólon ascendente mede 15 a 20 cm de comprimento. A superfície posterior do cólon ascendente e do cólon descendente não possui peritônio e, portanto, está em contato direto com o retroperitônio. Em contraste, as superfícies anterior e laterais possuem serosa e são intraperitoniais. A flexura hepática conecta o cólon ascendente com o transverso, passando inferiormente ao fígado e anteriormente ao duodeno.

O cólon transverso é retroperitoneal por inteiro, suportado por um longo mesentério que se liga ao pâncreas. Na parede anterior, sua serosa é contínua com o ligamento gastrocólico. A flexura esplênica conecta o cólon transverso com o descendente, passando inferiormente ao baço e anteriormente à cauda do pâncreas. Conforme citado, o aspecto posterior do cólon descendente não possui serosa e está em contato direto com o retroperitônio, enquanto as superfícies anterior e laterais têm serosa e são intraperitoniais. O cólon descendente mede de 10 a 15 cm de comprimento. O cólon volta a se tornar completamente intraperitoneal no sigmóide, onde o mesentério desenvolve-se na borda medial do psoas maior posterior esquerdo e estende-se até o reto. A transição de cólon sigmóide para reto é marcada pela fusão da tênia do cólon sigmóide ao músculo longitudinal circunferencial do reto, que ocorre aproximadamente 12 a 15 cm a partir da linha denteada.

Medindo cerca de 12 cm de comprimento, o reto estende-se a partir da fusão da tênia com o anel puborretal, sendo coberto por peritônio anterior e lateralmente no seu terço superior e apenas na parte anterior em seu terço médio. O peritônio sofre reflexão lateral, a partir do reto, para formar a fossa perirretal e, anteriormente, para formar a prega uterina ou retovesical. Não há peritônio cobrindo o terço inferior do reto, que é conhecido, com freqüência, como ampola retal. O canal anal, que mede de 3 a 5 cm de comprimento, estende-se a partir do anel puborretal até a margem anal.

Linfonodos regionais. Os linfonodos regionais estão localizados (1) ao longo do curso dos vasos maiores que suprem o cólon e o reto, (2) ao longo das arcadas vasculares da artéria marginal e (3) adjacentes ao cólon, ou seja, localizadas ao longo da borda mesocólica do cólon. Especificamente, os linfonodos regionais são os pericólicos e os perirretais, além daqueles encontrados ao longo das artérias ileocólica, cólica direita, cólica média, cólica esquerda, mesentérica inferior, retal superior (hemorroidária) e ilíacas internas.

Para o pN, o número de linfonodos amostrados deve ser registrado; o número de linfonodos examinados de um espécime cirúrgico associa-se à melhor sobrevida, provavelmente em decorrência do aumento na acurácia do estadiamento. É importante obter no mínimo 7 a 14 linfonodos nas ressecções radicais de cólon e reto; no entanto, em casos de ressecções paliativas ou de radioterapia pré-operatória, podem estar presentes apenas poucos linfonodos. Uma determinação de pN0 deve ser atribuída quando esses linfonodos forem histologicamente negativos, mesmo se o número examinado for menor que o recomendado.

Os linfonodos regionais para cada segmento do intestino grosso são designados como a seguir:

Segmento	Linfonodos regionais
Ceco	Pericólicos, cecais anteriores, cecais posteriores, ileocólicos, cólicos direitos
Cólon ascendente	Pericólicos, ileocólicos, cólicos direitos, cólicos médios
Flexura hepática	Pericólicos, cólicos médios, cólicos direitos
Cólon transverso	Pericólicos, cólicos médios
Flexura esplênica	Pericólicos, cólicos médios, cólicos esquerdos, mesentéricos inferiores
Cólon descendente	Pericólicos, cólicos esquerdos, mesentéricos inferiores, sigmóides
Cólon sigmóide	Pericólicos, mesentéricos inferiores, retais superiores (hemorroidários), sigmóides, mesentéricos sigmóides
Retossigmóide	Pericólicos, perirretais, cólicos esquerdos, mesentéricos sigmóides, sigmóides, mesentéricos inferiores, retais superiores (hemorroidários), retais médios (hemorroidários)
Reto	Perirretais, mesentéricos sigmóides, mesentéricos inferiores, sacrais laterais, pré-sacrais, ilíacos internos, do promontório sacral (de Gerota), retais superiores (hemorroidários), retais médios (hemorroidários), retais inferiores (hemorroidários)

Sítios metastáticos. Embora os carcinomas do cólon e do reto possam metastatizar para qualquer órgão, os sítios mais comuns são o fígado e os pulmões. Também podem ocorrer implantes em outros segmentos do cólon, do intestino delgado ou do peritônio.

REGRAS PARA A CLASSIFICAÇÃO

Estadiamento clínico. A avaliação clínica baseia-se na história clínica, no exame físico, na sigmoidoscopia e na colonoscopia com biópsia. Também podem ser realizados exames especiais para designar ou demonstrar a presença de metástases extracolônicas, tais como radiografia de tórax, tomografia computadorizada e cintilografia com PET.

Estadiamento patológico. Os tumores colorretais são usualmente estadiados após exploração cirúrgica do abdômen e exame patológico do espécime ressecado. As definições de carcinoma *in situ* – pTis – incluem células malignas confinadas no interior da membrana basal (intra-epiteliais) ou da lâmina própria (intramucosas), sem extensão, pela muscular da mucosa, para a submucosa. Nenhum desses carcinomas *in situ* tem potencial significativo de disseminação metastática.

O tumor que invade a haste de um pólipo é classificado de acordo com as definições pT adotadas para carcinomas colorretais. Os tumores limitados à lâmina própria são listados como pTis, enquanto aqueles que invadem a muscular da mucosa e penetram na submucosa da haste são classificados como pT1.

Os linfonodos são classificados como N1 ou N2, de acordo com o número envolvido pela neoplasia. O envolvimento de um a três linfonodos é pN1 e de quatro ou mais é pN2.

Aqueles pacientes com tumor localizado na superfície serosa, como resultado de extensão direta pela parede do cólon ou do reto proximal, são designados T4, da mesma forma que as lesões que invadem diretamente outros órgãos ou estruturas. A disseminação para outros órgãos abdominais (por exemplo, para o íleo distal a partir de carcinoma do cólon transverso) é considerado disseminação metastática descontínua e deve ser registrado como M1. Os nódulos metastáticos ou focos encontrados na gordura pericólica ou perirretal, ou no mesentério adjacente (gordura mesocólica), sem evidência de tecido linfonodal residual, são considerados equivalentes a metástases linfonodais regionais se os nódulos possuírem a forma e o contorno liso de um linfonodo. Se os nódulos tiverem contornos irregulares, devem ser classificados na categoria T e codificados como V1 (invasão vascular microscópica) ou V2 (invasão vascular macroscópica), devido à probabilidade de representarem invasão venosa. Para classificação, os focos metastáticos múltiplos vistos microscopicamente apenas na gordura pericólica devem ser considerados metástases em linfonodos.

Se o tumor recorre no local da cirurgia, ele é anatomicamente designado como do segmento proximal da anastomose e reestadiado pela classificação TNM, utilizando o prefixo "r" para o estádio de tumor recorrente (rTNM).

Margens radiais. É importante uma acurada avaliação patológica da margem radial, que é aquela superfície dissecada cirurgicamente, adjacente ao ponto mais profundo de invasão tumoral além da parede do intestino grosso. O cirurgião deve ser encorajado a marcar a área de invasão mais profunda do tumor, para que o patologista possa avaliar com mais precisão a margem radial. Essa margem pode refletir invasão por intermédio do peritônio que cobre o cólon intra-abdominal, onde a lesão é aderente a alguma estrutura ou órgão irressecável, ou para a gordura retroperitonial ou infraperitonial. A totalidade da ressecção é dependente, em grande parte, de sua margem radial, e os códigos de ressecção (R) devem ser apresentados para cada procedimento: R0 – ressecção tumoral completa com todas as margens negativas; R1 – ressecção tumoral incompleta com envolvimento microscópico de uma margem (macroscopicamente com ressecção total das margens) e R2 – ressecção tumoral incompleta com tumor residual macroscópico que não foi ressecado.

CLASSIFICAÇÃO TNM

Tumor primário (T)

TX   Tumor primário não pode ser avaliado
T0   Sem evidência de tumor primário
Tis Carcinoma *in situ*: intra-epitelial ou invasão da lâmina própria*
T1   Tumor invade a submucosa
T2   Tumor invade a muscular própria
T3   Tumor invade por intermédio da muscular própria até a subserosa ou até o tecido pericólico ou perirretal não-peritonializado
T4   Tumor invade diretamente outros órgãos ou estruturas e/ou perfura o peritônio visceral **,***

Nota: Tis inclui células malignas confinadas no interior da membrana basal (intra-epiteliais) ou da lâmina própria (intramucosas), sem extensão, pela muscular da mucosa, para a submucosa.

**Nota:* Invasão direta no T4 inclui invasão de outros segmentos do cólon ou reto via serosa; por exemplo, invasão do cólon sigmóide por um carcinoma de ceco.

***Nota:* Tumor macroscopicamente aderido a outros órgãos ou estruturas é designado T4. No entanto, se microscopicamente não houver tumor presente na aderência, a classificação deve ser pT3. Os subestádios V e L devem ser utilizados para identificar a presença ou a ausência de invasão vascular ou linfática.

Linfonodos regionais (N)

NX   Linfonodos regionais não podem ser avaliados
N0   Ausência de metástases em linfonodos regionais
N1   Metástases em um a três linfonodos regionais
N2   Metástases em quatro ou mais linfonodos regionais

Nota: Um nódulo tumoral metastático no tecido adiposo pericolorretal, sem evidência histológica de tecido linfonodal residual, é classificado na categoria pN como metástase linfonodal regional se o nódulo possuir a forma e o contorno liso de um linfonodo. Se o nódulo possuir contornos irregulares, deve ser classificado na categoria T e codificado como V1 (invasão vascular microscópica) ou V2 (invasão vascular macroscópica), em decorrência da forte probabilidade de representar invasão venosa.

Metástases a distância (M)
MX   Metástases a distância não podem ser avaliadas
M0   Ausência de metástases a distância
M1   Metástases a distância

GRUPOS DE ESTADIAMENTO

Estádio	T	N	M	Dukes*	MAC*
0	Tis	N0	M0	–	–
I	T1	N0	M0	A	A
	T2	N0	M0	A	B1
IIA	T3	N0	M0	B	B2
IIB	T4	N0	M0	B	B3
IIIA	T1-T2	N1	M0	C	C1
IIIB	T3-T4	N1	M0	C	C2/C3
IIIC	Qualquer T	N2	M0	C	C1/C2/C3
IV	Qualquer T	Qualquer N	M1	–	D

* Dukes B é uma composição de grupos com prognóstico melhor (T3 N0 M0) e pior (T4 N0 M0), bem como o Dukes c (qualquer TN1 M0 e qualquer TN2 M0). MAC é a classificação modificada de Astler-Coller.

Nota: O prefixo "y" é utilizado naqueles tumores classificados após tratamento prévio, enquanto o prefixo "r" é empregado para tumores que recidivaram.

TIPO HISTOPATOLÓGICO

As recomendações de estadiamento aplicam-se apenas aos carcinomas que surgem no cólon e no reto. Os linfomas, os sarcomas e os tumores carcinóides do intestino grosso e do apêndice não estão incluídos. Os tipos histológicos incluem:

Adenocarcinoma *in situ**
Adenocarcinoma
Carcinoma medular
Carcinoma mucinoso (tipo colóide; mais de 50% de carcinoma mucinoso)
Carcinoma com células em anel de sinete (mais de 50% de células em anel de sinete)
Carcinoma de células escamosas (epidermóide)
Carcinoma adenoescamoso
Carcinoma de pequenas células
Carcinoma indiferenciado
Carcinoma, SOE

* Os termos "displasia de alto grau" e "displasia severa" podem ser usados como sinônimos para o adenocarcinoma *in situ* e o carcinoma *in situ*, casos que devem ser designados por pTis.

GRAU HISTOLÓGICO

GX   Grau não pode ser avaliado
G1   Bem-diferenciado
G2   Moderadamente diferenciado
G3   Pobremente diferenciado
G4   Indiferenciado

Recomenda-se que os termos "baixo grau" (G1-G2) e "alto grau" (G3-G4) sejam empregados, pois há dados indicativos de que graus baixo e alto podem estar associados com o desfecho, para adenocarcinoma de cólon e reto independentemente do grupo de estadiamento TNM. Alguns autores sugerem que lesões G4 sejam identificadas separadamente, pois elas podem representar um pequeno subgrupo de carcinomas que são muito agressivos.

TUMOR RESIDUAL (R)

R0   Ressecção completa, margens histologicamente negativas, sem tumor residual após a ressecção
R1   Ressecção incompleta, envolvimento histológico de margens, tumor microscópico permanece após ressecção da doença macroscópica
R2   Ressecção incompleta, margens envolvidas ou tumor residual macroscópico após ressecção

FATORES PROGNÓSTICOS

Adicionalmente ao TNM, os fatores prognósticos independentes em geral utilizados no manejo dos pacientes e com boa base na literatura incluem a doença residual, o tipo e o grau histológico, o antígeno carcinoembriônico e as citoquinas séricos, a invasão venosa extramural e a invasão vascular submucosa por carcinomas que surgem em adenomas. Os carcinomas de pequenas células, os carcinomas de células em anel de sinete e os carcinomas indiferenciados têm prognóstico menos favorável do que outros tipos histológicocos. A invasão vascular submucosa por carcinomas que surgem em adenomas associa-se com risco maior de envolvimento linfonodal regional. No futuro, a expressão intratumoral de moléculas específicas (por exemplo, gene Deletado em Câncer Colorretal – DCC, $p27^{Kip1}$, instabilidade microssatélite do DNA, timidilato sintase) pode vir a mostrar associação com prognóstico e resposta ao tratamento, além de ser uma variável independentemente do grupo de estadiamento TNM ou do grau histológico. Tais marcadores moleculares atualmente não fazem parte do sistema de estadiamento, mas recomenda-se que sejam registrados, quando disponíveis, e estudados no contexto de ensaios clínicos.

BIBLIOGRAFIA

Adam IJ, Mohamdee MO, Martin IG, et al: Role of circumferential margin involvement in the local recurrence of rectal cancer. Lancet 344:707-711, 1994

Astler VB, Coller FA: The prognostic significance of direct extension of carcinoma of the colon and rectum. Ann Surg 139:846–852, 1954

Bast RC, Desch CE, Ravdin P, et al: Clinical practice guidelines for the use of tumor markers in breast and colorectal cancer: report of the American Society of Clinical Oncology Expert Panel. J Clin Oncol 14:2843-2877, 1996

Bauer K, Bagwell C, Giaretti W, et al: Consensus review of the clinical utility of DNA flow cytometry in colorectal cancer. Cytometry 14:486-491, 1993

Belluco G, Esposito G, Bertorelle R, et al: Absence of the cell cycle inhibitor p27Kipl protein predicts poor outcome in patients with stage I-III colorectal cancer. Ann Surg Oncol 6:19-25,1999

Belluco C, Frantz M, Carnio S, et al: IL-6 blood level is associated with circulating CEA and prognosis in patients with colorectal cancer. Ann Surg Oncol 7:133-138, 2000

Butch RJ, Stark DD, Wittenberg J, et al: Staging rectal cancer by MR and CT. Am J Roentgenol 146:1155-1160, 1986

Caplin S, Cerottini JP, Bosman FT, et al: For patients with Dukes' B (TNM Stage II) colorectal carcinoma, examination of six or fewer lymph nodes is related to poor prognosis. Cancer 83:666-672, 1998

Chapuis PH, Fisher R, Dent DF, et al: The relationship between different staging methods and survival in colorectal carcinoma. Dis Colon Rectum 28:158-161, 1985

Coia LR, Gunderson LL, Haller D, et al: Outcomes of patients receiving radiation for carcinoma of the rectum. Results of the 1988-1989 patterns of care study. Cancer 86:1952-1958 1999

Compton CC: Updated protocol for the examination of specimens removed from patients with colorectal carcinoma. Arch Pathol Lab Med 124:1016-1025, 2000

Compton CC, Fenoglio-Prieser CM, Pettigrew N, Fielding LP: American Joint Committee on Cancer Prognostic Factors Consensus Conference: Colorectal Working Group. Cancer 88:1739-1757, 2000

Compton CC, Fielding LP, Burgart LJ, et al: Prognostic factors in colorectal cancer: College of American Pathologists Consensus Statement 1999. Arch Pathol Lab Med 124:979-994, 2000

Copeland EM, Miller LD, Jones RS: Prognostic factors in carcinoma of the colon and rectum. Am J Surg 116:875-881, 1968

Dukes CE: Cancer of the rectum: an analysis of 1000 cases. J Pathol Bacteriol 50:527-539, 1940

Fenoglio-Preiser CM, Hutter RVP: Colorectal polyps: pathologic diagnosis and clinical significance. Cancer J Clin 35:322-344, 1985

Fielding LP, Arsenault PA, Chapuis PH, et al: Clinicopathological staging for colorectal cancer: an International Documentation System (IDS) and an International Comprehensive Anatomical Terminology (ICAT). Gastroenterol Hepatol 6:325-344, 1991

Fielding LP, Pettigrew N: College of American Pathologists Conference XXVI on clinical relevance of prognostic markers in solid tumors: report of the Colorectal Working Group. Arch Pathol Lab Med 119:1115-1121, 1995

Fielding LP, Phillips RK, Frey JS, et al: The prediction of outcome after curative resection for large bowel cancer. Lancet 2:904-907, 1986

Fielding LP, Phillips RK, Hittinger R: Factors influencing mortality after curative resection for large bowel cancer in elderly patients. Lancet 1:595-597, 1989

Gilbert SG. Symptomatic local tumor failure following abdomino-perineal resection. Int J Radiat Oncol Biol Phys. 4:801-807, 1978

Goldstein NS, Turner JR. Pericolonic: tumor deposits in patients with T3N + M0 colon adenocarcinornas: a marker for reduced disease-free survival and intra-abdominal metastasis. Cancer 88:1228-2238, 2000

Griffin MR, Bergstralh EJ, Coffey RJ, et al: Predictors of survival after curative resection of carcinoma of the colon and rectum. Cancer 60:2318-2324, 1987

Gunderson LL, Sosin H: Areas of failure found at reoperation (second or symptomatic look) following "curative surgery" for adenocarcinoma of the rectum. Clinicopathologic correlation and implications for adjuvant therapy. Cancer. 34:1278-1292, 1974

Hall NR, Finan PJ, al-Jaberi T, et al: Circumferential margin involvement after mesorectal excision of rectal cancer with curative intent: predictor of survival but not local recurrence? Dis Colon Rectum 41:979-983, 1998

Halling KC, French AJ, McDonnell SK, et al: Microsatellite imbalance in stage B2 and C colorectal cancers. J Natl Cancer Inst 91:1295-1303, 1999

Harrison JC, Dean PJ, EI-Zeky F, Vander Zwaag R: From Dukes through Jass. Pathological prognostic indicators in rectal cancer. Hum Pathol 25:498-505, 1994

Harrison JC, Dean PJ, EI-Zeky F, Vander Zwaag R: Impact of the Crohn's-like lymphoid reaction on staging of right-sided colon cancer: results of a multivariate analysis. Hum Pathol 26:31-38, 1995

Hermanek P: Colorectal carcinoma. Histopathological diagnosis and staging. Baillieres Clin Gastroenterol 3:511-529, 1989

Hermartek P: Problems of pTNM classification of carcinoma of the stomach, colorectum and anal margin. Pathol Res Pract 181:296-300, 1986

Hermanek P, Gall FP: Early (microinvasive) colorectal carcinoma: pathology, diagnosis, surgical treatment. Int J Colorectal Dis 1:79-84, 1986

Hermanek P, Giedl J, Dworak O: Two programs for examination of regional lymph nodes in colorectal carcinoma with regard to the new pN classification. Pathol Res Pract 185:867-873, 1989

Hermanek P, Guggenmoos-Holzmann I, Gall FP: Prognostic factors in rectal carcinoma: a contribution to the further development of tumor classification. Dis Colon Rectum 32:593-599, 1989

Hermanek P, Henson DE, Hutter RVP, Sobin LH: TNM Supplement 1993: a commentary on uniform use. Berlin: Springer-Verlag, 1993

Hermanek P, Sobin LH: Colorectal carcinoma. In Hermanek P, Gospodarowicz MK, Henson DE, et al (Eds.): Prognostic factors in cancer. Berlin: Springer-Verlarg, 1995

Herrera-Ornelas L, Justiniano J, Castillo N, et al: Metastases in small lymph nodes from colon cancer. Arch Surg 122:1253-1256, 1987

Hoskins RB, Gunderson LL, Dosoretz DE, et al: Adjuvant postoperative radiotherapy in carcinoma of the rectum and rectosigmoid. Cancer 55:61-71, 1985

Jass JR, Atkin WS, Cuzick J, et al: The grading of rectal cancer: historical perspectives and a multivariate analysis of 447 cases. Histopathology 10:437-459, 1986

Jass JR, Love SB, Northover JMA: A new prognostic classification of rectal cancer. Lancet 1:1303-1306, 1987

Jass JR, Mukawa K, Goh HS, et al: Clinical importance of DNA content in rectal cancer measured by flow cytometry. J Clin Pathol 42:254-259, 1989

Jass JR, Sobin LH: Histological typing of intestinal tumours. In WHO international histological classification of tumours, 2nd ed. Berlin-New York: Springer-Verlag, 1989

Jen J, Kim H, Piantidosi S, et al: Allelic loss of chromosome 18q and prognosis in colorectal cancer. N Eng J Med 331:213-221, 1994

Kokal W, Sheibani K, Terz J, et al: Tumor DNA content in the prognosis of colorectal carcinoma. JAMA 255:3123-3127, 1986

Kotanagi H, Fukuoka T, Shibata Y, et al: Blood vessel invasions in metastatic nodes for development of liver metastasis in colorectal cancer. Hepato-Gastroenterol 42:771-774, 1995

Lindmark G, Gerdin B, Sundberg C, et al: Prognostic significance of the microvascular count in colorectal cancer. J Clin Oncol 11:461-466, 1996

Lipper S, Kahn LB, Ackerman LV: The significance of microscopic invasive cancer in endoscopically removed polyps of the large bowel: a clinicopathologic study of 51 cases. Cancer 52:1691, 1983

Loda M, Cukor B, Tam SW, et al: Increased proteasome-dependent degradation of the cyclin-dependent kinase inhibitor p27 in aggressive colorectal carcinomas. Nature Medicine 1231-234,1997

Minsky BD, Mies C, Rich TA, et al: Lymphatic vessel invasion is an independent prognostic factor for survival in colorectal cancer. Int J Radiat Oncol 17:311-318, 1989

Newland RC, Chapuis PH, Pheils MT, et al: The relationship of survival to staging and grading of colorectal carcinoma: a prospective study of 503 cases. Cancer 47:1424-1429, 1981

Ondero H, Maetani S, Nishikawa T, et al: The reappraisal of prognostic classifications for colorectal cancer. Dis Colon Rectum 32:609-614, 1989

Phillips RKS, Hittinger R, Blesovsky L, et al: Large bowel cancer: surgical pathology and its relationship to survival. Br J Surg 71:604-610, 1984

Pocard M, Panis Y, Malassagne B, et al: Assessing the effectiveness of mesorectal excision in rectal cancer: prognostic value of the number of lymph nodes found in resected specimens. Dis Colon Rectum 41:839-845, 1998

Qizilbash AH: Pathologic studies in colorectal cancer: a guide to the surgical pathology examination of colorectal specimens and review of features of prognostic significance. Pathol Annu 17(l):1-46, 1982

Ratto C, Sofo L, Ippoliti M, et al: Accurate lymph-node detection in colorectal specimens resected for cancer is of prognostic significance. Dis Colon Rectum 42:143-154, 1999

Rich T, Gunderson LL, Lew R, et al: Patterns of recurrence of rectal cancer after potentially curative surgery. Cancer 52:1317-1329, 1983

Schild SE, Martenson JA Jr, Gunderson LL, et al: Postoperative adjuvant therapy of rectal cancer: an analysis of disease control, survival, and prognostic factors. Int J Radiat Oncol Biol Phys. 17:55-62, 1989

Scott KWM, Grace RH: Detection of lymph node metastases in colorectal carcinoma before and after fat clearance. BP Surg 76:1165-1167, 1989

Scott NA, Rainwater LM, Wieland HS, et al: The relative prognostic value of flow cytometric DNA analysis and conventional clinicopathologic criteria in patients with operative rectal carcinoma. Dis Colon Rectum 30:513-520, 1987

Shepherd NA, Saraga EP, Love SB, et al: Prognostic factors in colonic cancer. Histopathology 14:613-620, 1989

Shibata D, Reale MA, Lavin P, et al: The DCC protein and prognosis in colorectal cancer. N Engl J Med 335:1727-1732, 1996

Steinberg SM, Barkin JS, Kaplan RS, et al: Prognostic indicators of colon tumors: the gastrointestinal tumor study group experience. Cancer 57:1866-1870, 1986

Talbot IC, Ritchie S, Leighton MH, et al: The clinical significance of invasion of veins by rectal cancer. Br J Surg 67:439-442, 1980

Talbot IC, Ritchie S, Leighton MH, et al: Spread of rectal cancer within veins: histologic features and clinical significance. Am J Surg 141:15-17, 1981

Tepper JE, Cohen AM, Wood WC, et al: Postoperative radiation therapy of rectal cancer. Int J Radiat Oncol Biol Phys 13:5-10, 1987

Tepper JE, O'Connell MJ, Niedzwiecki D, et al: Impact of number of nodes retrieved on outcome in patients with rectal cancer. J Clin Oncol 19:157-163, 2001

Willett CG, Tepper JE, Kaufman DS, et al: Adjuvant postoperative radiation therapy for rectal adenocarcinoma. Am J Clin Oncol 15:371-375, 1992

Williams NS, Durdey P, Qwihe P, et al: Pre-operative staging of rectal neoplasm and its impact on clinical management. Br J Surg 72:868-874, 1985

Wolmark N, Fisher B, Wieand HS: The prognostic value of the modifications of the Dukes C class of colorectal cancer: an analysis of the NSABP clinical trials. Ann Surg 203:115-122, 1986

Wolmark N, Fisher ER, Wieand HS, et al: The relationship of depth of penetration and tumor size to the number of positive nodes in Dukes C colorectal cancer. Cancer 53:2707-2712, 1984

Wong JH, Severino R, Honnebier MB, et al: Number of nodes examined and staging accuracy in colorectal carcinoma. J Chn Oncol 17:2896-2900, 1999

Wright CM, Dent OF, Barker M, et al: Prognostic significance of extensive microsatellite instabilty in sporadic clinicopathological stage C colorectal cancer. Brit J Surg 87:1197-1202, 2000

HISTOLOGIAS – CÓLON E RETO

M8000/3	Neoplasia maligna
M8001/3	Células tumorais malignas
M8002/3	Tumor maligno, tipo de células pequenas
M8004/3	Tumor maligno, tipo de células fusiformes
M8005/3	Tumor maligno, tipo de células claras
M8010/2	Carcinoma in situ SOE
M8010/3	Carcinoma SOE
M8012/3	Carcinomas de células grandes SOE
M8013/3	Carcinomas de células grandes neuroendócrinos
M8020/3	Carcinoma indiferenciado SOE
M8021/3	Carcinoma anaplásico SOE
M8032/3	Carcinoma de células fusiformes
M8041/3	Carcinoma de células pequenas SOE
M8042/3	Carcinoma oat cell
M8043/3	Carcinoma de células pequenas, fusiformes
M8044/3	Carcinoma de células pequenas, intermediárias
M8045/3	Carcinoma de células pequenas e de células grandes
M8050/3	Carcinoma papilar SOE
M8070/3	Carcinoma de células escamosas SOE
M8140/2	Adenocarcinoma in situ SOE
M8140/3	Adenocarcinoma SOE
M8141/3	Adenocarcinoma esquirroso
M8210/2	Adenocarcinoma in situ em pólipo adenomatoso
M8210/3	Adenocarcinoma em pólipo adenomatoso
M8211/3	Adenocarcinoma tubular
M8214/3	Carcinoma de células parietais
M8215/3	Adenocarcinoma das glândulas anais
M8220/3	Adenocarcinoma em polipose adenomatosa do cólon
M8221/3	Adenocarcinoma em pólipos adenomatosos múltiplos
M8230/2	Carcinoma ductal in situ, tipo sólido
M8230/3	Carcinoma sólido SOE
M8240/3	Tumor carcinóide SOE
M8244/3	Carcinóide composto
M8245/3	Tumor adenocarcinóide
M8246/3	Carcinoma neuroendócrino
M8249/3	Tumor carcinóide atípico
M8261/2	Adenocarcinoma in situ em adenoma viloso
M8261/3	Adenocarcinoma em adenoma viloso
M8262/3	Adenocarcinoma viloso
M8263/2	Adenocarcinoma in situ em adenoma tubuloviloso
M8263/3	Adenocarcinoma em adenoma tubuloviloso
M8480/3	Adenocarcinoma mucinoso
M8481/3	Adenocarcinoma produtor de mucina
M8490/3	Carcinoma de células em anel de sinete
M8510/3	Carcinoma medular SOE
M8560/3	Carcinoma adenoescamoso
M8570/3	Adenocarcinoma com metaplasia escamosa
M8571/3	Adenocarcinoma com metaplasia cartilaginosa e óssea
M8935/3	Sarcoma estromal SOE
M8936/3	Sarcoma estromal gastrintestinal

CÓLON E RETO

Nome do hospital / endereço

Nome do paciente / informações

Tipo do espécime _____
Tamanho do tumor _____
Tipo histopatológico _____

DEFINIÇÕES

Clínico   *Patológico*

Tumor primário (T)
- TX   Tumor primário não pode ser avaliado
- T0   Sem evidência de tumor primário
- Tis   Carcinoma *in situ*: intra-epitelial ou invasão da lâmina própria[1-3]
- T1   Tumor invade a submucosa
- T2   Tumor invade a muscular própria
- T3   Tumor invade, pela muscular própria, até a subserosa ou até o tecido pericólico ou perirretal não-peritonializado
- T4   Tumor invade diretamente outros órgãos ou estruturas e/ou perfura o peritônio visceral[2-3]

Linfonodos regionais (N)
- NX   Linfonodos regionais não podem ser avaliados[4]
- N0   Ausência de metástases em linfonodos regionais
- N1   Metástases em um a três linfonodos regionais
- N2   Metástases em quatro ou mais linfonodos regionais
- Total de linfonodos examinados _____

Metástases a distância (M)
- MX   Metástases a distância não podem ser avaliadas
- M0   Ausência de metástases a distância
- M1   Metástases a distância
  - Realizada biópsia do sítio metastático......... ☐ Sim.......... ☐ Não
  - Fonte do espécime patológico metastático_____

Grupos de estadiamento

Estádio	T	N	M	Dukes	MAC
0	Tis	N0	M0	–	–
I	T1	N0	M0	A	A
	T2	N0	M0	A	B1
IIA	T3	N0	M0	B	B2
IIB	T4	N0	M0	B	B3
IIIA	T1-T2	N1	M0	C	C1
IIIB	T3-T4	N1	M0	C	C2/C3
IIIC	Qualquer T	N2	M0	C	C1/C2/C3
IV	Qualquer T	Qualquer N	M1	–	D

Notas

1. Tis inclui células malignas confinadas no interior da membrana basal (intra-epiteliais) ou da lâmina própria (intramucosas), sem extensão, ao longo da muscular da mucosa para a submucosa.

2. Invasão direta no T4 inclui invasão de outros segmentos do cólon ou reto pela serosa; por exemplo, invasão do cólon sigmóide por um carcinoma de ceco.

3. Tumor aderente a outros órgãos ou estruturas, macroscopicamente, é designado T4. No entanto, se microscopicamente não houver tumor presente na aderência, a classificação deve ser pT3. Os subestádios V e L devem ser utilizados para identificar a presença ou a ausência de invasão vascular ou linfática.

4. Um nódulo tumoral metastático no tecido adiposo pericolorretal, sem evidência histológica de tecido linfonodal residual, é classificado na categoria pN como metástase linfonodal regional se o nódulo possuir a forma e o contorno liso de um linfonodo. Se o nódulo possuir contornos irregulares, deve ser classificado na categoria T e codificado como V1 (invasão vascular microscópica) ou V2 (invasão vascular macroscópica), devido à forte probabilidade de representar invasão venosa.

CÓLON E RETO

Grau histológico (G)
GX Grau não pode ser avaliado
G1 Bem-diferenciado
G2 Moderadamente diferenciado
G3 Pobremente diferenciado
G4 Indiferenciado

Tumor residual (R)
☐ R0 Ressecção completa, margens histologicamente negativas, sem tumor residual após a ressecção
☐ R1 Ressecção incompleta, envolvimento histológico de margens, tumor microscópico permanece após ressecção da doença macroscópica
☐ R2 Ressecção incompleta, margens envolvidas ou tumor residual macroscópico após ressecção

Símbolos descritivos
Para identificação de casos especiais de classificação TNM ou pTNM, o sufixo "m" e os prefixos "y", "r" e "a" são utilizados. Embora eles não afetem o estadiamento, indicam casos que requerem análise separada.

☐ **Sufixo "m"**. Indica a presença de tumores primários múltiplos em um único sítio e é registrado entre parênteses: pT(m)NM.
☐ **Prefixo "y"**. Indica os casos nos quais a classificação é realizada durante ou logo após o tratamento. A categoria cTNM ou pTNM é identificada pelo prefixo "y". O ycTNM ou ypTNM categoriza a extensão do tumor realmente presente no momento do exame. A categoria "y" não é uma estimativa da extensão do tumor antes do tratamento.
☐ **Prefixo "r"**. Indica um tumor recorrente estadiado após uma sobrevida livre de doença e é identificado pelo prefixo "r": rTNM (veja reclassificação "r" anterior, como rTNM).
☐ **Prefixo "a"**. Designa o estádio determinado por autópsia: aTNM.

Indicadores prognósticos (se aplicável)

Nível do CEA: _____ ng/mL

Notas
Símbolos Descritivos
Adicionais
Invasão de vasos linfáticos (L)
LX Invasão de vasos linfáticos não pode ser avaliada
L0 Ausência de invasão de vasos linfáticos
L1 Invasão de vasos linfáticos

Invasão venosa (V)
VX Invasão venosa não pode ser avaliada
V0 Ausência de invasão venosa
V1 Invasão venosa microscópica
V2 Invasão venosa macroscópica

CÓLON E RETO

ILUSTRAÇÃO
Indique no diagrama o tumor primário e os linfonodos regionais envolvidos.

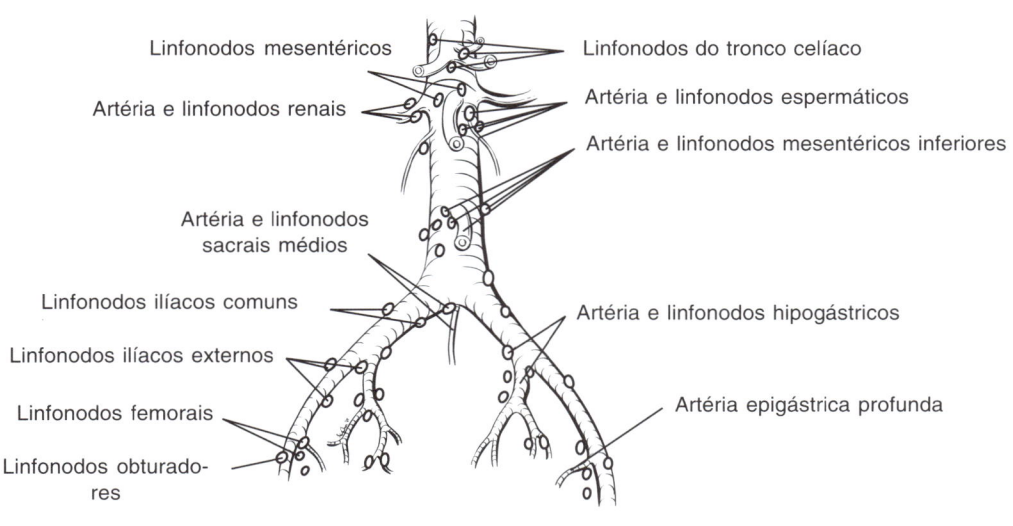

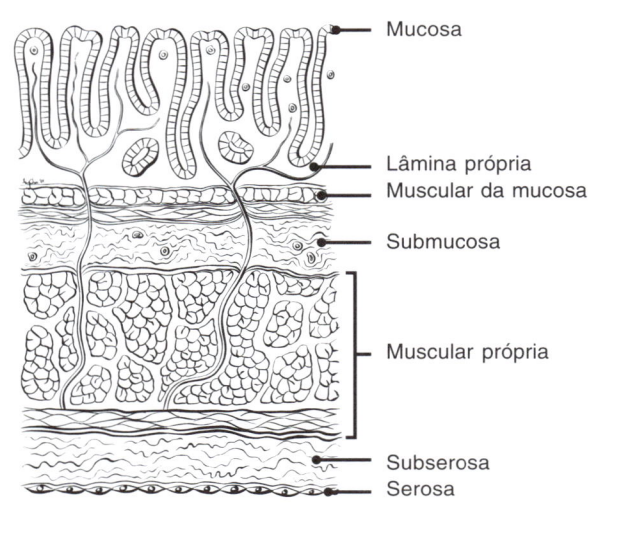

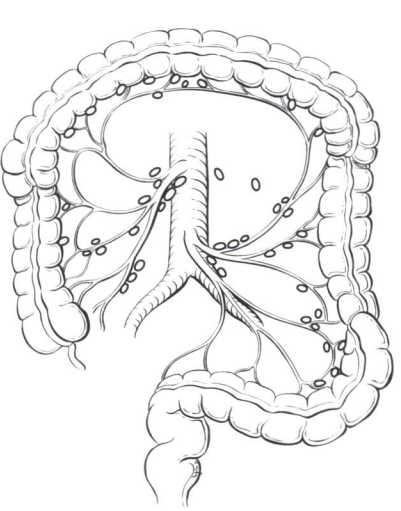

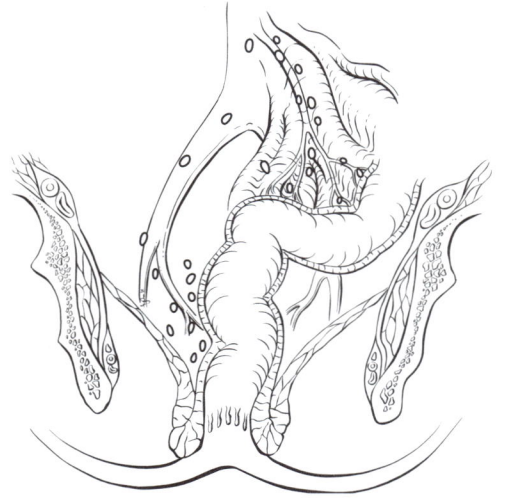

- Linfonodos mesentéricos
- Linfonodos do tronco celíaco
- Artéria e linfonodos renais
- Artéria e linfonodos espermáticos
- Artéria e linfonodos mesentéricos inferiores
- Artéria e linfonodos sacrais médios
- Linfonodos ilíacos comuns
- Artéria e linfonodos hipogástricos
- Linfonodos ilíacos externos
- Linfonodos femorais
- Artéria epigástrica profunda
- Linfonodos obturadores

- Mucosa
- Lâmina própria
- Muscular da mucosa
- Submucosa
- Muscular própria
- Subserosa
- Serosa

Assinatura do médico _____ Data _____

13
Canal anal

(A classificação aplica-se apenas a carcinomas; melanomas, tumores carcinóides e sarcomas não estão incluídos)

C21.0 Neoplasia maligna do ânus, não-especificada
C21.1 Neoplasia maligna do canal anal
C21.2 Neoplasia maligna da zona cloacogênica
C21.8 Neoplasia maligna do reto, do ânus e do canal anal com lesão invasiva

---

RESUMO DAS ALTERAÇÕES

- A definição TNM e os grupos de estadiamento para este capítulo não se modificaram em relação à quinta edição.

INTRODUÇÃO

A região proximal do ânus possui uma mucosa com três diferentes tipos histológicos: glandular, transicional e escamoso (de proximal para distal, respectivamente). Distalmente, a mucosa escamosa funde-se com a pele perianal (epiderme verdadeira), junção essa chamada de margem anal. Assim, duas categorias distintas de tumores surgem na região anal. Os tumores que se desenvolvem a partir da mucosa (de qualquer um dos três tipos histológicos) são denominados tumores de canal anal, enquanto aqueles que se desenvolvem na pele da junção mucocutânea escamosa, ou distalmente a ela, são chamados de tumores de margem anal. Os limites proximais da margem anal são indistinguíveis macroscopicamente e, em sua anatomia, podem variar de acordo com o biotipo do paciente. Para a maioria dos adultos, o limite proximal da margem anal localiza-se de 5 a 6 cm da junção mucocutânea escamosa.

Os tumores de canal anal são estadiados utilizando-se o sistema de classificação que será descrito. Os tumores de margem anal são biologicamente comparáveis a outros tumores de pele e, assim, são classificados pelo esquema apresentado no Capítulo 23. No entanto, a drenagem nodal regional (relevante para a categoria N) da pele da margem anal é única e específica para esse sítio anatômico, conforme será descrito neste capítulo.

Como o manejo primário dos carcinomas de canal anal mudou de ressecção cirúrgica para tratamento não-cirúrgico, esses carcinomas são estadiados clinicamente de acordo com o seu tamanho e a sua extensão. Dessa forma, pacientes com câncer de canal anal podem ser estadiados no momento da apresentação, por meio de inspeção, palpação e biópsia da massa, palpação (e biópsia, quando necessário) de linfonodos regionais e imagem radiológica de tórax, abdome e pelve.

ANATOMIA

Sítio primário. O canal anal inicia-se onde o reto penetra no anel puborretal, no ápice do complexo do esfíncter anal (palpável como o anel anorretal, no exame digital) e termina na junção mucocutânea escamosa com a pele perianal. O aspecto mais proximal do canal anal é revestido pela mucosa colorretal e, na linha denteada, uma zona estreita de mucosa transicional semelhante ao urotélio está variavelmente presente. A zona proximal (desde o ápice do anel puborretal até a linha denteada, incluindo a zona de transição) mede, aproximadamente, de 1 a 2 cm. Na região da linha denteada, podem ser encontradas glândulas anais subjacentes à mucosa, freqüentemente alongando-se sobre o esfíncter interno até o plano inter-esfinctérico. Um limite proximal localizado distalmente à linha denteada e estendendo-se até a junção mucocutânea é um epitélio escamoso não-queratinizante, desprovido de apêndices cutâneos (folículos pilosos, glândulas apócrinas e glândulas sudoríparas).

Os carcinomas que revestem a junção anorretal podem ser problemáticos; eles devem ser estadiados como tumores retais se o seu epicentro for localizado a mais de 2 cm da linha denteada e como tumores anais se o epicentro for localizado a 2 cm ou menos da mesma. No entanto, extensão de tumores retais baixos além da linha denteada implica o risco de disseminação metastática para linfonodos inguinais superficiais.

Linfonodos regionais. A drenagem linfática e o envolvimento nodal do câncer de canal anal dependem da localização do tumor primário. Os tumores acima da linha denteada disseminam-se primariamente para os linfonodos anorretais, perirretais e paravertebrais, enquanto os tumores abaixo da linha denteada disseminam-se para linfonodos inguinais superficiais.

Os linfonodos regionais são os seguintes:

Perirretais
    Anorretais
    Perirretais
    Sacrais laterais
Ilíacos internos (hipogástricos)
Inguinais
    Superficiais
    Femorais profundos

Sítios metastáticos. Os tumores do ânus podem metastatizar para qualquer órgão, embora o fígado e os pulmões sejam os órgãos distais mais freqüentemente envolvidos. O envolvimento da cavidade abdominal não é usual.

REGRAS PARA A CLASSIFICAÇÃO

Estadiamento clínico. A classificação TNM para tumores de canal anal depende de observações clínicas. O tumor primário é estadiado de acordo com a maior dimensão e extensão locais, determinados pelo exame clínico e/ou patológico. A palpação e as imagens radiológicas avaliam a extensão para linfonodos anorretais, perirretais, inguinais superficiais ou femorais, bem como para estruturas adjacentes. As metástases para outros grupos nodais, como os mesentéricos inferiores, também podem ser avaliadas radiologicamente. O tumor pode se estender para a mucosa ou a submucosa retal, o tecido perianal subcutâneo, a pele perianal, a gordura isquiorretal e/ou os músculos esqueléticos locais, como o esfíncter anal externo, o elevador do ânus e os coccígeos. A extensão local do tumor também pode incluir o períneo, a vulva, a próstata, a bexiga, a uretra, o colo uterino, o corpo do útero, o peritônio pélvico e os ligamentos largos. Os órgãos invadidos pelo tumor devem ser especificados.

Estadiamento patológico. No carcinoma anual a excisão cirúrgica não é realizada com freqüência; portanto, poucos tumores são estadiados patologicamente. O tamanho do tumor é avaliado pelo exame macroscópico e confirmado pela microscopia. A avaliação acurada do envolvimento de estruturas locais ou órgãos pode necessitar de orientação específica do espécime ou de outra identificação pelo cirurgião. É possível identificarem-se linfonodos perirretais no espécime cirúrgico ao exame patológico, mas é necessária a identificação específica dos linfonodos ilíacos internos e inguinais pelo cirurgião.

CLASSIFICAÇÃO TNM

Tumor primário (T)
TX Tumor primário não pode ser avaliado
T0 Sem evidência de tumor primário
Tis Carcinoma *in situ*
T1 Tumor com 2 cm ou menos na sua maior dimensão
T2 Tumor com mais de 2 cm e até 5 cm na sua maior dimensão
T3 Tumor com mais de 5 cm na sua maior dimensão
T4 Tumor de qualquer tamanho que invade órgãos adjacentes, por exemplo a vagina, a uretra e a bexiga*

Nota: A invasão direta da parede retal, da pele perirretal, do tecido subcutâneo ou do músculo do esfíncter não é classificada como T4.

Linfonodos regionais (N)
NX Linfonodos regionais não podem ser avaliados
N0 Ausência de metástases em linfonodos regionais
N1 Metástases em linfonodos perirretais
N2 Metástases em linfonodos unilaterais ilíacos internos e/ou inguinais
N3 Metástases em linfonodos perirretais e inguinais e/ou linfonodos ilíacos internos bilaterais e/ou linfonodos inguinais

Metástases a distância (M)
MX Metástases a distância não podem ser avaliadas
M0 Ausência de metástases a distância
M1 Metástases a distância

GRUPOS DE ESTADIAMENTO

Estádio	T	N	M
Estádio 0	Tis	N0	M0
Estádio I	T1	N0	M0
Estádio II	T2	N0	M0
	T3	N0	M0
Estádio IIIA	T1	N1	M0
	T2	N1	M0
	T3	N1	M0
	T4	N0	M0
Estádio IIIB	T4	N1	M0
	Qualquer T	N2	M0
	Qualquer T	N3	M0
Estádio IV	Qualquer T	Qualquer N	M1

TIPO HISTOPATOLÓGICO

As recomendações de estadiamento aplicam-se apenas aos carcinomas que surgem no canal anal, incluindo carcinomas que surgem em fístulas anorretais. Melanomas, tumores carcinóides e sarcomas não são incluídos. A maioria dos carcinomas de canal anal são de células escamosas. A classificação da OMS para os tipos e os subtipos de carcinomas de canal anal é mostrada a seguir. Os termos *células transicionais* e *carcinoma cloacogênico* foram abandonados, pois esses tumores são atualmente reconhecidos como tipos não-queratinizantes de carcinoma de células escamosas.

Classificação da OMS para carcinomas de canal anal*

Carcinoma de células escamosas
Adenocarcinoma
    Tipo retal
    Das glândulas anais
    Dentro de fístulas anorretais
Adenocarcinoma mucinoso
Carcinoma de pequenas células
Carcinoma indiferenciado

*Nota: O termo *carcinoma SOE* (sem outra especificação) não faz parte da classificação da OMS.

Os tipos tumorais da pele perianal e da margem anal (junção da mucosa escamosa com a pele) incluem os carcinomas de células escamosas, o condiloma gigante (carcinoma verrucoso), o carcinoma de células basais, a doença de Bowen e a doença de Paget, os quais são estadiados como tumores de pele de acordo com o sistema de estadiamento descrito no Capítulo 23.

GRAU HISTOLÓGICO

GX   Grau não pode ser avaliado
G1   Bem-diferenciado
G2   Moderadamente diferenciado
G3   Pobremente diferenciado
G4   Indiferenciado

FATORES PROGNÓSTICOS

Devido à ocorrência não-freqüente dos carcinomas de canal anal, a identificação definitiva de fatores prognósticos é problemática. No entanto, graus ou tipos histológicos pobres categorizados, por convenção, como alto grau (como carcinoma de células pequenas), são considerados fatores prognósticos adversos.

BIBLIOGRAFIA

Boman BM, Moertel CG, O'Connell MJ, et al: Carcinoma of the anal canal: a clinical and pathologk study of 188 casey. Cancer 54:114-125, 1984

Cummings BJ: Anal canal carcinoma. In Hermanek P, Gospodarowicz MK, Henson DE, et al (Ede): Prognostic factors in cancer. Berlin: Springer-Verlag, 1995

Dean GT, McAleer JJA, Spence RAJ: Malignant anal tumors. Br J Surg 81:500-508, 1994

Fenger C, Frisch M, Marti MC, Parc R: Tumors of the anal canal. In Hamilton SR, Aaltonen LA (Eds): World Health Organization classification of tumors: pathology and genetics of tumors of the digestive system. Lyon: IARC Press, 146, 2000

Flam MS, John M, Lovalvo LJ, et al: Definitive nonsurgical therapy of epithelial malignancies of the anal canal. Cancer 51:1378-1387, 1983

Longo WE, Vernava AM III, Wade TP, et al: Recurrent squamous cell carcinoma of the anal canal: predictors of initial treatment failure and results of salvage therapy. Ann Surg 220:40-49, 1994

Nigro ND: An evaluation of combined therapy for squamous cell cancer of the anal canal. Dis Colon Rectum 21:763-766, 1984

Nigro ND, Vaitkeviceus VK, Herskovic AM: Preservation of function in the treatment of cancer of the anus. Important Adv Oncol 161-177, 1989

Paradis P, Douglass HO Jr, Holyoke ED: The clinical implications of a staging system for carcinoma of the anus. Surg Gynecol Obstet 141:411-416, 1975

Pintor MP, Northover JM, Nicholls RJ: Squamous cell carcinoma of the anus at one hospital from 1948. Br 1 Surg 76:806-810,1989

Roseau G, Palazzo L, Colardelle P, et al: Endoscopic ultrasonography in the staging and follow-up of epidermoid carcinoma of the anal canal. Gastrointest Endosc 40:447-450, 1994

Ryan DP, Compton CC, Mayer RJ: Carcinoma of the anal canal. NEJM 342(11):792-800, 2000

Shepherd NA, Scholefield JH, Love SB, et al: Prognostic factors in anal squamous carcinoma: a multivariate analysis of clinical, pathological and flow cytometric parameters in 235 cases. Histopathology 16:545-555, 1990

HISTOLOGIAS – CANAL ANAL

M8000/3	Neoplasia maligna
M8001/3	Células tumorais malignas
M8002/3	Tumor maligno, tipo de células pequenas
M8004/3	Tumor maligno, tipo de células fusiformes
M8005/3	Tumor maligno, tipo de células claras
M8010/2	Carcinoma *in situ* SOE
M8010/3	Carcinoma SOE
M8020/3	Carcinoma indiferenciado SOE
M8021/3	Carcinoma anaplásico SOE
M8032/3	Carcinoma de células fusiformes
M8033/3	Carcinoma pseudo-sarcomatoso
M8041/3	Carcinoma de células pequenas SOE
M8042/3	Carcinoma *oat cell*
M8045/3	Carcinoma de células pequenas e de células grandes
M8051/3	Carcinoma verrucoso SOE
M8070/2	Carcinoma *in situ* de células escamosas, SOE
M8070/3	Carcinoma de células escamosas SOE
M8071/3	Carcinoma de células escamosas, queratinizado, SOE
M8072/3	Carcinoma de células escamosas, de células grandes, não-queratinizado
M8073/3	Carcinoma de células escamosas, de células pequenas, não-queratinizado
M8074/3	Carcinoma de células escamosas, de células fusiformes
M8076/2	Carcinoma *in situ* de células escamosas com invasão questionável do estroma
M8076/3	Carcinoma de células escamosas, microinvasivo
M8083/3	Carcinoma de células escamosas basalóide

M8084/3	Carcinoma de células escamosas, tipo células claras	M8245/3	Tumor adenocarcinóide
M8123/3	Carcinoma basalóide	M8246/3	Carcinoma neuroendócrino
M8124/3	Carcinoma cloacogênico	M8249/3	Tumor carcinóide atípico
M8140/2	Adenocarcinoma *in situ* SOE	M8255/3	Adenocarcinoma com subtipos mistos
M8140/3	Adenocarcinoma SOE	M8310/3	Adenocarcinoma de células claras SOE
M8141/3	Adenocarcinoma esquirroso	M8480/3	Adenocarcinoma mucinoso
M8210/2	Adenocarcinoma *in situ* em pólipo adenomatoso	M8481/3	Adenocarcinoma produtor de mucina
M8210/3	Adenocarcinoma em pólipo adenomatoso	M8490/3	Carcinoma de células em anel de sinete
M8215/3	Adenocarcinoma das glândulas anais	M8510/3	Carcinoma medular SOE
M8244/3	Carcinóide composto	M8560/3	Carcinoma adenoescamoso
		M8933/3	Adenossarcoma

CANAL ANAL

Nome do hospital / endereço

Nome do paciente / informações

Tipo do espécime _____   Tipo histopatológico _____
Tamanho do tumor _____

DEFINIÇÕES

Clínico Patológico

Tumor primário (T)
- TX Tumor primário não pode ser avaliado
- T0 Sem evidência de tumor primário
- Tis Carcinoma *in situ*
- T1 Tumor com 2 cm ou menos na sua maior dimensão
- T2 Tumor com mais de 2 cm e até 5 cm na sua maior dimensão
- T3 Tumor com mais de 5 cm na sua maior dimensão
- T4 Tumor de qualquer tamanho que invade órgãos adjacentes, por exemplo, vagina, uretra, bexiga[1]

Linfonodos regionais (N)
- NX Linfonodos regionais não podem ser avaliados
- N0 Ausência de metástases em linfonodos regionais
- N1 Metástases em linfonodos perirretais
- N2 Metástases em linfonodos unilaterais ilíacos internos e/ou inguinais
- N3 Metástases em linfonodos perirretais e inguinais e/ou linfonodos ilíacos internos bilaterais e/ou linfonodos inguinais

Metástases a distância (M)
- MX Metástases a distância não podem ser avaliadas
- M0 Ausência de metástases a distância
- M1 Metástases a distância

Realizada biópsia do sítio metastático........ ☐ Sim........ ☐ Não
Fonte do espécime patológico metastático _____

Grupos de estadiamento

Estádio	T	N	M
Estádio 0	Tis	N0	M0
Estádio I	T1	N0	M0
Estádio II	T2	N0	M0
	T3	N0	M0
Estádio IIIA	T1	N1	M0
	T2	N1	M0
	T3	N1	M0
	T4	N0	M0
Estádio IIIB	T4	N1	M0
	Qualquer T	N2	M0
	Qualquer T	N3	M0
Estádio IV	Qualquer T	Qualquer N	M1

Notas

1. A invasão direta da parede retal, da pele perirretal, do tecido subcutâneo ou do músculo do esfíncter não é classificada como T4.

CANAL ANAL

Grau histológico (G)
- ☐ GX   Grau não pode ser avaliado
- ☐ G1   Bem-diferenciado
- ☐ G2   Moderadamente diferenciado
- ☐ G3   Pobremente diferenciado
- ☐ G4   Indiferenciado

Tumor residual (R)
- ☐ RX   Presença de tumor residual não pode ser avaliada
- ☐ R0   Sem tumor residual
- ☐ R1   Tumor residual microscópico
- ☐ R2   Tumor residual macroscópico

Símbolos descritivos
Para a identificação de casos especiais de classificação TNM ou pTNM, o sufixo "m" e os prefixos "y", "r" e "a" são utilizados. Embora eles não afetem o estadiamento, indicam casos que requerem análise separada.

- ☐ **Sufixo "m"**. Indica a presença de tumores primários múltiplos em um único sítio e é registrado entre parênteses: pT(m)NM.
- ☐ **Prefixo "y"**. Indica os casos nos quais a classificação é realizada durante ou logo após o tratamento. A categoria cTNM ou pTNM é identificada pelo prefixo "y". O ycTNM ou ypTNM categoriza a extensão do tumor realmente presente no momento do exame. A categoria "y" não é uma estimativa da extensão do tumor antes do tratamento.
- ☐ **Prefixo "r"**. Indica um tumor recorrente estadiado após uma sobrevida livre de doença e é identificado pelo prefixo "r": rTNM (veja reclassificação "r" anterior, como rTNM).
- ☐ **Prefixo "a"**. Designa o estádio determinado por autópsia: aTNM.

Indicadores prognósticos
Os graus ou os tipos histológicos pobres que, por convenção, são categorizados como alto grau (como carcinoma de células pequenas), têm sido considerados fatores prognósticos adversos.

Notas
Símbolos Descritivos Adicionais

Invasão de vasos linfáticos (L)
LX Invasão de vasos linfáticos não pode ser avaliada
L0 Ausência de invasão de vasos linfáticos
L1 Invasão de vasos linfáticos

Invasão venosa (V)
VX Invasão venosa não pode ser avaliada
V0 Ausência de invasão venosa
V1 Invasão venosa microscópica
V2 Invasão venosa macroscópica

ILUSTRAÇÃO
Indique no diagrama o tumor primário e os linfonodos regionais envolvidos

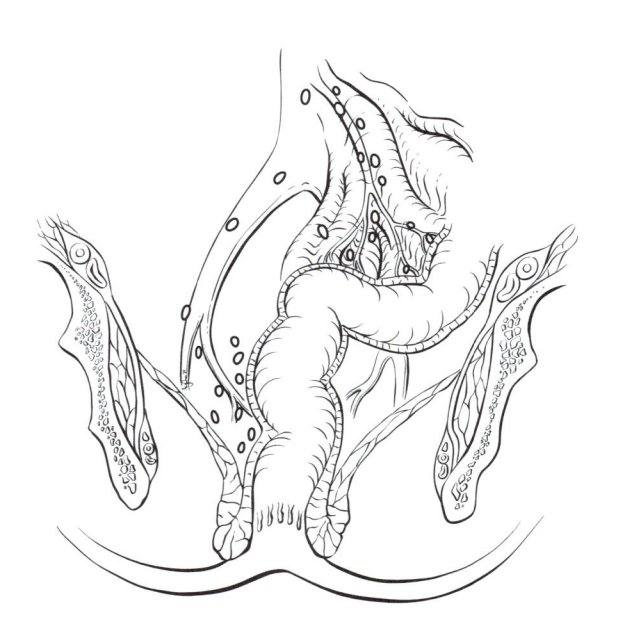

Assinatura do médico _____ Data _____

14

Fígado
(incluindo ductos biliares intra-hepáticos)
(Não estão incluídos sarcomas e tumores metastáticos para o fígado)

C22.0 Carcinoma de células hepáticas
C22.1 Carcinoma de vias biliares intra-hepáticas

RESUMO DAS ALTERAÇÕES

- As categorias T foram redefinidas e simplificadas.
- Todos os tumores solitários sem invasão vascular, independentemente do tamanho, são classificados como T1 devido ao prognóstico semelhante.
- Todos os tumores solitários com invasão vascular, independentemente do tamanho, são combinados com tumores múltiplos ≤ 5 cm e classificados como T2 devido ao prognóstico semelhante.
- Os tumores múltiplos > 5 cm com evidência de invasão vascular maior são combinados e classificados como T3 devido ao prognóstico semelhante.
- O (Os) tumor(es) com invasão direta de órgãos adjacentes, excluindo vesícula biliar, ou com perfuração do peritônio visceral é(são) classificado(s) separadamente como T4.
- A subcategoria separada para tumores bilobares múltiplos foi eliminada devido à falta de nítido valor prognóstico.
- Os tumores T3 N0 e os tumores com envolvimento de linfonodos são combinados em estádio III devido ao prognóstico semelhante.
- O estádio IV define doença metastática apenas. As subcategorias IVA e IVB foram eliminadas.

INTRODUÇÃO

As malignidades primárias do fígado incluem tumores que surgem a partir dos hepatócitos (carcinoma hepatocelular), dos ductos biliares intra-hepáticos (colangiocarcinoma ou cistadenocarcinoma intra-hepático) e dos elementos mesenquimais (sarcomas primários, não-incluídos neste capítulo). O carcinoma hepatocelular é o tumor primário mais comum do fígado, sendo uma importante causa de morte por câncer no mundo. Embora não seja comum nos Estados Unidos, sua incidência vem aumentando. A maioria dos carcinomas hepatocelulares surge em um fígado cronicamente doente devido à hepatite viral (B ou C) ou ao abuso de álcool. A cirrose pode dominar o quadro clínico e determinar o prognóstico. Outros indicadores importantes de desfecho são a ressecabilidade do carcinoma hepatocelular e a extensão da invasão vascular.

ANATOMIA

Sítio primário. O fígado possui suprimento sangüíneo duplo: a artéria hepática, que se origina da artéria celíaca, e a veia porta, que drena o intestino. O sangue que sai do fígado passa pelas veias hepáticas e penetra na veia cava inferior. O fígado é dividido em lobos direito e esquerdo por um plano (linha de Cantlie) projetado entre a fossa da vesícula biliar e a veia cava e definido pela veia hepática média. Couinaud depurou o conhecimento a respeito da anatomia funcional do fígado e propôs sua divisão em quatro setores (primeiramente chamados de segmentos) e oito segmentos. Nessa nomenclatura, o fígado é dividido por planos ou cissuras oblíquos e verticais, definidos por três veias hepáticas principais, e um plano ou cissura transversa, que segue uma linha desenhada pelos ramos portais direito e esquerdo. Assim, os quatro tradicionais segmentos (anterior direito, posterior direito, medial esquerdo e lateral esquerdo) são substituídos por setores (anterior direito, posterior direito, anterior esquerdo e posterior esquerdo), os quais são divididos em segmentos pela cissura transversa (Figura 14.1). Os oito segmentos são numerados no sentido horário, no plano frontal. Os avanços recentes em cirurgia hepática possibilitaram a ressecção anatômica (também chamada de típica) ao longo desses planos.

Histologicamente, o fígado é dividido em lóbulos, cada um drenado por veias centrais. Os espaços portais entre os lóbulos contêm os ductos biliares intra-hepáticos e o suprimento sangüíneo, que consiste de pequenos ramos da artéria hepática e da veia porta (tríades portais).

Linfonodos regionais. Os linfonodos regionais são os linfonodos hilares, os linfonodos do ligamento hepatoduodenal e os cavais, entre os quais os mais proeminentes são os linfonodos da artéria hepática e da veia porta. O exame histológico de um espécime de linfadenectomia deve incluir no mínimo três linfonodos.

O envolvimento nodal além desses linfonodos é considerado doença metastática a distância e deve ser codificado como M1. O envolvimento dos linfonodos frênicos inferiores também deve ser considerado M1.

Sítios metastáticos. A principal maneira de disseminação de carcinomas hepáticos é por meio das veias portais (intra-hepáticas) e das hepáticas. Disseminação venosa intra-hepática não pode ser diferenciada de satelitose ou de tumores multifocais, devendo ser classificada como tumores múltiplos. Os sítios mais comuns de disseminação extra-hepática são os pulmões e os ossos. Os tumores podem estender-se pela cápsula hepática para órgãos adjacentes (adrenal, diafragma e cólon) ou podem se romper, provocando hemorragia aguda e carcinomatose peritoneal.

REGRAS PARA A CLASSIFICAÇÃO

A classificação T baseia-se nos resultados de análises multivariadas de fatores que afetam o prognóstico após a ressecção de carcinomas hepáticos, levando em consideração a presença ou a ausência de invasão vascular (avaliada radiografica ou patologicamente), o número de nódulos tumorais (único *versus* mútliplos) e o tamanho do maior tumor (≤ 5 cm *versus* > 5 cm). Para a classificação patológica, a invasão vascular inclui envolvimento macro e microscópico dos vasos. A invasão vascular maior (T3) é definida como invasão dos ramos principais da veia porta (veia porta esquerda ou direita, não incluindo os ramos setoriais ou segmentares) ou como invasão de uma ou mais das três veias hepáticas (direita, média ou esquerda). Os tumores múltiplos incluem satelitose, tumores multifocais e metástases intra-hepáticas. A invasão de órgãos adjacentes (outros que não a vesícula biliar) ou a perfuração do peritônio visceral é considerado T4.

Estadiamento clínico. O estadiamento clínico depende de procedimentos de imagem que demonstrem o tamanho do tumor primário e a invasão vascular. A exploração cirúrgica não é realizada se os exames de imagem mostram impossibilidade de ressecção completa ou se a reserva hepática é considerada insuficiente para suportar seguramente uma ressecção. Na presença de cirrose, a classe de Child-Pugh deve ser registrada utilizando-se um sistema de pontuação. Quando a doença hepática subjacente avançada (cirrose) domina o prognóstico, fatores primários do tumor (o estádio T) podem se tornar irrelevantes em termos de prognóstico. Em tais situações, outros sistemas de estadiamento clínico podem ser úteis, por exemplo, o estadiamento de Okuda, o escore do Cancer of the Siver Italian Program (CLIP) ou o Barcelona Clinic Siver Cancer (BCLC), que combinam a avaliação da doença hepática e do carcinoma hepatocelular.

Estadiamento patológico. O estadiamento patológico completo consiste na avaliação do tumor primário (incluindo o grau histológico), dos linfonodos regionais e da doença hepática subjacente. O envolvimento de linfonodos regionais é raro (5%), exceto na variante fibrolamelar do carcinoma hepatocelular. Os tumores com linfonodos positivos são classificados como estádio III devido ao prognóstico ser semelhante ao dos tumores mútliplos com > 5 cm e ao dos tumores com invasão vascular maior. O grau é baseado no estudo citopatológico do pleomorfismo nuclear, conforme descrito por Edmonson e Steiner.

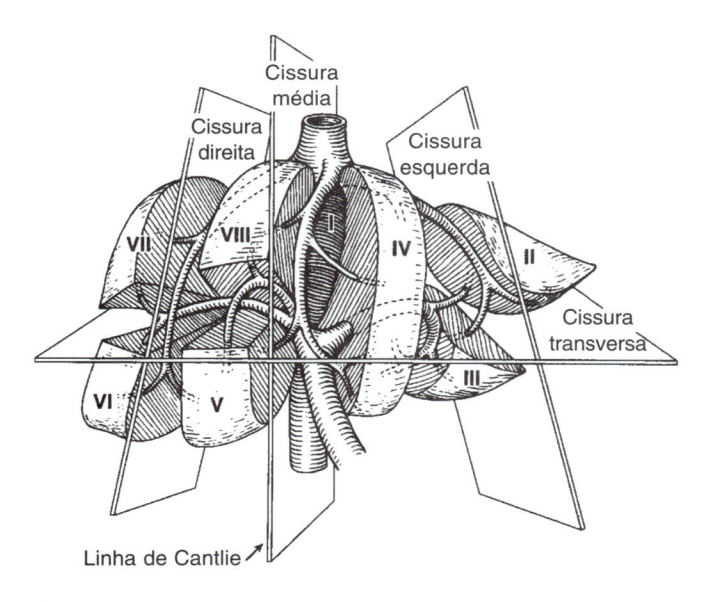

FIGURA 14.1 Anatomia do fígado. (Reproduzida com permissão de JN Vauthey. Liver imaging. *Radiol Clin North Am* 1998;36(2):445.)

Em decorrência do significado prognóstico da doença hepática de base no carcinoma hepatocelular, recomenda-se que os resultados da análise histopatológica do fígado adjacente (não-tumoral) seja registrada. A fibrose/cirrose severa (F1; escore de Ishak de 5 a 6) associa-se a prognóstico pior do que fibrose moderada ou ausente (F0; escore de Ishak de 0 a 4). Embora o grau e a doença hepática subjacente possuam significado prognóstico, eles não são incluídos no atual sistema de estadiamento.

CLASSIFICAÇÃO TNM

Tumor primário (T)
TX Tumor primário não pode ser avaliado
T0 Sem evidência de tumor primário
T1 Tumor solitário sem invasão vascular
T2 Tumor solitário com invasão vascular ou múltiplos tumores, nenhum maior que 5 cm
T3 Múltiplos tumores com mais de 5 cm ou tumor envolvendo um ramo principal da veia porta ou hepática
T4 Tumor(es) com invasão direta de órgãos adjacentes, excluindo a vesícula biliar, ou com perfuração do peritônio visceral

Linfonodos regionais (N)
NX Linfonodos regionais não podem ser avaliados
N0 Ausência de metástases em linfonodos regionais
N1 Metástases em linfonodos regionais

Metástases a distância (M)
MX Metástases a distância não podem ser avaliadas
M0 Ausência de metástases a distância
M1 Metástases a distância

GRUPOS DE ESTADIAMENTO

Estádio I	T1	N0	M0
Estádio II	T2	N0	M0
Estádio IIIA	T3	N0	M0
Estádio IIIB	T4	N0	M0
Estádio IIIC	Qualquer T	N1	M0
Estádio IV	Qualquer T	Qualquer N	M1

Validação. A validação das categorias T1, T2 e T3 desse sistema de estadiamento baseia-se em uma análise multivariada de dados de desfechos e sobrevida, obtidos a partir de estudos de instituições únicas ou multinstitucionais sobre ressecção hepática do carcinoma hepatocelular, em pacientes de diversos locais do mundo (totalizando 741 pacientes de sete instituições). As curvas de sobrevida obtidas a partir da análise de banco de dados internacionais (do International Coo-

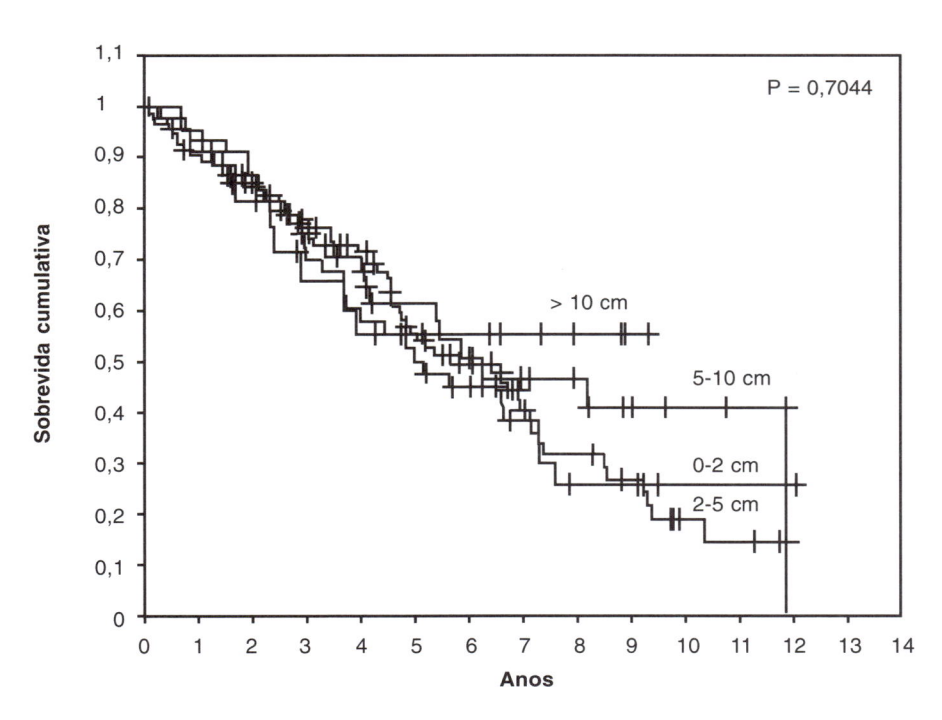

FIGURA 14.2 Sobrevida de pacientes com tumores T1 (tumores solitários sem invasão vascular) estratificados por tamanho. O tamanho não afeta o prognóstico para essa categoria. (Reproduzida com permissão de Vauthey JN, Lauwers GY, Esnaola N et al. A simplified staging for hepatocellular carcinoma. *J Clin Oncol* [in press].)

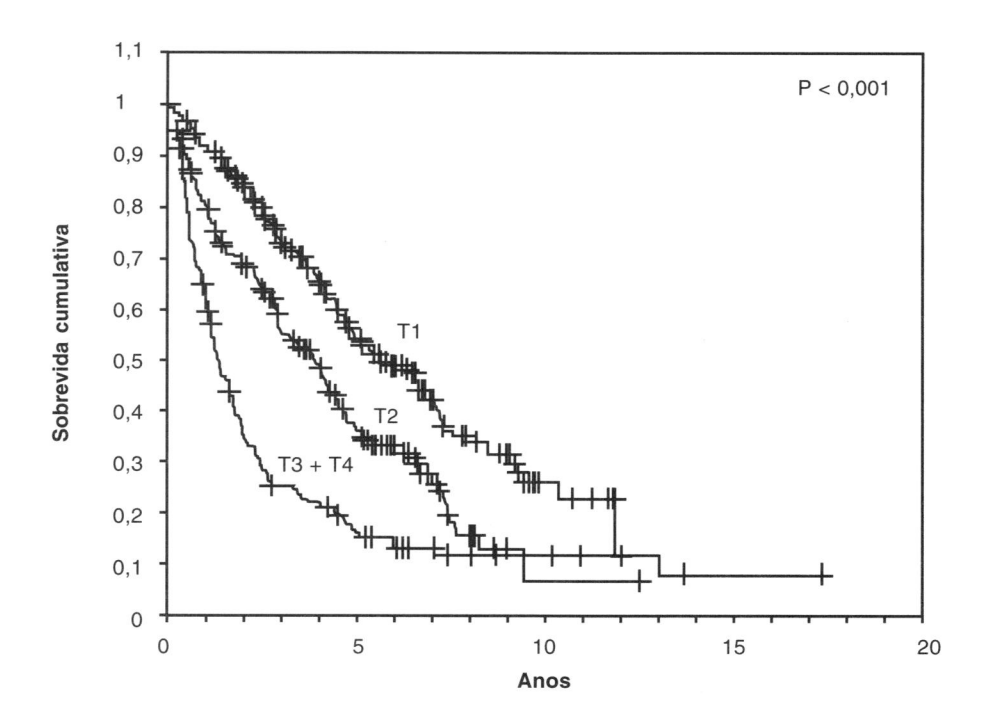

FIGURA 14.3 Sobrevida estratificada de acordo com a classificação T. (Reproduzida, com permissão, de Vauthey JN, Lauwers GY, Esnaola N et al. A simplified staging for hepatocellular carcinoma. *J Clin Oncol* [in press].)

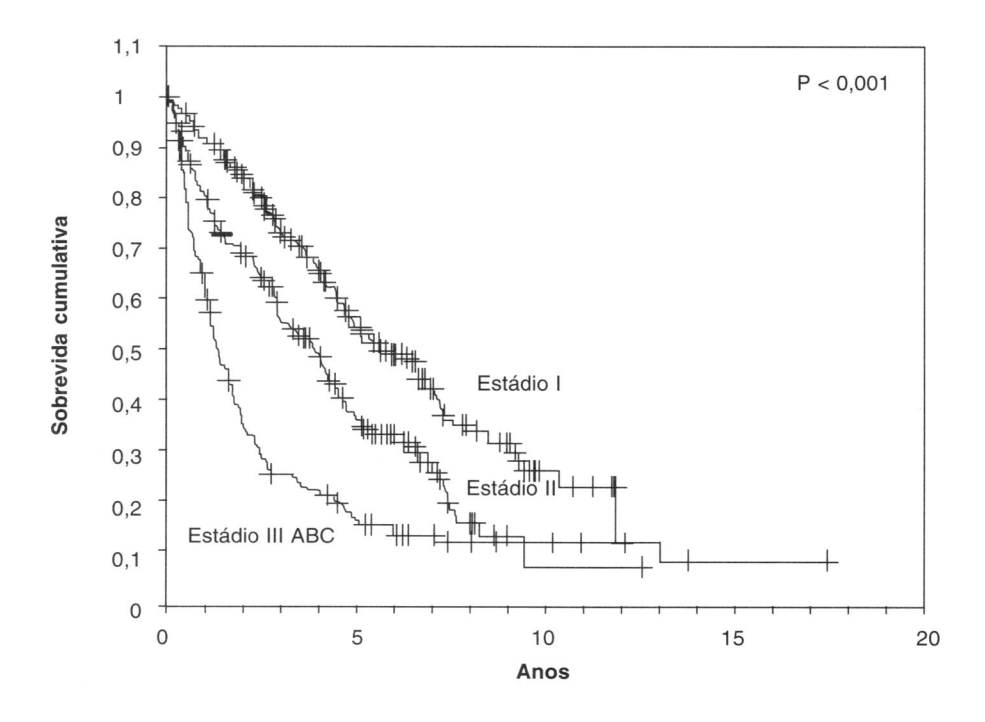

FIGURA 14.4 Sobrevida estratificada de acordo com o grupo de estadiamento. (Reproduzida, com permissão, de Vauthey JN, Lauwers GY, Esnaola N et al. A simplified staging for hepatocellular carcinoma. *J Clin Oncol* [in press].)

perative Study Group for Hepatocellular Carcinoma) são apresentadas nas Figuras 14.2, 14.3 e 14.4.

TIPO HISTOPATOLÓGICO

Esse sistema de estadiamento aplica-se apenas aos carcinomas do fígado, que incluem:

Carcinoma hepatocelular
Carcinoma dos ductos biliares intra-hepáticos
Tipos mistos

O carcinoma hepatocelular é o mais comum. Essa classificação não se aplica a sarcomas primários ou a tumores metastáticos. O tipo e o subtipo histológicos devem ser registrados, pois podem fornecer informação prognóstica.

GRAU HISTOLÓGICO

É recomendado o esquema de graduação de Edmondson e Steiner, o qual emprega quatro graus, como a seguir:

G1 Bem-diferenciado
G2 Moderadamente diferenciado
G3 Pobremente diferenciado
G4 Indiferenciado

ESCORE DE FIBROSE (F)

O escore de fibrose definido por Ishak é recomendado por causa de seu valor prognóstico na sobrevida global. Esse escore utiliza uma escala de 0 a 6.

F0 Escore de fibrose 0 a 4 (nenhuma fibrose à fibrose moderada)
F1 Escore de fibrose 5 a 6 (fibrose severa ou cirrose)

FATORES PROGNÓSTICOS

Os fatores clínicos preditivos de duração de sobrevida diminuída incluem alfa-fetoproteína sérica elevada e doença hepática com classes Child-Pugh B e C. Para pacientes submetidos à ressecção hepática, o principal preditor de desfecho pobre é a presença de margens cirúrgicas positivas (ressecção macro ou microscopicamente incompleta). O efeito do tamanho da margem (<10 mm *versus* ≥ 10 mm) permanece controverso. Outros fatores prognósticos associados com diminuição da sobrevida incluem invasão vascular maior e tamanho tumoral > 5 cm em pacientes com mútliplos tumores.

O câncer dos ductos biliares intra-hepáticos (colangiocarcinoma) é atualmente estadiado de maneira semelhante ao carcinoma hepatocelular devido à limitação de dados considerando os fatores que afetam seu prognóstico; na sétima edição deste Manual, espera-se incluir um capítulo à parte para o estadiamento do colangiocarcinoma intra-hepático.

BIBLIOGRAFIA

Bilimoria MM, Lauwers GY, Nagorney DM, et al: Underlying liver disease but not tumor factors predict long-term survival after hepatic resection of hepatocellular carcinoma. Arch Surg 136:528-535, 2001

Cance WG, Stewart AK, Menck HR: The National Cancer Data Base report on treatment patterns for hepatocellular carcinomas: improved survival of surgically resected patients, 1985-1991 Cancer 88:912-920, 2000

The Cancer of the Liver Italian Program (CLIP) investigators: Prospective validation of the CLIP score: a new prognostic system for patients with cirrhosis and hepatocellular carcinoma. Hepatology 31:840-845, 2000

Cantlie J: On a new arrangement of the right and left lobes of the liver. J Anat Physiol 32:iv-ix, 1897

Couinaud C: Basic knowledge of interest: the paracaval segments of the liver. J Hep Bil Pancr Surg 2:145-151, 1994

Edmondson HA, Steiner PE: Primary carcinoma of the liver: a study of 100 cases among 48,900 necropsies. Cancer 7:462-503, 1954

El-Serag HB, Mason AC: Rising incidence of hepatocellular carcinoma in the United States. N Engl J Med 340:745-750, 1999

Fong Y, Sun RL, Jarnagin W, et al: An analysis of 412 cases of hepatoceflular carcinoma at a western center. Ann Surg 229:790-800, 1998

Ikai I, Yamaoka Y, Yamamoto Y, et al: Surgical intervention for patients with stage IV-A hepatocellular carcinoma without lymph node metastasis: proposal as a standard therapy. Ann Surg 227:433-439, 1998

Ishak K, Baptista A, Bianchi L, et al: Histological grading and staging of chronic hepatitis. J Hepatol 22:696-699, 1995

Izumi R, Shimizu K, Ii T, Yagi M, et al: Prognostic factors of hepatocellular carcinoma in patients undergoing hepatic resection. Gastroenterology 106:720-727, 1994

Jeng KS, Chen BF, Lin HJ: En bloc resection for extensive hepatocellular carcinoma: is it advisable? World J Surg 18:834-839, 1994

Kosuge T, Makuuchi M, Takayama T et al: Long-term results after resection of hepatocellular carcinoma: experience of 480 cases. Hepatogastroenterology 40:328-332, 1993

Lau WY, Leung KL, Leung TW, et al: Resection of hepatocellular carcinoma with diaphragmatic invasion. Br J Surg 82:264-266, 1995

Lauwers GY, Vauthey JN: Pathological aspects of hepatocellular carcinoma: a critical review of prognostic factors. Hepatogastroenterology 45 (Suppl 3):1197-1202, 1998

Llovet JM, Bru C, Bruix J: Prognosis of hepatocellular carcinoma: the BCLC staging classification. Semin Liver Dis 19:329-338, 1999

Nzeako UC, Goodman ZD, Ishak KG: Hepatocellular carcinoma in cirrhotic and noncirrhotic livers. A clinico-histopathologic study of 804 North American patients. Am J Clin Pathol 105:65-75, 1996

Okuda K, Ohtsuki T, Obata H, et al: Natural history of hepatocellular carcinoma and prognosis in relation to treatment. Study of 850 patients. Cancer 56:918-928, 1985

Poon RT, Fan ST, Ng IO, et al: Significance of resection margin in hepatectomy for hepatocellular carcinoma: a critical reappraisal. Ann Surg 231:544-551, 2000

Pugh RN, Murray-Lyon IM, Dawson JL, et al: Transection of the oesophagus for bleeding oesophageal varices. Br J Surg 60:646-649, 1973

Satoh, S, Ikai, I, Honda, G, et al: Clinicopathologic evaluation of hepatocellular carcinoma with bile duct thrombi. Surgery 128:779-783, 2000

Staudacher C, Chiappa A, Biella F, et al: Validation of the modified TNM-Izumi classification for hepatocellular carcinoma. Tumori 86:8-11, 2000

Tsai TJ, Chau GY, Lui WY, et al: Clinical significance of microscopic tumor venous invasion in patients with resectable hepatocellular carcinoma. Surgery 127:603-608, 2000

Tung WY, Chau GY, Loong CC, et al: Surgical resection of primary hepatocellular carcinoma extending to adjacent organ(s). Eur J Surg Oncol 22:516-520, 1996

Vauthey JN, Klimstra D, Franceschi D, et al: Factors affecting long-term outcome after hepatic resection for hepatocellular carcinoma. Am J Surg 169:28-35, 1995

Vauthey JN, Lauwers GY, Esnaola N, et al: A simplified staging for hepatocellular carcinoma. J Clin Oncol (in press)

Weimann A, Varnholt H, Schlitt HJ, et al: Retrospective analysis a prognostic factors after liver resection and transplantation for cholangiocellular carcinoma. Br J Surg 87:1182-1187, 2000

Wu CC, Ho WL, Lin MC, et al: Hepatic resection for bilobar multicentric hepatocellular carcinoma: is it justified? Surgery 123:270-277, 1998

Zhu LX, Wang GS, Fan, ST: Spontaneous rupture of hepatocellular carcinoma. Br J Surg 83:602-607, 2000

HISTOLOGIAS – FÍGADO

M8010/3	Carcinoma SOE
M8012/3	Carcinomas de células grandes SOE
M8013/3	Carcinomas de células grandes neuroendócrino
M8014/3	Carcinomas de células grandes com fenótipo rabdóide
M8020/3	Carcinoma indiferenciado SOE
M8021/3	Carcinoma anaplásico SOE
M8022/3	Carcinoma pleomórfico
M8030/3	Carcinoma de células gigantes e de células fusiformes
M8031/3	Carcinoma de células gigantes
M8032/3	Carcinoma de células fusiformes
M8033/3	Carcinoma pseudossarcomatoso
M8035/3	Carcinoma com células gigantes semelhantes a osteoclastos
M8140/2	Adenocarcinoma *in situ* SOE
M8140/3	Adenocarcinoma SOE
M8141/3	Adenocarcinoma esquirroso
M8142/3	Linite plástica
M8143/3	Adenocarcinoma de propagação superficial
M8144/3	Adenocarcinoma, tipo intestinal
M8145/3	Carcinoma, tipo difuso
M8147/3	Adenocarcinoma de células basais
M8148/2	Neoplasia intra-epitelial glandular, grau III
M8160/3	Colangiocarcinoma
M8161/3	Cistadenocarcinoma de ductos biliares
M8162/3	Tumor de Klatskin
M8170/3	Carcinoma hepatocelular SOE
M8171/3	Carcinoma hepatocelular fibrolamelar
M8172/3	Carcinoma hepatocelular cirrótico
M8173/3	Carcinoma hepatocelular, variante de células fusiformes
M8174/3	Carcinoma hepatocelular, tipo de células claras
M8175/3	Carcinoma hepatocelular, tipo pleomórfico
M8180/3	Carcinoma hepatocelular e colangiocarcinoma combinados
M8214/3	Carcinoma de células parietais
M8230/3	Carcinoma sólido SOE
M8244/3	Carcinóide composto
M8245/3	Tumor adenocarcinóide
M8246/3	Carcinoma neuroendócrino
M8255/3	Adenocarcinoma com subtipos mistos
M8260/3	Adenocarcinoma papilar SOE
M8310/3	Adenocarcinoma de células claras SOE
M8320/3	Carcinoma de células granulares
M8430/3	Carcinoma mucoepidermóide
M8440/3	Cistadenocarcinoma SOE
M8452/3	Carcinoma pseudopapilar sólido
M8460/3	Cistadenocarcinoma seroso papilar
M8461/3	Carcinoma papilar seroso superficial
M8470/2	Cistadenocarcinoma mucinoso, não-invasivo
M8470/3	Cistadenocarcinoma mucinoso
M8471/3	Cistadenocarcinoma mucinoso papilar
M8480/3	Adenocarcinoma mucinoso
M8481/3	Adenocarcinoma produtor de mucina
M8490/3	Carcinoma de células em anel de sinete
M8500/3	Carcinoma intraductal não-infiltrante SOE
M8503/2	Adenocarcinoma papilar intraductal não-infiltrante
M8503/3	Adenocarcinoma papilar intraductal com invasão
M8550/3	Carcinoma de células acinares
M8551/3	Cistoadenocarcinoma de células acinares

FÍGADO (INCLUINDO DUCTOS BILIARES INTRA-HEPÁTICOS)

Nome do hospital / endereço

Nome do paciente / informações

Tipo do espécime _____ Tipo histopatológico _____
Tamanho do tumor _____

DEFINIÇÕES

Clínico   Patológico

Tumor primário (T)
- TX Tumor primário não pode ser avaliado
- T0 Sem evidência de tumor primário
- T1 Tumor solitário sem invasão vascular
- T2 Tumor solitário com invasão vascular ou múltiplos tumores, nenhum maior que 5 cm
- T3 Múltiplos tumores com mais de 5 cm ou tumor envolvendo um ramo principal da veia porta ou hepática
- T4 Tumor(es) com invasão direta de órgãos adjacentes, excluindo a vesícula biliar, ou com perfuração do peritônio visceral

Linfonodos regionais (N)
- NX Linfonodos regionais não podem ser avaliados
- N0 Ausência de metástases em linfonodos regionais
- N1 Metástases em linfonodos regionais

Metástases a distância (M)
- MX Metástases a distância não podem ser avaliadas
- M0 Ausência de metástases a distância
- M1 Metástases a distância
  Realizada biópsia do sítio metastático.......... ☐ Sim.......... ☐ Não
  Fonte do espécime patológico metastático_____

Grupos de estadiamento
Estádio I	T1	N0	M0
Estádio II	T2	N0	M0
Estádio IIIA	T3	N0	M0
Estádio IIIB	T4	N0	M0
Estádio IIIC	Qualquer T	N1	M0
Estádio IV	Qualquer T	Qualquer N	M1

Grau histológico (G)
O esquema de graduação de Edmondson e Steiner é recomendado. O sistema emprega quatro graus.
- GX Grau não pode ser avaliado
- G1 Bem-diferenciado
- G2 Moderadamente diferenciado
- G3 Pobremente diferenciado
- G4 Indiferenciado

Tumor residual (R)
- RX Presença de tumor residual não pode ser avaliada
- R0 Sem tumor residual
- R1 Tumor residual microscópico
- R2 Tumor residual macroscópico

FÍGADO (INCLUINDO DUCTOS BILIARES INTRA-HEPÁTICOS)

Escore de fibrose (F)
O escore de fibrose definido por Ishak é recomendado por seu valor prognóstico na sobrevida global. Esse escore utiliza uma escala de 0 a 6.

- ☐ F0   Escore de fibrose 0 a 4 (nenhuma fibrose a fibrose moderada)
- ☐ F1   Escore de fibrose 5 a 6 (fibrose severa ou cirrose)

Símbolos descritivos
Para a identificação de casos especiais de classificação TNM ou pTNM, o sufixo "m" e os prefixos "y", "r" e "a" são utilizados. Embora eles não afetem o estadiamento, indicam casos que requerem análise separada.

- ☐ **Sufixo "m"**. Indica a presença de tumores primários múltiplos em um único sítio e é registrado entre parênteses: pT(m)NM.
- ☐ **Prefixo "y"**. Indica os casos nos quais a classificação é realizada durante ou logo após o tratamento. A categoria cTNM ou pTNM é identificada pelo prefixo "y". O ycTNM ou ypTNM categoriza a extensão do tumor realmente presente no momento do exame. A categoria "y" não é uma estimativa da extensão do tumor antes do tratamento.
- ☐ **Prefixo "r"**. Indica um tumor recorrente estadiado após uma sobrevida livre de doença e é identificado pelo prefixo "r": rTNM (veja reclassificação "r" anterior, como rTNM).
- ☐ **Prefixo "a"**. Designa o estádio determinado por autópsia: aTNM.

Indicadores prognósticos (se aplicável)

Notas
Símbolos Descritivos Adicionais
Invasão de vasos linfáticos (L)
LX   Invasão de vasos linfáticos não pode ser avaliada
L0   Ausência de invasão de vasos linfáticos
L1   Invasão de vasos linfáticos

Invasão venosa (V)
VX   Invasão venosa não pode ser avaliada
V0   Ausência de invasão venosa
V1   Invasão venosa microscópica
V2   Invasão venosa macroscópica

ILUSTRAÇÃO
Indique no diagrama o tumor primário e os linfonodos regionais envolvidos.

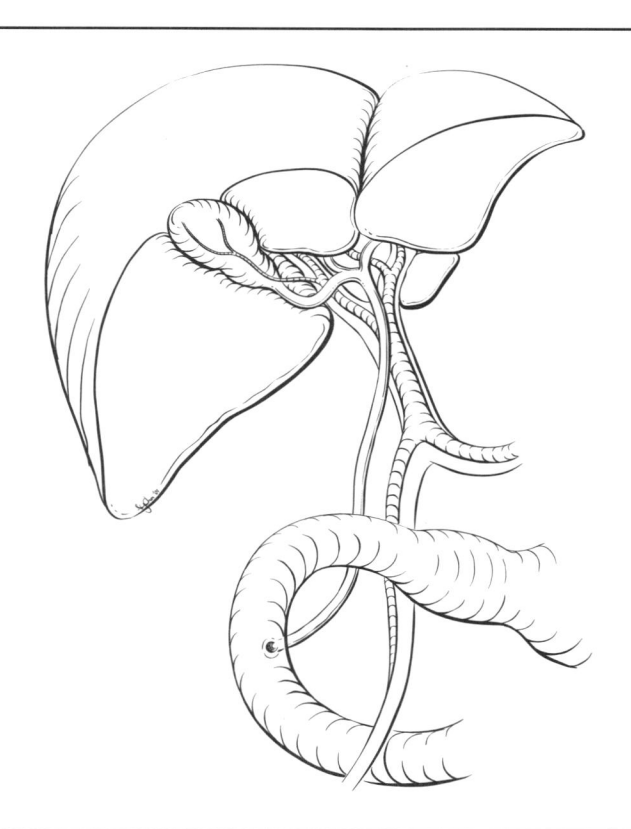

Assinatura do médico _____ Data _____

15
Vesícula biliar
(Não estão incluídos tumores carcinóides e sarcomas)

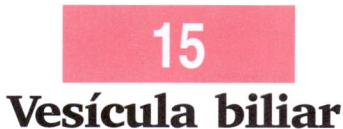

C23.9 Neoplasia maligna da vesícula biliar

> **RESUMO DAS ALTERAÇÕES**
>
> - As classificações T e N foram simplificadas na tentativa de separar tumores localmente invasivos em potencialmente ressecáveis (T3) e irressecáveis (T4).
> - Não há mais a distinção entre T3 e T4 com base na profundidade da invasão hepática.
> - As metástases em linfonodos são agora classificadas como estádio IIB, enquanto o estádio IIA é reservado para tumores grandes invasivos (ressecáveis), sem metástases em linfonodos.
> - Os grupos de estadiamento mudaram para permitir que o estádio III signifique doença localmente irressecável, e o estádio IV, doença metastática.

INTRODUÇÃO

Os tumores de vesícula biliar são estadiados de acordo com a profundidade da penetração e a extensão da disseminação. Tais tumores freqüentemente disseminam-se para o fígado, que está envolvido em 70% dos casos no momento da exploração cirúrgica. Os tumores malignos da vesícula biliar também podem invadir diretamente outros órgãos adjacentes, em particular o ducto biliar comum, o duodeno e o cólon transverso; são tumores de crescimento insidioso, com freqüência metastatizando precocemente, antes do estabelecimento do diagnóstico. Os tumores também podem perfurar as paredes da vesícula biliar, eventualmente causando metástases intra-abdominais, carcinomatose e ascite. Como o câncer de vesícula biliar é incomum e, via de regra, diagnosticado em estágio avançado, há tendência de os médicos ignorarem o estadiamento anatômico, mesmo com a ênfase na sua importância para sobrevida, tratamento e prognóstico. A maioria dos casos não levanta suspeita clínica, sendo descoberta no momento da laparotomia ou incidentalmente, pelo patologista. Mais de 75% dos carcinomas de vesícula biliar estão associados à colelitíase. A sobrevida correlaciona-se com o estádio da doença.

ANATOMIA

Sítio primário. A vesícula biliar é um órgão sacular com forma de pêra, localizado sob o fígado, na fossa da vesícula biliar, constituído de três partes: fundo, corpo e região cervical, que se afila para o interior do ducto cístico. A parede da vesícula biliar é muito mais fina que a do intestino e não possui camadas circulares e transversais de musculatura. A parede possui uma mucosa (isto é, revestimento epitelial e lâmina própria), uma fina camada muscular análoga à muscular própria do intestino delgado, um tecido conjuntivo perimuscular e uma serosa. Em contraste com o intestino, não há submucosa. Ao longo de sua ligação com o fígado não há serosa, e o tecido conjuntivo perimuscular é contínuo com o conjuntivo interlobular do fígado. Os tumores que surgem no ducto cístico são classificados de acordo com o esquema para ductos biliares extra-hepáticos.

Linfonodos regionais. O estadiamento tumoral acurado requer que todos os linfonodos removidos sejam analisados. O exame histológico ótimo de um espécime de linfadenectomia regional deve incluir análise de no mínimo três linfonodos. Os linfonodos regionais incluem os seguintes: hilares, celíacos, periduodenais, peripancreáticos e mesentéricos superiores. Os linfonodos hilares incluem os linfonodos ao longo do ducto biliar comum, da artéria hepática, da veia porta e do ducto cístico.

Considera-se doença metastática a distância aquela que ocorre nos linfonodos peripancreáticos localizados ao longo do corpo e da cauda do pâncreas.

Sítios metastáticos. Os tumores de vesícula biliar em geral metastatizam para o peritônio e para o fígado; ocasionalmente, para pulmões e pleura.

REGRAS PARA A CLASSIFICAÇÃO

Os tumores de vesícula biliar são estadiados primariamente com base na exploração ou na ressecção cirúrgica. No entanto, como nem todos os pacientes são operados, deve-se aplicar uma única classificação TNM tanto ao estadiamento clínico quanto ao patológico.

Vários carcinomas *in situ* e em estágios iniciais não são identificados macroscopicamente, sendo, então, estadiados após o exame histológico do espécime ressecado. A classificação T depende da profundidade de penetração do tumor na parede da vesícula biliar, da presença ou ausência de invasão do fígado, da artéria hepática ou da veia porta e da presença ou ausência de envolvimento de órgãos adjacentes. A extensão direta do tumor para o fígado não é considerada metástase a distância. A invasão direta de outros órgãos adjacentes, incluindo cólon, duodeno, estômago, ducto biliar comum, parede abdominal e diafragma, também não é considerada doença metastática. O tumor confinado à vesícula biliar é classificado como T1 ou T2, dependendo da profundidade de invasão. Como a vesícula biliar não tem serosa no seu local de contato com o fígado, uma colecistectomia simples pode não remover por completo um tumor T2, mesmo que eles sejam considerados como confinados à vesícula biliar.

Estadiamento clínico. O estadiamento clínico depende dos resultados da ultra-sonografia e da tomografia computadorizada. Recentemente, a colangiopancreatografia por ressonância magnética mostrou-se uma modalidade útil para diagnóstico e estadiamento. O estadiamento clínico também pode se basear em achados da exploração cirúrgica, quando a massa tumoral não é ressecada.

Estadiamento patológico. O estadiamento patológico baseia-se no exame do espécime ressecado.

Nota: A extensão da ressecção (R0, ressecção completa com margens de ressecção negativas macro e microscopicamente; R1, ressecção com margens macroscopicamente negativas e microscopicamente positivas; R2, ressecção com margens de ressecção positivas macro e microscopicamente) não é parte do estadiamento TNM, mas tem grande significado prognóstico.

CLASSIFICAÇÃO TNM

Tumor primário (T)

TX	Tumor primário não pode ser avaliado
T0	Sem evidência de tumor primário
Tis	Carcinoma *in situ*
T1	Tumor invade a lâmina própria ou a camada muscular (Figura 15.1)
T1a	Tumor invade a lâmina própria
T1b	Tumor invade a camada muscular
T2	Tumor invade o tecido conjuntivo perimuscular; sem extensão além da serosa ou para o fígado
T3	Tumor perfura a serosa (peritônio visceral) e/ou invade diretamente o fígado e/ou uma estrutura ou órgão adjacente, como estômago, duodeno, cólon, pâncreas, omento ou ductos biliares extra-hepáticos
T4	Tumor invade a veia porta ou a artéria hepática, ou, ainda, os múltiplos órgãos extra-hepáticos ou estruturas

Linfonodos regionais (N)

NX	Linfonodos regionais não podem ser avaliados
N0	Ausência de metástases em linfonodos regionais
N1	Metástases em linfonodos regionais

Metástases a distância (M)

MX	Metástases a distância não podem ser avaliadas
M0	Ausência de metástases a distância
M1	Metástases a distância

GRUPOS DE ESTADIAMENTO

Estádio 0	Tis	N0	M0
Estádio IA	T1	N0	M0
Estádio IB	T2	N0	M0
Estádio IIA	T3	N0	M0
Estádio IIB	T1	N1	M0
	T2	N1	M0
	T3	N1	M0
Estádio III	T4	Qualquer N	M0
Estádio IV	Qualquer T	Qualquer N	M1

TIPO HISTOPATOLÓGICO

O sistema de estadiamento aplica-se apenas a carcinomas primários da vesícula biliar e não a sarcomas ou tumores carcinóides. O adenocarcinoma é o tipo histológico mais comum. Mais de 98% dos tumores de vesícula biliar são carcinomas, os quais estão listados a seguir.

Carcinoma *in situ*
Adenocarcinoma SOE
Carcinoma papilar
Adenocarcinoma, tipo intestinal
Adenocarcinoma de células claras
Carcinoma mucinoso
Carcinoma de células em anel de sinete
Carcinoma escamoso
Carcinoma adenoescamoso
Carcinoma de pequenas células*
Carcinoma indiferenciado*

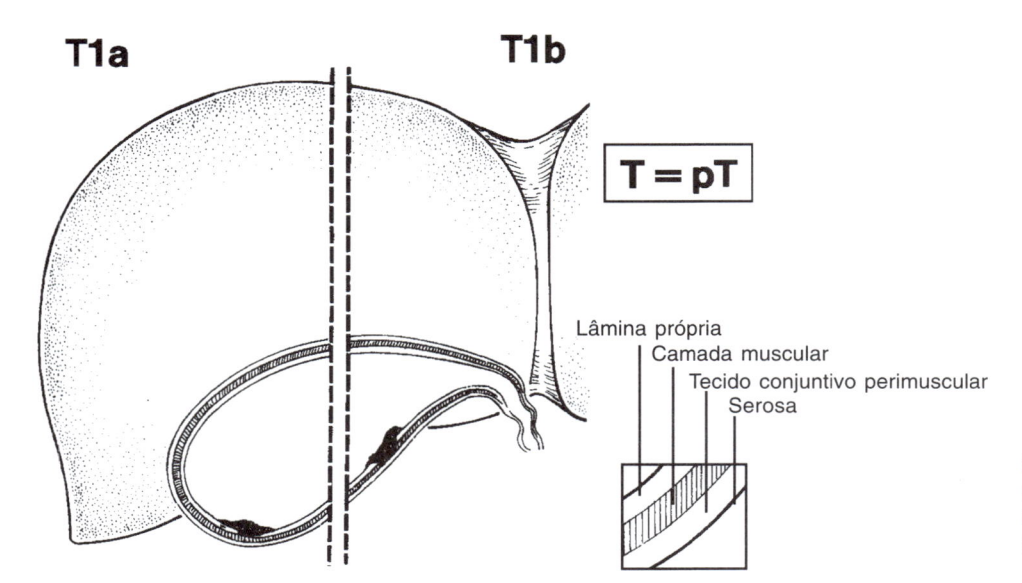

FIGURA 15.1 Representação esquemática de T1, mostrando invasão tumoral da lâmina própria ou da camada muscular da vesícula biliar.

Tipos fusiforme e de células gigantes
Tipos de pequenas células
Carcinoma SOE
Carcinossarcoma
Outros (especificar)

* Grau 4, por definição

GRAU HISTOLÓGICO

GX Grau não pode ser avaliado
G1 Bem-diferenciado
G2 Moderadamente diferenciado
G3 Pobremente diferenciado
G4 Indiferenciado

FATORES PROGNÓSTICOS

Na maioria dos pacientes, o câncer de vesícula biliar é descoberto no exame patológico, após colecistectomia simples para colelitíase. A sobrevida em cinco anos é 85 a 100% para pacientes com tumores T1; para tumores T2, a sobrevida em cinco anos é de aproximadamente 30 a 40%, a qual aumenta para até 80 a 90% com ressecção mais radical. As metástases em linfonodos ou tumores localmente avançados (estádios IIB e III) raramente conferem sobrevida longa, com fatores prognósticos que incluem tipo histológico, grau histológico e invasão vascular; já os carcinomas papilares têm prognóstico mais favorável. Os tipos histológicos desfavoráveis incluem carcinomas de pequenas células e carcinomas indiferenciados. A invasão de vasos linfáticos e/ou sangüíneos conferem prognóstico desfavorável, com o grau histológico também se correlacionando com o desfecho.

Aqueles pacientes com tumores T2-T3 descobertos no exame patológico em geral são submetidos à nova cirurgia para ressecção radical de tumor residual. Há evidências indicando que os pacientes que necessitam de uma segunda cirurgia para ressecção radical do tumor evoluem pior do que os que são submetidos à ressecção radical já na primeira intervenção, pois há maior incidência de disseminação peritoneal e de recorrência tumoral local no primeiro grupo. Para os pacientes que se submetem a duas cirurgias para o tratamento do câncer de vesícula biliar, deve ser apresentada uma clas-

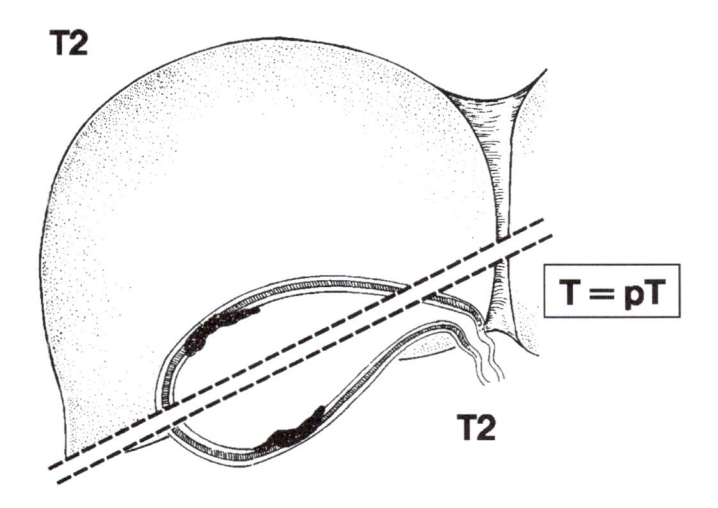

FIGURA 15.2 Representação esquemática de T2, mostrando invasão tumoral do tecido conjuntivo perimuscular da vesícula biliar, sem extensão do tumor além da serosa ou para o fígado.

sificação que indique reintervenção, a fim de que possam ser estabelecidas comparações com os pacientes submetidos a um único procedimento.

BIBLIOGRAFIA

Albores-Saavedra J, Henson DE: Tumors of the gallbladder and extrahepatic bile ducts. In Atlas of tumor pathology, 2nd series, fascicle 22. Washington, DC: Armed Forces Institute of pathology, 1986

Albores-Saavedra J, Henson DE, Sobin LH: Histological typing of tumours of the gallbladder and extrahepatic bile ducts. In WHO international histological classification of tumours. Berlin: Springer-Verlag, 1991

Bergdahl L: Gallbladder carcinoma first diagnosed at microscopic examination of gallbladders removed for presumed benign disease. Ann Surg 191:19-22, 1980

Bivins BA, Meeker MR, Griffen WO Jr: Importance of histologic classification of carcinoma of the gallbladder. Am Surg 41:121-124, 1975

de Arexabala X, Roa IS, Burgos LA, et al: Curative resection in potentially resectable tumours of the gallbladder. Euro J Surg 163:419-426, 1997

Donohue JH, Nagorney DM, Grant CS, et al: Carcinoma of the gallbladder: does radical resection improve outcome? Arch Surg 125:237-241, 1990

Donohue JH, Stewart AK, Menck HR: The National Cancer Data Base report on carcinoma of the gallbladder, 1989–1995. Cancer 83:2618-2628, 1998

Fahim RB, McDonald JR, Richards JC, et al: Carcinoma of the gallbladder: a study of its modes of spread. Ann Surg 156:114-124, 1962

Fong Y, Brennan MF, Turnbull A, et al: Gallbladder cancers discovered during laparoscopic surgery: potential for iatrogenic tumor dissemination. Arch Surg 128:1054-1056, 1993

Fong Y, Jarnagin W, Blumgart LH: Gallbladder cancer: comparison of patients presenting initially for definitive operation with those presenting after prior noncurative intervention. Ann Surg 232:557-569, 2000

Guo KJ, Yamaguchi K, Enjoji M: Undifferentiated carcmoma of the gallbladder. A clinicopathologic, histochemical, and immunohistochemical study of 21 patients with a poor prognosis. Cancer 61:1872-1879, 1988

Henson DE, Albores-Saavedra J, Corle D: Carcinoma of the gallbladder. Histologic types, stage of disease, grade, and survival rates. Cancer 70:1493-1497, 1992

Hisatomi K, Haratake J, Horie A, et al: Relation of histopathological features to prognosis of gallbladder cancer. Am J Gastroenterol 85:567-572, 1990

Jones RS: Carcinoma of the gallbladder [review]. Surg Clin North Am 70:1419-1428, 1990

Nevin JE, Moran TJ, Kay S, et al: Carcinoma of the gallbladder: staging, treatment, and prognosis. Cancer 37:141-148, 1976

Ogura Y, Mizumoto R, Isaji S, et al: Radical operations for carcinoma of the gallbladder: present status in Japan. World J Surg 15:337-343, 1991

Ohtani T, Shirai Y, Tsukada K, et al: Carcinoma of the gallbladder: CT evaluation of lymphatic spread. Radiology 189:875-880, 1993

Ouchi K, Owada Y, Matsuno S, et al: Prognostic factors in the surgical treatment of gallbladder carcinoma. Surgery 101: 731-737, 1987

Perpetuo MD, Valdivieso M, Heilbrun LK, et al: Natural history of gallbladder cancer. Cancer 42:330-335, 1978

Shirai Y, Ohtani T, Hatakeyama K: Laparoscopic cholecystectomy may disseminate gallbladder carcinoma. Hepatogastroenterology 45:81-82, 1998

Shirai Y, Tsukada K, Ohtani T, et al: Hepatic metastases from carcinoma of the gallbladder. Cancer 75:2063-2068, 1995

Shirai Y, Yoshida K, Tsukada K, et al: Identification of the regional lymphatic system of the gallbladder by vital staining. Br J Surg 79:659-662, 1992

Todoroki T, Kawamoto T, Takahashi H, et al: Treatment of gallbladder cancer by radical resection. Br J Surg 86:622-627, 1999

Yarnamoto M, Nakajo S, Tahara E: Carcinoma of the gallbladder: the correlation between histogenesis and prognosis. Virchows Archiv A, Pathological Anatomy and Histopathology 414:83-90, 1989

HISTOLOGIAS – VESÍCULA BILIAR

M8010/2	Carcinoma *in situ* SOE
M8010/3	Carcinoma SOE
M8020/3	Carcinoma indiferenciado SOE
M8041/3	Carcinoma de células pequenas SOE
M8070/3	Carcinoma de células escamosas SOE
M8082/3	Carcinoma linfoepitelial
M8083/3	Carcinoma de células escamosas basalóide
M8084/3	Carcinoma de células escamosas, tipo células claras
M8140/2	Adenocarcinoma *in situ* SOE
M8140/3	Adenocarcinoma SOE
M8144/3	Adenocarcinoma, tipo intestinal
M8255/3	Adenocarcinoma com subtipos mistos
M8260/3	Adenocarcinoma papilar SOE
M8310/3	Adenocarcinoma de células claras SOE
M8480/3	Adenocarcinoma mucinoso
M8490/3	Carcinoma de células em anel de sinete
M8560/3	Carcinoma adenoescamoso
M8980/3	Carcinossarcoma

VESÍCULA BILIAR

Nome do hospital / endereço

Nome do paciente / informações

Tipo do espécime _____
Tamanho do tumor _____

Tipo histopatológico _____

DEFINIÇÕES

Clínico Patológico

Tumor primário (T)
- TX Tumor primário não pode ser avaliado
- T0 Sem evidência de tumor primário
- Tis Carcinoma *in situ*
- T1 Tumor invade a lâmina própria ou a camada muscular (Figura 15.1)
- T1a Tumor invade a lâmina própria
- T1b Tumor invade a camada muscular
- T2 Tumor invade o tecido conjuntivo perimuscular; sem extensão além da serosa ou para o fígado
- T3 Tumor perfura a serosa (peritônio visceral) e/ou invade diretamente o fígado e/ou uma estrutura ou órgão adjacente, como estômago, duodeno, cólon, pâncreas, omento ou ductos biliares extra-hepáticos
- T4 Tumor invade a veia porta ou a artéria hepática, ou invade múltiplos órgãos extra-hepáticos ou estruturas

Linfonodos regionais (N)
- NX Linfonodos regionais não podem ser avaliados
- N0 Ausência de metástases em linfonodos regionais
- N1 Metástases em linfonodos regionais

Metástases a distância (M)
- MX Metástases a distância não podem ser avaliadas
- M0 Ausência de metástases a distância
- M1 Metástases a distância
  Realizada biópsia do sítio metastático.......... ☐ Sim.......... ☐ Não
  Fonte do espécime patológico metastático_____

Grupos de estadiamento

Estádio 0	Tis	N0	M0
Estádio IA	T1	N0	M0
Estádio IB	T2	N0	M0
Estádio IIA	T3	N0	M0
Estádio IIB	T1	N1	M0
	T2	N1	M0
	T3	N1	M0
Estádio III	T4	Qualquer N	M0
Estádio IV	Qualquer T	Qualquer N	M1

MANUAL DE ESTADIAMENTO DO CÂNCER 157

VESÍCULA BILIAR

Grau histológico (G)
- ☐ GX Grau não pode ser avaliado
- ☐ G1 Bem-diferenciado
- ☐ G2 Moderadamente diferenciado
- ☐ G3 Pobremente diferenciado
- ☐ G4 Indiferenciado

Tumor residual (R)
- ☐ RX Presença de tumor residual não pode ser avaliada
- ☐ R0 Sem tumor residual
- ☐ R1 Tumor residual microscópico
- ☐ R2 Tumor residual macroscópico

Símbolos descritivos

Para a identificação de casos especiais de classificação TNM ou pTNM, o sufixo "m" e os prefixos "y", "r" e "a" são utilizados. Embora eles não afetem o estadiamento, indicam casos que requerem análise separada.

- ☐ **Sufixo "m"**. Indica a presença de tumores primários múltiplos em um único sítio e é registrado entre parênteses: pT(m)NM.
- ☐ **Prefixo "y"**. Indica os casos nos quais a classificação é realizada durante ou logo após o tratamento. A categoria cTNM ou pTNM é identificada pelo prefixo "y". O ycTNM ou ypTNM categoriza a extensão do tumor realmente presente no momento do exame. A categoria "y" não é uma estimativa da extensão do tumor antes do tratamento.
- ☐ **Prefixo "r"**. Indica um tumor recorrente estadiado após uma sobrevida livre de doença e é identificado pelo prefixo "r": rTNM (veja reclassificação "r" anterior, como rTNM).
- ☐ **Prefixo "a"**. Designa o estádio determinado por autópsia: aTNM.

Indicadores prognósticos (se aplicável)

Notas
Símbolos Descritivos Adicionais

Invasão de vasos linfáticos (L)
- LX Invasão de vasos linfáticos não pode ser avaliada
- L0 Ausência de invasão de vasos linfáticos
- L1 Invasão de vasos linfáticos

Invasão venosa (V)
- VX Invasão venosa não pode ser avaliada
- V0 Ausência de invasão venosa
- V1 Invasão venosa microscópica
- V2 Invasão venosa macroscópica

ILUSTRAÇÃO
Indique no diagrama o tumor primário e os linfonodos regionais envolvidos.

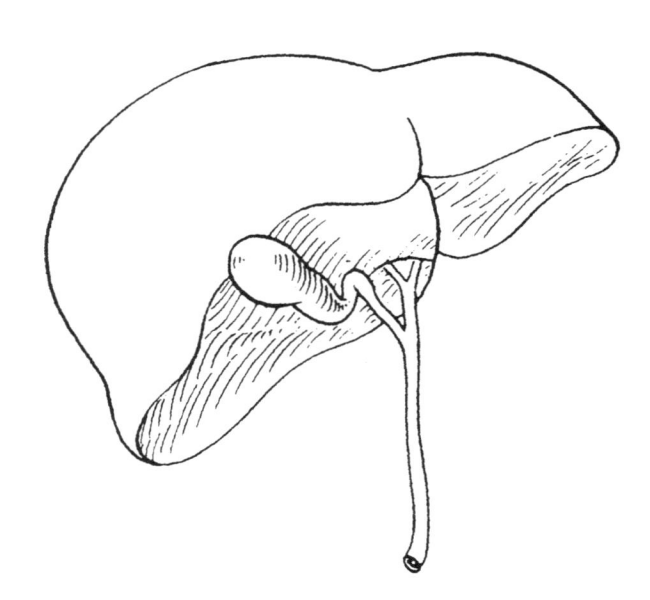

Assinatura do médico _____ Data _____

16
Ductos biliares extra-hepáticos
(Não estão incluídos tumores carcinóides e sarcomas)

C24.0 Neoplasia maligna das vias biliares extra-hepáticas
C24.8 Neoplasia maligna das vias biliares com lesão invasiva
C24.9 Neoplasia maligna da via biliar, não-especificada

RESUMO DAS ALTERAÇÕES

- As classificações T e N foram redefinidas e simplificadas.
- A invasão de tecido conjuntivo subepitelial fibromuscular é classificada como T1, independentemente da invasão muscular, que nem sempre pode ser definida devido à escassez de fibras musculares em alguns segmentos dos ductos biliares.
- T2 é definido como invasão além das paredes do ducto biliar.
- A classificação T permite separar tumores localmente invasivos em ressecáveis (T3) e irressecáveis (T4).
- A invasão dos ramos da veia porta (direito ou esquerdo), da artéria hepática ou do fígado é classificada como T3.
- A invasão da veia porta principal, da artéria hepática comum e/ou de órgãos regionais é classificada como T4.
- Os grupos de estadiamento mudaram para permitir que o estádio III signifique doença localmente irressecável, e o estádio IV, doença metastática.

INTRODUÇÃO

Os tumores malignos podem se desenvolver em qualquer local dos ductos biliares extra-hepáticos (Figura 16.1). Desses tumores, 70 a 80% envolvem a confluência dos ductos hepáticos direito e esquerdo (carcinomas hilares), e em torno de 20 a 30% surgem mais distalmente. O envolvimento difuso dos ductos é raro, ocorrendo em, aproximadamente, 2% dos casos. Todos os tumores malignos dos ductos biliares extra-hepáticos inevitavelmente provocam obstrução ductal parcial ou completa. Como o diâmetro dos ductos é pequeno, os sinais e os sintomas de obstrução ocorrem quando os tumores são relativamente pequenos. Devido à invasão de estruturas vasculares maiores e à extensão direta para o fígado, os carcinomas hilares são de ressecção mais difícil, associando-se a um pior prognóstico.

Essa classificação TNM aplica-se apenas a tumores que surgem de ductos biliares extra-hepáticos acima da ampola de Váter, incluindo tumores malignos que se desenvolvem em cistos coledocianos congênitos e tumores que surgem na porção intrapancreática do ducto biliar comum. A doença avançada (metastática) e o tumor primário nessa porção intrapancreática podem ser classificados erroneamente como câncer de pâncreas caso não seja realizada cirurgia. Nesses casos, freqüentemente não é possível determinar a origem do tumor com exames de imagem ou com endoscopia. Os tumores de pâncreas e ampola de Váter são classificados em separado.

ANATOMIA

Sítio primário. Os ductos biliares hepáticos direito e esquerdo emergem da cissura transversa do fígado e unem-se para formar o ducto hepático comum. O ducto cístico, que se conecta à vesícula biliar, une-se ao ducto hepático comum para formar o ducto biliar comum, que passa posteriormente à primeira porção do duodeno, atravessa a cabeça do pâncreas e penetra na segunda porção do duodeno pela ampola de Váter. Histologicamente, os ductos biliares são formados por uma única camada de células colunares uniformes e altas. A mucosa forma, em geral, pregas pequenas e longitudinais. As paredes dos ductos biliares têm uma camada de tecido conjuntivo subepitelial e fibras musculares. Deve-se salientar que as fibras musculares são mais proeminentes no segmento distal do ducto biliar comum; mais proximalmente, são esparsas ou ausentes; as paredes dos ductos biliares são formadas de tecido fibroso.

Linfonodos regionais. O estadiamento tumoral acurado necessita de que do exame de todos os linfonodos removidos. O exame histológico ótimo de um espécime de linfadenectomia deve incluir a análise de um mínimo de três linfonodos. Os linfonodos regionais são os mesmos listados para o câncer de vesícula biliar e incluem os hilares, os celíacos, os periduodenais, os peripancreáticos e os mesentéricos superiores. Os linfonodos hilares incluem os linfonodos ao longo do ducto biliar comum, da artéria hepática, da veia porta e do ducto cístico.

Sítios metastáticos. Os carcinomas de ductos biliares extra-hepáticos podem se estender para o fígado, o pâncreas, a ampola de Váter, o duodeno, o cólon, o omento, o estômago ou a vesícula biliar. Os tumores que surgem nos ductos biliares hepáticos direito e esquerdo via de regra estendem proximalmente para o interior do fígado ou distalmente para o ducto hepático comum. A partir do ducto cístico, as neoplasias invadem a vesícula biliar, o ducto biliar comum ou ambos. Os carcinomas que surgem no segmento distal do ducto biliar comum podem se disseminar para o pâncreas, o duodeno, o estômago, o cólon ou o omento. As metástases a distância ocorrem em geral mais tarde no curso da doença e são encontradas com mais freqüência no fígado, nos pulmões e no peritônio.

REGRAS PARA A CLASSIFICAÇÃO

Embora a maioria dos tumores malignos seja estadiada após a ressecção cirúrgica e o exame patológico, isso nem sempre é verdadeiro para carcinomas dos ductos biliares extra-hepáticos. Em um terço ou em metade dos casos, a ressecção cirúrgica não é realizada devido à extensão local/regional, sendo os pacientes tratados sem estadiamento patológico. Uma única classificação TNM deve ser aplicada tanto para o estadiamento clínico quanto para o patológico. Nesta edição do *Manual de estadiamento do câncer* do AJCC tentou-se combinar o estadiamento clínico e o patológico. Com o avanço nos exames de imagem, pode-se obter de forma satisfatória a integração entre estadiamento radiológico e patológico.

Estadiamento clínico. A avaliação clínica depende em geral dos resultados da ultra-sonografia, da tomografia computadorizada e da colangiopancreatografia por ressonância magnética. O estadiamento clínico também pode se basear em achados da exploração cirúrgica quando a massa tumoral principal não for ressecada.

Estadiamento patológico. O estadiamento patológico baseia-se no exame do espécime ressecado.

Nota: A extensão da ressecção (R0, ressecção completa com margens de ressecção negativas macro e microscopicamente; R1, ressecção com margens macroscopicamente negativas e microscopicamente positivas; R2, ressecção com margens de ressecção positivas macro e microscopicamente) não é parte do estadiamento TNM, mas tem grande significado prognóstico.

CLASSIFICAÇÃO TNM

Tumor primário (T)

TX	Tumor primário não pode ser avaliado
T0	Sem evidência de tumor primário
Tis	Carcinoma *in situ*
T1	Tumor confinado histologicamente ao ducto biliar
T2	Tumor invade além da parede do ducto biliar
T3	Tumor invade fígado, vesícula biliar, pâncreas e/ou ramos unilaterais da veia porta (direita ou esquerda) ou da artéria hepática (direita ou esquerda)
T4	Tumor invade qualquer uma das seguintes estruturas: veia porta principal ou qualquer um de seus ramos bilateralmente, artéria hepática comum ou outras estruturas adjacentes, como cólon, estômago, duodeno ou parede abdominal

Linfonodos regionais (N)

NX	Linfonodos regionais não podem ser avaliados
N0	Ausência de metástases em linfonodos regionais
N1	Metástases em linfonodos regionais

Metástases a distância (M)

MX	Metástases a distância não podem ser avaliadas
M0	Ausência de metástases a distância
M1	Metástases a distância

GRUPOS DE ESTADIAMENTO

Estádio 0	Tis	N0	M0
Estádio IA	T1	N0	M0
Estádio IB	T2	N0	M0
Estádio IIA	T3	N0	M0
Estádio IIB	T1	N1	M0
	T2	N1	M0
	T3	N1	M0
Estádio III	T4	Qualquer N	M0
Estádio IV	Qualquer T	Qualquer N	M1

TIPO HISTOPATOLÓGICO

O sistema de estadiamento aplica-se a todos os carcinomas primários dos ductos biliares extra-hepáticos ou do ducto cístico. Sarcomas e tumores carcinóides não estão incluídos. "Adenocarcinoma SOE" é o tipo histológico mais

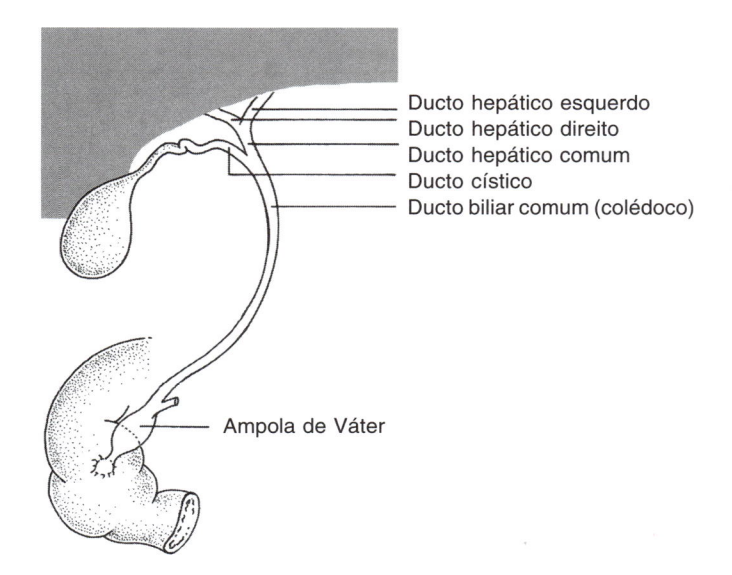

FIGURA 16.1 Anatomia dos ductos biliares extra-hepáticos.

comum. Os carcinomas perfazem mais de 98% dos tumores dos ductos biliares extra-hepáticos. Os tipos histológicos incluem:

Carcinoma in situ
Adenocarcinoma SOE
Adenocarcinoma, tipo intestinal
Adenocarcinoma de células claras
Carcinoma mucinoso
Carcinoma de células em anel de sinete
Carcinoma escamoso
Carcinoma adenoescamoso
Carcinoma de pequenas células*
Carcinoma indiferenciado*
    Tipos fusiforme e de células gigantes
    Tipos de pequenas células
Papilomatose
Carcinoma papilar, não-invasivo
Carcinoma papilar, invasivo
Carcinoma SOE
Outros (especificar)

* Grau 4 por definição

GRAU HISTOLÓGICO

GX   Grau não pode ser avaliado
G1   Bem-diferenciado
G2   Moderadamente diferenciado
G3   Pobremente diferenciado
G4   Indiferenciado

FATORES PROGNÓSTICOS

A sobrevida média dos pacientes submetidos à ressecção cirúrgica para adenocarcinoma de ductos biliares localizado é de aproximadamente dois anos, e a sobrevida em cinco anos é de 20 a 40%, com base na extensão da doença no momento da cirurgia. Diversos fatores prognósticos baseados nas características patológicas do tumor primário têm sido relatados para carcinomas dos ductos biliares extra-hepáticos, incluindo tipo histológico, grau histológico e invasão vascular, linfática e perineural. O desfecho dos carcinomas papilares é mais favorável do que outros tipos de carcinoma. Os tumores de alto grau (Graus 3 e 4) têm desfecho menos favorável do que tumores de baixo grau (Graus 1 e 2). Margens cirúrgicas positivas são importante fator prognóstico e, quando envolvidas, a classificação para tumor residual (R0, R1, R2) deve ser relatada.

BIBLIOGRAFIA

Albores-Saavedra J, Henson DE: Tumors of the gallbladder and extrahepatic bile ducts. In Atlas of tumor pathology, 2nd series, fascicle 22, Washington, DC: Armed Forces Institute of Pathology, 1986

Albores-Saavedra J, Henson DE, Sobin LH: Histological typing of tumours of the gallbladder and extrahepatic bile ducts. In WHO international histological classification of tumors. Berlin: Springer-Verlag, 1991

Bhuiya MMR, Nimura Y, Kamiya J, et al: Clinicopathologic factors influencing survival of patients with bile duct carcinoma: multivariate statistical analysis. World J Surg 17:653, 1993

Bhuiya MMR, Nimura Y, Kamiya J, et al: Clinicopathologic studies on perineural invasion of bile duct carcinoma. Ann Surg 215:344-349, 1992

Braasch JW, Warren KW, Kune GA: Malignant neoplasms of the bile ducts. Surg Clin North Am 47:627-638, 1967

Burke EC, Jarnagin WR, Hochwald SN, et al: Hilar cholangiocarcinoma: patterns of spread, the importance of hepatic resection for curative operation, and a presurgical clinical staging system. Ann Surg 228:385-394, 1998

Hayashi S, Miyazaki M, Kondo Y, et al: Invasive growth patterns of hepatic hilar ductal carcinoma: a histologic analysis of 18 surgical cases. Cancer 73:2922-2929, 1994

Henson DE, Albores-Saavedra J, Corle D: Carcinoma of the extrahepatic bile ducts: histologic types, stage of disease, grade and survival. Cancer 70:1498-1501, 1992

Hong SM, Kang GH, Lee HY: Smooth muscle distribution in the extrahepatic bile duct: histologic and imimmohistochemical studies of 122 cases. Am J Surg Pathol 24:660-667, 2000

Kayahara M, Nagakawa T, Tsukioka Y, et al: Neural invasion and nodal involvement in distal bile duct cancer. Hepatogastroenterology 41:190-194, 1994

Kayahara M, Nagakawa T, Ueno K, et al: Lymphatic flow in carcinoma of the distal bile duct based on a clinicopathologic study. Cancer 72:2112-2117, 1993

Kosuge T, Yamamoto J, Shimada K, et al: Improved surgical results for hilar cholangiocarcinoma with procedures including major hepatic resection. Ann Surg 230:663-671, 1999

Longmire WP Jr, McArthur MS, Bastounis EA, et al: Carcinoma of the extrahepatic biliary tract. Ann Surg 178:333-345, 1973

Nakeeb A, Pitt HA, Sohn TA, et al: Cholangiocarcinoma. A spectrum of intrahepatic, perihilar, and distal tumors. Ann Surg 224-463475, 1996

Ogura Y, Takahashi K, Tabata M, et al: Clinicopathological study on carcinoma of he extrahepatic bile duct with special focus on cancer invasion on the surgical margins. World J Surg 778-784,1994

Ouchi K, Suzuki M, Hashimoto L, et al: Histologic findings and prognostic factors in carcinoma of the upper bile duct. Am J Surg 157:552-556, 1989

Suzuki M, Takahashi T, Ouchi K, et al: The development and extension of hepatohilar bile duct carcinoma: a three-dimensional tumor mapping in the intrahepatic biliary tree visualized with the aid of a graphics computer system. Cancer 64:658-666, 1989

Tamada K, Ido K, Ueno N, et al: Preoperative staging of extrahepatic bile duct cancer: comparison with pathological staging. Gastroenterology 100(pt 1):1351-1361, 1991

Tio TL, Wijers OB, Sars PR, et al: Preoperative TNM classification of proximal extrahepatic bile duct carcinoma by endosonography. Semin Liver Dis 10: 114-120, 1990

Tompkins RK, Saunders K, Roslyn JJ, et al: Changing patterns in diagnosis and management of bile duct cancer. Ann Surg 211:613-620, 1990

Tompkins RK, Thomas D, Wile A, et al: Prognostic factors in bile duct carcinoma. Ann Surg 194:447-455, 1981

Tsunodo T, Eto T, Koga M, et al: Early carcinoma of the extrahepatic bile duct. Jpn J Surg 19:691-698, 1989

Yamaguchi K: Early bile duct carcinoma. Aust N Z J Surg 62:525-529, 1992

HISTOLOGIAS – DUCTOS BILIARES EXTRA-HEPÁTICOS

M8002/3	Tumor maligno, tipo de células pequenas
M8003/3	Tumor maligno, tipo de células gigantes
M8005/3	Tumor maligno, tipo de células claras
M8010/2	Carcinoma *in situ* SOE
M8010/3	Carcinoma SOE
M8020/3	Carcinoma indiferenciado SOE
M8021/3	Carcinoma anaplásico SOE
M8022/3	Carcinoma pleomórfico
M8030/3	Carcinoma de células gigantes e de células fusiformes
M8031/3	Carcinoma de células gigantes
M8032/3	Carcinoma de células fusiformes
M8041/3	Carcinoma de células pequenas SOE
M8042/3	Carcinoma *oat cell*
M8043/3	Carcinoma de células pequenas, fusiformes
M8044/3	Carcinoma de células pequenas, intermediárias
M8045/3	Carcinoma de células pequenas e de células grandes
M8070/3	Carcinoma de células escamosas SOE
M8140/2	Adenocarcinoma *in situ* SOE
M8140/3	Adenocarcinoma SOE
M8144/3	Adenocarcinoma, tipo intestinal
M8160/3	Colangiocarcinoma
M8161/3	Cistadenocarcinoma de ductos biliares
M8162/3	Tumor de Klatskin
M8180/3	Carcinoma hepatocelular e colangiocarcinoma combinados
M8260/3	Adenocarcinoma papilar SOE
M8310/3	Adenocarcinoma de células claras SOE
M8480/3	Adenocarcinoma mucinoso
M8490/3	Carcinoma de células em anel de sinete
M8560/3	Carcinoma adenoescamoso

DUCTOS BILIARES EXTRA-HEPÁTICOS

Nome do hospital / endereço

Nome do paciente / informações

Tipo do espécime _____
Tamanho do tumor _____
Tipo histopatológico _____

DEFINIÇÕES

Clínico Patológico

Tumor primário (T)
- TX   Tumor primário não pode ser avaliado
- T0   Sem evidência de tumor primário
- Tis Carcinoma *in situ*
- T1   Tumor confinado histologicamente ao ducto biliar
- T2   Tumor invade além da parede do ducto biliar
- T3   Tumor invade fígado, vesícula biliar, pâncreas e/ou ramos unilaterais da veia porta (direita ou esquerda) ou da artéria hepática (direita ou esquerda)
- T4   Tumor invade qualquer uma das seguintes estruturas: veia porta principal ou qualquer um de seus ramos bilateralmente, artéria hepática comum ou outras estruturas adjacentes, como cólon, estômago, duodeno ou parede abdominal

Linfonodos regionais (N)
- NX   Linfonodos regionais não podem ser avaliados
- N0   Ausência de metástases em linfonodos regionais
- N1   Metástases em linfonodos regionais

Metástases a distância (M)
- MX   Metástases a distância não podem ser avaliadas
- M0   Ausência de metástases a distância
- M1   Metástases a distância
  - Realizada biópsia do sítio metastático......... ☐ Sim......... ☐ Não
  - Fonte do espécime patológico metastático_____

Grupos de estadiamento

Estádio	T	N	M
Estádio 0	Tis	N0	M0
Estádio IA	T1	N0	M0
Estádio IB	T2	N0	M0
Estádio IIA	T3	N0	M0
Estádio IIB	T1	N1	M0
	T2	N1	M0
	T3	N1	M0
Estádio III	T4	Qualquer N	M0
Estádio IV	Qualquer T	Qualquer N	M1

DUCTOS BILIARES EXTRA-HEPÁTICOS

Grau histológico (G)
- ☐ GX   Grau não pode ser avaliado
- ☐ G1   Bem-diferenciado
- ☐ G2   Moderadamente diferenciado
- ☐ G3   Pobremente diferenciado
- ☐ G4   Indiferenciado

Tumor residual (R)
- ☐ RX   Presença de tumor residual não pode ser avaliada
- ☐ R0   Sem tumor residual
- ☐ R1   Tumor residual microscópico
- ☐ R2   Tumor residual macroscópico

Símbolos descritivos

Para a identificação de casos especiais de classificação TNM ou pTNM, o sufixo "m" e os prefixos "y", "r" e "a" são utilizados. Embora eles não afetem o estadiamento, indicam casos que requerem análise separada.

- ☐ **Sufixo "m"**. Indica a presença de tumores primários múltiplos em um único sítio e é registrado entre parênteses: pT(m)NM.
- ☐ **Prefixo "y"**. Indica os casos nos quais a classificação é realizada durante ou logo após o tratamento. A categoria cTNM ou pTNM é identificada pelo prefixo "y". O ycTNM ou ypTNM categoriza a extensão do tumor realmente presente no momento do exame. A categoria "y" não é uma estimativa da extensão do tumor antes do tratamento.
- ☐ **Prefixo "r"**. Indica um tumor recorrente estadiado após uma sobrevida livre de doença e é identificado pelo prefixo "r": rTNM (veja reclassificação "r" anterior, como rTNM).
- ☐ **Prefixo "a"**. Designa o estádio determinado por autópsia: aTNM.

Indicadores prognósticos (se aplicável)

Notas
Símbolos Descritivos Adicionais

Invasão de vasos linfáticos (L)
LX   Invasão de vasos linfáticos não pode ser avaliada
L0   Ausência de invasão de vasos linfáticos
L1   Invasão de vasos linfáticos

Invasão venosa (V)
VX   Invasão venosa não pode ser avaliada
V0   Ausência de invasão venosa
V1   Invasão venosa microscópica
V2   Invasão venosa macroscópica

ILUSTRAÇÃO
Indique no diagrama o tumor primário e os linfonodos regionais envolvidos

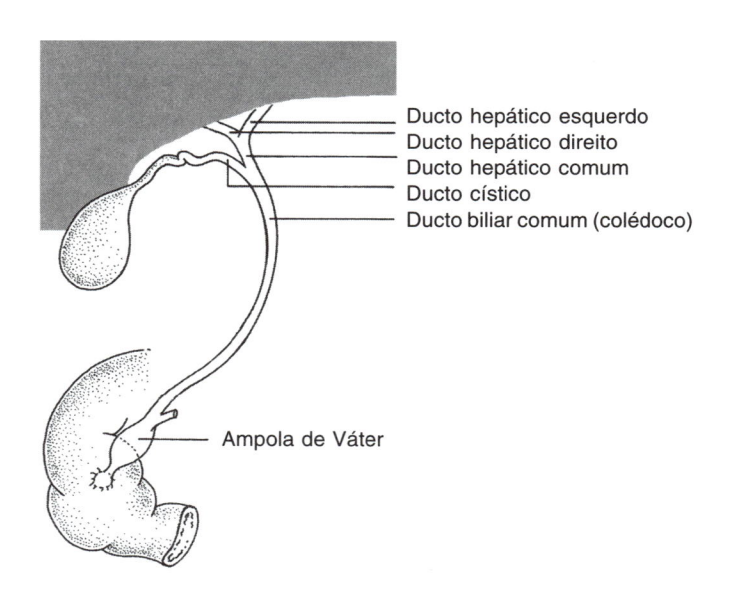

- Ducto hepático esquerdo
- Ducto hepático direito
- Ducto hepático comum
- Ducto cístico
- Ducto biliar comum (colédoco)
- Ampola de Váter

Assinatura do médico _____ Data _____

17

Ampola de Váter
*(Não estão incluídos tumores carcinóides
e outros tumores neuroendócrinos)*

C24.1   Neoplasia maligna da ampola de Váter

RESUMO DAS ALTERAÇÕES

- Não há distinção entre T3 e T4 com base na profundidade de invasão pancreática.
- O grupo de estadiamento foi revisado.
- O estádio I foi substituído pelos estádios IA e IB.
- O estádio II foi substituído pelos estádios IIA e IIB.
- Doença com linfonodos positivos foi deslocada para o estádio IIIB para obter consistência com o estadiamento dos tumores de ductos biliares e de pâncreas.

INTRODUÇÃO

A ampola de Váter está estrategicamente localizada na confluência dos ductos pancreático e biliar comum (Figura 17.1). A maioria dos tumores que surgem nessa pequena estrutura causará obstrução do ducto biliar comum, levando à icterícia, à dor abdominal e, ocasionalmente, à pancreatite. Clínica e patologicamente, os carcinomas da ampola podem ser de difícil distinção com relação àqueles que surgem na cabeça do pâncreas ou no segmento distal do ducto biliar comum. Os tumores primários da ampola não são comuns, embora constituam uma alta proporção de tumores malignos que ocorrem no duodeno. Os tumores da ampola devem ser diferenciados daqueles que surgem na segunda parte do duodeno e invadem a ampola. Os carcinomas da ampola e da região periampular são freqüentemente associados com síndrome de polipose adenomatosa colônica.

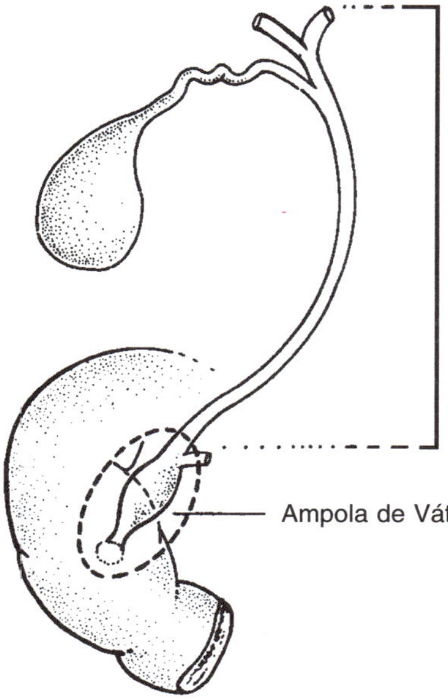

ANATOMIA

Sítio primário. A ampola é um pequeno ducto dilatado com menos de 1,5 cm de comprimento, formada, na maioria dos indivíduos, pela união dos segmentos terminais dos ductos pancreáticos e biliar comum. No entanto, em 42% dos indivíduos a ampola é a terminação apenas do ducto comum, e o ducto pancreático possui sua própria entrada no duodeno, adjacente ao da ampola; nesses casos, a ampola pode ser de difícil localização ou inexistente. A ampola abre-se no interior do duodeno, usualmente na parede póstero-medial, por meio de uma pequena elevação na mucosa, a papila duodenal, também chamada de papila de Vater. Embora os carcinomas possam surgir tanto na ampola quanto na papila, eles mais comumente surgem próximo à junção da mucosa da ampola com a papila. Quase todos os tumores que surgem nessa área são adenocarcinomas bem-diferenciados que têm várias designações, incluindo carcinoma da ampola de Váter,

FIGURA 17.1 Anatomia da ampola de Váter, estrategicamente localizada na confluência dos ductos pancreático e biliar comum.

carcinoma da porção periampular do duodeno e carcinoma da porção peripapilar do duodeno. Há possibilidade de não haver condições de determinar o sítio exato de origem de tumores grandes.

Linfonodos regionais. Uma rica rede linfática circunda o pâncreas e a região periampular, necessitando do estadiamento tumoral acurado de exame de todos os linfonodos removidos. O exame histológico ótimo de um espécime de linfadenectomia deve incluir a análise de um mínimo de 10 linfonodos. Os linfonodos regionais são os peripancreáticos, que também incluem aqueles ao longo da artéria hepática, do tronco celíaco e da região pilórica. A divisão anatômica dos linfonodos regionais não é necessária; no entanto, os linfonodos submetidos separadamente devem ser assim relatados.

Sítios metastáticos. Os tumores da ampola podem infiltrar estruturas adjacentes, como a parede do duodeno, a cabeça do pâncreas e os ductos biliares extra-hepáticos. Encontra-se mais comumente doença metastática no fígado e no peritônio, enquanto é menos comum sua ocorrência nos pulmões e na pleura.

REGRAS PARA A CLASSIFICAÇÃO

A maioria dos pacientes é estadiada patologicamente após exame do espécime ressecado. A classificação baseia-se primariamente na extensão local. A classificação T depende da extensão do tumor primário por meio da ampola de Váter ou do esfíncter de Oddi no interior ou além da parede duodenal, na cabeça do pâncreas ou em tecidos moles contíguos. A designação T4 refere-se mais comumente à invasão local de tecidos moles. Ao contrário de outros tumores sólidos, os T4 são usualmente ressecáveis.

Estadiamento clínico. A ultra-sonografia endoscópica e a tomografia computadorizada são efetivas no estadiamento pré-operatório e na avaliação da ressecabilidade dos carcinomas ampulares. Ocasionalmente, a laparoscopia é realizada nos pacientes que parecem ter tumores localizados, potencialmente ressecáveis, para excluir metástase peritoneais e pequenas metástases na superfície do fígado.

Estadiamento patológico. O estadiamento patológico depende da ressecção cirúrgica e do exame patológico do espécime ressecado e dos linfonodos associados.

Nota: A extensão da ressecção (R0, ressecção completa com margens de ressecção negativas macro e microscopicamente; R1, ressecção com margens macroscopicamente negativas e microscopicamente positivas; R2, ressecção com margens de ressecção positivas macro e microscopicamente) não é parte do estadiamento TNM, mas tem grande significado prognóstico.

CLASSIFICAÇÃO TNM

Tumor primário (T)
- TX Tumor primário não pode ser avaliado
- T0 Sem evidência de tumor primário
- Tis Carcinoma *in situ*
- T1 Tumor limitado à ampola de Váter ou esfíncter de Oddi
- T2 Tumor invade parede duodenal
- T3 Tumor invade pâncreas
- T4 Tumor invade tecidos moles peripancreáticos ou outros órgãos e estruturas adjacentes

Linfonodos regionais (N)
- NX Linfonodos regionais não podem ser avaliados
- N0 Ausência de metástases em linfonodos regionais
- N1 Metástases em linfonodos regionais

Metástases a distância (M)
- MX Metástases a distância não podem ser avaliadas
- M0 Ausência de metástases a distância
- M1 Metástases a distância

GRUPOS DE ESTADIAMENTO

Estádio	T	N	M
Estádio 0	Tis	N0	M0
Estádio IA	T1	N0	M0
Estádio IB	T2	N0	M0
Estádio IIA	T3	N0	M0
Estádio IIB	T1	N1	M0
	T2	N1	M0
	T3	N1	M0
Estádio III	T4	Qualquer N	M0
Estádio IV	Qualquer T	Qualquer N	M1

TIPO HISTOPATOLÓGICO

O sistema de estadiamento aplica-se a todos os carcinomas primários da ampola de Váter ou da papila duodenal. Adenocarcinoma é o tipo histológico mais comum. A classificação não se aplica a tumores carcinóides ou a outros tumores neuroendócrinos. Os tipos histológicos incluem:

Carcinoma *in situ*
Adenocarcinoma SOE
Adenocarcinoma, tipo intestinal
Adenocarcinoma de células claras
Carcinoma mucinoso
Carcinoma de células em anel de sinete
Carcinoma escamoso
Carcinoma adenoescamoso
Carcinoma de pequenas células*
Carcinoma indiferenciado*

Tipos fusiforme e de células gigantes
   Tipos de pequenas células
Papilomatose
Carcinoma papilar, não-invasivo
Carcinoma papilar, invasivo
Carcinoma SOE
Outros (especificar)

* Grau 4 por definição

GRAU HISTOLÓGICO

GX   Grau não pode ser avaliado
G1   Bem-diferenciado
G2   Moderadamente diferenciado
G3   Pobremente diferenciado
G4   Indiferenciado

FATORES PROGNÓSTICOS

Os pacientes submetidos à pancreatoduodenectomia para adenocarcinoma periampular localizado de origem não-pancreática possuem sobrevida superior quando comparados aos pacientes tratados da mesma forma mas com adenocarcinoma de origem pancreática (sobrevida média de três a quatro anos comparada a 18 a 24 meses; sobrevida em cinco anos de 35 a 45% comparada a 10 a 20%). No entanto, a extensão da doença e as características histológicas do tumor primário predizem a sobrevida. Mesmo em pacientes submetidos à ressecção potencialmente curativa, a presença de metástases em linfonodos, a histologia pobremente diferenciada, as margens de ressecção positivas e a invasão tumoral para o interior do pâncreas associam-se com desfecho menos favorável. Evidência histológica de extensão tumoral para o interior do parênquima pancreático parece refletir a extensão de doença local e regional. Invasão perineural, ulceração e alto grau histopatológico também são fatores prognósticos adversos.

Embora o tamanho tumoral não seja parte da classificação TNM, ele possui significado prognóstico. O envolvimento tumoral de margens de ressecção é considerado fator prognóstico adverso; nesses casos, a classificação para tumor residual (R0, R1, R2) deve ser relatada.

Em contraste à história natural do adenocarcinoma de origem pancreática, as metástases linfonodais em pacientes com adenocarcinoma de ampola de Váter não são preditores tão fortes de recorrência da doença ou de curta sobrevida. A sobrevida atuarial em cinco anos após cirurgia potencialmente curativa em pacientes com adenocarcinoma pancreático e linfonodos positivos é 0 a 5%; naqueles com adenocarcinoma de ampola, é 15 a 30%.

Os tumores com histologia papilar possuem melhor desfecho que os tumores não-papilares.

BIBLIOGRAFIA

Allema JH, Reinders ME, van Gulik TM, et al: Prognostic factors for survival after pancreaticoduodenectomy for patients with carcinoma of the pancreatic head region. Cancer 75:2069-2076, 1995

Bakkevold KE, Kambestad B: Long-term survival following radical and palliative treatment of patients with carcinoma of the pancreas and papilla of Vater–the prognostic factors influencing the long-term results: a prospective multicentre study. Eur J Surg Oncol 19:147-161, 1993

Bakkevold KE, Kambestad B: Staging of carcinoma of he pancreas and ampulla of Vaten: tumor (T), lymph node (N), and distant metastasis (M) as prognostic factors. Int J Pancreatol 17:249-259, 1995

Beger HG, Treitschke F, Gansauge F, et al: Tumor of the ampulla of Vater. Arch Surg 134:526-532, 1999

Bottger TC, Boddin J, Heintz A, et al: Clinicopathologic study for the assessment of resection for ampullary carcinoma. World J Surg 21:379-383, 1997

Compton CC: Protocol for the examination of specimens from patients with carcinoma of the ampulla of Vater. Arch Pathol LA Med. 121-673-677, 1997

Cubilla AL, Fingerald PJ: Tumors of the exocrine pancreas. In Atlas of tumor pathology, 2nd series, fascicle 19, Washington, DC: Armed Forces Institute of Pathology, 1984

Delcore R Jr, Connor CS, Thomas JH, et al: Significance of tumor spread in adenocarcinoma of the ampulla of Vater. Am J Surg 158:593-596, 1989

Dorandeau A, Raoul J-L, Sisiser F, Leclercq-Rioux N, et al: Carcinoma of the ampulla of Vater: prognostic factors after curative surgery: a series of 45 cases. Gut 40:350-355, 1997

Griffanti-Bartoli F, Arnone GB, Ceppa P, et al: Malignant tumors in the head of the pancreas and the periampullary region: diagnostic and prognostic aspects. Anticancer Res 14:657-666, 1994

Harada N, Treitschke F, Imaizumi T, Beger HG. Pancreatic invasion is a prognostic indicator after radical resection for carcinoma of the ampulla of Vater. J Hep Bil Pancr Surg 4:215-219, 1997

Howe JR, Klimstra DS, Moccia RD, et al: Factors predictive of surival in ampullary carcinoma. Ann Surg 228:87-94, 1998

Kayahara M, Nagakawa T, Ohta T, Kitagawa H, Miyazaki I. Surgical strategy for carcinoma of the papilla of Vater on the basis of lymphatic spread and mode of recurrence. Surgery 121:611-617, 1997

Klempnauer J, Ridder GH, Bektas H, et al: Surgery for exocrine pancreatic cancer–who are the 5- and 10-year survivors? Oncology 52:353-359, 1995

Knox RA, Kingston RD: Carcinoma of the ampulla of Vater. Br J Surg 73:72-73, 1976

Lee JH, Whittington R, Williams NN, et al: Outcome of pancreaticoduodenectomy and impact of adjuvant therapy for ampullary carcinomas. Int J Radiat Oncol Biol Phys 47:945-953, 2000

Makipour H, Cooperman A, Danzi JT, et al: Carcinoma of the ampulla of Vater. Ann Surg 183:341-344, 1976

Martin MF, Rossi RL, Dorucci V, et al: Clinical and pathologic correlations in patients with periampullary tumors. Arch Surg 125:723-726, 1990

Monson JRT, Donohue JH, McEntee GP, et al: Radical resection for carcinoma of the ampulla of Vater. Arch Surg 126:353-357, 1991

Mori K, Ikei S, Yamane T, et at: Pathological factors influencing survival of carcinoma of the ampulla of Vater. Eur J Surg Oncol 16:183-188, 1990

Nelptolemos JP, Talbot IC, Shaw DC, et at: Long-term survival after resection of ampullary carcinoma is associated independently with tumor grade and a new staging classification that assesses local invasiveness. Cancer 61:1403–1407, 1988

Roberts RH, Krige JE, Bornman PC, Terblanche J. Pancreaticoduodenectomy of ampullary carcinoma. Am Surg 65:1043–1048, 1999

Shirai Y, Tsukada K, Ohtani T, et al: Carcinoma of the ampulla of Vater: histopahohgic analysis of tumor spread in Whippie pancreatoduodenectomy specimens. World J Surg 19:102–107,1995

Talamini MA, Moesinger RC, Pitt HA, et al: Adenocarcinoma of the ampulla of Vater: a 28-year experience. Ann Surg 225:590–600, 1997

Willett CG, Warshaw AL, Convery K, et at: Patterns of failure after pancreaticoduodenectomy for ampullary carcinoma. Surg Gynecol Obstet 176:33–38, 1993

Wise L, Pizzimbono C, Dehner IP: Periampullary cancer. Am J Surg 131:141–148, 1976

Yamaguchi K, Enjoji M: Carcinoma of the ampulla of Vater: a clinicopathologic study and palologic staging of 109 cases of carcinoma and 5 cases of adenoma. Cancer 599:506–515, 1987

Yasuda K, Mukai H, Cho E, et at: The use of endoscopic ultrasonography in the diagnosis and staging of carcinoma of the papilla of Vater. Endoscopy 20(Suppl):218–222, 1988

HISTOLOGIAS – AMPOLA DE VÁTER

M8010/2	Carcinoma *in situ* SOE
M8010/3	Carcinoma SOE
M8020/3	Carcinoma indiferenciado SOE
M8032/3	Carcinoma de células fusiformes
M8041/3	Carcinoma de células pequenas SOE
M8042/3	Carcinoma *oat cell*
M8070/3	Carcinoma de células escamosas SOE
M8140/2	Adenocarcinoma *in situ* SOE
M8140/3	Adenocarcinoma SOE
M8144/3	Adenocarcinoma, tipo intestinal
M8210/2	Adenocarcinoma *in situ* em pólipo adenomatoso
M8210/3	Adenocarcinoma em pólipo adenomatoso
M8255/3	Adenocarcinoma com subtipos mistos
M8260/3	Adenocarcinoma papilar SOE
M8261/2	Adenocarcinoma *in situ* em adenoma viloso
M8310/3	Adenocarcinoma de células claras SOE
M8480/3	Adenocarcinoma mucinoso
M8481/3	Adenocarcinoma produtor de mucina
M8490/3	Carcinoma de células em anel de sinete
M8560/3	Carcinoma adenoescamoso

AMPOLA DE VÁTER

Nome do hospital / endereço

Nome do paciente / informações

Tipo do espécime _____

Tipo histopatológico _____

Tamanho do tumor _____

DEFINIÇÕES

Clínico Patológico

Tumor primário (T)
- TX Tumor primário não pode ser avaliado
- T0 Sem evidência de tumor primário
- Tis Carcinoma *in situ*
- T1 Tumor limitado à ampola de Vater ou esfíncter de Oddi
- T2 Tumor invade parede duodenal
- T3 Tumor invade pâncreas
- T4 Tumor invade tecidos moles peripancreáticos ou outros órgãos e estruturas adjacentes

Linfonodos regionais (N)
- NX Linfonodos regionais não podem ser avaliados
- N0 Ausência de metástases em linfonodos regionais
- N1 Metástases em linfonodos regionais

Metástases a distância (M)
- MX Metástases a distância não podem ser avaliadas
- M0 Ausência de metástases a distância
- M1 Metástases a distância
  Realizada biópsia do sítio metastático......... ☐ Sim......... ☐ Não
  Fonte do espécime patológico metastático _____

Grupos de estadiamento

Estádio 0	Tis	N0	M0
Estádio IA	T1	N0	M0
Estádio IB	T2	N0	M0
Estádio IIA	T3	N0	M0
Estádio IIB	T1	N1	M0
	T2	N1	M0
	T3	N1	M0
Estádio III	T4	Qualquer N	M0
Estádio IV	Qualquer T	Qualquer N	M1

AMPOLA DE VÁTER

Grau histológico (G)
- ☐ GX Grau não pode ser avaliado
- ☐ G1 Bem-diferenciado
- ☐ G2 Moderadamente diferenciado
- ☐ G3 Pobremente diferenciado
- ☐ G4 Indiferenciado

Tumor residual (R)
- ☐ RX Presença de tumor residual não pode ser avaliada
- ☐ R0 Sem tumor residual
- ☐ R1 Tumor residual microscópico
- ☐ R2 Tumor residual macroscópico

Símbolos descritivos

Para a identificação de casos especiais de classificação TNM ou pTNM, o sufixo "m" e os prefixos "y", "r" e "a" são utilizados. Embora eles não afetem o estadiamento, indicam casos que requerem análise separada.

- ☐ **Sufixo "m"**. Indica a presença de tumores primários múltiplos em um único sítio e é registrado entre parênteses: pT(m)NM.
- ☐ **Prefixo "y"**. Indica os casos nos quais a classificação é realizada durante ou logo após o tratamento. A categoria cTNM ou pTNM é identificada pelo prefixo "y". O ycTNM ou ypTNM categoriza a extensão do tumor realmente presente no momento do exame. A categoria "y" não é uma estimativa da extensão do tumor antes do tratamento.
- ☐ **Prefixo "r"**. Indica um tumor recorrente estadiado após uma sobrevida livre de doença e é identificado pelo prefixo "r": rTNM (veja reclassificação "r" anterior, como rTNM).
- ☐ **Prefixo "a"**. Designa o estádio determinado por autópsia: aTNM.

Indicadores prognósticos (se aplicável)

Notas
Símbolos Descritivos Adicionais

Invasão de vasos linfáticos (L)
LX Invasão de vasos linfáticos não pode ser avaliada
L0 Ausência de invasão de vasos linfáticos
L1 Invasão de vasos linfáticos

Invasão venosa (V)
VX Invasão venosa não pode ser avaliada
V0 Ausência de invasão venosa
V1 Invasão venosa microscópica
V2 Invasão venosa macroscópica

Assinatura do médico _____ Data _____

18
Pâncreas exócrino
(Não estão incluídos tumores endócrinos surgindo de ilhotas de Langerhans e tumores carcinóides)

C25.0 Neoplasia maligna da cabeça do pâncreas
C25.1 Neoplasia maligna do corpo do pâncreas
C25.2 Neoplasia maligna da cauda do pâncreas
C25.3 Neoplasia maligna do canal pancreático
C25.7 Neoplasia maligna de outras partes do pâncreas
C25.8 Neoplasia maligna do pâncreas com lesão invasiva
C25.9 Neoplasia maligna do pâncreas, não-especificada

> **RESUMO DAS ALTERAÇÕES**
>
> - A classificação T reflete a distinção entre tumores pancreáticos primários potencialmente ressecáveis (T3) e localmente avançados (T4).
> - Os grupos de estadiamento mudaram para permitir que o estádio III signifique câncer de pâncreas localmente avançado, irressecável, e o estádio IV, doença metastática.

INTRODUÇÃO

Nos Estados Unidos, o câncer de pâncreas é a segunda causa mais comum de tumores malignos do trato gastrintestinal e a quinta causa de morte relacionada a câncer em adultos. A doença é de difícil diagnóstico, sobretudo nos estágios iniciais. A maioria dos tumores pancreáticos surge na cabeça do pâncreas, geralmente causando obstrução biliar, resultando em icterícia clinicamente evidente. Os tumores que surgem tanto no corpo quanto na cauda do pâncreas têm desenvolvimento insidioso e, em geral, estão avançados no momento do diagnóstico. A maior parte dos tumores pancreáticos é adenocarcinoma que se origina das células dos ductos pancreáticos. A única abordagem potencialmente curativa ainda é a ressecção cirúrgica, embora o tratamento combinado incluindo novos agentes sistêmicos e radiação esteja disponível.

O estadiamento do câncer de pâncreas exócrino depende do tamanho e da extensão do tumor primário. A classificação TNM não se aplica a tumores endócrinos.

ANATOMIA

Sítio primário. O pâncreas é uma glândula longa, lobulada, que repousa em posição transversal no abdome posterior e estende-se do duodeno até o hilo esplênico. O órgão é dividido em uma cabeça, com um pequeno processo uncinado, um pescoço, um corpo e uma cauda. O aspecto anterior do corpo do pâncreas está em contato direto com a parede posterior do estômago; posteriormente, o pâncreas estende-se até a aorta, a veia esplênica e o rim esquerdo.

Linfonodos regionais. Uma rica rede linfática circunda o pâncreas, e o estadiamento tumoral acurado necessita de que todos os linfonodos removidos sejam examinados. O exame histológico ótimo de um espécime de pancreatoduodenectomia deve incluir a análise de um mínimo de 10 linfonodos, embora a análise patológica desse número de linfonodos ainda possa resultar em uma designação pN0. Os linfonodos regionais são os peripancreáticos, que também incluem aqueles ao longo da artéria hepática, do tronco celíaco e da região pilórica e esplênica. A divisão anatômica dos linfonodos regionais não é necessária; no entanto, os linfonodos submetidos individualmente devem ser assim relatados.

Sítios metastáticos. A disseminação a distância ocorre mais comumente para o fígado, a cavidade peritoneal e os pulmões, não sendo comuns as metástases para outros sítios (ou raramente detectadas) possivelmente devido ao curto intervalo entre o diagnóstico de metástases a distância e a morte.

DEFINIÇÃO DA LOCALIZAÇÃO

Os tumores da cabeça do pâncreas são aqueles que surgem à direita da confluência da veia mesentérica superior com a veia porta (Figura 18.1). O processo uncinado é parte da cabeça pancreática. Os tumores do corpo do pâncreas são os que surgem entre a confluência da veia mesentérica superior com a veia porta e a aorta. Os tumores da cauda do pâncreas são os que surgem entre a aorta e o hilo esplênico.

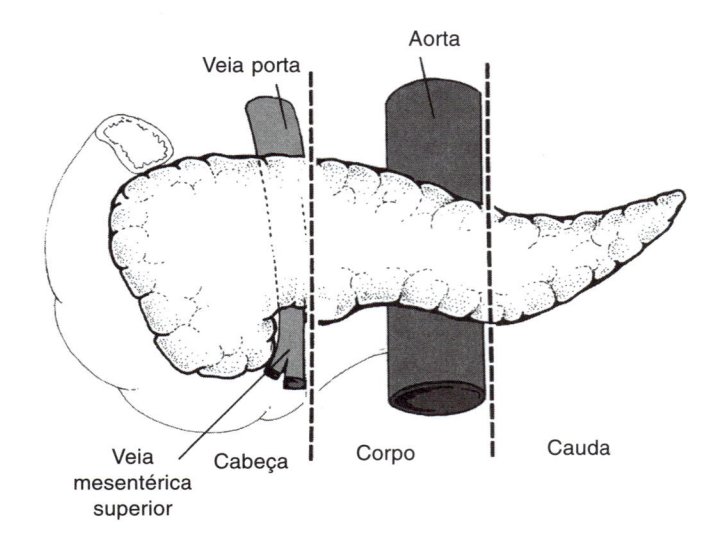

FIGURA 18.1 Os tumores da cabeça do pâncreas são aqueles que surgem à direita da confluência da veia mesentérica superior com a veia porta.

REGRAS PARA A CLASSIFICAÇÃO

Como apenas uma minoria dos pacientes com câncer de pâncreas é submetida à ressecção cirúrgica, uma única classificação TNM deve ser aplicada tanto ao estadiamento clínico quanto ao patológico.

REGRAS PARA A CLASSIFICAÇÃO E ALTERAÇÕES DA QUINTA EDIÇÃO

Na quinta edição do *Manual do estadiamento do câncer* do AJCC, tentou-se combinar o estadiamento clínico e o patológico com o objetivo de solucionar os seguintes problemas apresentados em edições anteriores:

1. A classificação T foi alterada para um sistema clinicamente mais relevante, baseado tanto na avaliação tomográfica pré-operatória da ressecabilidade quanto na avaliação patológica final do espécime ressecado. É importante distinguir entre tumor primário ressecável (T1, T2 e T3) e localmente avançado (T4). Tumores pancreáticos são julgados irressecáveis quando não puderem ser separados (em imagens tomográficas de alta resolução) de grandes estruturas arteriais adjacentes (tronco celíaco ou artéria mesentérica superior). Seria incomum para um câncer pancreático exócrino exibir extensão tumoral local para o retroperitônio ou as estruturas adjacentes, o que contra-indicaria a ressecção cirúrgica, na ausência de envolvimento arterial. O envolvimento tumoral das veias mesentérica superior ou porta é classificado como T3 na atual classificação T do AJCC; tais tumores são considerados ressecáveis em alguns centros, existindo poucos dados sobre a importância prognóstica da invasão venosa. A distinção em entre T3 e T4 nesse capítulo expressa a distinção entre tumores pancreáticos primários potencialmente ressecáveis (T3) e localmente avançados (T4), ambos demonstrando evidência radiológica ou patológica de extensão tumoral extrapancreática.

2. Na quinta edição, pacientes com tumores primários T3 irressecáveis eram considerados com doença estádio II (a condição dos linfonodos era desconhecida, uma vez que não era realizada ressecção cirúrgica); em contraste, pacientes com tumores primários com 1 cm e um linfonodo regional positivo, submetidos à pancreaticoduodenectomia, poderiam ser classificados com doença estádio III. A importância prognóstica de linfonodos positivos é reconhecida, mas, em geral, pacientes com câncer de pâncreas N1 completamente ressecado (R0 ou R1, veja adiante) têm sobrevida superior comparados àqueles com doença localmente avançada (irressecável) ou metastática. Assim, é reservado o estádio III para pacientes com câncer de pâncreas localmente avançado e irressecável.

É importante reconhecer que a extensão da ressecção (R0, ressecção completa com margens de ressecção negativas macro e microscopicamente; R1, ressecção com margens macroscopicamente negativas e microscopicamente positivas; R2, ressecção com margens de ressecção positivas macro e microscopicamente) não constituem parte do estadiamento TNM, mas tem grande significado prognóstico.

Estadiamento clínico. A informação necessária para o estadiamento clínico do câncer de pâncreas exócrino pode ser obtida a partir do exame físico e de imagens tomográficas de alta resolução. O procedimento de imagem-padrão para neoplasias pancreáticas é a TC contrastada com a técnica *multislice* (fases arteriais e venosas contrastadas). Com base na interpretação das imagens tomográficas e da radiografia de tórax, os pacientes podem ser classificados como tendo doença localmente ressecável (estádio I ou II), localmente avançada (estádio III) ou metastática (estádio IV). A ultra-sonografia endoscópica (quando feita por especialistas) também oferece informação útil para estadiamento clínico e é o procedimento de escolha para a realização de biópsia aspirativa por agulha fina do pâncreas. A laparoscopia é realizada em pacientes nos quais se acredita haver tumor localizado, potencialmente ressecável, para excluir metástases peritoneais e pequenas metástases na superfície hepática; esse procedimento pode revelar pequenas metástases peritoniais e hepáticas (menos de 1 cm) e aumentar o estádio (para estádio IV) em aproximadamente 10% dos pacientes com tumores da cabeça do pâncreas e em até 40% dos pacientes com tumores do corpo e da cauda, que anteriormente foram classificados como estádio I ou II com base apenas nos achados tomográficos. A colangiopancreatografia endoscópica retrógrada e a colocação de prótese endobiliar são comumente realizadas em pacientes com obstrução biliar.

Estadiamento patológico. A ressecção parcial (pancreatoduodenectomia ou pancreatectomia distal) ou completa do pâncreas (incluindo o tumor e os linfonodos regionais associados) fornece a informação necessária para o estadiamento patológico.

Em espécime de pancreatoduodenectomia deve-se avaliar macro e microscopicamente os ductos biliares e pancreáticos, assim como as margens retroperitoniais. Na pancreatectomia total, devem-se avaliar ductos biliares e margens retroperitoneais. Margens duodenais (com pancreatoduodenectomia com preservação do piloro) e gástricas (com pancreatoduodenectomia-padrão) são raramente envolvidas, mas sua condição tem que ser incluída no relato patológico cirúrgico. O relato das margens pode ser facilitado pelo uso do seguinte esquema:

Margens cirúrgicas	Condição
Ducto biliar (hepático) comum	
Pescoço do pâncreas	
Margem retroperitoneal	
Outras margens de tecidos moles (como pancreática posterior)	
Duodeno	
Estômago	

Atenção particular deve ser dada às margens retroperitoneais (também referidas como mesentéricas ou uncinadas) pancreáticas (tecidos moles que geralmente contêm tecido perineural adjacente à artéria mesentérica superior; ver Figura 18.2), pois a maioria das recorrências locais surge no leito pancreático, ao longo dessa margem crítica. Os tecidos moles entre a superfície anterior da veia cava inferior e o aspecto posterior da cabeça pancreática e do duodeno são mais bem-denominados de margem pancreática posterior (e não margem retroperitoneal). A margem retroperitoneal deve ser tingida macroscopicamente no espécime cirúrgico, o qual deve, então, ser cortado perpendicularmente à margem tingida, para análise histológica. A aproximação microscópica da margem pelo tumor deve ser registrada em milímetros.

Os implantes peritoneais devem ser considerados M1 mesmo quando limitados à região do omento menor. Da mesma forma, o líquido peritoneal contendo evidência citológica (microscópica) de carcinoma é considerado M1. Em pacientes sem ascite, as implicações de uma citologia peritoneal positiva não são claras no presente momento, embora os dados disponíveis sugiram que tal achado seja preditor de sobrevida curta. Assim, citologia peritoneal positiva também é considerada M1.

Nota: A extensão da ressecção (R0, ressecção completa com margens de ressecção negativas macro e microscopicamente; R1, ressecção com margens macroscopicamente negativas e microscopicamente positivas; R2, ressecção com margens de ressecção positivas macro e microscopicamente) não é parte do estadiamento TNM, mas tem grande significado prognóstico.

CLASSIFICAÇÃO TNM

Tumor primário (T)
TX   Tumor primário não pode ser avaliado
T0   Sem evidência de tumor primário
Tis   Carcinoma *in situ**
T1   Tumor limitado ao pâncreas, com 2 cm ou menos em sua maior dimensão
T2   Tumor limitado ao pâncreas, com mais de 2 cm em sua maior dimensão
T3   Tumor estende-se além do pâncreas, mas sem envolvimento do tronco celíaco ou da artéria mesentérica superior
T4   Tumor envolve o tronco celíaco ou a artéria mesentérica superior (tumor primário irressecável)

* Inclui também a classificação "PanInIII"

Linfonodos regionais (N)
NX   Linfonodos regionais não podem ser avaliados
N0   Ausência de metástases em linfonodos regionais
N1   Metástases em linfonodos regionais

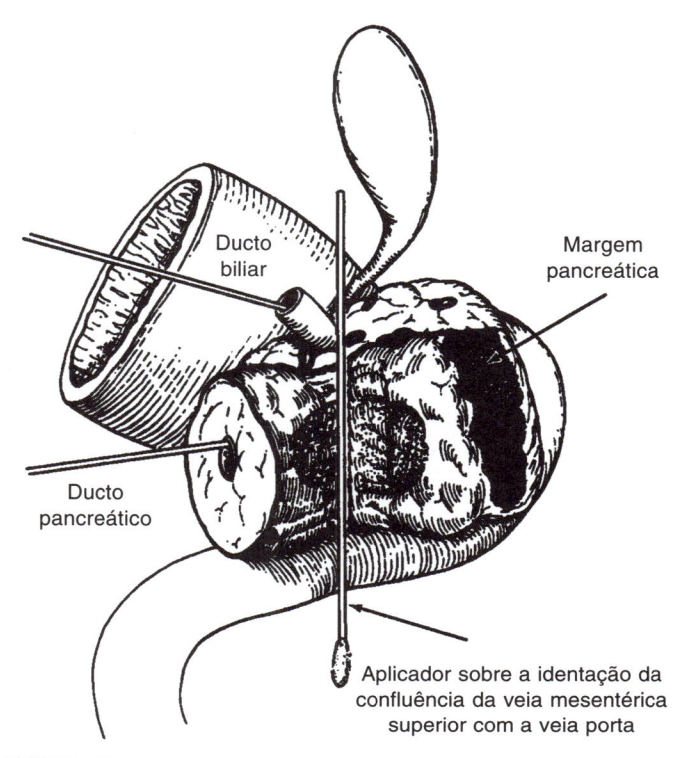

FIGURA 18.2 A margem pancreática (tecidos moles que freqüentemente contêm tecido perineural adjacente à artéria mesentérica superior) retroperitoneal (também referida como mesentérica ou uncinada).

Metástases a distância (M)
MX   Metástases a distância não podem ser avaliadas
M0   Ausência de metástases a distância
M1   Metástases a distância

GRUPOS DE ESTADIAMENTO			
Estádio 0	Tis	N0	M0
Estádio IA	T1	N0	M0
Estádio IB	T2	N0	M0
Estádio IIA	T3	N0	M0
Estádio IIB	T1	N1	M0
	T2	N1	M0
	T3	N1	M0
Estádio III	T4	Qualquer N	M0
Estádio IV	Qualquer T	Qualquer N	M1

TIPO HISTOPATOLÓGICO

O sistema de estadiamento aplica-se a todos os carcinomas exócrinos que surgem no pâncreas, mas não a tumores endócrinos que, em geral, surgem a partir das ilhotas de Langerhans. Os tumores carcinóides também são excluídos. Mais de 90% dos tumores malignos do pâncreas são carcinomas exócrinos. Os tipos histológicos incluem:

Displasia ductal severa / carcinoma *in situ* (PanIn III; neoplasia intra-epitelial pancreática)
Adenocarcinoma ductal
Carcinoma mucinoso não-cístico
Carcinoma de células em anel de sinete
Carcinoma adenoescamoso
Carcinoma indiferenciado
    Tipos fusiforme e de células gigantes
    Tipos de pequenas células
Carcinoma misto ductal-endócrino
Tumor de células gigantes tipo osteoclastos
Cistoadenocarcinoma seroso
Cistoadenocarcinoma mucinoso
Carcinoma mucinoso papilar intraductal com ou sem invasão (IPMN)
Carcinoma de células acinares
Cistoadenocarcinoma de células acinares
Carcinoma misto acinar-endócrino
Pancreatoblastoma
Carcinoma pseudopapilar sólido
Tumores limítrofes (potencial maligno incerto)
    Tumor cístico mucinoso com displasia moderada
    Tumor mucinoso-papilar intraductal com displasia moderada
    Tumor pseudopapilar sólido
Outros

GRAU HISTOLÓGICO

GX   Grau não pode ser avaliado
G1   Bem-diferenciado
G2   Moderadamente diferenciado
G3   Pobremente diferenciado
G4   Indiferenciado

FATORES PROGNÓSTICOS

Os pacientes submetidos à ressecção cirúrgica para adenocarcinoma de pâncreas localizado não-metastático possuem taxa de sobrevida a longo prazo de aproximadamente 20% e sobrevida média de 12 a 20 meses. Os pacientes com doença localmente avançada, não-metastática, possuem sobrevida média de 6 a 10 meses, e aqueles com doença metastática têm sobrevida mais curta (três a seis meses), duração que depende da extensão da doença e do desempenho clínico do paciente.

Vários investigadores examinaram fatores patológicos do tumor ressecado (em pacientes com câncer de pâncreas aparentemente localizado, ressecável), com o objetivo de estabelecer variáveis prognósticas confiáveis que estivessem associadas à menor duração da sobrevida. A doença metastática para linfonodos regionais, a histologia pobremente diferenciada e o tamanho maior do tumor primário foram associados à diminuição da sobrevida. O fator prognóstico de maior significado para a diminuição da sobrevida em pacientes submetidos à pancreatoduodenectomia é a ressecção incompleta. Assim, a avaliação das margens é de maior importância nos exames macro e microscópico do espécime cirúrgico. As análises patológicas retrospectivas de materiais arquivados não permitem a avaliação acurada das margens de ressecção ou do número de linfonodos isolados; essa informação deve ser obtida no momento da remoção do espécime cirúrgico. A margem de ressecção com maior probabilidade de ser positiva é a retroperitoneal (ou mesentérica), ao longo da borda lateral direita da artéria mesentérica superior, definida como a margem de tecidos moles adjacente aos 3 a 4 cm proximais da artéria mesentérica superior, e deve ser pintada para avaliação (ver a seção Estadiamento Patológico). A ressecção incompleta, resultando em margem retroperitoneal positiva macroscopicamente, não oferece vantagem de sobrevida, quando comparado àqueles pacientes que não foram operados e receberam quimiorradioterapia.

BIBLIOGRAFIA

Albores-Saavedra J, Heffess C, Hruban RH, et al: Recommendations for the reporting of pancreatic specimens containing malignant tumors. Am J Clin Pathol 111:304-307, 1999

Association of Directors of Anatomic and Surgical Pathology: Recommendations for the reporting of pancreatic specimens containing malignant tumors. Hum Pathol 29:893-895, 1998

Birkmeyer JD, Finlayson SR, Tosteson AN, et al: Effect of hospital volume on in-hospital mortality with pancreaticoduodenectomy. Surgery 125:250-256, 1999

Birkmeyer JD, Warshaw AL, Finlayson SR, et al: Relationship between hospital volume and late survival after pancreaticoduodenectomy. Surgery 126:178-183, 1999

Bold RJ, Charnsangavej C, Cleary KR, et al: Major vascular resection as part of pancreaticoduodenectomy for cancer: radiologic. intraoperative, and pathologic analysis. J Gastrointest Surg 3:233-243, 1999

Compton CC, Henson DE: Protocol for the examination of specimens removed from patients with carcinoma of the exocrine pancreas: a basis for checklists. Arch Pathol Lab Med 121:1129-1136, 1997

Conlon KC, Klimstra DS, Brennan MF: Long-term survival after curative resection for pancreatic ductal adenocarcinoma: clinicopathologic analysis of 5-year survivors. Ann Surg 223:273-279, 1996

Cubilla AL, Fitzgerald PJ: Tumors of the exocrine pancreas. In Atlas of tumor pathology, 2nd series, facicle 19, Washington DC: Armed Forces Institute of Pathology, 1984

Cubilla AL, Fortner J, Fitzgerald PJ. Lymph node involvement in carcinoma of the head of the pancreas area. Cancer 41:880-887, 1978

Evans DB, Abbruzzese JL, Willett CG. Cancer of the pancreas. In DeVita VT, Hellman S, Rosenberg SA (Eds): Cancer, principles and practice of oncology, 6th ed. Philadelphia: J.B. Lippincott, 2002

Evans DB, Lee JE, Pisters PWT: Pancreaticoduodenectomy (Whipple operation) and total pancreatectomy for cancer. In Nyhus LM, Baker RJ, Fischer JF (Eds.): Mastery of surgery, 3rd ed. Boston: Little, Brown, 1233-1249, 1997

Fuhrman GM, Charnsangavej C, Abbruzzese JL, et al: Thin-section contrast-enhanced computed tomography accurately predicts resectability of malignant pancreatic neoplasms. Am J Surg 167:104-111, 1994

Geer RJ, Brennan MF: Prognostic indicators for survival after resection of pancreatic adenocarcinoma. Am J Surg 165:68-72, 1993

Gold EB, Goldin SB: Epidemiology of and risk factors for pancreatic cancer. Surg Oncol Clin N Am 7:67-91, 1998

Greenlee RT, Murray T, Bolden S, et al: Cancer statistics, 2000. CA Cancer J Clin 50:7-13, 2000

Griffin JF, Smalley SR, Jewell W: Patterns of failure after curative resection of pancreatic carcinoma. Cancer 66:56-61. 1990

Kloppel G, Hruban RH, Longnecker DS, Adler G, Kern SE, Partanen TJ. Ductal adenocarcinoma of the pancreas. In Hamilton SR, Aaltonen LA, eds. World Health Organization Classification of Tumors: Pathology and Genetics, Tumors of the Digestive System. Lyon, IARC Press, 2000, pp 221-230.

Leach SD, Lee JE, Charnsangavej C, et al: Survival following pancreaticoduodenectomy with resection of the superior mesenteric–portal vein confluence for adenocarcinoma of the pancreatic head. Br J Surg 85:611-617, 1998

Millikan KW, Deziel DJ, Silverstein JC, et al: Prognostic factors associated with resectable adenocarcinoma of the head of the pancreas. Am Surg 65:618-624, 1999

Nitecki SS, Sarr MG, Colby TV, et al: Long-term survival after resection for ductal adenocarcinoma of the pancreas: is it really improving? Ann Surg 221:59-66, 1995

Pedrazzoli S, Bger HG, Obertop H, et al: A surgical and pathological based classification of resective treatment of pancreatic cancer. Dig Surg 16:337-345, 1999

Sohn TA, Yeo CJ, Cameron JL, et al. Resected adenocarcinoma of the pancreas–616 patients: results, outcomes, and prognostic indicators. J Gastrointest Surg. 4:567-579, 2000.

Staley C, Cleary K, Abbruzzese J, et al: Need for standardized pathologic staging of pancreaticoduodenectomy specimens. Pancreas 12:373-380, 1996

Suits J, Frazee R, Erickson RA: Endoscopic ultrasound and fineneedle aspiration for the valuation of pancreatic masses. Arch Surg 134:639-643, 1999

Traverso LW, Longmire WP Jr: Preservation of the pylorus in pancreaticoduodenectomy. Surg Gynecol Obstet 146:959-962, 1978

Tyler DS, Evans DB: Reoperative pancreaticoduodenectomy. Ann Surg 219:211-221, 1994

Westerdahl J, Andrén-Sandeberg Å, Ihse I : Recurrence of exocrine pancreatic cancer-local or hepatic? Hepatogastroenterology 40:384-387, 1993

Whipple AO, Parsons WW, Mullin CR: Treatment of carcinoma of the ampulla of Vater. Ann Surg 102:763-269, 1935

Willett CG, Lewandrowski K, Warshaw AL, et al: Resection margins in carcinoma of the head of the pancreas: implications for radiation therapy. Ann Surg 217:14-148, 1993

Yeo CJ, Cameron JL, Sohn TA, et al: Six hundred fifty consecutive pancreaticoduodenectomies in the 1990s: pathology, complications, and outcomes. Ann Surg 226:248-257, 1997

HISTOLOGIAS – PÂNCREAS

M8010/2	Carcinoma *in situ* SOÉ
M8010/3	Carcinoma SOE
M8012/3	Carcinomas de células grandes SOE
M8013/3	Carcinomas de células grandes neuroendócrino
M8014/3	Carcinomas de células grandes com fenótipo rabdóide
M8020/3	Carcinoma indiferenciado SOE
M8021/3	Carcinoma anaplásico SOE
M8022/3	Carcinoma pleomórfico
M8030/3	Carcinoma de células gigantes e de células fusiformes
M8031/3	Carcinoma de células gigantes
M8032/3	Carcinoma de células fusiformes
M8035/3	Carcinoma com células gigantes semelhantes a osteoclastos
M8041/3	Carcinoma de células pequenas SOE
M8042/3	Carcinoma *oat cell*
M8043/3	Carcinoma de células pequenas, fusiformes
M8044/3	Carcinoma de células pequenas, intermediárias
M8045/3	Carcinoma de células pequenas e de células grandes
M8046/3	Carcinoma de células não-pequenas
M8070/2	Carcinoma *in situ* de células escamosas, SOE
M8070/3	Carcinoma de células escamosas SOE
M8140/3	Adenocarcinoma SOE
M8141/3	Adenocarcinoma esquirroso
M8144/3	Adenocarcinoma, tipo intestinal
M8145/3	Carcinoma, tipo difuso
M8148/2	Neoplasia intra-epitelial glandular, grau III
M8154/3	Adenocarcinoma misto, das ilhotas e exócrino
M8214/3	Carcinoma de células parietais
M8246/3	Carcinoma neuroendócrino
M8255/3	Adenocarcinoma com subtipos mistos
M8260/3	Adenocarcinoma papilar SOE
M8310/3	Adenocarcinoma de células claras SOE
M8320/3	Carcinoma de células granulares
M8430/3	Carcinoma mucoepidermóide
M8441/3	Cistadenocarcinoma seroso SOE
M8452/3	Carcinoma pseudopapilar sólido
M8453/2	Carcinoma papilar-mucinoso intraductal, não-invasivo
M8453/3	Carcinoma papilar-mucinoso intraductal, invasivo
M8470/3	Cistadenocarcinoma mucinoso
M8480/3	Adenocarcinoma mucinoso
M8481/3	Adenocarcinoma produtor de mucina
M8490/3	Carcinoma de células em anel de sinete
M8500/3	Adenocarcinoma ductal
M8550/3	Carcinoma de células acinares
M8551/3	Cistadenocarcinoma de células acinares
M8560/3	Carcinoma adenoescamoso
M8971/3	Pancreatoblastoma

PÂNCREAS EXÓCRINO

Nome do hospital / endereço

Nome do paciente / informações

Tipo do espécime _____

Tipo histopatológico _____

Tamanho do tumor _____

DEFINIÇÕES

Clínico   *Patológico*

Tumor primário (T)
- TX   Tumor primário não pode ser avaliado
- T0   Sem evidência de tumor primário
- Tis   Carcinoma *in situ*
- T1   Tumor limitado ao pâncreas, com 2 cm ou menos em sua maior dimensão
- T2   Tumor limitado ao pâncreas, com mais de 2 cm em sua maior dimensão
- T3   Tumor estende-se além do pâncreas, mas sem envolvimento do tronco celíaco ou da artéria mesentérica superior
- T4   Tumor envolve o tronco celíaco ou a artéria mesentérica superior (tumor primário irressecável)

Linfonodos regionais (N)
- NX   Linfonodos regionais não podem ser avaliados
- N0   Ausência de metástases em linfonodos regionais
- N1   Metástases em linfonodos regionais

Metástases a distância (M)
- MX   Metástases a distância não podem ser avaliadas
- M0   Ausência de metástases a distância
- M1   Metástases a distância
  Realizada biópsia do sítio metastático.......... ☐ Sim.......... ☐ Não
  Fonte do espécime patológico metastático_____

Grupos de estadiamento

Estádio	T	N	M
Estádio 0	Tis	N0	M0
Estádio IA	T1	N0	M0
Estádio IB	T2	N0	M0
Estádio IIA	T3	N0	M0
Estádio IIB	T1	N1	M0
	T2	N1	M0
	T3	N1	M0
Estádio III	T4	Qualquer N	M0
Estádio IV	Qualquer T	Qualquer N	M1

PÂNCREAS EXÓCRINO

Grau histológico (G)
- ☐ GX Grau não pode ser avaliado
- ☐ G1 Bem-diferenciado
- ☐ G2 Moderadamente diferenciado
- ☐ G3 Pobremente diferenciado
- ☐ G4 Indiferenciado

Tumor residual (R)
- ☐ RX Presença de tumor residual não pode ser avaliada
- ☐ R0 Sem tumor residual
- ☐ R1 Tumor residual microscópico
- ☐ R2 Tumor residual macroscópico

Símbolos descritivos

Para a identificação de casos especiais de classificação TNM ou pTNM, o sufixo "m" e os prefixos "y", "r" e "a" são utilizados. Embora eles não afetem o estadiamento, indicam casos que requerem análise separada.

- ☐ **Sufixo "m"**. Indica a presença de tumores primários múltiplos em um único sítio e é registrado entre parênteses: pT(m)NM.
- ☐ **Prefixo "y"**. Indica os casos nos quais a classificação é realizada durante ou logo após o tratamento. A categoria cTNM ou pTNM é identificada pelo prefixo "y". O ycTNM ou ypTNM categoriza a extensão do tumor realmente presente no momento do exame. A categoria "y" não é uma estimativa da extensão do tumor antes do tratamento.
- ☐ **Prefixo "r"**. Indica um tumor recorrente estadiado após uma sobrevida livre de doença e é identificado pelo prefixo "r": rTNM (veja reclassificação "r" anterior, como rTNM).
- ☐ **Prefixo "a"**. Designa o estádio determinado por autópsia: aTNM.

Indicadores prognósticos (se aplicável)

Notas
Símbolos Descritivos Adicionais

Invasão de vasos linfáticos (L)
- LX Invasão de vasos linfáticos não pode ser avaliada
- L0 Ausência de invasão de vasos linfáticos
- L1 Invasão de vasos linfáticos

Invasão venosa (V)
- VX Invasão venosa não pode ser avaliada
- V0 Ausência de invasão venosa
- V1 Invasão venosa microscópica
- V2 Invasão venosa macroscópica

Ilustração

Indique no diagrama o tumor primário e os linfonodos regionais envolvidos.

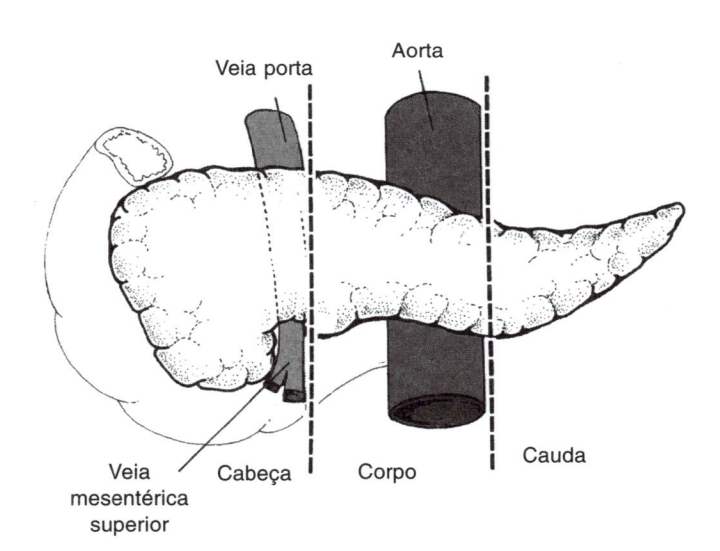

Assinatura do médico _____ Data _____

Parte IV

Tórax

19
Pulmões
(Não estão incluídos sarcomas e outros tumores raros)

C34.0 Neoplasia maligna do brônquio principal
C34.1 Neoplasia maligna do lobo superior, brônquio ou pulmão
C34.2 Neoplasia maligna do lobo médio, brônquio ou pulmão
C34.3 Neoplasia maligna do lobo inferior, brônquio ou pulmão
C34.8 Neoplasia maligna dos brônquios e dos pulmões com lesão invasiva
C34.9 Neoplasia maligna dos brônquios ou pulmões, não-especificada

---

RESUMO DAS ALTERAÇÕES

- A definição TNM e o grupo de estadiamento para este capítulo não se modificaram em relação à quinta edição.

INTRODUÇÃO

O câncer de pulmão é uma das malignidades mais comuns no mundo ocidental, além da principal causa de morte nos sexos masculino e feminino. É um dos poucos tumores em que a etiologia tem um carcinógeno conhecido: o tabaco. Nos últimos anos, foi demonstrado que o processo de desenvolvimento do câncer de pulmão é complexo e envolve também certo fatores biológicos, como a habilidade do corpo em processar carcinógenos. A doença usualmente não é diagnosticada em estágios iniciais e, assim, a taxa de sobrevida global em cinco anos é de aproximadamente 15%. O tratamento do câncer de pulmão depende da extensão da doença, da localização do tumor primário e da presença ou ausência de co-morbidades médicas. A avaliação de metástases intratorácicas extrapulmonares e extratorácicas é importante para o estadiamento da doença e a adequada avaliação do paciente.

ANATOMIA

Sítio primário. Os carcinomas do pulmão surgem tanto a partir das células alveolares do parênquima pulmonar quanto da mucosa da árvore traqueobrônquica. A traquéia, que se localiza no mediastino médio, divide-se em brônquios-fonte direito e esquerdo, os quais se estendem para os pulmões direito e esquerdo, respectivamente. Os brônquios, por sua vez, subdividem-se em brônquios lobares, para os lobos superior, médio e inferior do pulmão direito e para os brônquios superior e inferior do pulmão esquerdo. Os pulmões são envolvidos por uma membrana chamada pleura visceral. O interior da cavidade torácica é recoberto por uma membrana semelhante, denominada de pleura parietal. O espaço potencial entre essas duas membranas é o espaço pleural. O mediastino contém o coração, o timo, os grandes vasos e outras estruturas entre os pulmões.

Os grandes vasos incluem:

Aorta
Veia cava superior
Veia cava inferior
Artéria pulmonar principal
Segmentos intrapericárdicos do tronco das artérias pulmonares direita e esquerda
Segmentos intrapericárdicos das veias pulmonares superior e inferior direita e esquerda

Linfonodos regionais. Todos os linfonodos regionais estão acima do diafragma e incluem os intratorácicos, os escalenos e os supraclaviculares (Figura 19.1). Para propostas de estadiamento, os linfonodos intratorácicos incluem os seguintes:

Mediastinais
Paratraqueais (incluindo aqueles que possam ser designados traqueobrônquicos, ou seja, paratraqueais inferiores, incluindo os da veia ázigos)
Pré e retrotraqueais (incluindo pré-carinais)
Aórticos (incluindo os linfonodos da janela aortopulmonar, periaórticos, aórticos ascendentes e frênicos)
Subcarinais
Periesofageanos
Do ligamento pulmonar inferior

Intrapulmonares
Hilares (lobares proximais)
Peribrônquicos
Intrapulmonares (incluem interlobares, lobares e segmentares)

Metástases a distância. Os sítios mais comuns de metástases são o cérebro, os ossos, as glândulas adrenais, o pulmão contralateral, o fígado, o pericárdio e os rins. No entanto, virtualmente qualquer órgão pode ser um sítio de metástases.

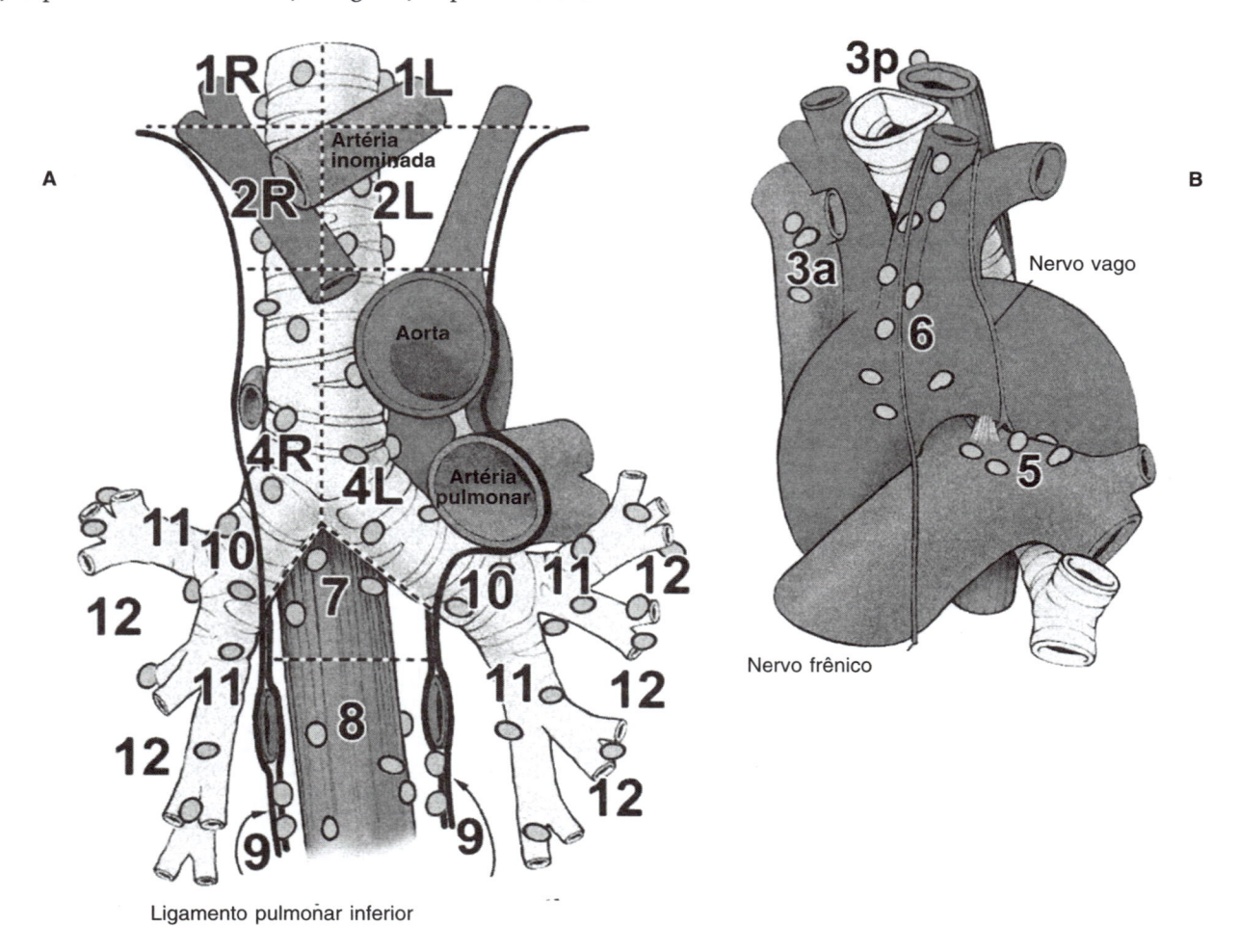

FIGURA 19.1 Mapa dos linfonodos pulmonares.

Linfonodos N2: Todos os linfonodos N2 estão no interior da pleura mediastinal, no lado ipsilateral

1. Linfonodos mediastinais altos
2. Linfonodos paratraqueais superiores
3. Linfonodos pré-vasculares e retrotraqueais
4. Linfonodos paratraqueais inferiores
5. Linfonodos subaórticos (da janela aortopulmonar)
6. Linfonodos para-aórticos (da aorta ascendente ou frênicos)
7. Linfonodos subcarinais
8. Linfonodos paraesofágicos (abaixo da carina)
9. Linfonodos do ligamento pulmonar

Linfonodos N1: Todos os linfonodos N1 são distais à reflexão da pleura mediastinal e estão no interior da pleura visceral

10. Linfonodos hilares
11. Linfonodos interlobares
12. Linfonodos do brônquio lobar
13. Linfonodos segmentares
14. Linfonodos subsegmentares

Ilustração obtida a partir do protocolo Z0030 do ACOSOG, parte 1, p.12-13. Utilizada com permissão da *Mayo Foundation for Medical Education and Research*.

A classificação dos linfonodos foi adaptada da referência Mountain CF, Dresler CM: Regional lymph node classification for lung cancer staging. *Chest* 111:1718-1723, 1977.

REGRAS PARA A CLASSIFICAÇÃO

Os tumores malignos do pulmão são classificados como de células não-pequenas (80% dos casos) ou de pequenas células (20% dos casos). Tal distinção histológica reflete o diferente comportamento clínico e biológico desses tumores. Aproximadamente metade dos tumores de células não-pequenas está localizada ou localmente avançada no momento do diagnóstico, sendo tratada por ressecção cirúrgica apenas ou por uma combinação de tratamento com ou sem ressecção cirúrgica. Por outro lado, em 80% dos casos os tumores de pequenas células são metastáticos no momento do diagnóstico; mesmo aqueles inicialmente localizados em um hemitórax tendem a metastatizar precocemente e são manejados primariamente com tratamento sistêmico. Menos de 10% dos tumores de pequenas células são detectados em estádio muito precoce, com possibilidade de tratamento cirúrgico e quimioterapia adjuvante.

O sistema de estadiamento TNM descrito é utilizado primariamente para o câncer de pulmão de células não-pequenas. Embora suponha-se que ele possa ser aplicado para tumores de pequenas células, é raramente utilizado nesse contexto, tanto na prática clínica quanto em estudos clínicos. Uma abordagem mais comum é classificar os tumores de pulmão de pequenas células em "doença limitada" ou "doença extensa". A classificação em doença limitada é equivalente aos estádios I a IIIB do sistema TNM e, em doença extensa, ao estádio IV. No entanto, pacientes com derrame pleural (previamente considerados como T4, estádio IIIB) geralmente são classificados como tendo doença extensa. Desempenho clínico e parâmetros bioquímicos, como DHL sérica, também são utilizados para categorizar os tumores de pequenas células em grupos prognósticos.

A sobrevida global para o câncer de pequenas células, de acordo com o sistema TNM, baseia-se em informações obtidas a partir do *National Cancer Database* e é mostrada na Figura 19.2. Para propostas de classificação do câncer de pequenas células em bases de registro de câncer, o sistema TNM deve ser empregado.

Estadiamento clínico. O estadiamento clínico baseia-se na avaliação não-invasiva da extensão da doença e inclui uma combinação de história clínica, exame físico e vários procedimentos de imagem (como tomografia computadorizada e tomografia por emissão de pósitrons), além de exames laboratoriais. As informações obtidas a partir de procedimentos de estadiamento, como broncoscopia, esofagoscopia, mediastinoscopia, mediastinotomia, toracocentese e toracosopia, assim como de toracotomia exploradora não são incluídas na classificação clínica, pois geralmente resultam em material para análise patológica. Os pacientes com tumores definidos como não-ressecáveis, por meio de exploração por toracotomia, devem ser estadiados patologicamente.

O câncer de pulmão detectado pela citologia de escarro e não-visualizado nos exames radiológicos ou na broncoscopia é chamado de carcinoma oculto e codificado como Tx. Os tumores ocultos sem evidência de envolvimento de linfonodos regionais ou metástases a distância são classificados como Tx N0 M0. Qualquer tumor primário que não possa ser avaliado – ou seja, não há massa tumoral presente ou passível de avaliação, mas há câncer comprovado – é designado Tx. A designação T2 é usada quando há extensão direta para a pleura visceral; T3, quando a lesão invade diretamente a pleura parietal que cobre o mediastino, o pericárdio, a parede torácica ou o diafragma. A invasão de nervo frênico pelo tumor primário também recebe classificação T3, bem como tumores periféricos que invadem diretamente a parede torácica e as costelas.

"os nódulos-satélites", definidos como pequenos nódulos tumorais adicionais no mesmo lobo do tumor primário, são classificados como T4. Tais nódulos estão no mesmo lobo do tumor primário, mas diferem anatomicamente dele; o termo "nódulo-satélite" refere-se a nódulos tumorais identificados pelos estudos de imagem, como TC, ou por alterações macroscópicas na toracotomia, mas não àqueles detectados apenas ao exame patológico de um espécime ressecado.

Os focos tumorais pleurais que estão separados da invasão direta pleural pelo tumor primário devem ser listados como T4. Uma lesão à parte, fora da pleura parietal, na parede torácica ou no diafragma, deve ser designada M1.

Os pacientes com derrame pleural maligno, ou seja, com citologia positiva para células malignas ou clinicamente relacionado à neoplasia, são codificados como T4. No entanto, tais indivíduos possuem pior prognóstico e, em geral, são tratados primariamente com quimioterapia, como se tivessem doença M1. A classificação T4 para os pacientes com metástases pleurais necessita de estudos futuros e deverá ser revisada.

O derrame pericárdico é classificado como T4, a não ser que seja de etiologia benigna (como pericardite viral ou insuficiência cardíaca congestiva). O derrame pericárdico maligno via de regra desenvolve-se como resultado de disseminação tumoral hematogênica ou linfática e associa-se à curta expectativa de vida. Tal como a classificação T4 para metástases pleurais, a classificação para metástases pericárdicas necessita de estudos futuros, devendo ser revisada.

A paralisia de corda vocal (resultado do envolvimento do ramo recorrente do nervo vago), a obstrução de veia cava superior ou a compressão da traquéia ou do esôfago podem relacionar-se à extensão direta do tumor primário ou ao envolvimento de linfonodos. As opções de tratamento e o prognóstico associados com tais manifestações de doença avançada encaixam-se na categoria T4 – estádio IIIB; assim, recomenda-se a utilização da classificação T4 para esses casos. Quando o tumor primário é

	0	1	2	3	4	5
I	100	80,7	66,7	57,8	51,8	46,9
II	100	68,3	47,4	36	29,8	26,1
III	100	41,5	20,8	13,6	10,2	8,4
IV	100	16,9	5,8	3,1	2,1	1,6

Anos após o diagnóstico

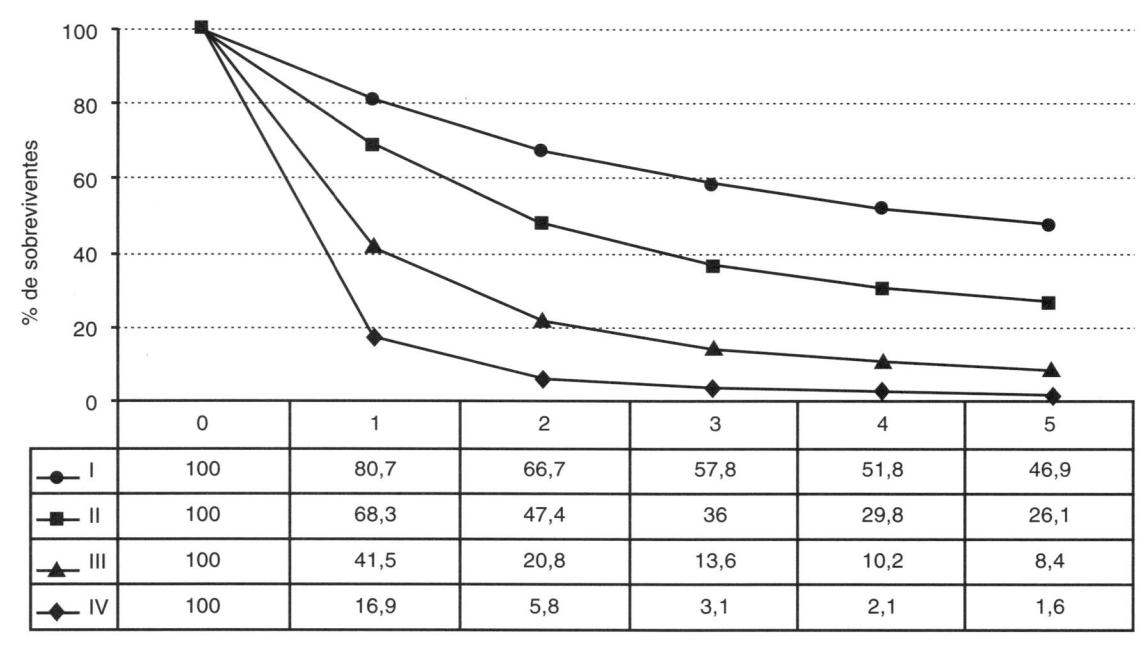

	0	1	2	3	4	5
I	100	66,5	37,7	27,5	22,9	20,3
II	100	62,2	30,8	20,5	16,3	14,7
III	100	48,1	19,2	11,9	9,4	8,2
IV	100	22,3	5,1	2,6	1,9	1,3

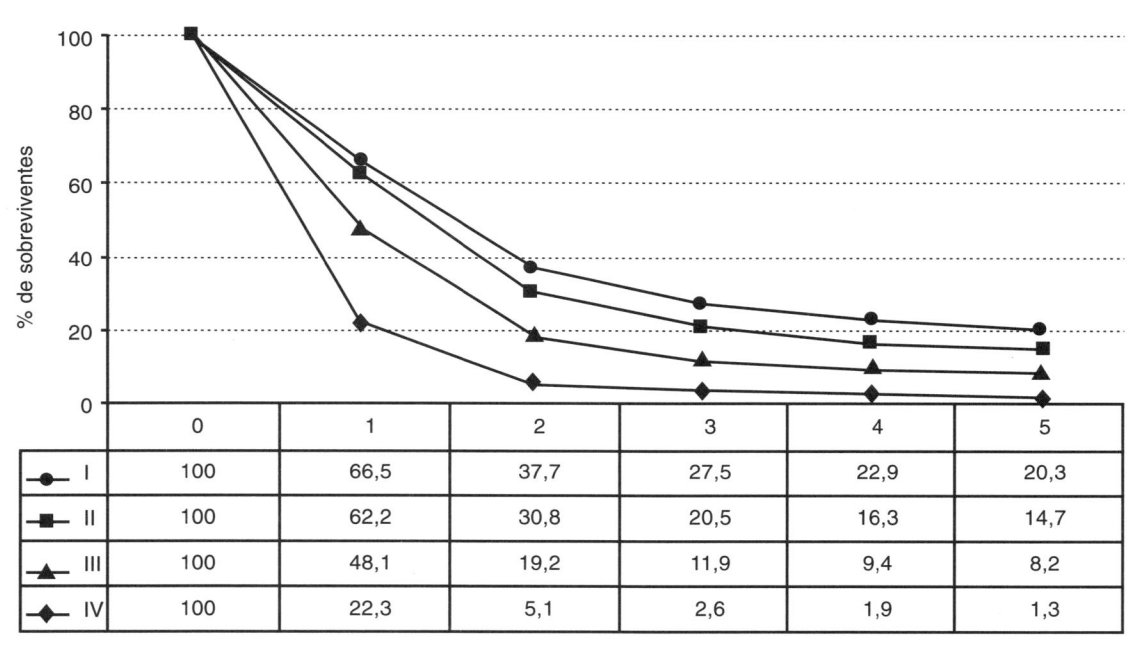

Anos após o diagnóstico

FIGURA 19.2 Taxas de sobrevida relativa para câncer de pulmão de células não-pequenas (A) e de pequenas células (B) diagnosticados nos Estados Unidos em 1992 e 1993. Os casos foram classificados pelo sistema atual de estadiamento, no qual o grupo de estádio patológico, quando disponível, foi usado para classificar cada caso, e o grupo de estádio clínico, para classificar os casos na ausência de estádio patológico. Para o câncer de células não-pequenas, o estádio I incluiu 30.260 pacientes; o estádio II, 8.893 pacientes; o estádio III, 38.498 pacientes, e o estádio IV, 44.410 pacientes. Para o câncer de pequenas células, o estádio I incluiu 2.398 pacientes; o II, 1.031 pacientes; o III, 8.569 pacientes, e o estádio IV, 16.568 pacientes. Os dados foram obtidos a partir do *National Cancer Database*. (Comissions on Cancer of the American College of Surgeons and the American Cancer Society.)

periférico e claramente não-relacionado à paralisia de corda vocal, à obstrução de veia cava superior ou à compressão da traquéia e do esôfago, a paralisia de corda vocal geralmente relaciona-se à doença N2 na janela aortopulmonar, devendo ser classificada como tal.

A designação "tumor de Pancoast" refere-se a um complexo de sintomas ou a uma síndrome causada por um tumor do sulco superior do pulmão que envolve os ramos inferiores do plexo braquial (C8 e/ou T1) e os troncos nervosos simpáticos, incluindo o gânglio estrelado. Alguns tumores de sulco superior estão localizados mais anteriormente e podem provocar poucos sintomas neurológicos, mesmo quando estão muito avançados localmente e englobando os vasos subclávios. Nesses tumores, a extensão da doença varia e eles devem ser classificados de acordo com as regras estabelecidas. Se houver evidência de invasão do corpo vertebral ou da medula espinal, acometimento de vasos subclávios ou envolvimento inequívoco de ramos superiores do plexo braquial (C8 ou acima), o tumor é classificado como T4; se não houver critérios para T4, recebe classificação como T3.

Os tumores que invadem diretamente o diafragma na ausência de outros sinais de doença localmente avançada são raros, constituindo menos de 1% dos casos de câncer de pulmão de células não-pequenas potencialmente ressecáveis. Tais tumores são considerados T3, mas parecem ter prognóstico pior, mesmo após ressecção completa e na ausência de doença N2. A classificação desses tumores precisa ser reavaliada no futuro, à medida que mais dados de sobrevida tornarem-se disponíveis.

Estadiamento patológico. O estadiamento patológico baseia-se na informação obtida a partir do estadiamento clínico, de uma variedade de procedimentos de estadiamento, incluindo toracotomia, e do exame do espécime ressecado, incluindo os linfonodos. A mesma classificação aplica-se ao estadiamento clínico e ao patológico. O tipo histológico do câncer deve ser registrado, pois possui valor prognóstico.

Múltiplos tumores sincrônicos devem ser considerados tumores primários de pulmão independentes, devendo cada um ser estadiado separadamente. Para o registro dos dados de um único paciente, o maior estádio de doença deve ser escolhido.Os tumores sincrônicos podem ser identificados de acordo com os critérios originalmente propostos por Martini e Melamed, os quais incluem múltiplos tumores sincrônicos com diferentes tipos histológicos ou dois tumores com o mesmo tipo histológico em lobos diferentes, sem evidência de doença extratorácica, metástases em linfonodos mediastinais ou metástases linfonodais para um mesmo linfonodo (por exemplo, envolvimento de linfonodos interlobares na presença de tumores com a mesma histologia em lobos superior e inferior direitos).

Os carcinomas bronquioloalveolares podem acarretar problemas no estadiamento devido à sua tendência em formar múltiplos tumores primários, tanto sincrônicos quanto metacrônicos. No presente momento, enquanto não se define uma classificação adequada para múltiplos carcinomas bronquioloalveolares sincrônicos, eles devem ser classificados de acordo com as regras utilizadas para tumores sincrônicos ou para doença metastática de outros tipos histológicos.

CLASSIFICAÇÃO TNM

Tumor primário (T)

TX Tumor primário não pode ser avaliado, ou há comprovação de tumor pela presença de células malignas no escarro ou no lavado brônquico, mas ele não é visualizado por exames de imagem ou broncoscopia
T0 Sem evidência de tumor primário
Tis Carcinoma *in situ*
T1 Tumor com 3 cm ou menos em sua maior dimensão, circundado por pulmão ou pleura visceral, sem evidência broncoscópica de invasão mais proximal que o brônquio lobar* (isto é, sem invasão do brônquio principal)
T2 Tumor com qualquer uma das seguintes características de tamanho ou extensão:
Mais de 3 cm em sua maior dimensão
Envolvimento de brônquio principal, com 2 cm ou mais de distância até a carina
Invasão de pleura visceral
Associação com atelectasia ou pneumonite obstrutiva que se estende até a região hilar, mas não envolve todo o pulmão
T3 Tumor de qualquer tamanho que invade diretamente qualquer um dos seguintes: parede torácica (incluindo tumores do sulco superior), diafragma, pleura mediastinal, pericárdio parietal; ou tumor no brônquio principal com menos de 2 cm de distância até a carina, mas sem envolvê-la; ou tumor associado com atelectasia ou pneumonite obstrutiva de todo o pulmão
T4 Tumor de qualquer tamanho que invade qualquer um dos seguintes: mediastino, coração, grandes vasos, traquéia, esôfago, corpos vertebrais ou carina; ou nódulos tumorais separados no mesmo lobo; ou tumor com derrame pleural maligno**

* *Nota:* O incomum tumor superficial, de qualquer tamanho, com seu componente invasivo limitado à parede brônquica, o qual pode se estender proximalmente para o brônquio principal, também é classificado T1.

** *Nota:* A maioria dos derrames pleurais associados a tumores malignos de pulmão deve-se aos tumores. No entanto, há alguns pacientes cujas múltiplas avaliações citopatológicas do derrame pleural são negativas para células malignas; nesses casos, o líquido não é sanguinolento e tampouco é um exsudato. Esses indivíduos devem ser avaliados com videotoracoscopia (VATS) e biópsias pleurais. Quando esses elementos e o julgamento clínico demonstrarem que o líquido não está relacionado ao tumor, o derrame pleural deve ser excluído como elemento do estadiamento, recebendo os pacientes classificação como T1, T2 ou T3.

Linfonodos regionais (N)

NX Linfonodos regionais não podem ser avaliados
N0 Ausência de metástases em linfonodos regionais
N1 Metástases para linfonodos regionais peribrônquicos ipsilaterais e/ou hilares ipsilaterais e para linfonodos intrapulmonares, incluindo envolvimento por extensão direta do tumor primário
N2 Metástases para linfonodos mediastinais e/ou subcarinais ipsilaterais
N3 Metástases para linfonodos mediastinais contralaterais, hilares contralaterais, escalenos ipsi ou contralaterais, ou supraclaviculares.

Metástases a distância (M)

MX Metástases a distância não podem ser avaliadas
M0 Ausência de metástases a distância
M1 Metástases a distância

Nota: M1 inclui nódulo(s) tumoral(ais) separado(s) em lobos diferentes (ipsi ou contralaterais).

GRUPOS DE ESTADIAMENTO			
Carcinoma oculto	Tx	N0	M0
Estádio 0	Tis	N0	M0
Estádio IA	T1	N0	M0
Estádio IB	T2	N0	M0
Estádio IIA	T1	N1	M0
Estádio IIB	T2	N1	M0
	T3	N0	M0
Estádio IIIA	T1	N2	M0
	T2	N2	M0
	T3	N1	M0
	T3	N2	M0
Estádio IIIB	Qualquer T	N3	M0
	T4	Qualquer N	M0
Estádio IV	Qualquer T	Qualquer N	M1

TIPO HISTOPATOLÓGICO

Carcinoma de células escamosas
    Variantes: papilar, de células claras, de pequenas células, basalóide
Carcinoma de pequenas células
    Variantes: carcinoma de pequenas células combinado
Adenocarcinoma
    Acinar
    Papilar
    Carcinoma bronquioloalveolar
        Não-mucinoso
        Mucinoso
        Misto mucinoso e não-mucinoso, ou indeterminado
    Adenocarcinoma sólido com produção de mucina
Adenocarcinoma com subtipos mistos
    Variantes: adenocarcinoma fetal bem-diferenciado, adenocarcinoma mucinoso ("colóide"), cistadenocarcinoma mucinoso, adenocarcinoma em células anel de sinete, adenocarcinoma de células claras
Carcinoma de grandes células
    Variantes: carcinomas neuroendócrino de grandes células, neuroendócrino de grandes células combinado, basalóide, tipo linfoepitelioma, de células claras, de grandes células com fenótipo rabdóide

Nota: Esse é um resumo da classificação dos quatro principais tipos histológicos de câncer de pulmão, a partir do WHO/IASLC Histologic Typing of Lung and Pleural Tumors, de 1999. Uma mudança importante em relação à classificação prévia é que o carcinoma bronquioloalveolar atualmente limita-se a tumores não-invasivos. Quando há invasão estromal, vascular ou pleural, o tumor é reclassificado como adenocarcinoma, subtipo misto, com especificação dos subtipos presentes.

GRAU HISTOLÓGICO

GX Grau não pode ser avaliado
G1 Bem-diferenciado
G2 Moderadamente diferenciado
G3 Pobremente diferenciado
G4 Indiferenciado

FATORES PROGNÓSTICOS

O tipo histológico e a extensão anatômica da doença têm significado prognóstico no câncer de pulmão. O carcinoma de pequenas células, de crescimento rápido e disseminação ampla, mesmo na doença clinicamente precoce, é reconhecido como uma entidade diferente do carcinoma de histologias celulares não-pequenas (adenocarcinoma, carcinoma de grandes células e carcinoma de células escamosas). A seleção do tratamento e a sobrevida têm relação significativa com o estádio da doença e as classificações histológicas. Deve-se lembrar que o processo diagnóstico afeta a acurácia do estadiamento clínico; por exemplo, séries de pacientes que necessitam de mediastinoscopia para a seleção de cirurgia ou que se submetem à dissecção completa de linfonodos durante a cirurgia possuirão menos erros relatados do que aqueles pacientes que não se submeteram a tais procedimentos.

Fatores clínicos. O desempenho clínico e a gravidade dos sintomas têm significado prognóstico no carcinoma de células não-pequenas, fatores esses que podem se relacionar tanto à disseminação do câncer quanto às condições associadas que limitam seu tratamento (por exemplo, as complicações cardíacas e pulmonares associadas com a idade avançada bem como o tabagismo. A perda de peso (acima de 10% do peso corporal) possui efeito adverso no prognóstico e é preditiva de recorrência em pacientes que foram submetidos à ressecção cirúrgica. Os diferentes estudos realizados identificaram sexo, idade e vários componentes fisiológicos como indicadores de um mau desfecho; no entanto, a maioria deles não foi reproduzida em pesquisas maiores, em populações bem-definidas com câncer de pulmão.

Um grande número de fatores clínicos, laboratoriais, sorológicos, paraneoplásicos e imunes tem sido investigado em relação à sua influência prognóstica em grupos específicos de pacientes com carcinoma de pequenas células. Assim, desidrogenase láctica (LDH), fosfatase alcalina, albumina, hemoglobina, contagem de leucócitos e sítios específicos de metástases têm sido identificados como fatores prognósticos relevantes.

Fatores anatômicos. Cada componente do estadiamento – tumor primário, linfonodos regionais e metástases a distância – possui efeito importante no prognóstico. O fator mais deletério é a presença de metástases a distância. O envolvimento de múltiplos sítios distantes têm implicações mais sérias do que as metástases em sítio único, as quais podem ser responsivas aos tratamentos disponíveis, em alguns casos (por exemplo, tratamento cirúrgico de lesões cerebrais solitárias e resposta à quimioterapia ou aos regimes combinados).

A presença ou não de metástases em linfonodos regionais tem influência importante sobre o prognóstico. Quando a metástase linfonodal progrediu além do hemitórax ipsilateral, o prognóstico é muito pobre. Menos de 3% dos pacientes com evidência clínica de doença N3 possuem expectativa de vida de cinco anos ou mais. As taxas de sobrevida para pacientes com metástases limitadas aos linfonodos mediastinais ipsilaterais (N2) são influenciadas pelo número e pelos níveis de linfonodos envolvidos (mediastinais superiores, mediastinais inferiores – ou ambos – e extensão extracapsular).

As implicações prognósticas das metástases em linfonodos intrapulmonares variam com a localização dos nódulos e a condição do tumor primário. As metástases para linfonodos hilares conferem prognóstico pior do que doença limitada a linfonodos lobares e segmentares. Já o envolvimento de linfonodos N1 na presença de tumores maiores e mais invasivos, T2 ou T3, indica a presença de desfecho pior do que o esperado para tumores T1.

Fatores biológicos. Os avanços nas pesquisas em biologia molecular forneceram uma nova visão do contexto genético do câncer de pulmão. O conhecimento de anormalidades genéticas e de outras aberrações biológicas na tumorigênese é a base de diversas investigações a respeito de marcadores biológicos como indicadores prognósticos. Para que o marcador possa ser trazido para a clínica prática, ele deve ter uma forte relação com o prognóstico do paciente, além de fornecer informação prognóstica adicional à já existente. Nenhum marcador é utilizado, até o momento, como rotina de estadiamento ou na determinação do prognóstico de câncer de pulmão; são necessárias mais investigações nessa área.

BIBLIOGRAFIA

D'Amico TA, Aloia TA, Moore M–BH, et al: Molecular biologic substaging of Stage I lung cancer according to gender and histology. Ann Thorac Surg 69:882-886, 2000

Deschamps C, Pairolero PC, Trastek VF, Payne WS: Multiple primary lung cancers: results of surgical treatment. J Thorac Cardiovasc Surg 99:769-778, 1990

Deslauriers J, Brisson J, Cartier R, et al: Carcinoma of the lung: evaluation of satellite nodules as a factor influencing prognosis after resection. J Thorac Cardiovasc Surg 97:504-512, 1989

Ichinose Y, Yano T, Yokoyama H, Inoue T, Asoh H, Katsuda Y: The correlation between tumor size and lymphatic vessel invasion in resected peripheral stage I non-small-cell lung cancer. A potential risk of limited resection. J Thorac Cardiovasc Surg 108:684-686, 1994

Martini N, Flehinger BJ, Zaman MB, Beattie EJ, Jr.: Results of resection in non–oat cell carcinoma of the lung with mediastinal lymph node metastases. Ann Surg 198:386-397, 1983

Martini N, Melamed MR: Multiple primary lung cancers. J Thorac Cardiovasc Surg 70:606-612, 1975

Martini N, Yellin A, Ginsberg RJ, et al: Management of non–small cell lung cancer with direct mediastinal involvement. Ann Thorac Surg 58:1447-1451, 1994

Patterson GA, Piazza D, Pearson FG, et al: Significance of metastatic disease in subaortic lymph nodes. Ann Thorac Surg. 41:155-159, 1987

Pitz CCM, de la Rivière AB, Elbers HRJ, Westermann CJJ, van den Bosch JM: Results of resection of T3 non–small cell lung cancer invading the mediastinum or main bronchus. Ann Thorac Surg 62:1016-1020, 1996

Quraishi MA, Costanzi JJ, Hokanson J: The natural history of lung cancer with pericardial metastases. Cancer 51:740-742, 1983

Sagawa M, Saito Y, Takahashi S, et al: Clinical and prognostic assessment of patients with resected small peripheral lung cancer lesions. Cancer 66:2653-2657, 1990

Sagawa M, Sakurada A, Fujimura S, et al: Five-year survivors with resected pN2 non–small cell lung carcinoma. Cancer 85:864-868, 1999

Saito Y, Nagamoto N, Ota S-I, et al: Results surgical treatment for roentgenographically occult bronchogenic squamous cell carcinoma. J Thorac Cardiovasc Surg 104:401-407, 1992

Travis WD, Colby TV, Corrin B, et al: Histologic typing of lung and pleural tumors. In World Health Organization Pathology Panel (Ed.): World Health Organization International Histological Classification of Tumors, 3rd ed. Berlin: Springer-Verlag, 5, 1999

van VeIzen E, Snijder RJ, de la Rivière AB, Elbert HJJ, van den Bosch JM: Type of lymph node involvement influences survival rates of T1N1M0 non–small cell lung carcinoma: lymph node involvement by direct extension compared with lobar and hilar node metastases. Chest 110: 1469-1473, 1996

Weksler B, Bains M, Burt M, et al: Resection of lung cancer invading the diaphragm. J Thorac Cardiovasc Surg 114:500-501, 1997

Werner-Wasik M, Scott C, Cox JD, et al: Recursive partitioning analysis of 1999 Radiation Therapy Oncology Group (RTOG) patients with locally-advanced non–small cell lung cancer (LA-NSCLQ): identification of five groups with different survival. Int J Radiat Oncol Biol Phys 48:1475-1482, 2000

HISTOLOGIAS – PULMÕES

M8000/3	Neoplasia maligna
M8001/3	Células tumorais malignas
M8002/3	Tumor maligno, tipo de células pequenas
M8003/3	Tumor maligno, tipo de células gigantes
M8004/3	Tumor maligno, tipo de células fusiformes
M8005/3	Tumor maligno, tipo de células claras
M8010/2	Carcinoma in situ SOE
M8010/3	Carcinoma SOE
M8011/3	Epitelioma maligno
M8012/3	Carcinomas de células grandes SOE
M8013/3	Carcinomas de células grandes neuroendócrinos
M8014/3	Carcinomas de células grandes com fenótipo rabdóide
M8015/3	Carcinomas de células em vidro moído
M8020/3	Carcinoma indiferenciado SOE
M8021/3	Carcinoma anaplásico SOE
M8022/3	Carcinoma pleomórfico
M8030/3	Carcinoma de células gigantes e de células fusiformes
M8031/3	Carcinoma de células gigantes
M8032/3	Carcinoma de células fusiformes
M8033/3	Carcinoma pseudo-sarcomatoso
M8034/3	Carcinoma de células poligonais
M8035/3	Carcinoma com células gigantes semelhantes a osteoclastos
M8041/3	Carcinoma de células pequenas SOE
M8042/3	Carcinoma oat cell
M8043/3	Carcinoma de células pequenas, fusiformes
M8044/3	Carcinoma de células pequenas, intermediárias
M8045/3	Carcinoma de células pequenas e de células grandes
M8046/3	Carcinoma de células não-pequenas
M8050/3	Carcinoma papilar SOE
M8051/3	Carcinoma verrucoso SOE
M8052/2	Carcinoma papilar de células escamosas, não-invasivo
M8052/3	Carcinoma papilar de células escamosas
M8070/2	Carcinoma in situ de células escamosas, SOE
M8070/3	Carcinoma de células escamosas SOE
M8071/3	Carcinoma de células escamosas, queratinizado, SOE
M8072/3	Carcinoma de células escamosas, de células grandes, não-queratinizado
M8073/3	Carcinoma de células escamosas, de células pequenas, não-queratinizado
M8074/3	Carcinoma de células escamosas, de células fusiformes
M8075/3	Carcinoma de células escamosas adenóides
M8076/2	Carcinoma in situ de células escamosas com invasão questionável do estroma
M8076/3	Carcinoma de células escamosas, microinvasivo
M8077/2	Neoplasia intra-epitelial de células escamosas, grau III
M8082/3	Carcinoma linfoepitelial
M8083/3	Carcinoma de células escamosas basalóide
M8084/3	Carcinoma de células escamosas, tipo células claras
M8090/3	Carcinoma de células basais SOE
M8093/3	Carcinoma de células basais, fibroepitelial
M8094/3	Carcinoma basoescamoso
M8097/3	Carcinoma de células basais, nodular
M8120/3	Carcinoma de células transicionais SOE
M8122/3	Carcinoma de células transicionais, tipo células fusiformes
M8123/3	Carcinoma basalóide
M8140/2	Adenocarcinoma in situ SOE
M8140/3	Adenocarcinoma SOE
M8141/3	Adenocarcinoma esquirroso
M8147/3	Adenocarcinoma de células basais
M8148/2	Neoplasia intra-epitelial glandular, grau III
M8200/3	Carcinoma cístico adenóide
M8211/3	Adenocarcinoma tubular
M8230/3	Carcinoma sólido SOE
M8250/3	Adenocarcinoma bronquioloalveolar
M8251/3	Adenocarcinoma alveolar
M8252/3	Carcinoma bronquioloalveolar, não-mucinoso
M8253/3	Carcinoma bronquioloalveolar, mucinoso
M8254/3	Carcinoma bronquioloalveolar, misto, mucinoso e não-mucinoso
M8255/3	Adenocarcinoma com tipos mistos
M8260/3	Adenocarcinoma papilar SOE
M8310/3	Adenocarcinoma de células claras SOE
M8314/3	Carcinoma rico em lipídeos
M8315/3	Carcinoma rico em glicogênio
M8320/3	Carcinoma de células granulares
M8323/3	Adenocarcinoma de células mistas
M8333/3	Adenocarcinoma fetal
M8341/3	Carcinoma micropapilar
M8342/3	Carcinoma papilar de células oxifílicas
M8343/3	Carcinoma papilar, encapsulado
M8430/3	Carcinoma mucoepidermóide
M8440/3	Cistadenocarcinoma SOE
M8441/3	Cistadenocarcinoma seroso SOE
M8450/3	Cistadenocarcinoma papilar SOE
M8452/3	Carcinoma pseudopapilar sólido
M8470/3	Cistadenocarcinoma mucinoso
M8471/3	Cistadenocarcinoma mucinoso papilar
M8480/3	Adenocarcinoma mucinoso
M8481/3	Adenocarcinoma produtor de mucina
M8490/3	Carcinoma de células em anel de sinete
M8525/3	Adenocarcinoma polimorfo de baixo grau
M8530/3	Carcinoma inflamatório
M8550/3	Carcinoma de células acinares
M8551/3	Cistadenocarcinoma de células acinares
M8560/3	Carcinoma adenoescamoso
M8562/3	Carcinoma epitelial-mioepitelial
M8570/3	Adenocarcinoma com metaplasia escamosa
M8571/3	Adenocarcinoma com metaplasia cartilaginosa e óssea
M8572/3	Adenocarcinoma com metaplasia de células fusiformes
M8573/3	Adenocarcinoma com metaplasia apócrina
M8720/3	Melanoma maligno SOE
M8815/3	Tumor fibroso solitário, maligno
M8940/3	Tumor misto maligno SOE
M8941/3	Carcinoma em adenoma pleomórfico

PULMÕES

Nome do hospital / endereço

Nome do paciente / informações

Tipo do espécime _____
Tamanho do tumor _____
Tipo histopatológico _____

DEFINIÇÕES

Clínico *Patológico*

Tumor primário (T)

- **TX** Tumor primário não pode ser avaliado, ou há comprovação de tumor pela presença de células malignas no escarro ou no lavado brônquico, mas ele não é visualizado por exames de imagem ou broncoscopia
- **T0** Sem evidência de tumor primário
- **Tis** Carcinoma *in situ*
- **T1** Tumor com 3 cm ou menos em sua maior dimensão, circundado por pulmão ou pleura visceral, sem evidência broncoscópica de invasão mais proximal que o brônquio lobar[1] (isto é, sem invasão do brônquio principal)
- **T2** Tumor com qualquer uma das seguintes características de tamanho ou extensão:
  - Mais de 3 cm em sua maior dimensão
  - Envolvimento de brônquio principal, com 2 cm ou mais de distância até a carina
  - Invasão de pleura visceral
  - Associação com atelectasia ou pneumonite obstrutiva que se estende até a região hilar, mas não envolve todo o pulmão
- **T3** Tumor de qualquer tamanho que invade diretamente qualquer um dos seguintes: parede torácica (incluindo tumores do sulco superior), diafragma, pleura mediastinal, pericárdio parietal; ou tumor no brônquio principal com menos de 2 cm de distância até a carina, mas sem envolvê-la; ou tumor associado com atelectasia ou pneumonite obstrutiva de todo o pulmão
- **T4** Tumor de qualquer tamanho que invade qualquer um dos seguintes: mediastino, coração, grandes vasos, traquéia, esôfago, corpos vertebrais ou carina; ou nódulos tumorais separados no mesmo lobo; ou tumor com derrame pleural maligno[2]

Linfonodos regionais (N)

- **NX** Linfonodos regionais não podem ser avaliados
- **N0** Ausência de metástases em linfonodos regionais
- **N1** Metástases para linfonodos regionais peribrônquicos ipsilaterais e/ou hilares ipsilaterais e para linfonodos intrapulmonares, incluindo envolvimento por extensão direta do tumor primário
- **N2** Metástases para linfonodos mediastinais e/ou subcarinais ipsilaterais
- **N3** Metástases para linfonodos mediastinais contralaterais, hilares contralaterais, escalenos ipsi ou contralaterais ou supraclaviculares.

Metástases a distância (M)

- **MX** Metástases a distância não podem ser avaliadas
- **M0** Ausência de metástases a distância
- **M1** Metástases a distância
  Realizada biópsia do sítio metastático......... ☐ Sim......... ☐ Não
  Fonte do espécime patológico metastático_____

Notas

1. O incomum tumor superficial, de qualquer tamanho, com seu componente invasivo limitado à parede brônquica, o qual pode se estender proximalmente para o brônquio principal, também é classificado como T1.
2. A maioria dos derrames pleurais associados a tumores malignos de pulmão deve-se aos tumores. No entanto, há alguns pacientes cujas múltiplas avaliações citopatológicas do derrame pleural são negativas para células malignas; nesses casos, o líquido não é sanguinolento e não é um exsudato. Tais pacientes devem ser avaliados com videotoracoscopia (VATS) e biópsias pleurais. Quando esses elementos e o julgamento clínico demonstrarem que o líquido não está relacionado ao tumor, o derrame pleural deve ser excluído como elemento do estadiamento, devendo os pacientes ser classificados como T1, T2 ou T3.
3. M1 inclui nódulo(s) tumoral(ais) separado(s) em lobos diferentes (ipsi ou contralaterais)

PULMÕES

Clínico Patológico

☐ ☐
☐ ☐
☐ ☐
☐ ☐
☐ ☐
☐ ☐

☐ ☐

☐ ☐

☐ ☐

Grupos de estadiamento

Carcinoma oculto	Tx	N0	M0
Estádio 0	Tis	N0	M0
Estádio IA	T1	N0	M0
Estádio IB	T2	N0	M0
Estádio IIA	T1	N1	M0
Estádio IIB	T2	N1	M0
	T3	N0	M0
Estádio IIIA	T1	N2	M0
	T2	N2	M0
	T3	N1	M0
	T3	N2	M0
Estádio IIIB	Qualquer T	N3	M0
	T4	Qualquer N	M0
Estádio IV	Qualquer T	Qualquer N	M1

Notas
Símbolos Descritivos Adicionais

Invasão de vasos linfáticos (L)
LX Invasão de vasos linfáticos não pode ser avaliada
L0 Ausência de invasão de vasos linfáticos
L1 Invasão de vasos linfáticos

Invasão venosa (V)
VX Invasão venosa não pode ser avaliada
V0 Ausência de invasão venosa
V1 Invasão venosa microscópica
V2 Invasão venosa macroscópica

Grau histológico (G)

☐ GX Grau não pode ser avaliado
☐ G1 Bem-diferenciado
☐ G2 Moderadamente diferenciado
☐ G3 Pobremente diferenciado
☐ G4 Indiferenciado

Tumor residual (R)

☐ RX Presença de tumor residual não pode ser avaliada
☐ R0 Sem tumor residual
☐ R1 Tumor residual microscópico
☐ R2 Tumor residual macroscópico

Símbolos descritivos

Para a identificação de casos especiais de classificação TNM ou pTNM, o sufixo "m" e os prefixos "y", "r" e "a" são utilizados. Embora eles não afetem o estadiamento, indicam casos que requerem análise separada.

☐ **Sufixo "m"**. Indica a presença de tumores primários múltiplos em um único sítio e é registrado entre parênteses: pT(m)NM.

☐ **Prefixo "y"**. Indica os casos nos quais a classificação é realizada durante ou logo após o tratamento. A categoria cTNM ou pTNM é identificada pelo prefixo "y". O ycTNM ou ypTNM categoriza a extensão do tumor realmente presente no momento do exame. A categoria "y" não é uma estimativa da extensão do tumor antes do tratamento.

☐ **Prefixo "r"**. Indica um tumor recorrente estadiado após uma sobrevida livre de doença e é identificado pelo prefixo "r": rTNM (veja reclassificação "r" anterior, como rTNM).

☐ **Prefixo "a"**. Designa o estádio determinado por autópsia: aTNM.

Indicadores prognósticos (se aplicável)

PULMÕES

ILUSTRAÇÃO (acima, à esquerda)
Indique no diagrama o tumor primário e os linfonodos regionais envolvidos.

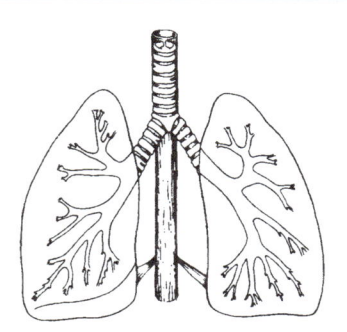

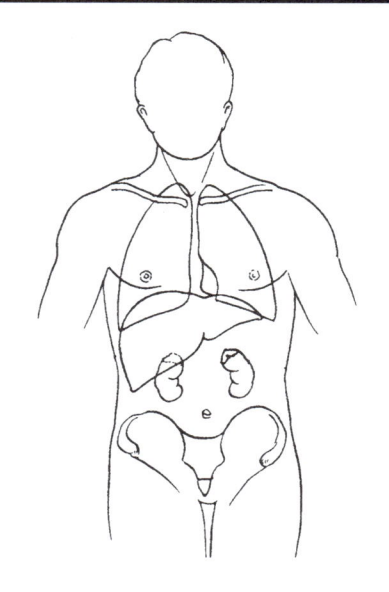

ILUSTRAÇÃO (acima, à direita)
Indique no diagrama os sítios metastáticos

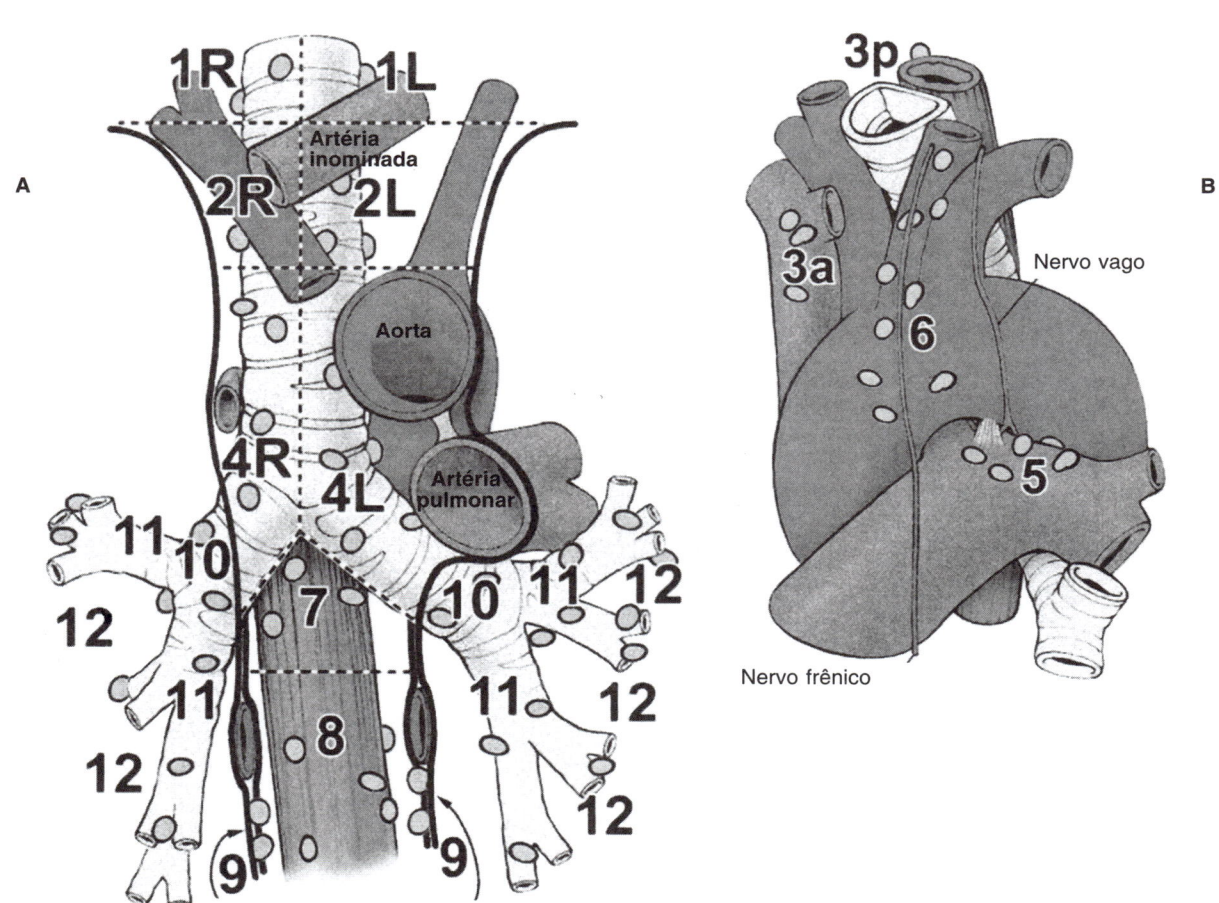

A

1R 1L
Artéria inominada
2R 2L
Aorta
4R 4L
Artéria pulmonar
11 10
12
7
10 11 12
11
8
12
9 9
Ligamento pulmonar inferior

B

3p
3a
Nervo vago
6
5
Nervo frênico

Assinatura do médico _____ Data _____

Para uma descrição dos linfonodos pulmonares, veja o Capítulo 19.

20

Mesotelioma pleural

(Não são incluídos tumores metastáticos para as pleuras e tumores pulmonares com extensão para as superfícies pleurais)

C38.4   Neoplasia maligna da pleura

RESUMO DAS ALTERAÇÕES

- O AJCC adotou o sistema de estadiamento proposto, em 1995, pelo International Mesothelioma Interest Group (IMIG), que se baseia em informações atualizadas a respeito da relação entre tumor (T) e condição dos linfonodos (N) com a sobrevida global. Esse sistema de estadiamento aplica-se apenas a tumores que se originam na pleura.
- As categorias T foram redefinidas.
- As lesões T1 foram divididas em T1a e T1b, levando à subdivisão do estádio I em IA e IB.
- T3 é definido como tumor localmente avançado, mas potencialmente ressecável.
- T4 é definido como tumor localmente avançado, tecnicamente irressecável.
- O estádio II não envolve mais tumores com metástases para linfonodos; todas as metástases linfonodais são caracterizadas nos estádios III ou IV.

INTRODUÇÃO

Os mesoteliomas malignos são tumores relativamente raros, que surgem no mesotélio que recobre as cavidades pleurais, pericárdica e peritoneal e representam menos de 2% de todos os tumores malignos. O fator de risco mais comum para o desenvolvimento de mesoteliomas malignos é a exposição prévia ao asbesto. O período de latência entre a exposição ao asbesto e o desenvolvimento do mesotelioma maligno é geralmente de 20 anos ou mais. Embora os mesoteliomas de peritônio pareçam estar envolvidos com exposição mais intensa ao asbesto do que os mesoteliomas de pleura, não há documentação clara da relação entre quantidade de exposição ao asbesto e desenvolvimento subseqüente da neoplasia. Anteriormente, os mesoteliomas malignos eram descritos como tumores virulentos, mas tal impressão estava relacionada, provavelmente, ao fato de que a maioria dos casos era diagnosticada em estádios avançados. Dados recentes indicam que o comportamento clínico e biológico dos mesoteliomas é variável, e seu crescimento é relativamente lento.

Todos os mesoteliomas são tumores epiteliais, embora sua morfologia possa ser variada, desde uma aparência puramente epitelial, até uma totalmente sarcomatosa, ou mesmo desmoplásica. A distinção da histologia pleomórfica dos mesoteliomas daquelas de outras neoplasias pode ser difícil, em especial para os mesoteliomas puramente epitelais, que podem lembrar adenocarcinomas metastáticos. Assim, é essencial a confirmação diagnóstica por meio da imuno-histoquímica e/ou da microscopia eletrônica.

Nos últimos 30 anos, diversos sistemas de estadiamento foram propostos para o mesotelioma maligno pleural; o primeiro, publicado pelo American Joint Committee on Cancer (AJCC) e simultaneamente aceito pela International Union Against Cancer, apareceu na quinta edição do *Manual de estadiamento do câncer* do AJCC. O sistema de estadiamento ali descrito representa a adoção do sistema proposto, em 1995, pelo International Mesothelioma Interest Group (IMIG), que se baseia em informações atualizadas a respeito da relação entre tumor (T) e condição dos linfonodos (N) com a sobrevida global. Embora esse sistema tenha sido validado por vários relatos cirúrgicos, provavelmente haverá a necessidade de sua futura revisão, à medida que os dados em grande quantidade de pacientes tornem-se disponíveis. Tal sistema de estadiamento aplica-se apenas aos tumores que surgem nas pleuras.

Os mesoteliomas do peritônio e do pericárdio são raros e não são de fácil estadiamento pelo sistema TNM.

ANATOMIA

Sítio primário. O mesotélio recobre a superfície externa dos pulmões e o interior da parede torácica. Em geral é composto por células achatadas, fortemente aderidas umas às outras, que formam não mais de uma camada.

Linfonodos regionais. Os linfonodos regionais incluem:

Mamários internos
Intratorácicos
Escalenos
Supraclaviculares

O mapa dos linfonodos regionais e a nomenclatura adotada para o sistema de estadiamento do mesotelioma são idênticos aos utilizados para o câncer de pulmão. Para uma lista detalhada dos linfonodos intratorácicos, veja o Capítulo 19. Para o pN, o exame histológico de um espécime de linfadenectomia mediastinal ou de uma amostragem de linfonodos deve incluir, obrigatoriamente, linfonodos regionais das estações nodais N1 e N2 ipsilaterais. Os linfonodos contralaterais e supraclaviculares podem estar disponíveis se uma mediastinoscopia ou uma biópsia de linfonodos também for realizada.

Metástases a distância. Com freqüência, os mesoteliomas pleurais malignos avançados metastatizam amplamente para sítios incomuns, incluindo linfonodos retroperitoneais, cérebro, coluna, ou mesmo órgãos como tireóide ou próstata. No entanto, os sítios mais freqüentes de doença metastática são o peritônio, a pleura contralateral e os pulmões.

REGRAS PARA A CLASSIFICAÇÃO

Esse sistema serve tanto para o estadiamento clínico quanto para o patológico. O estadiamento clínico depende de exames de imagem, sobretudo tomografia computadorizada; o patológico, por sua vez, baseia-se na ressecção cirúrgica. A extensão da doença antes e após a ressecção deve ser cuidadosamente documentada. Em alguns casos, o estadiamento N completo pode não ser possível, em especial se um tumor tecnicamente irressecável (T4) encontrado na toracotomia impede o acesso aos linfonodos N1 e N2.

CLASSIFICAÇÃO TNM

Tumor primário (T)
TX Tumor primário não pode ser avaliado
T0 Sem evidência de tumor primário
T1 Tumor envolve a pleura parietal ipsilateral, com ou sem envolvimento focal da pleura visceral
T1a Tumor envolve a pleura parietal ipsilateral (mediastinal, diafragmática); não há envolvimento da pleura visceral
T1b Tumor envolve a pleura parietal ipsilateral (mediastinal, diafragmática), com envolvimento focal da pleura visceral
T2 Tumor envolve qualquer uma das superfícies pleurais ipsilaterais, com no mínimo um dos seguintes:
    – tumor pleural visceral confluente (incluindo cissura)
    – invasão do músculo diafragmático
    – invasão do parênquima pulmonar
T3* Tumor envolve qualquer uma das superfícies pleurais ipsilaterais, com no mínimo um dos seguintes:
    – invasão da fáscia endotorácica
    – invasão para o interior da gordura mediastinal
    – foco solitário de tumor invadindo os tecidos moles da parede torácica
    – envolvimento não-transmural do pericárdio
T4** Tumor envolve qualquer uma das superfícies pleurais ipsilaterais, com no mínimo um dos seguintes:
    – envolvimento difuso ou multifocal dos tecidos moles da parede torácica
    – qualquer envolvimento das costelas
    – invasão do peritônio, por intermédio do diafragma
    – invasão de qualquer órgão(s) mediastinal(ais)
    – extensão direta para a pleura contralateral
    – invasão da coluna
    – extensão para a superfície interna do pericárdio
    – derrame pericárdico com citologia positiva
    – invasão do miocárdio
    – invasão do plexo braquial

* T3 é definido como tumor localmente avançado, mas potencialmente ressecável.
** T4 é definido como tumor localmente avançado, tecnicamente irressecável.

Linfonodos regionais (N)
NX Linfonodos regionais não podem ser avaliados
N0 Ausência de metástases em linfonodos regionais
N1 Metástases para linfonodos broncopulmonares e/ou hilares ipsilaterais
N2 Metástases para linfonodos subcarinais e/ou mamários internos ou mediastinais ipsilaterais
N3 Metástases para linfonodos mediastinais, mamários internos ou hilares contralaterais e/ou linfonodos supraclaviculares ou escalenos ipsi ou contralaterais

METÁSTASES A DISTÂNCIA (M)

MX Metástases a distância não podem ser avaliadas
M0 Ausência de metástases a distância
M1 Metástases a distância

GRUPOS DE ESTADIAMENTO

Estádio I	T1	N0	M0
Estádio IA	T1a	N0	M0
Estádio IB	T1b	N0	M0
Estádio II	T2	N1	M0
Estádio III	T1, T2	N1	M0
	T1, T2	N2	M0
	T3	N0, N1, N2	M0
Estádio IV	T4	Qualquer N	M0
	Qualquer T	N3	M0
	Qualquer T	Qualquer N	M1

TIPO HISTOPATOLÓGICO

Há quatro tipos de mesoteliomas malignos pleurais, que serão listados em ordem descendente de freqüência:

Epitelióide
Bifásico (pelo menos 10% de ambos os componentes epitelióide e sarcomatoso)
Sarcomatóide
Desmoplásico

Geralmente, os tumores epitelióides puros associam-se com um prognóstico menor que os bifásicos ou sarcomatóides, enquanto os tumores desmoplásicos parecem conferir um pior prognóstico. A biologia que explica essas diferenças ainda não é bem-conhecida.

BIBLIOGRAFIA

Allen KB, Faber LP, Warren WH: Malignant pleural mesothelioma: extrapleural pneumonectomy and pleurectomy. Chest Surg Clin N Amer 4:113-126, 1994

Boutin C, Rey F, Gouvernet J, Viallat J-R, Astoul P, Ledoray V: Thoracoscopy in pleural malignant mesothelioma: a prospective study of 188 consecutive patients. Part 2: Prognosis and staging. Cancer 72:394-404, 1993

Butchart EG, Ashcroft T, Barnsley WC, Holden MP: Pleuropneumonectomy in the management of diffuse malignant mesothelioma of the pleura: experience with 29 patients. Thorax 31:15-24, 1976

Pass HI, Temeck BK, Kranda K, Steinberg SM, Feuerstein IR: Preoperative tumor volume is associated with outcome in malignant pleural mesothelioma. J Thorac Cardiovasc Surg 115:310-318, 1998

Pass HI, Temeck BK, Kranda K, et al: Phase III randomized trial of surgery with or without intraoperative photodynamic therapy and postoperative immunochemotherapy for malignant pleural mesothelioma. Ann Surg Oncol 4:628-633, 1997

Patz EF Jr., Rusch VW, Heelan R: The proposed new international TNM staging system for malignant pleural mesothelioma: application to imaging. Am J Roentgenol 166:323-327, 1996

Ruffie P, Feld. R, Minkin S, et al: Diffuse malignant mewthelioma of the pleura in Ontario and Quebec: a retrospective study of 332 patients. J Clin Oncol 7:1157-1168, 1989

Rusch VW, The International Mesothelioma Interest Group: A proposed new international TNM staging system for malignant pleural mesothelioma. Chest 108:1122-1128, 1995

Rusch VW, Piantadosi S, Holmes EC: The role of extrapleural pneumonectomy in malignant pleural mesothelioma. J Thorac Cardiovasc Surg 102(1):1-9, 1991

Rusch VW, Venkatraman ES: The importance of surgical staging in the treatment of malignant pleural mesothelioma. J Thorac Cardiovasc Surg 111:815-826, 1996

Rusch VW, Venkatraman ES: Important prognostic factors in patients with malignant pleural mesothelioma, managed surgically. Ann Thorac Surg 68:1799-1804, 1999

Sugarbaker DJ, Flores RM, Jaklitsch MT, et al: Resection margins, extrapleural nodal status, and cell type determine postoperative long-term survival in trimodality therapy of malignant pleural mesothelioma: results of 183 patients. J Thorac Cardiovasc Surg 117:54-65, 1999

Sugarbaker DJ, Strauss GM, Lynch TJ, et al: Node status has prognostic significance in the multimodality therapy of diffuse, malignant mesothelioma. J Clin Oncol. 11(6):1172-1178, 1993

Tammilehto L, Kivisaari L, Salminen US, Maasilta P, Mattson K: Evaluation of the clinical TNM staging system for malignant pleural mesothelioma: an assessment in 88 patients. Lung Cancer 12:25-34, 1995

HISTOLOGIAS – PULMÕES

M9050/3 Mesotelioma maligno
M9051/3 Mesotelioma fibroso maligno
M9052/3 Mesotelioma epitelióide maligno
M9053/3 Mesotelioma bifásico maligno

MESOTELIOMA PLEURAL

Nome do hospital / endereço

Nome do paciente / informações

Tipo do espécime _____

Tamanho do tumor _____

Tipo histopatológico _____

Lateralidade: ☐ Bilateral ☐ Esquerda ☐ Direita

DEFINIÇÕES

Clínico   Patológico

Tumor primário (T)

TX Tumor primário não pode ser avaliado
T0 Sem evidência de tumor primário
T1 Tumor envolve a pleura parietal ipsilateral, com ou sem envolvimento focal da pleura visceral
T1a Tumor envolve a pleura parietal ipsilateral (mediastinal, diafragmática); não há envolvimento da pleura visceral
T1b Tumor envolve a pleura parietal ipsilateral (mediastinal, diafragmática), com envolvimento focal da pleura visceral
T2 Tumor envolve qualquer uma das superfícies pleurais ipsilaterais, com no mínimo um dos seguintes:
- tumor pleural visceral confluente (incluindo cissura)
- invasão do músculo diafragmático
- invasão do parênquima pulmonar

T3[1] Tumor envolve qualquer uma das superfícies pleurais ipsilaterais, com no mínimo um dos seguintes:
- invasão da fáscia endotorácica
- invasão para o interior da gordura mediastinal
- foco solitário de tumor invadindo os tecidos moles da parede torácica
- envolvimento não-transmural do pericárdio

T4[2] Tumor envolve qualquer uma das superfícies pleurais ipsilaterais, com no mínimo um dos seguintes:
- envolvimento difuso ou multifocal dos tecidos moles da parede torácica
- qualquer envolvimento das costelas
- invasão do peritônio, pelo diafragma
- invasão de qualquer órgão(s) mediastinal(ais)
- extensão direta para a pleura contralateral
- invasão da coluna
- extensão para a superfície interna do pericárdio
- derrame pericárdico com citologia positiva
- invasão do miocárdio
- invasão do plexo braquial

Notas
1. T3 é definido como tumor localmente avançado, mas potencialmente ressecável.
2. T4 é definido como tumor localmente avançado, tecnicamente irressecável.

Linfonodos regionais (N)

NX Linfonodos regionais não podem ser avaliados
N0 Ausência de metástases em linfonodos regionais
N1 Metástases para linfonodos broncopulmonares e/ou hilares ipsilaterais
N2 Metástases para linfonodos subcarinais e/ou mamários internos ou mediastinais ipsilaterais
N3 Metástases para linfonodos mediastinais, mamários internos ou hilares contralaterais e/ou linfonodos supraclaviculares ou escalenos ipsi ou contralaterais

MESOTELIOMA PLEURAL

Clínico *Patológico*

Metástases a distância (M)
MX   Metástases a distância não podem ser avaliadas
M0   Ausência de metástases a distância
M1   Metástases a distância
       Realizada biópsia do sítio metastático........ ☐ Sim........ ☐ Não
       Fonte do espécime patológico metastático_____

Grupos de estadiamento

Estádio I	T1	N0	M0
Estádio IA	T1a	N0	M0
Estádio IB	T1b	N0	M0
Estádio II	T2	N0	M0
Estádio III	T1, T2	N1	M0
	T1, T2	N2	M0
	T3	N0, N1, N2	M0
Estádio IV	T4	Qualquer N	M0
	Qualquer T	N3	M0
	Qualquer T	Qualquer N	M1

Tumor residual (R)
☐   RX   Presença de tumor residual não pode ser avaliada
☐   R0   Sem tumor residual
☐   R1   Tumor residual microscópico
☐   R2   Tumor residual macroscópico

Símbolos descritivos

Para a identificação de casos especiais de classificação TNM ou pTNM, o sufixo "m" e os prefixos "y", "r" e "a" são utilizados. Embora eles não afetem o estadiamento, indicam casos que requerem análise separada.

☐   **Sufixo "m"**. Indica a presença de tumores primários múltiplos em um único sítio e é registrado entre parênteses: pT(m)NM.

☐   **Prefixo "y"**. Indica os casos nos quais a classificação é realizada durante ou logo após o tratamento. A categoria cTNM ou pTNM é identificada pelo prefixo "y". O ycTNM ou ypTNM categoriza a extensão do tumor realmente presente no momento do exame. A categoria "y" não é uma estimativa da extensão do tumor antes do tratamento.

☐   **Prefixo "r"**. Indica um tumor recorrente estadiado após uma sobrevida livre de doença e é identificado pelo prefixo "r": rTNM (veja reclassificação "r" anterior, como rTNM).

☐   **Prefixo "a"**. Designa o estádio determinado por autópsia: aTNM.

Indicadores prognósticos (se aplicável)

Notas
Símbolos Descritivos Adicionais

Invasão de vasos linfáticos (L)
LX   Invasão de vasos linfáticos não pode ser avaliada
L0   Ausência de invasão de vasos linfáticos
L1   Invasão de vasos linfáticos

Invasão venosa (V)
VX   Invasão venosa não pode ser avaliada
V0   Ausência de invasão venosa
V1   Invasão venosa microscópica
V2   Invasão venosa macroscópica

Assinatura do médico _____ Data _____

Parte V

Sistema musculoesquelético

21

Ossos

(Não são incluídos linfoma primário dos ossos e mieloma múltiplo)

C40.0	Neoplasia maligna da omoplata (escápula) e ossos longos dos membros superiores	
C40.1	Neoplasia maligna dos ossos curtos dos membros superiores	
C40.2	Neoplasia maligna dos ossos longos dos membros inferiores	
C40.3	Neoplasia maligna dos ossos curtos dos membros inferiores	
C40.8	Neoplasia maligna dos ossos e cartilagens articulares dos membros com lesão invasiva	
C40.9	Neoplasia maligna dos ossos e cartilagens articulares de membro não-especificada	
C41.0	Neoplasia maligna dos ossos do crânio e da face	
C41.1	Neoplasia maligna da mandíbula	
C41.2	Neoplasia maligna da coluna vertebral	
C41.3	Neoplasia maligna das costelas, esterno e clavícula	
C41.4	Neoplasia maligna dos ossos da pelve, sacro e cóccix	
C41.8	Neoplasia maligna dos ossos e das cartilagens articulares com lesão invasiva	
C41.9	Neoplasia maligna dos ossos e das cartilagens articulares	

RESUMO DAS ALTERAÇÕES

- T1 mudou de "tumor confinado ao córtex" para "tumor de 8 cm ou menos na sua maior dimensão".
- T2 mudou de "tumor invade além do córtex" para "tumor com mais de 8 cm na sua maior dimensão".
- A designação T3 de metástases saltitantes (*skip metastasis*) é definida como "tumores descontínuos no sítio primário ósseo". Essa designação é um estádio III que não era previamente definido.
- Lesões M1 foram divididas em M1a e M1b.
- M1a são metástases apenas nos pulmões.
- M1b são metástases em outros sítios distantes, incluindo os linfonodos.
- No grupo de estadiamento, o estádio IVA é M1a e o IVB é M1b.

INTRODUÇÃO

Esta classificação é utilizada para todos os tumores malignos primários dos ossos, exceto linfoma primário e mieloma múltiplo. Os casos são categorizados pelo tipo histológico (isto é, osteossarcoma, condrossarcoma) e pelo grau histológico de diferenciação.

ANATOMIA

Sítio primário. Todos os ossos do esqueleto.

Linfonodos regionais. As metástases linfonodais regionais de tumores ósseos são extremamente raras.

Sítios metastáticos. Um sítio metastático inclui qualquer local distante dos linfonodos regionais do sítio primário. A disseminação para os pulmões é freqüente.

REGRAS PARA A CLASSIFICAÇÃO

Estadiamento clínico. O estadiamento clínico inclui todos os dados relevantes antes do tratamento primário definitivo, incluindo exame físico, imagem e biópsia.

O estudo radiológico permanece sendo o exame principal para determinar se a lesão óssea requer outros exames de estadiamento e, em geral, prediz com fidedignidade a histologia provável da lesão.

O estadiamento mais acurado de potencialmente todos os tumores malignos dos ossos é realizado com a ressonância nuclear magnética (RNM). A imagem axial, complementada por planos de imagem coronais ou sagitais utilizando planos seqüenciais de imagens ponderadas T1 e T2, fornece mais freqüentemente descrição acurada de tumores intra e extra-ósseos. Para melhorar a definição em locais como pelve ou vértebras, essas seqüências podem ser ampliadas por pulsos de seqüências que suprimem gordura. A dimensão máxima do tumor deve ser medida antes de qualquer tratamento.

A tomografia computadorizada (TC) tem papel limitado no estadiamento local dos tumores, mas permanece o exame de escolha para avaliar doença metastática no tórax. Nas situações em que a caracterização da lesão pela radiografia pode ser incompleta ou difícil devido à inadequada visualização da matriz da lesão, como usualmente ocorre nos ossos planos (por exemplo, na pelve, na escápula ou nos elementos posteriores das vértebras), a TC é preferida à RNM. O papel da TC nessas circunstâncias é caracterizar a lesão e determinar sua potencial malignidade ou não; as imagens obtidas são suficientes para o estadiamento local.

A cintilografia com tecnécio é o exame de escolha para avaliar todo o esqueleto e determinar se há múltiplas lesões. O papel da tomografia com emissão de pósitrons (PET) na avaliação e no estadiamento dos sarcomas ósseos ainda não está determinado.

A biópsia do tumor completa o processo de estadiamento, devendo sua localização ser cuidadosamente planejada para permitir eventual ressecção em bloco de uma neoplasia maligna em conjunto com toda a região biopsiada. O estadiamento da lesão deve preceder a biópsia. A imagem do tumor após a biópsia pode comprometer a acurácia do processo de estadiamento. O diagnóstico patológico baseia-se no exame microscópico do tecido correlacionado com os estudos de imagem.

Estadiamento patológico. O estadiamento patológico inclui dados patológicos obtidos a partir do exame do espécime ressecado, que deve ser suficiente para avaliar a maior categoria T, o tipo e o grau histopatológicos, os linfonodos regionais, quando apropriado, ou as metástases a distância. Como o envolvimento de linfonodos regionais por tumores ósseos é raro, os grupos de estadiamento patológico incluem quaisquer das seguintes combinações: pT pG pN pM; pT pG cN cM; ou cT cN pM.

CLASSIFICAÇÃO TNM

Tumor primário (T)

TX	Tumor primário não pode ser avaliado
T0	Sem evidência de tumor primário
T1	Tumor de 8 cm ou menos na sua maior dimensão
T2	Tumor com mais de 8 cm na sua maior dimensão
T3	Tumores descontínuos no sítio primário ósseo

Linfonodos regionais (N)

NX	Linfonodos regionais não podem ser avaliados
N0	Ausência de metástases em linfonodos regionais
N1	Metástases em linfonodos regionais

Nota: Em decorrência da raridade de envolvimento linfonodal nos sarcomas, a designação NX pode não ser apropriada e deve ser considerada 0 se não houver envolvimento clínico evidente.

Metástases a distância (M)

MX	Metástases a distância não podem ser avaliadas
M0	Ausência de metástases a distância
M1	Metástases a distância
M1a	Pulmões
M1b	Outros sítios distantes

GRUPOS DE ESTADIAMENTO

Estádio IA	T1	N0	M0	G1,2 Baixo grau
Estádio IB	T2	N0	M0	G1,2 Baixo grau
Estádio IIA	T1	N0	M0	G3,4 Alto grau
Estádio IIB	T2	N0	M0	G3,4 Alto grau
Estádio III	T3	N0	M0	Qualquer grau
Estádio IVA	Qualquer T	N0	M1a	Qualquer grau
Estádio IVB	Qualquer T	N1	Qualquer M	Qualquer grau
	Qualquer T	Qualquer N	M1b	Qualquer grau

GRAU HISTOLÓGICO (G)

GX	Grau não pode ser avaliado
G1	Bem-diferenciado – Baixo grau
G2	Moderadamente diferenciado – Baixo grau
G3	Pobremente diferenciado – Alto grau
G4	Indiferenciado – Alto grau

Nota: O sarcoma de Ewing é classificado como G4.

CLASSIFICAÇÃO DOS TUMORES MALIGNOS PRIMÁRIOS DOS OSSOS

I – Osteossarcomas
   A. Intramedular de alto grau
      1. Osteoblástico
      2. Condroblástico
      3. Fibroblástico
      4. Misto
      5. Pequenas células
      6. Outros (telangiectásico, epitelióide, condromixóide tipo fibroma, tipo condroblastoma, tipo osteoblastoma, rico em células gigantes)
   B. Intramedular de baixo grau
   C. Justacortical de alto grau (osteossarcoma de alto grau de superfície)

D. Justacortical condroblástico de grau intermediário (osteossarcoma periosteal)
   E. Justacortical de baixo grau (osteossarcoma parosteal)
II – Condrossarcoma
   A. Intramedular
      1. Convencional (hialino/mixóide)
      2. Células claras
      3. Indiferenciado
      4. Mesenquimal
   B. Justacortical
III – Tumor neuroectodérmico primitivo / Sarcoma de Ewing
IV – Angiossarcoma
   A. Convencional
   B. Hemangioendotelioma epitelióide
V – Fibrossarcoma / Histiocitoma fibroso maligno
VI – Cordoma
   A. Convencional
   B. Indiferenciado
VII – Adamantinoma
   A. Convencional
   B. Indiferenciado
VIII – Outros
   A. Lipossarcoma
   B. Leiomiossarcoma
   C. Tumor maligno da bainha do nervo periférico
   D. Rabdomiossarcoma
   E. Mesenquimoma maligno
   F. Hemangiopericitoma maligno
   G. Sarcoma SOE; linfoma maligno primário e mieloma múltiplo não estão incluídos.

FATORES PROGNÓSTICOS

Os fatores prognósticos conhecidos para tumores ósseos malignos são os seguintes: (1) Os tumores T1 têm prognóstico melhor que os tumores T2. (2) Baixo grau histopatológico (G1, G2) tem melhor prognóstico que alto grau (G3, G4). (3) A localização do tumor primário é um fator prognóstico. Aqueles pacientes que possuem tumor primário anatomicamente ressecável têm prognóstico melhor que os que possuem tumor não-ressecável; os tumores da coluna e da pelve tendem a ter pior prognóstico. (4) O tamanho do tumor primário é um fator prognóstico para osteossarcomas e sarcomas de Ewing. Os pacientes com sarcoma de Ewing com tumores de 8 cm ou menos na sua maior dimensão têm melhor prognóstico que aqueles com tumores maiores que 8 cm. Os pacientes com osteossarcoma com tumores de 9 cm ou menos na sua maior dimensão têm melhor prognóstico que aqueles com tumores maiores que 9 cm. (5) Os pacientes com tumores primários localizados têm prognóstico melhor do que aqueles com metástases. (6) Determinados sítios metastáticos associam-se com pior prognóstico do que outros: metástases ósseas e hepáticas possuem prognóstico muito pior que metástases pulmonares, enquanto metástases pulmonares solitárias acarretam prognóstico melhor do que múltiplas metástases. (7) A resposta histológica do tumor primário ao tratamento com quimioterapia constitui-se em um fator prognóstico para osteossarcomas e sarcomas de Ewing. Os pacientes com "boa" resposta, ou seja, mais do que 90% de necrose tumoral, têm melhor prognóstico do que os com menos necrose. (8) Estudos recentes têm demonstrado que o comportamento biológico do osteossarcoma e do sarcoma de Ewing está relacionado a anormalidades moleculares específicas identificadas nessas neoplasias. As aberrações moleculares com relevância prognóstica podem ser classificadas nas amplas categorias das translocações de genes, expressão de genes de resistência multidroga, expressão de receptores para fatores de crescimento e mutações nos reguladores do ciclo celular. Especificamente para o sarcoma de Ewing, a presença de translocação EWS-FL1 tipo 1, que parece codificar um transativador mais fraco, confere melhor prognóstico que outros tipos de translocação. Os estudos examinando a expressão do gene de resistência multidroga MDR1 e seu produto protéico glicoproteína-P no osteossarcoma têm relatado resultados conflitantes; algumas investigações demonstraram que a expressão de glicoproteína-P associa-se a desfecho ruim, enquanto uma análise prospectiva não encontrou correlação entre expressão RNA MDR1 e progressão da doença. Altos níveis de expressão do proto-oncogene c-erbB-2, que codifica o receptor 2 para o fator de crescimento epidérmico humano (HER2), em osteossarcomas, demonstraram correlação com resposta histológica inferior dos tumores à quimioterapia pré-operatória, bem como com diminuição da sobrevida livre de doença. Nos sarcomas de Ewing, o perfil dos reguladores do ciclo celular P53 e INK4A têm demonstrado correlação com desfecho clínico; tumores que expressam P53 ou possuem deleção do INK4A apresentam pior prognóstico do que aqueles sem tais alterações. Futuras investigações a respeito do perfil molecular de sarcomas ósseos deverão fornecer informação valiosa a respeito de sua gênese e de seu prognóstico.

BIBLIOGRAFIA

Bacci G, Ferrari S, Bertoni F, et al: Prognostic factors in nonmetastatic Ewing's sarcoma of bone treated with adjuvant chemotherapy: analysis of 359 patients at the Istituto Ortopedico Rizzoli. J Clin Oncol 18:4-11, 2000

Baldini M, Scotlani K, Barbanti-Brodano G, et al: Expression of P-glycoprotein in high-grade osteosarcomas in relation to clinical outcome. N Engl. J Med 333:1380-1385, 1995

Bieling P, Rehan N, Winkler P, et al: Tumor size and prognosis in aggressively treated osteosarcoma. J Clin Oncol 14(3): 848-858,1996

Cotterill SJ, Ahrens S, Paulussen M, et al: Prognostic factors in Ewing's tumor of bone: analysis of 975 patients from the European Intergroup Cooperative Ewing's Sarcoma Study Group. J Clin Oncol 18:3108-3114, 2000

Davis A, Bell R, Goodwin P: Prognostic factors in osteosarcoma: a critical review. J Clin Oncol 12(2):423-431, 1994 de Alva E, Antonescu CR, Panizo A, et al: Prognostic impact of P53 status in Ewing sarcoma. Cancer; 89:783-792, 2000

de Alva E, Kawai A, Healey JH, et al: EWS-FL 11 fusion transcript structure is an independent determinant of prognosis in Ewing's sarcoma. J Clin Oncol 16:1248-1255, 1998

Enneking WF, Spanier S, Goodman M: A system for the surgical staging of musculoskeletal sarcoma. Clin Orth and Rel Research No. 153, 106-120, 1980

Evans R, Nesbit M, Askin F, et al: Local recurrence, rate and sites of metastases, and time to relapse as a function of treatment regimen, size of primary and surgical history in 62 patients presenting with nonmetastatic Ewing's sarcoma of the pelvic bones. Int J Radiat Oncol Biol Phys 11:129-136, 1985

Glasser DB, Lane JM, Huvos AG, et al: Survival, prognosis and therapeutic response in osteosarcoma: the Memorial Hospital experience. Cancer 67:698-708, 1992

Gorlick R, Hubos AG, Heller G, et al: Expression of HER2/erbB2 correlates with survival in osteosarcoma. J Clin Oncol 17:2781-2788, 1999

Hornicek FJ, Gebhardt MC, Wolfe M, et al: P-glycoprotein levels predict poor outcome in patients with osteosarcoma. Clin Orthop and Rel Research 373:11-17, 2000

Mankin HJ, Mankin CJ, Simon MA: The hazards of biopsy, revisited. J Bone and Joint Surg 78A:659-663, 1996

Peabody TD, Gibbs CP, Simon MA: Evaluation and staging of musculoskeletal neoplasms. J Bone and Joint Surg 80A: 1204-1218, 1998

Scully SP, Temple HT, Okeefe RJ, et al: Role of surgical resection in pelvic Ewing's sarcoma. J Clin Oncol 13(9):2336-2341, 1995

Simon MA, Bierman JS: Biopsy of bone and soft-tissue lesions. J Bone and Joint Surg 75A:616-621, 1993

Sundaram M, McDonald DJ: Magnetic resonance imaging in the evaluation of the solitary tumor of bone. Current Opinion in Radiology 2:697–702, 1990

Sundaram M, McDonald DJ: The solitary tumor or tumor-like lesion of bone. Top Magn Reson Imag 1(4):17-29, 1989

Sundaram M, McGuire MH: Computed tomography or magnetic resonance for evaluating the solitary tumor or tumorlike lesion of bone? Skeletal Radiology 17:393-401, 1988

Ward WG, Mikaelian K, Dorey F, et al: Pulmonary metastases of stage IIB extremity osteosarcoma and subsequent pulmonary metastases. J Clin Oncol 12(9):1849-1858, 1994

Wei G, Antonescu CR, de Alva E, et al: Prognostic impact of INK4A deletion in Ewing sarcoma. Cancer 89:793-799, 2000

Wuisman P, Enneking WF: Prognosis for patients who have osteosarcoma with skip metastasis. J Bone and joint Surg 72A(1)60-68,1990

Wunder JS, Bull SB, Aneliunas V, et al: MDRI gene expression and outcome in osteosarcoma: a prospective, multicenter study. J Clin Oncol 18:2685-2694, 2000

HISTOLOGIAS – OSSOS

M8810/3	Fibrossarcoma SOE
M8812/3	Fibrossarcoma periostal
M8814/3	Fibrossarcoma infantil
M8830/3	Histiocitoma fibroso maligno
M8850/3	Lipossarcoma SOE
M8890/3	Leiomiossarcoma SOE
M8900/3	Rabdomiossarcoma SOE
M8990/3	Mesenquimoma maligno
M9120/3	Hemangiossarcoma
M9130/3	Hemangioendotelioma maligno
M9133/3	Hemangioendotelioma epitelióide maligno
M9150/3	Hemangiopericitoma maligno
M9170/3	Linfangiossarcoma
M9180/3	Osteossarcoma SOE
M9181/3	Osteossarcoma condroblástico
M9182/3	Osteossarcoma fibroblástico
M9183/3	Osteossarcoma telangiectásico
M9184/3	Osteossarcoma em doença de Paget do osso
M9185/3	Osteossarcoma de células pequenas
M9186/3	Osteossarcoma central
M9187/3	Osteossarcoma intra-ósseo bem-diferenciado
M9192/3	Osteossarcoma parosteal
M9193/3	Osteossarcoma periosteal
M9194/3	Osteossarcoma de superfície, de alto grau
M9195/3	Osteossarcoma intracortical
M9220/3	Condrossarcoma SOE
M9221/3	Condrossarcoma justacortical
M9230/3	Condroblastoma maligno
M9231/3	Condrossarcoma mixóide
M9240/3	Condrossarcoma mesenquimal
M9242/3	Condrossarcoma de células claras
M9243/3	Condrossarcoma indiferenciado
M9250/3	Tumor maligno de células gigantes do osso
M9260/3	Sarcoma de Ewing
M9261/3	Adamantinoma de ossos longos
M9310/3	Ameloblastoma maligno
M9364/3	Tumor neuroectodérmico periférico
M9370/3	Cordoma SOE
M9371/3	Cordoma condróide
M9372/3	Cordoma indiferenciado
M9540/3	Neurofibrossarcoma
M9560/3	Neurilemoma maligno

OSSOS

Nome do hospital / endereço	Nome do paciente / informações

Tipo do espécime _____ Tipo histopatológico _____
Tamanho do tumor _____ Lateralidade: ☐ Bilateral ☐ Esquerda ☐ Direita

DEFINIÇÕES

Clínico Patológico

Tumor primário (T)
- TX Tumor primário não pode ser avaliado
- T0 Sem evidência de tumor primário
- T1 Tumor de 8 cm ou menos na sua maior dimensão
- T2 Tumor com mais de 8 cm na sua maior dimensão
- T3 Tumores descontínuos no sítio primário ósseo

Linfonodos regionais (N)
- NX Linfonodos regionais não podem ser avaliados
- N0 Ausência de metástases em linfonodos regionais
- N1 Metástases em linfonodos regionais

Metástases a distância (M)
- MX Metástases a distância não podem ser avaliadas
- M0 Ausência de metástases a distância
- M1 Metástases a distância
- M1a Pulmões
- M1b Outros sítios distantes

Realizada biópsia do sítio metastático.......... ☐ Sim.......... ☐ Não
Fonte do espécime patológico metastático _____

Grupos de estadiamento

Estádio IA	T1	N0	M0	G1,2	Baixo grau
Estádio IB	T2	N0	M0	G1,2	Baixo grau
Estádio IIA	T1	N0	M0	G3,4	Alto grau
Estádio IIB	T2	N0	M0	G3,4	Alto grau
Estádio III	T3	N0	M0	Qualquer grau	
Estádio IVA	Qualquer T	N0	M1a	Qualquer grau	
Estádio IVB	Qualquer T	N1	Qualquer M	Qualquer grau	
	Qualquer T	Qualquer N	M1b	Qualquer grau	

Notas

1. Em decorrência da raridade de envolvimento linfonodal nos sarcomas, a designação NX pode não ser apropriada e deve ser considerada N0 se não houver envolvimento clínico evidente.
2. Sarcoma de Ewing é classificado como G4

OSSOS

Grau histológico (G)
- ☐ GX   Grau não pode ser avaliado
- ☐ G1   Bem-diferenciado – Baixo grau
- ☐ G2   Moderadamente diferenciado – Baixo grau
- ☐ G3   Pobremente diferenciado – Alto grau
- ☐ G4   Indiferenciado – Alto grau

Tumor residual (R)
- ☐ RX   Presença de tumor residual não pode ser avaliada
- ☐ R0   Sem tumor residual
- ☐ R1   Tumor residual microscópico
- ☐ R2   Tumor residual macroscópico

Símbolos descritivos

Para a identificação de casos especiais de classificação TNM ou pTNM, o sufixo "m" e os prefixos "y", "r" e "a" são utilizados. Embora eles não afetem o estadiamento, indicam casos que requerem análise separada.

- ☐ **Sufixo "m"**. Indica a presença de tumores primários múltiplos em um único sítio e é registrado entre parênteses: pT(m)NM.
- ☐ **Prefixo "y"**. Indica os casos nos quais a classificação é realizada durante ou logo após o tratamento. A categoria cTNM ou pTNM é identificada pelo prefixo "y". O ycTNM ou ypTNM categoriza a extensão do tumor realmente presente no momento do exame. A categoria "y" não é uma estimativa da extensão do tumor antes do tratamento.
- ☐ **Prefixo "r"**. Indica um tumor recorrente estadiado após uma sobrevida livre de doença e é identificado pelo prefixo "r": rTNM (veja reclassificação "r" anterior, como rTNM).
- ☐ **Prefixo "a"**. Designa o estádio determinado por autópsia: aTNM.

Indicadores prognósticos (se aplicável)

Notas
Símbolos Descritivos Adicionais

Invasão de vasos linfáticos (L)
- LX   Invasão de vasos linfáticos não pode ser avaliada
- L0   Ausência de invasão de vasos linfáticos
- L1   Invasão de vasos linfáticos

Invasão venosa (V)
- VX   Invasão venosa não pode ser avaliada
- V0   Ausência de invasão venosa
- V1   Invasão venosa microscópica
- V2   Invasão venosa macroscópica

Assinatura do médico _____ Data _____

22
Sarcoma de partes moles

(Não são incluídos sarcoma de Kaposi, dermatofibrossarcoma protuberans, fibromatose [tumor desmóide] e sarcomas que surgem a partir de dura máter, cérebro, órgãos parenquimatosos ou vísceras ocas)

C38.0	Neoplasia maligna do coração	
C38.1	Neoplasia maligna do mediastino anterior	
C38.2	Neoplasia maligna do mediastino posterior	
C38.3	Neoplasia maligna do mediastino, porção não-especificada	
C38.8	Neoplasia maligna do coração, mediastino e pleura com lesão invasiva	
C47.0	Neoplasia maligna dos nervos periféricos da cabeça, face e pescoço	
C47.1	Neoplasia maligna dos nervos periféricos dos membros superiores, incluindo ombro	
C47.2	Neoplasia maligna dos nervos periféricos dos membros inferiores, incluindo quadril	
C47.3	Neoplasia maligna dos nervos periféricos do tórax	
C47.4	Neoplasia maligna dos nervos periféricos do abdome	
C47.5	Neoplasia maligna dos nervos periféricos da pelve	
C47.6	Neoplasia maligna dos nervos periféricos do tronco	
C47.8	Neoplasia maligna dos nervos periféricos e do sistema nervoso autônomo com lesão invasiva	
C47.9	Neoplasia maligna dos nervos periféricos e do sistema nervoso autônomo	
C48.0	Neoplasia maligna do retroperitônio	
C48.1	Neoplasia maligna de partes especificadas do peritônio	
C48.2	Neoplasia maligna do peritônio	
C48.8	Neoplasia maligna dos tecidos moles do retroperitônio e do peritônio com lesão invasiva	
C49.0	Neoplasia maligna do tecido conjuntivo e dos tecidos moles da cabeça, da face e do pescoço	
C49.1	Neoplasia maligna do tecido conjuntivo e dos tecidos moles dos membros superiores, incluindo ombro	
C49.2	Neoplasia maligna do tecido conjuntivo e dos tecidos moles dos membros inferiores, incluindo quadril	
C49.3	Neoplasia maligna do tecido conjuntivo e dos tecidos moles do tórax	
C49.4	Neoplasia maligna do tecido conjuntivo e dos tecidos moles do abdome	
C49.5	Neoplasia maligna do tecido conjuntivo e dos tecidos moles da pelve	
C49.6	Neoplasia maligna do tecido conjuntivo e dos tecidos moles do tronco	
C49.8	Neoplasia maligna do tecido conjuntivo e dos tecidos moles com lesão invasiva	
C49.9	Neoplasia maligna do tecido conjuntivo e dos tecidos moles	

RESUMO DAS ALTERAÇÕES

- O angiossarcoma e o mesenquimoma maligno não são mais incluídos na lista de tipos histológicos para esse sítio.
- O tumor estromal gastrintestinal e o sarcoma de Ewing/tumor primitivo neuroendócrino foram adicionados na lista de tipos histológicos para esse sítio.
- O fibrossarcoma grau I foi substituído por fibromatose (tumor desmóide) na lista de tipos histológicos não-incluídos nesse sítio.
- Os tumores G1-2, T2b, N0, M0 foram reclassificados como doença estádio I em vez de estádio II.

INTRODUÇÃO

O sistema de estadiamento aplica-s e a todos os sarcomas de partes moles, exceto ao de Kaposi, ao dermatofibrossarcoma, ao fibrossarcoma infantil e ao angiossarcoma. Além disso, sarcomas que surgem a partir da dura-máter, incluindo o cérebro, e também aqueles que se originam de órgãos parenquimatosos e vísceras ocas não são adequadamente estadiados por esse sistema.

Os dados para sustentar esse sistema de estadiamento baseiam-se em análises atuais de múltiplas instituições e representam as recomendações da força-tarefa do AJCC para sarcomas de partes moles. Na era dos tratamentos neoadjuvantes citorredutores, os estadiamentos clínico e patológico podem ser alterados no futuro. Como o estadiamento patológico dirige as decisões a respeito de tratamento adjuvante, os pacientes devem ser reestadiados após a administração de terapias neoadjuvantes.

Tipo histológico, grau, tamanho e invasão tumorais são essenciais para o estadiamento. O grau histológico de um sarcoma constitui-se em um dos parâmetros mais importantes para o sistema de estadiamento.

O grau é baseado na análise de várias características patológicas de um tumor, como subtipo histológico, grau de diferenciação, atividade mitótica e necrose. A graduação adequada requer uma amostragem também adequada de tecido bem-fixado para avaliação. Nem sempre é possível uma graduação acurada com base em biópsias por agulha ou em tumores previamente irradiados ou tratados com quimioterapia.

    O sistema de estadiamento corrente não leva em consideração o sítio anatômico, embora saiba-se que ele influencia o desfecho e que os dados em relação ao desfecho devam ser relatados de acordo com cada sítio específico. O agrupamento genérico do sítio é aceito. Os grupos a seguir mencionados podem ser utilizados para relatos que incluam sarcomas que surgem em tecidos outros que não os tecidos moles (como órgãos parenquimatosos). As extremidades e o tronco superficial podem ser combinados; as vísceras, incluindo todas as intra-abdominais, também são passíveis de combinar. Quando existe número suficiente de sítios gastrintestinais, pode-se fazer relato por meio de subdivisão em vários componentes do trato gastrintestinal. Os sarcomas de pulmão e aqueles dos tratos gastrintestinal, geniturinário e ginecológico devem ser agrupados em separado.

Grupos de sítios de sarcomas de partes moles
Cabeça e pescoço
Extremidade e tronco superficial
Gastrintestinal
Geniturinário
Visceral
Retroperitoneal
Ginecológico
Mama
Pulmões, pleura e mediastino
Outros

ESTADIAMENTO DE SARCOMAS DE PARTES MOLES

Inclusões. O sistema de estadiamento presente aplica-se a todos os sarcomas de tecidos moles. Os sarcomas primários podem surgir a partir de uma variedade de tecidos moles, incluindo tecido conjuntivo fibroso, gordura, músculo liso ou estriado, tecido vascular, tecido neural periférico e tecido visceral.

Linfonodos regionais. O envolvimento de linfonodos regionais por sarcomas de tecidos moles é incomum em adultos. Quando presente, a doença linfonodal regional tem significado prognóstico semelhante ao da doença metastática visceral.

Sítios metastáticos. Os sítios metastáticos para sarcoma de partes moles são freqüentemente dependentes do sítio que deu origem à lesão primária. Por exemplo, o sítio mais comum de doença metastática para sarcomas de extremidades é o pulmão, enquanto para os sarcomas retroperitoneais e gastrintestinais é o fígado.

REGRAS PARA A CLASSIFICAÇÃO

Estadiamento clínico. O estadiamento clínico é dependente de características do T, do N e do M. O T é dividido em lesões com dimensão máxima menor ou igual a 5 cm e em lesões maiores que 5 cm. O tamanho tumoral pode ser medido clínica ou radiologicamente. A doença metastática deve ser descrita de acordo com o sítio mais provável de metástases. Em geral, o estadiamento mínimo do sarcoma de partes moles é realizado com imagem axial do sítio envolvido, utilizando-se a ressonância nuclear magnética (RNM) ou a tomografia computadorizada (TC), além de imagem dos pulmões – que só os sítios mais comuns de doença metastática oculta – empregando-se tomografia computadorizada do tórax.

Estadiamento patológico. O estadiamento patológico (pTNM) consiste na remoção e na avaliação patológica do tumor primário e na avaliação clínico-radiológica para doença regional e metástases a distância. Em circunstâncias nas quais é impossível a obtenção de medidas acuradas do espécime de sarcoma primário excisado, é aceitável a avaliação radiológica para definir o estádio pT utilizando as dimensões do sarcoma. No exame do tumor primário, o patologista deve subclassificar a lesão e atribuir-lhe um grau histopatológico de acordo com um sistema de graduação aceito. Ocasionalmente, para definir-se acuradamente o subtipo, podem ser necessárias avaliações imuno-histoquímicas ou citogenéticas.

Definição do T. Embora o tamanho seja correntemente designado como ≤ 5 cm ou > 5 cm, ênfase particular deve ser dada para providenciar medidas do tamanho (ou determinação do volume) em outros sítios que não as extremidades ou o tronco superficial. O tamanho deve ser considerado uma variável contínua, considerando-se 5 cm uma divisão arbitrária que possibilita a dicotomização de populações de pacientes.

Profundidade. A profundidade é avaliada em relação à fáscia de revestimento (*investing*) da extremidade e do tronco. *Superficial* é definido como ausência de qualquer envolvimento da fáscia muscular superficial. Para fins de estadiamento, todas as lesões retroperitoneais e viscerais são consideradas profundas.

    A profundidade também é uma variável independente, sendo assim definida:

1. Superficial

a. A lesão não envolve a fáscia superficial
2. Profunda
   a. A lesão envolve a fáscia superficial
   b. Todas as lesões viscerais intraperitoneais, as lesões retroperitoneais, as lesões intratorácicas e a maioria dos tumores de cabeça e pescoço
3. A profundidade é avaliada em relação ao tamanho do tumor (T):
   a. Tumor ≤ 5 cm: T1a = superficial; T1b = profundo
   b. Tumor > 5 cm: T2a = superficial; T2b = profundo

Doença nodal. O envolvimento dos linfonodos é raro nos sarcomas de tecidos moles em adultos, mas, quando presente, confere prognóstico muito ruim. O desfecho de pacientes com doença N1 é semelhante ao daqueles com doença M1. Quando se determina o grupo de estadiamento, aqueles indivíduos que não possuem linfonodos positivos para tumor, clínica ou patologicamente, devem ser designados N0.

Grau. O grau deve ser determinado para todos os sarcomas. Diversos sistemas de graduação estão publicados, variando de acordo com o número de tiers ou de agrupamentos de graus. Como a maioria dos clínicos prefere um sistema de dois grupos ("baixo" grau *versus* "alto" grau) para registrar os dados, essa é a abordagem utilizada no sistema de estadiamento atual. Assim, recomenda-se que os sistemas que contemplam três ou quatro agrupamentos de graus sejam transformados em dois agrupamentos. Grau 1 será considerado "baixo grau", e Graus 2 e 3, "alto grau". Quando houver quatro graus, o 1 e o 2 serão considerados "baixo grau" e os 3 e 4, "alto grau". No entanto, deve ser lembrado que o grau, assim como o tamanho, é uma variável contínua, para a qual distinções arbitrárias foram feitas para facilitar a avaliação dos dados.

Reestadiamento dos tumores recorrentes. O mesmo estadiamento deve ser utilizado quando um paciente necessita de reestadiamento de uma recorrência de sarcoma. Deve-se especificar se o paciente tem uma lesão primária ou se sua lesão foi previamente tratada e subseqüentemente recidivou. É encorajada a identificação e o relato de fatores etiológicos, como exposição à radiação e síndromes genéticas ou hereditárias. O estadiamento apropriado para sarcomas recorrentes deve incluir exame de imagem do tumor (com TC ou RNM), TC de tórax e biópsia do tecido para confirmar o diagnóstico antes de iniciar o tratamento.

CLASSIFICAÇÃO TNM

Tumor primário (T)
TX   Tumor primário não pode ser avaliado
T0   Sem evidência de tumor primário
T1   Tumor de 5 cm ou menos na sua maior dimensão
T1a   tumor superficial
T1b   tumor profundo
T2   Tumor maior que 5 cm na sua maior dimensão
T2a   tumor superficial
T2b   tumor profundo

Nota: O tumor superficial é localizado exclusivamente acima da fáscia superficial, sem invasão da mesma; o tumor profundo é localizado tanto exclusivamente abaixo da fáscia superficial, quanto superficialmente a ela, mas com sua invasão ou invasão por seu intermédio, ou tanto superficialmente quanto abaixo da fáscia. Os sarcomas retroperitoneais, mediastinais e pélvicos são classificados como tumores profundos.

Linfonodos regionais (N)
NX   Linfonodos regionais não podem ser avaliados
N0   Ausência de metástases em linfonodos regionais
N1* Metástases em linfonodos regionais

Nota: A presença de linfonodos positivos (N1) é considerada estádio IV.

Metástases a distância (M)
MX   Metástases a distância não podem ser avaliadas
M0   Ausência de metástases a distância
M1   Metástases a distância

GRUPOS DE ESTADIAMENTO

Estádio I	T1a, 1b, 2a, 2b	N0	M0	G1-2	G1	Baixo
Estádio II	T1a, 1b, 2a	N0	M0	G3-4	G2-3	Alto
Estádio III	T2b	N0	M0	G3-4	G2-3	Alto
Estádio IV	Qualquer T	N1	M0	Qualquer grau	Qualquer grau	Alto ou baixo
	Qualquer T	N0	M1	Qualquer grau	Qualquer grau	Alto ou baixo

GRAU HISTOPATOLÓGICO

GX   Grau não pode ser avaliado
G1   Bem-diferenciado
G2   Moderadamente diferenciado
G3   Pobremente diferenciado
G4   Pobremente diferenciado ou indiferenciado (apenas para sistemas de quatro agrupamentos)

TIPO HISTOPATOLÓGICO

Tumores incluídos na categoria de tecidos moles são listados a seguir:

Sarcoma alveolar de partes moles
Tumor desmoplásico de células pequenas e redondas

Sarcoma epitelióide
Sarcoma de células claras
Condrossarcoma extra-esquelético
Osteossarcoma extra-esquelético
Tumor de estroma gastrintestinal
Sarcoma de Ewing / tumor primitivo neuroectodérmico
Fibrossarcoma
Leiomiossarcoma
Lipossarcoma
Histiocitoma fibroso maligno
Hemangiopericitoma maligno
Tumor maligno da bainha do nervo periférico
Rabdomiossarcoma
Sarcoma sinovial
Sarcoma SOE

Os seguintes tipos histológicos não são incluídos: angiossarcoma, dermatofibrossarcoma protuberante, tumor miofibroblástico inflamatório, fibromatose (tumor desmóide), mesotelioma, sarcomas originando-se em tecidos outros que não os tecidos moles (por exemplo, órgãos parenquimatosos). O mesenquimoma maligno foi excluído por ser um termo diagnóstico não mais utilizado.

FATORES PROGNÓSTICOS

Invasão neurovascular e óssea. Em sistemas de estadiamento mais precoces, a invasão neurovascular e óssea por sarcomas de partes moles foi incluída como determinante do estádio. Embora não seja incluída no sistema de estadiamento atual e não haja planos de incorporá-la, a invasão neurovascular e óssea deve ser relatada sempre que possível, sendo necessários estudos futuros para determinar se tal invasão constitui ou não um fator prognóstico independente.

Marcadores moleculares. Os marcadores moleculares e as anormalidades genéticas estão sendo avaliados como determinantes do desfecho. No presente momento, entretanto, os dados são insuficientes para incluir marcadores moleculares específicos no sistema de estadiamento.

Atualmente, os marcadores moleculares e genéticos devem ser considerados informação importante para auxílio no diagnóstico histopatológico, em vez de determinantes do estádio.

Validação. O sistema de estadiamento atual tem a capacidade de discriminar a sobrevida global de pacientes com sarcoma de tecidos moles. Os pacientes com lesões estádio I estão sob baixo risco para mortalidade relacionada à doença, enquanto a doença estádios II e III apresentam risco progressivamente maior (Tabela 22.1). A tabela baseia-se em grande número de pacientes com tumores primários tratados em uma única instituição (137 no estádio I, 491 no II e 469 no estádio III). Os indivíduos com doença em linfonodos ou metástases a distância possuem prognóstico pobre. A validação desse sistema de estadiamento também é ilustrada pelo fato de as taxas de recorrência local serem semelhantes para os três estádios (Tabela 22.1). Por essa razão, qualquer um dos pacientes pode ser incorporado em estudos que avaliam as conseqüências do tratamento adjuvante para a recorrência local.

BIBLIOGRAFIA

Billingsley KG, Burt ME, Jara E, Ginsberg RJ, Woodruff JM, Leung DHY, et al: Pulmonary metastases from soft tissue sarcoma: analysis of patterns of disease and postmetastasis survival. Ann Surg 229(5):602-610, 1999

Brennan MF: Staging of soft tissue sarcomas. Ann Surg Oncol 6:8-9, 1999

Coindre JM. Pathology and grading ofsoft time sarcomas. Cancer Treat Res 67:1-22, 1993

Coindre JM, Terrier P, Bui NB, Bonichon F, Collin CF, Le Doussal V, et al: Prognostic factors in adult patients with locally controlled soft tissue sarcoma: a study of 546 patients from the French Federation of Cancer Centers Sarcoma Group. J Clin Oncol 14(3):869-877, 1996

Fleming JB, Berman R, Cheng S, Chen NP, Hunt K, Feig BW, et al: Long-term outcome of patients with American Joint Committee on Cancer Stage IIB extremity soft tissue sarcoma. J Clin Oncol 17(9)2772-2780, 1999

Fong V, Coit DG, Woodruff JM, et al: Lymph node metastasis from soft tissue sarcoma: analysis of data from a prospective database of 1772 sarcoma patients. Ann Surg 217:72, 1993

Gaynor JJ, Tan CC, Casper ES, Collin CF, Friedrich C, Shiu MH, et al: Refinement of clinicopathologic staging for localized soft tissue sarcoma of the extremity: a study of 423 adults. J Clin Oncol 10:1317-1329, 1993

Geer RJI, Woodruff JM, Casper ES, et al: Management of small soft tissue sarcoma of the extremity in adults. Arch Surg 127:1285-1289, 1992

Guillou L, Coindre JM, Bonichon F, Bui NB, Terrier P, Collin CF, et al: Comparative study of the National Cancer Institute and French Federation of Cancer Centers Sarcoma Group grading systems in a population of 410 adult patients with soft tissue sarcoma. J Clin Oncol 15:350-362, 1997

Heslin MJ, Lewis JJ, Nadler E, Newman E, Woodruff JM, Casper ES, et al: Prognostic factors associated with long-term survival for retroperitoneal sarcoma: implications for management. J Clin Oncol 15(8):2832-2839, 1997

Pisters PWT, Leung DHY, Woodruff JM, Shi W, Brennan MF. Analysis of prognostic factors in 1041 patients with localized soft tissue sarcomas of the extremities. J Clin Oncol 14:1679-1689, 1996

Pisters PWT, Pollock RE: Prognostic factors in soft tissue sarcoma. In Gospodarowicz M, O'Sullivan B (Eds.) UICC: prognostic factors in cancer. New York: Wiley, in press

TABELA 22.1 Taxas de sobrevida em cinco anos para os sarcomas de partes moles de extremidades, de acordo com o estádio da doença

Estádio	N	Sobrevida livre recorrência local	Sobrevida livre de doença	Sobrevida global
I	137	88,04%	86,13%	90%
II	491	81,97%	71,68%	80,89%
III	469	83,44%	51,77%	56,29%

Fonte: Memorial Sloan-Kettering Cancer Center (MSKCC), período de 1/7/1982 a 30/6/2000.

Van Glabbeke M, van Oosterom AT, Oosterhuis JW, Mouridsen H, Crowther D, Somers R, Verwij J, Santoro A, Buesa J, Tursz T: Prognostic factors for the outcome of chemotherapy in advanced soft tissue sarcoma: an analysis of 2185 patients treated with anthracycline-containing first-line regimens–European Organization for Research and Treatment of Cancer Soft Tissue and Bone Sarcoma group study. J Clin Oncol 17(l):150-157, 1999

Weiss, SW, Goldblum, JR: Enzinger and Weiss's soft tissue tumor, 4th ed. Philadelphia: Mosby-Harcourt Brace, 2001

HISTOLOGIAS – SARCOMAS DE PARTES MOLES

M8800/3 Sarcoma SOE
M8804/3 Sarcoma epitelióide
M8806/3 Tumor desmoplásico de células pequenas e redondas
M8810/3 Fibrossarcoma SOE
M8830/3 Histiocitoma fibroso maligno
M8850/3 Lipossarcoma SOE
M8890/3 Leiomiossarcoma SOE
M8900/3 Rabdomiossarcoma SOE
M8936/3 Tumor estromal gastrintestinal
M9040/3 Sarcoma sinovial SOE
M9044/3 Sarcoma de células claras
M9150/3 Hemangiopericitoma maligno
M9180/3 Osteossarcoma SOE
M9220/3 Condrossarcoma SOE
M9260/3 Sarcoma de Ewing
M9540/3 Neurofibrossarcoma
M9581/3 Sarcoma alveolar de partes moles
M9743/3 Tumor neuroectodérmico primitivo

SARCOMA DE PARTES MOLES

Nome do hospital / endereço

Nome do paciente / informações

Tipo do espécime _____

Tamanho do tumor _____

Tipo histopatológico _____

Lateralidade: ☐ Bilateral ☐ Esquerda ☐ Direita

DEFINIÇÕES

Clínico *Patológico*

Tumor primário (T)
- TX Tumor primário não pode ser avaliado
- T0 Ausência de tumor primário
- T1 Tumor de 5 cm ou menos na sua maior dimensão
- T1a tumor superficial
- T1b tumor profundo
- T2 Tumor maior que 5 cm na sua maior dimensão
- T2a tumor superficial
- T2b tumor profundo

Linfonodos regionais (N)
- NX Linfonodos regionais não podem ser avaliados
- N0 Ausência de metástases em linfonodos regionais
- N1 Metástases em linfonodos regionais

Metástases a distância (M)
- MX Metástases a distância não podem ser avaliadas
- M0 Ausência de metástases a distância
- M1 Metástases a distância
  - Realizada biópsia do sítio metastático........ ☐ Sim........ ☐ Não
  - Fonte do espécime patológico metastático_____

Notas

1. O tumor superficial é localizado exclusivamente acima da fáscia superficial, sem invasão da mesma; o tumor profundo é localizado tanto exclusivamente abaixo da fáscia superficial, quanto superficialmente a ela, mas com sua invasão ou invasão por intermédio dela, ou tanto superficialmente quanto abaixo da fáscia. Os sarcomas retroperitoneais, mediastinais e pélvicos são classificados como tumores profundos.
2. O sarcoma de Ewing é classificado como G4.

Grupos de estadiamento

Estádio I	T1a	N0	M0	G1-2	G1	Baixo
	T1b	N0	M0	G1-2	G1	Baixo
	T2a	N0	M0	G1-2	G1	Baixo
	T2b	N0	M0	G1-2	G1	Baixo
Estádio II	T1a	N0	M0	G3-4	G2-3	Alto
	T1b	N0	M0	G3-4	G2-3	Alto
	T2a	N0	M0	G3-4	G2-3	Alto
Estádio III	T2b	N0	M0	G3-4	G2-3	Alto
Estádio IV	Qualquer T	N1	M0	Qualquer grau	Qualquer grau	Alto ou baixo
	Qualquer T	N0	M1	Qualquer grau	Qualquer grau	Alto ou baixo

SARCOMA DE PARTES MOLES

Grau histológico (G)
- ☐ GX	Grau não pode ser avaliado
- ☐ G1	Bem-diferenciado
- ☐ G2	Moderadamente diferenciado
- ☐ G3	Pobremente diferenciado
- ☐ G4	Pobremente diferenciado ou indiferenciado (apenas para sistemas de quatro agrupamentos)

Tumor residual (R)
- ☐ RX	Presença de tumor residual não pode ser avaliada
- ☐ R0	Sem tumor residual
- ☐ R1	Tumor residual microscópico
- ☐ R2	Tumor residual macroscópico

Símbolos descritivos

Para a identificação de casos especiais de classificação TNM ou pTNM, o sufixo "m" e os prefixos "y", "r" e "a" são utilizados. Embora eles não afetem o estadiamento, indicam casos que requerem análise separada.
- ☐ **Sufixo "m"**. Indica a presença de tumores primários múltiplos em um único sítio e é registrado entre parênteses: pT(m)NM.
- ☐ **Prefixo "y"**. Indica os casos nos quais a classificação é realizada durante ou logo após o tratamento. A categoria cTNM ou pTNM é identificada pelo prefixo "y". O ycTNM ou ypTNM categoriza a extensão do tumor realmente presente no momento do exame. A categoria "y" não é uma estimativa da extensão do tumor antes do tratamento.
- ☐ **Prefixo "r"**. Indica um tumor recorrente estadiado após uma sobrevida livre de doença e é identificado pelo prefixo "r": rTNM (veja reclassificação "r" anterior, como rTNM).
- ☐ **Prefixo "a"**. Designa o estádio determinado por autópsia: aTNM.

Indicadores prognósticos (se aplicável)

Notas
Símbolos Descritivos Adicionais

Invasão de vasos linfáticos (L)
LX	Invasão de vasos linfáticos não pode ser avaliada
L0	Ausência de invasão de vasos linfáticos
L1	Invasão de vasos linfáticos

Invasão venosa (V)
VX	Invasão venosa não pode ser avaliada
V0	Ausência de invasão venosa
V1	Invasão venosa microscópica
V2	Invasão venosa macroscópica

Assinatura do médico _____ Data _____

Parte VI

Pele

23
Carcinoma de pele
(Não estão incluídos pálpebra, vulva e pênis)

C44.0 Neoplasia maligna da pele do lábio, SOE	C44.4 Neoplasia maligna da pele do couro cabeludo e do pescoço	C44.8 Neoplasia maligna da pele com lesão invasiva
C44.2 Neoplasia maligna da pele da orelha e do conduto auditivo externo	C44.5 Neoplasia maligna da pele do tronco	C44.9 Neoplasia maligna da pele, SOE
C44.3 Neoplasia maligna da pele de outras partes e de partes não-especificadas da face	C44.6 Neoplasia maligna da pele do membro superior, incluindo ombro	C63.2 Neoplasia maligna do escroto
	C44.7 Neoplasia maligna da pele do membro inferior, incluindo quadril	

RESUMO DAS ALTERAÇÕES

- A definição TNM e os grupos de estadiamento para este capítulo não se modificaram em relação à quinta edição.

INTRODUÇÃO

Este capítulo aplica-se aos tumores malignos de pele do tipo não-melanoma, que são predominantemente carcinomas de células basais (basocelular) e carcinomas escamosos (ou epidermóides). Os tumores malignos de pele estão altamente relacionados à exposição solar e são relativamente comuns, embora sua freqüência varie com a latitude geográfica e a população em risco. Assim, por exemplo, ocorrem em 729 por 100.000 habitantes no Havaí e em apenas 195 por 100.000 habitantes no norte dos Estados Unidos. As maiores taxas são encontradas na Austrália e na Nova Zelândia, e a incidência vem aumentando rapidamente. Carcinoma basocelular é o câncer mais comum em humanos, sendo quatro a cinco vezes mais freqüente do que o carcinoma epidermóide de pele. Na maioria dos casos, os cânceres de pele do tipo não-melanoma têm bom prognóstico e podem ser tratados com intenção curativa. Para o estadiamento do carcinoma de pálpebra, ver o Capítulo 40 e, para o de melanoma da pele, o Capítulo 24.

ANATOMIA

Sítio primário. A pele é constituída por três camadas: a mais superficial é a epiderme, a do meio é a derme e a mais interna, a hipoderme (ou tecido celular subcutâneo). A epiderme consiste predominantemente em epitélio escamoso estratificado, cuja camada mais superficial possui queratina. A camada mais interna consiste primariamente de células germinativas e melanócitos. A derme é constituída de tecido conjuntivo e de fibras elásticas imersas em uma matriz amorfa de mucoproteínas e mucopolissacarídeos. A hipoderme possui predominantemente tecido adiposo. As glândulas sebáceas e as demais glândulas da pele, bem como os folículos pilosos – coletivamente chamados de estruturas anexas –, são encontrados na derme e na hipoderme adjacente. Todos os componentes da pele (epiderme, derme e estruturas anexas dentro da hipoderme) podem originar neoplasias malignas.

Os cânceres de pele surgem mais comumente em superfícies expostas à luz solar (incluindo face, orelhas, mãos e couro cabeludo, especialmente em homens calvos), sendo bem-estabelecido o papel do sol na indução dessa doença. Aproximadamente quatro quintos de todos os carcinomas epidermóides de pele e dois terços dos basocelulares ocorrem em áreas desprotegidas do contato com o sol, em pessoas de pele clara. Carcinomas epidermóides também podem se originar em pele que possui cicatriz ou úlcera prévia – ou seja, em locais de queimaduras e úlceras crônicas. Radiação outra que não a ultravioleta, agentes químicos e síndromes genéticas também constituem causas comprovadas de carcinomas cutâneos.

O câncer de pele raramente causa sintomas. Os sinais dependem do local de origem e do tipo de lesão precursora (ceratose actínica ou úlcera cutânea). Os carcinomas epidermóides se desenvolvem em um sítio de ceratose actínica geralmente como pápulas ou placas hiperceratóticas ou como úlceras. Endurecimento, que geralmente está ausente na ceratose actínica, pode se desenvolver precocemente no carcinoma epidermóide. A posterior progressão associa-se ao espessamento da placa, à ulceração e ao sangramento. Os tumores que se originam de úlceras cutâneas ou cicatrizes de queimaduras apresentam-se como uma massa no local. Os tumores de alto risco (alta taxa de recorrência local ou alto risco de metástases) são encontrados no lábio, no couro cabeludo, nas orelhas, nas pálpebras e no nariz.

De início, os carcinomas basocelulares aparecem clinicamente como pápulas firmes, translúcidas, com vasos telangiectásicos. Áreas centrais com crostas e depressões, associadas a ulcerações, costumam ocorrer tardiamente. No entanto, pode ser descrito sangramento tanto em lesões iniciais quanto naquelas mais avançadas. Não é comum ocorrer pigmentação e pode levar clinicamente à confusão com melanoma cutâneo. O carcinoma basocelular tipo morféia (carcinoma basocelular com componente fibrótico) pode parecer placas localizadas de esclerodermia, ou uma cicatriz e, geralmente, não tem telangiectasia nem elevação mensurável.

Crescimento primário. A extensão local é o modo predominante de crescimento do câncer de pele do tipo não-melanoma. Os carcinomas basocelulares não-tratados por longos períodos podem, eventualmente, provocar a erosão das estruturas adjacentes, como os ossos, e a vasculatura local. A invasão perineural no carcinoma basocelular tipo morféia é freqüentemente observada e associa-se com alta taxa de excisão incompleta e recorrência. O carcinoma escamoso também pode envolver o espaço perineural, e esta característica se associa com maior recorrência local. Também pode haver penetração do carcinoma epidermóide em outras estruturas locais, incluindo os músculos, os ossos e os vasos sangüíneos.

Linfonodos regionais. Caracteristicamente, o câncer de pele dissemina-se por extensão local. O envolvimento de linfonodos regionais é infreqüente e, em geral, associa-se a tumores grandes e à invasão da derme e da gordura subcutânea. A definição das cadeias linfonodais envolvidas depende do local da lesão primária, pois as células tumorais são passivamente carregadas ao longo do fluido linfático drenado, geralmente para o linfonodo da área geográfica mais próxima. Nesse contexto, para tumores do dorso inferior e dos membros inferiores, os linfonodos inguinais são considerados área regional e devem ser designados como N1. Para o estadiamento patológico (pN), o exame histológico de espécime de linfadenectomia regional deve incluir exame cuidadoso de todos os linfonodos ressecados.

Metástases hematogênicas. Os carcinomas epidermóides e basocelulares que se originam de pele com dano actínico possuem crescimento relativamente lento e raramente metastatizam. As metástases ocorrem com mais freqüência a partir de carcinomas epidermóides que se originam em cicatrizes ou úlceras. Os tumores que metastatizam via de regra estiveram presentes por longo período antes da detecção das metástases. O sítio visceral mais comum é o pulmão, em especial para carcinomas epidermóides. Outros sítios de metástases a distância não são comuns. Os carcinomas de pele do tipo não-melanoma que ocorrem em pacientes transplantados podem ser mais agressivos e metastatizar mais rápida e amplamente.

REGRAS PARA A CLASSIFICAÇÃO

As classificações clínica e patológica são idênticas. No entanto, o estadiamento patológico utiliza o símbolo *p* como prefixo.

Estadiamento clínico. A avaliação do câncer de pele baseia-se na inspeção e na palpação da área envolvida e dos linfonodos regionais. Os estudos de imagem das estruturas ósseas adjacentes são importantes para qualquer lesão que parece fixada à fáscia, ao músculo ou ao osso subjacente.

Estadiamento patológico. Ressecção completa de toda a área é necessária. Quando se suspeita de envolvimento de linfonodos, é fundamental a confirmação. O grau de malignidade do carcinoma epidermóide de pele em geral relaciona-se ao grau de anaplasia dentro do tumor. Os tumores de baixo grau mostram diferenciação celular considerável, tamanho celular uniforme, mitoses e irregularidade nuclear infreqüentes e pontes intercelulares intactas. Os tumores de alto grau, por sua vez, mostram pouca diferenciação, geralmente têm caráter fusiforme, mostram necrose, alta atividade mitótica e, com freqüência, provocam invasão profunda. A profundidade da invasão via de regra correlaciona-se com a agressividade do tumor.

CLASSIFICAÇÃO TNM

As definições do TNM clínico (cTNM) e patológico (pTNM) são as mesmas.

Tumor primário (T)
TX Tumor primário não pode ser avaliado
T0 Sem evidência de tumor primário
Tis Carcinoma *in situ*
T1 Tumor com 2 cm ou menos na sua maior dimensão
T2 Tumor com mais de 2 cm e não mais do que 5 cm na sua maior dimensão
T3 Tumor com mais de 5 cm na sua maior dimensão
T4 Tumor invade estruturas extradérmicas profundas (ou seja, cartilagem, músculo esquelético ou osso)

Nota: No caso de tumores múltiplos simultâneos, aquele com maior categoria T deve ser classificado, e o número de tumores separados devem ser indicados entre parênteses. Por exemplo, T2(5).

Linfonodos regionais (N)
NX   Linfonodos regionais não podem ser avaliados
N0   Ausência de metástases em linfonodos regionais
N1   Metástases em linfonodos regionais

Metástases a distância (M)
MX   Metástases a distância não podem ser avaliadas
M0   Ausência de metástases a distância
M1   Metástases a distância

GRUPOS DE ESTADIAMENTO

Estádio 0	Tis	N0	M0
Estádio I	T1	N0	M0
Estádio II	T2	N0	M0
	T3	N0	M0
Estádio III	T4	N0	M0
	Qualquer T	N1	M0
Estádio IV	Qualquer T	Qualquer N	M1

TIPO HISTOPATOLÓGICO

A classificação aplica-se apenas a carcinomas da pele, primariamente das variedades epidermóide e basocelular. Também se aplica a adenocarcinomas que se originam a partir de glândulas sebáceas e à variável de células fusiformes do carcinoma epidermóide. Deve ser feita verificação microscópica da doença para permitir o agrupamento dos casos pelo tipo histológico. Uma forma de carcinoma epidermóide *in situ*, ou carcinoma epidermóide intra-epidérmico, é em geral referida como doença de Bowen, lesão que deve ser codificada como Tis. O carcinoma epidermóide igualmente pode ser descrito como verrucoso.

GRAU HISTOLÓGICO (G)

GX   Grau não pode ser avaliado
G1   Bem-diferenciado
G2   Moderadamente diferenciado
G3   Pobremente diferenciado
G4   Indiferenciado

FATORES PROGNÓSTICOS

No carcinoma epidermóide, a agressividade tumoral correlaciona-se bem com o tamanho do tumor, sua duração, localização, origem e grau de anaplasia. Os tumores grandes geralmente estão presentes por períodos de tempo mais longos ou crescem rapidamente. Aqueles tumores de longa duração tendem a crescer extensamente e a invadir outras estruturas, como a vasculatura local, o tecido nervoso ou os tecidos moles adjacentes. Os tumores do couro cabeludo, das orelhas, dos lábios, do nariz, das pálpebras ou dos tecidos moles invadem rapidamente o tecido subcutâneo e têm maior risco de extensão subclínica.

O carcinoma epidermóide anaplásico tende a invadir localmente e metastatizar mais cedo que os tumores bem-diferenciados, independentemente da sua localização.

Embora já tenham sido descritas em casos de lesões grandes e ulceradas e lesões recorrentes, as metástases de carcinoma basocelular são raras. No entanto, os carcinomas basocelulares são, com freqüência, localmente destrutivos.

BIBLIOGRAFIA

Alan M, Ratner, D: Primary care: cuteaneous squamous-cell carcinoma. N Engl J Med 344(13): 975-983, 2001
Callen JP, Headington J: Bowen's squamous intraepithelial neoplasia of the skin. Arch Dermatol 116:422-426, 1980
Chuang T-Y, Reizner GT, Elpern DJ, et al: Squamous cell carcinoma in Kauai, Hawaii. Int J. Dermatol 34:393-397, 1995
Czarnecki D, Collins M, Meehan C, et al: Basal cell carcinoma in temperate and tropical Australia. Int J Cancer 50:874-875, 1992
Czarnecki D, Obrien T, Meehan CJ, Nonmelanoma skin cancer: number of cancers and their distribution in outpatients. Int J Dermatol 33:416-417, 1994
Czarnecki D, Staples M, Mar A, et al: Metastases from squamous cell carcinomas of the skin in southern Austrália. Dermatology 189:52-54, 1994
Karagas MR, Greenberg RE, Spencer SK, et al: Inrease in incidence rates of basal cell squamous cell cancer in New Hampshire, USA. Int J Cancer 81:555-559, 1999
Kwa RE, Campana K, Moy RL: Biology of cutaneous squamous cell carcinoma. J Am Acad Dermatol 26:1-26, 1992
Lawrence N, Cottel WI: Squamous cell carcinoma of the skin with perineural invasion. J Am Acad Dermatol 3 1:30-33, 1994
Lund HZ: How often does squamous cell carcinoma of the skin metastasize? Arch Dermatol 92:635-637, 1965
McDonald CJ: Malignant neoplasms of the skin. In Calabresi P, Schein PS (Eds.): Medical oncology. New York: McGrawHill, 517-543,1993
Moan J, Dahlback A: The relationship between skin cancers, solar radiation and ozone depletion. Br J Cancer 65:916-921, 1992
Rowe DE, Carrol RJ, Day CL: Prognostic factors for local recurrence, metastasis, and survival rate in squamous cell carcinoma of the skin, ear and lip. J Am Acad Dermatol 26:976-990, 1992
Scotto J, Fears TR, Fraumeni JF: Incidence of nonmelanoma skin cancer in the United States. NIH Publication No. 83-2433. Washington, DC: U.S. Department of Health and Human Services, 1983.

HISTOLOGIAS – CARCINOMA DE PELE

M8010/0   Tumor epitelial benigno
M8010/2   Carcinoma *in situ* SOE

M8010/3	Carcinoma SOE	M8082/3	Carcinoma linfoepitelial
M8011/3	Epitelioma maligno	M8083/3	Carcinoma de células escamosas basalóide
M8012/3	Carcinomas de células grandes SOE	M8084/3	Carcinoma de células escamosas, tipo de células claras
M8013/3	Carcinomas de células grandes neuroendócrinos	M8090/3	Carcinoma de células basais
M8014/3	Carcinomas de células grandes com fenótipo rabdóide	M8091/3	Carcinoma de células basais, multicêntrico superficial
M8015/3	Carcinoma de células vítreas	M8092/3	Carcinoma de células basais infiltrativo
M8020/3	Carcinoma indiferenciado SOE	M8093/3	Carcinoma de células basais, fibroepitelial
M8021/3	Carcinoma anaplásico SOE	M8094/3	Carcinoma basoescamoso
M8022/3	Carcinoma pleomórfico	M8095/3	Carcinoma metatípico
M8030/3	Carcinoma de células gigantes e de células fusiformes	M8097/3	Carcinoma de células basais, nodular
M8031/3	Carcinoma de células gigantes	M8098/3	Carcinoma basal adenóide
M8032/3	Carcinoma de células fusiformes SOE	M8102/3	Triquilemocarcinoma
M8033/3	Carcinoma pseudo-sarcomatoso	M8110/3	Carcinoma da pilomátrix
M8034/3	Carcinoma de células poligonais	M8140/2	Adenocarcinoma *in situ* SOE
M8035/3	Carcinomas de células grandes semelhantes a osteoclastos	M8140/3	Adenocarcinoma SOE
M8041/3	Carcinoma de células pequenas SOE	M8141/3	Adenocarcinoma esquirroso
M8042/3	Carcinoma *oat cell*	M8190/3	Adenocarcinoma trabecular
M8043/3	Carcinoma de células pequenas, fusiformes	M8200/3	Carcinoma adenóide cístico
M8044/3	Carcinoma de células pequenas, intermediárias	M8201/3	Carcinoma cribriforme, NOS
M8045/3	Carcinoma de células pequenas e de células grandes	M8247/3	Carcinoma de células de Merkel
M8046/3	Carcinoma não de pequenas células	M8390/3	Carcinoma de apêndice cutâneo
M8050/2	Carcinoma papilar *in situ*	M8400/3	Adenocarcinoma de glândula sudorípara
M8050/3	Carcinoma papilar SOE	M8401/3	Adenocarcinoma apócrino
M8051/3	Carcinoma verrucoso SOE	M8402/3	Hidradenoma nodular, maligno
M8052/2	Carcinoma de células escamosas papilares, não-invasivo	M8403/3	Espiradenoma écrino maligno
M8052/3	Carcinoma de células escamosas papilares	M8407/3	Carcinoma esclerosante de ductos sudoríparos
M8070/2	Carcinoma *in situ* de células escamosas, SOE	M8408/3	Adenocarcinoma papilar écrino
M8070/3	Carcinoma de células escamosas SOE	M8409/3	Poroma écrino, maligno
M8071/3	Carcinoma de células escamosas, queratinizado, SOE	M8410/3	Adenocarcinoma sebáceo
M8072/3	Carcinoma de células escamosas, de células grandes	M8413/3	Adenocarcinoma écrino
M8073/3	Carcinoma de células escamosas, de células pequenas, não-queratinizado	M8420/3	Adenocarcinoma ceruminoso
M8074/3	Carcinoma de células escamosas, de células fusiformes	M8430/3	Carcinoma mucoepidermóide
M8075/3	Carcinoma de células escamosas adenóides	M8440/3	Cistadenocarcinoma SOE
M8076/2	Carcinoma *in situ* de células escamosas com invasão questionável do estroma	M8490/3	Carcinoma de células em anel de sinete
		M8560/3	Carcinoma adenoescamoso
M8076/3	Carcinoma de células escamosas, microinvasivo	M8562/3	Carcinoma epitelial-mioepitelial
M8077/2	Neoplasia intra-epitelial escamosa, grau III	M8570/3	Adenocarcinoma com metaplasia escamosa
M8078/3	Carcinoma de células escamosas com formação de cornos	M8571/3	Adenocarcinoma com metaplasia cartilaginosa e óssea
		M8572/3	Adenocarcinoma com metaplasia de células fusiformes
M8080/2	Eritroplasia de Queyrat	M8573/3	Adenocarcinoma com metaplasia apócrina
M8081/2	Doença de Bowen	M8940/3	Tumor misto maligno SOE
		M8941/3	Carcinoma em adenoma pleomórfico

CARCINOMA DE PELE

Nome do hospital / endereço	Nome do paciente / informações

Tipo do espécime _____
Tamanho do tumor _____

Tipo histopatológico _____
Lateralidade: ☐ Bilateral ☐ Esquerda ☐ Direita

DEFINIÇÕES

Clínico   *Patológico*

Tumor primário (T)
- TX   Tumor primário não pode ser avaliado
- T0   Sem evidência de tumor primário
- Tis   Carcinoma *in situ*
- T1   Tumor com 2 cm ou menos em sua maior dimensão
- T2   Tumor com mais de 2 cm e não mais de 5 cm em sua maior dimensão
- T3   Tumor com mais de 5 cm em sua maior dimensão
- T4   Tumor invade estruturas extradérmicas profundas (ou seja, cartilagem, musculo esquelético ou osso)

Linfonodos regionais (N)
- NX   Linfonodos regionais não podem ser avaliados
- N0   Ausência de metástases em linfonodos regionais
- N1   Metástases em linfonodos regionais

Metástases a distância (M)
- MX   Metástases a distância não podem ser avaliadas
- M0   Ausência de metástases a distância
- M1   Metástases a distância
  Realizada biópsia do sítio metastático.......... ☐ Sim.......... ☐ Não
  Fonte do espécime patológico metastático_____

Grupos de estadiamento

0	Tis	N0	M0
I	T1	N0	M0
II	T2	N0	M0
	T3	N0	M0
III	T4	N0	M0
	Qualquer T	N1	M0
IV	Qualquer T	Qualquer N	M1

Grau histológico (G)
- GX   Grau não pode ser avaliado
- G1   Bem-diferenciado
- G2   Moderadamente diferenciado
- G3   Pobremente diferenciado
- G4   Indiferenciado

Notas

1. No caso de tumores múltiplos simultâneos, o tumor com maior categoria T deve ser classificado, e o número de tumores separados deve ser indicado entre parênteses. Por exemplo, T2(5).

CARCINOMA DE PELE

Tumor residual (R)
- ☐ RX   Presença de tumor residual não pode ser avaliada
- ☐ R0   Sem tumor residual
- ☐ R1   Tumor residual microscópico
- ☐ R2   Tumor residual macroscópico

Símbolos descritivos

Para a identificação de casos especiais de classificação TNM ou pTNM, o sufixo "m" e os prefixos "y", "r" e "a" são utilizados. Embora eles não afetem o estadiamento, indicam casos que requerem análise separada.

- ☐ **Sufixo "m"**. Indica a presença de tumores primários múltiplos em um único sítio e é registrado entre parênteses: pT(m)NM.
- ☐ **Prefixo "y"**. Indica os casos nos quais a classificação é realizada durante ou logo após o tratamento. A categoria cTNM ou pTNM é identificada pelo prefixo "y". O ycTNM ou ypTNM categoriza a extensão do tumor realmente presente no momento do exame. A categoria "y" não é uma estimativa da extensão do tumor antes do tratamento.
- ☐ **Prefixo "r"**. Indica um tumor recorrente estadiado após uma sobrevida livre de doença e é identificado pelo prefixo "r": rTNM (veja reclassificação "r" anterior, como rTNM).
- ☐ **Prefixo "a"**. Designa o estádio determinado por autópsia: aTNM.

Indicadores prognósticos (se aplicável)

Notas
Símbolos Descritivos Adicionais

Invasão de vasos linfáticos (L)
LX   Invasão de vasos linfáticos não pode ser avaliada
L0   Ausência de invasão de vasos linfáticos
L1   Invasão de vasos linfáticos

Invasão venosa (V)
VX   Invasão venosa não pode ser avaliada
V0   Ausência de invasão venosa
V1   Invasão venosa microscópica
V2   Invasão venosa macroscópica

ILUSTRAÇÃO
Indique no diagrama o tumor primário e os linfonodos regionais envolvidos.

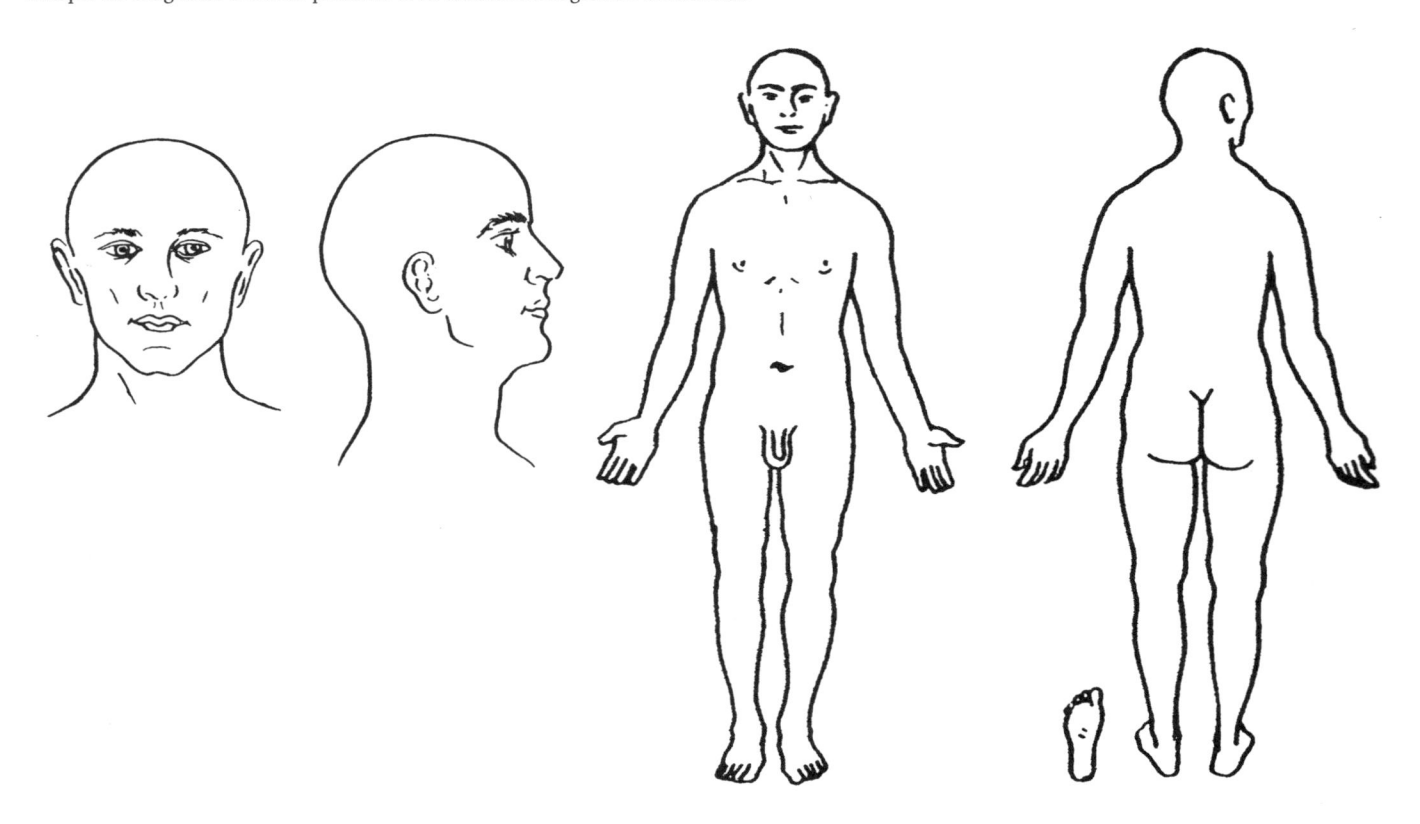

Assinatura do médico _____ Data _____

24
Melanoma cutâneo

C44.0	Neoplasia maligna da pele do lábio, SOE	C44.6	Neoplasia maligna da pele do membro superior, incluindo ombro	C51.8	Neoplasia maligna da vulva com lesão invasiva
C44.1	Neoplasia maligna da pele da pálpebra, incluindo o canto	C44.7	Neoplasia maligna da pele do membro inferior, incluindo quadril	C51.9	Neoplasia maligna da vulva, SOE
C44.2	Neoplasia maligna da pele da orelha e do conduto auditivo externo	C44.8	Neoplasia maligna da pele com lesão invasiva	C60	Neoplasia maligna do pênis
				C60.0	Neoplasia maligna do prepúcio
C44.3	Neoplasia maligna da pele de outras partes e de partes não-especificadas da face	C44.9	Neoplasia maligna da pele	C60.1	Neoplasia maligna da glande
		C51	Neoplasia maligna da vulva	C60.2	Neoplasia maligna do corpo do pênis
		C51.0	Neoplasia maligna dos grandes lábios	C60.8	Neoplasia maligna do pênis com lesão invasiva
C44.4	Neoplasia maligna da pele do couro cabeludo e do pescoço	C51.1	Neoplasia maligna dos pequenos lábios	C60.9	Neoplasia maligna do pênis, SOE
C44.5	Neoplasia maligna da pele do tronco	C51.2	Neoplasia maligna do clitóris	C63.2	Neoplasia maligna do escroto

RESUMO DAS ALTERAÇÕES

- A espessura e a ulceração, mas não o nível de invasão, são utilizadas na categoria T (exceto para melanomas T1).
- O número de linfonodos metastáticos é utilizado na categoria N, em vez de sua dimensão e de sua definição como metástases clinicamente ocultas (microscópicas) ou clinicamente aparentes (macroscópicas).
- O sítio de metástases a distância e a presença de desidrogenase lática (LDH) sérica elevada são utilizados na categoria M.
- Todos os pacientes com doença estádios I, II ou III são classificados em estádio superior quando há ulceração do melanoma primário.
- As metástases-satélite em torno do melanoma primário e as metástases em trânsito foram mescladas em uma única entidade e agrupadas como doença estádio IIIc.
- Foi desenvolvida uma nova convenção para definir o estadiamento clínico e patológico, o qual considera a nova informação de estadiamento adquirida com o mapeamento linfático intra-operatório e a excisão de linfonodo-sentinela.

INTRODUÇÃO

O melanoma de pele continua aumentando de freqüência, com 47.700 novos casos e 9.200 mortes no ano 2000.[1] Ele pode se originar da pele de qualquer parte do corpo e ocorre mais comumente em pessoas de pele clara, especialmente naquelas com história de exposição solar significativa.

Uma revisão completa do sistema de estadiamento do melanoma é descrita neste capítulo, junto às definições operacionais. Além disso, foi realizada uma análise de fatores prognósticos envolvendo 17.600 pacientes provenientes de 13 organizações e centros de câncer, com o objetivo de validar as categorias e os grupos de estadiamento.[2] Dentro de cada grupo (e seus subgrupos) de estadiamento, há um risco uniforme para o desenvolvimento de metástases a distância e uma probabilidade uniforme de sobrevida. Esta versão revisada do estadiamento do melanoma reflete de forma mais acurada o seu prognóstico e a sua história natural, sendo mais aplicável ao planejamento terapêutico e aos ensaios clínicos que envolvem o melanoma. As principais diferenças entre a nova versão do sistema de estadiamento do melanoma e a versão da quinta edição estão resumidas na Tabela 24.1. O resumo do capítulo, anteriormente, destaca as principais revisões, enquanto mais detalhes sobre o racional e a interpretação do estadiamento já foram publicados em outro local.[3-5]

ANATOMIA

Sítios primários. O melanoma cutâneo pode ocorrer em qualquer lugar na pele. Nas mulheres, ocorre mais

TABELA 24.1 Diferenças entre a versão prévia (1997) e a atual (2002) do sistema de estadiamento do melanoma (adaptada de Balch e cols.[3])

Fator	Sistema antigo	Sistema atual	Comentários
Espessura	Fator prognóstico secundário; limites de 0,75, 1,50, 4 mm	Determinante primário do estadiamento T; limites de 1, 2, 4 mm	Correlação do risco de metástases é uma variável contínua
Nível de invasão	Determinante primário do estadiamento T	Utilizado apenas para definir melanomas T1	Correlação significativa apenas para lesões finas; variabilidade na interpretação
Ulceração	Não-incluída	Incluído como segundo determinante do estadiamento T e N	Significa uma lesão localmente avançada; fator prognóstico dominante para agrupar estádios I, II e III
Metástases-satélite	Na categoria T	Na categoria N	Mescladas com metástases em trânsito
Melanomas espessos (>4 mm)	Estádio III	Estádio IIC	Estádio III definido como metástases regionais
Dimensão das metástases nodais	Determinante principal do estadiamento N	Não-utilizada	Sem evidência de correlação prognóstica significativa
Número total das metástases nodais	Não-incluído	Determinante primário do estadiamento N	Limites de 1 vs. 2-3 vs.[3] 4 linfonodos
Agressividade metastática	Não-incluído	Incluído como segundo determinante do estadiamento N	Volume nodal clinicamente oculto (microscópico) vs. clinicamente aparente (macroscópico)
Metástases pulmonares	Mesclada junto a todas as outras metástases	Separada como categoria M1b	Tem prognóstico melhor que outras metástases viscerais
LDH sérica elevada	Não-incluída	Incluído como segundo determinante do estadiamento M	
Estadiamento clínico vs. patológico	Não havia a tecnologia para linfonodo-sentinela	Resultados de linfonodo-sentinela incorporados na definição do estadiamento patológico	Grande variabilidade no desfecho entre estadiamento clínico e patológico; o estadiamento patológico estimulado antes da inclusão em ensaios clínicos

comumente nas extremidades e, nos homens, no tronco. Melanomas localizados nas palmas das mãos, nas solas dos pés e nos leitos ungueais (melanoma lentiginoso acral), apesar de infreqüentes, podem ocorrer em pessoas de qualquer origem étnica e naquelas sem história de exposição solar significativa.

Linfonodos regionais. São o sítio mais comum de metástases. A ampla utilização da linfoscontigrafia cutânea, do mapeamento linfático e da biópsia de linfonodo-sentinela aumentou muito a habilidade de identificar a presença ou não de metástases nodais, bem como de estadiá-las. As metástases regionais intralinfáticas também podem se manifestar clinicamente como metástases-satélite (arbitrariamente definidas como metástases intralinfáticas que ocorrem dentro de uma margem de 2 cm do melanoma primário) ou como metástases em trânsito (arbitrariamente definidas como metástases intralinfáticas que ocorrem mais de 2 cm a partir do melanoma primário, mas antes da primeira cadeia de linfonodos regionais). Por convenção, o termo *metástases regionais nodais* refere-se tanto à doença confinada a uma base nodal ou a duas bases nodais contíguas, como à doença nodal combinada em cadeias femoral/ilíaca, axilar/supraclavicular, cervical/supraclavicular, axilar/femoral, axilar bilateral ou femoral bilateral.

Sítios metastáticos. O melanoma pode metastatizar para virtualmente qualquer sítio. Os locais mais comuns são a pele, os tecidos moles, os pulmões e o fígado.

REGRAS PARA A CLASSIFICAÇÃO

A diferença primária entre as definições de estadiamento clínico e patológico é se os linfonodos regionais são estadiados por exames clínicos ou radiológicos ou por exame patológico (pós-linfadenectomia parcial ou completa).

Estadiamento clínico. Por convenção, o estadiamento clínico deve ser feito após a excisão completa do melanoma primário (incluindo o microestadiamento) e após a obtenção de informação a respeito de metástases em sítios anatômicos regionais e distantes, por meio de avaliação clínica, radiológica e laboratorial. O microestadiamento de um melanoma é realizado após uma biópsia excisional do tumor primário, com avaliação da espessura tumoral (método de Breslow), do nível de invasão (método de Clark) e da ulceração da epiderme, parâmetros utilizados no estadiamento do melanoma.

Os estádios clínicos I e II restringem-se àqueles pacientes sem evidência de metástases regionais ou a distância, baseado em avaliação clínica, radiológica e/ou laboratorial. No melanoma estádio III há evidência clínica ou radiológica de metástases regionais tanto em linfonodos regionais quanto em intralinfáticos; essas metástases se apresentam como metástases-satélite ou em trânsito. O agrupamento clínico em estádio III depende da avaliação clínica e/ou radiológica dos linfonodos regionais, o que é difícil, especialmente em relação à avaliação da presença e do número de linfonodos metastáticos. Assim, não foi realizada nenhuma definição de subgrupos de indivíduos clinicamente estadiados com metástases nodais regionais ou intralinfáticas. Todos eles são categorizados como estádio clínico III. Os pacientes no estádio clínico IV possuem metástases a distância, em qualquer sítio.

Estadiamento patológico. O estadiamento patológico utiliza a mesma informação já descrita para o estadiamento clínico, além da informação obtida na avaliação patológica dos linfonodos regionais após linfadenectomia parcial (ou seja, sentinela) ou completa (dissecção eletiva ou terapêutica de linfonodos), em conjunto com a confirmação patológica de metástases identificadas por avaliação clínica ou radiológica.

Os melanomas em estádios patológicos I e II compreendem todos os pacientes que não possuem evidência de metástases regionais, com base no exame patológico cuidadoso dos linfonodos regionais, ou a distância, baseado no exame clínico e radiológico de rotina. No estádio patológico III há evidências de metástases em linfonodos regionais ou sítios intralinfáticos. A classificação quantitativa da condição patológica dos linfonodos requer que o patologista proceda a um exame cuidadoso dos linfonodos ressecados e relate o número de linfonodos examinados e o número de metástases identificadas. O estádio patológico IV compreende o grupo de pacientes com metástases documentadas em um ou mais sítios distantes.

Com o uso da linfadenectomia sentinela, é evidente que ocorre considerável migração de estádio de pacientes que previamente foram estadiados como "linfonodo negativo", mas que, de fato, possuem metástases nodais. Tais pacientes previamente subestadiados como estádio III têm revelado heterogeneidade no risco de metástase para o melanoma estádio III. Assim, as taxas de sobrevida entre vários subgrupos de pacientes com estádio patológico III variam amplamente, apresentando sobrevida em 10 anos entre 9 e 63%.[2]

CLASSIFICAÇÃO TNM

Os pacientes com melanoma *in situ* são classificados como Tis. Aqueles com apresentações indeterminadas ou que não podem ser microestadiados devem ser categorizados como Tx. A categoria T do melanoma é classificada primariamente pela medida da espessura do melanoma conforme definido por Alexander Breslow.[6,7] Os limites de espessura são definidos em números inteiros (isto é, 1, 2 e 4 mm). A ulceração do melanoma é a ausência de epiderme intacta revestindo o melanoma primário, avaliado pelo exame histopatológico.[8-10] O nível de invasão, definido por Walace Clark,[11] é utilizado para definir subcategorias dos melanomas T1, mas não daqueles mais espessos (isto é, T2, T3 ou T4).

As metástases regionais apresentam-se mais comumente nos linfonodos regionais. Para propostas de estadiamento, o número real de metástases identificado pelo patologista deve ser relatado. Uma segunda definição de estadiamento relaciona-se à agressividade tumoral: microscópica *versus* macroscópica. Aqueles pacientes que não possuem evidências clínicas nem radiológicas de metástases em linfonodos, mas têm documentação patológica das mesmas, por convenção são definidos como possuidores de metástases linfonodais "microscópicas" ou "clinicamente ocultas". Em contraste, os pacientes com evidência clínica e patológica de metástases nodais (após linfadenectomia terapêutica) são, por convenção, definidos como tendo metástases linfonodais "macroscópicas" ou "clinicamente aparentes". As metástases regionais também incluem as intralinfáticas, definidas como a presença de satélites clínicos ou microscópicos em torno do melanoma primário e/ou metástases em trânsito entre o melanoma primário e os linfonodos regionais.

As metástases a distância são primariamente estadiadas pelo órgão onde estão localizadas. Um segundo fator no estadiamento é a presença ou a ausência de LDH sérica elevada, isto é, a presença de duas ou mais determinações elevadas com intervalos maiores que 24 horas entre elas. Uma única medida elevada de LDH pode ser um resultado falso-positivo, conseqüência de hemólise ou de outros fatores não-relacionados ao melanoma.

Tumor primário (T)

TX	Tumor primário não pode ser avaliado (por exemplo, raspagem da lesão ou melanoma que regrediu)
T0	Sem evidência de tumor primário
Tis	Melanoma *in situ*
T1	Melanoma ≤ 1 mm de espessura, com ou sem ulceração

T1a Melanoma ≤ 1 mm de espessura e nível II ou III, sem ulceração
T1b Melanoma ≤ 1 mm de espessura e nível IV ou V, ou com ulceração
T2   Melanoma 1,01-2 mm de espessura, com ou sem ulceração
T2a Melanoma 1,01-2 mm de espessura, sem ulceração
T2b Melanoma 1,01-2 mm de espessura, com ulceração
T3   Melanoma 2,01-4 mm de espessura, com ou sem ulceração
T3a Melanoma 2,01-4 mm de espessura, sem ulceração
T3b Melanoma 2,01-4 mm de espessura, com ulceração
T4   Melanoma > 4 mm de espessura, com ou sem ulceração
T4a Melanoma > 4 mm de espessura, sem ulceração
T4b Melanoma > 4 mm de espessura, com ulceração

Linfonodos regionais (N)

NX   Linfonodos regionais não podem ser avaliados
N0   Ausência de metástases em linfonodos regionais
N1   Metástase em um linfonodo
N1a Metástase clinicamente oculta (microscópica)
N1b Metástase clinicamente aparente (macroscópica)
N2   Metástases em dois a três linfonodos ou metástases regionais intralinfáticas sem comprometimento nodal
N2a Metástase clinicamente oculta (microscópica)
N2b Metástase clinicamente aparente (macroscópica)
N2c Metástases satélite ou em trânsito, *sem* metástase em linfonodos regionais
N3   Metástase em quatro ou mais linfonodos, ou linfonodos metastáticos fusionados, ou satélite(s) *com* metástases em linfonodos regionais

Metástases a distância (M)

MX   Metástases a distância não podem ser avaliadas
M0   Ausência de metástases a distância
M1   Metástases a distância
M1a Metástases em pele, tecido subcutâneo ou linfonodos distantes
M1b Metástases pulmonares
M1c Metástases para outros sítios viscerais ou metástases a distância em qualquer sítio associada a LDH elevado

GRUPOS DE ESTADIAMENTO

Os indivíduos com melanomas primários sem evidências de metástases regionais ou a distância (tanto clínicas quanto patológicas) são divididos em dois estádios: I para doença precoce, com "baixo risco" de metástases e mortalidade específica por melanoma, e II para doença com "risco intermediário" de metástases e mortalidade específica por melanoma. Não há subdivisão para o estádio clínico III, pois os critérios para divisão em subgrupos são inacurados. Já os pacientes com estadiamento patológico III, com metástases regionais, formam um grupo muito hererogêneo, que é dividido em três subgrupos de acordo com o prognóstico. No estádio IIIA, há até três metástases linfonodais microscópicas de um melanoma não-ulcerado e há "risco intermediário" de metástases a distância e mortalidade específica por melanoma. Os pacientes no estádio IIIB têm até três metástases linfonodais macroscópicas de um melanoma não-ulcerado ou têm mais de três metástases linfonodais microscópicas de um melanoma ulcerado, ou têm metástases intralinfáticas sem envolvimento de linfonodos. Tais grupos são de "alto risco" para metástases a distância e mortalidade específica por melanoma. Os pacientes no estádio IIIC possuem "risco muito alto" para metástases a distância e mortalidade específica por melanoma. A presença de ulceração no melanoma piora o prognóstico dos estádios I, II e III, comparado à ausência de ulceração em melanomas com mesma espessura ou com metástases linfonodais. Não há subgrupos para o melanoma estádio IV.

GRUPOS DE ESTADIAMENTO CLÍNICO

Estádio 0	Tis	N0	M0
Estádio IA	T1a	N0	M0
Estádio IB	T1b	N0	M0
	T2a	N0	M0
Estádio IIA	T2b	N0	M0
	T3a	N0	M0
Estádio IIB	T3b	N0	M0
	T4a	N0	M0
Estádio IIC	T4b	N0	M0
Estádio III	Qualquer T	N1	M0
	Qualquer T	N2	M0
	Qualquer T	N3	M0
Estádio IV	Qualquer T	Qualquer N	M1

Nota: O estadiamento clínico inclui o microestadiamento do melanoma primário e a avaliação clínica/radiológica de metástases. Por convenção, deve ser utilizado após a excisão completa do melanoma primário, com avaliação clínica de metástases regionais e distantes.

GRUPOS DE ESTADIAMENTO PATOLÓGICO

Estádio 0	Tis	N0	M0
Estádio IA	T1a	N0	M0

Estádio IB	T1b	N0	M0
	T2a	N0	M0
Estádio IIA	T2b	N0	M0
	T3a	N0	M0
Estádio IIB	T3b	N0	M0
	T4a	N0	M0
Estádio IIC	T4b	N0	M0
Estádio IIIA	T1-4a	N1a	M0
	T1-4a	N2a	M0
Estádio IIIB	T1-4b	N1a	M0
	T1-4b	N2a	M0
	T1-4a	N1b	M0
	T1-4a	N2b	M0
	T1-4a/b	N2c	M0
Estádio IIIC	T1-4b	N1b	M0
	T1-4b	N2b	M0
	Qualquer T	N3	M0
Estádio IV	Qualquer T	Qualquer N	M1

Nota: O estadiamento patológico inclui o microestadiamento do melanoma primário e a informação patológica a respeito dos linfonodos regionais após linfadenectomia parcial ou completa. O estádio patológico 0 ou IA constitui uma exceção e não necessita de avaliação patológica dos linfonodos.

TIPO HISTOPATOLÓGICO

Melanoma *in situ*
Melanoma, SOE
Melanoma de espalhamento superficial
Melanoma nodular
Melanoma lentigo maligna
Melanoma lentiginoso acral
Melanoma desmoplásico
Melanoma de células epitelióides
Melanoma de células fusiformes
Melanoma de células baloniformes
Nevo azul maligno
Melanoma em nevo gigante pigmentado

As histologias a seguir não são apropriadas nem relevantes para o estadiamento do melanoma:

Melanoma em regressão
Melanomatose meníngea
Melanoma amelanótico
Melanoma em nevo juncional
Melanose pré-cancerosa
Melanoma lentiginoso mucoso
Melanoma misto de células epitelióides e fusiformes
Melanoma de células fusiformes, tipo A
Melanoma de células fusiformes, tipo B
Lentigo maligna

FATORES PROGNÓSTICOS E RESULTADOS DE SOBREVIDA

Um resumo das taxas de sobrevida e da demografia do banco de dados de pacientes com melanoma utilizado para validar os critérios de estadiamento já foi publicado.[2,3] As taxas de sobrevida de 15 anos para pacientes com melanoma estádios I a IV são mostradas na Figura 24.1.

O banco de dados de melanoma do AJCC, que consiste em dados acumulados prospectivamente a respeito de desfechos em melanoma, mesclados em um único banco de dados com o propósito de validar as revisões propostas do sistema de estadiamento do melanoma,[2] inclui 17.600 pacientes com informações clínicas e patológicas completas para a análise de todos os fatores necessários à classificação TNM e o estadiamento em grupos.

As taxas de sobrevida em 10 anos para cada uma das categorias T são mostradas na Figura 24.2. As taxas de sobrevida para pacientes com melanoma ulcerado são proporcionalmente menores do que para melanomas não-ulcerados com categoria T equivalente e são muito similares às taxas dos pacientes com melanomas não-ulcerados na próxima maior categoria T (Figura 24.2 e Tabela 24.2). O nível de invasão não reflete o prognóstico de maneira tão acurada quanto a espessura por razões já dis-

TABELA 24.2 Taxas de sobrevida em cinco anos para pacientes estadiados patologicamente (adaptado de Balh e col.[2])

	IA	IB	IIA	IIB	IIC	IIIA	IIIB	IIIC
Ta: melanoma não-ulcerado	T1a 95%	T2a 89%	T3a 79%	T4a 67%		N1a N2a 67%	N1b N2b 54%	N3 28%
Tb: melanoma ulcerado		T1b 91%	T2b 77%	T3b 63%	T4b 45%	N1a N2a	N1b N2b N3 52%	24%

TABELA 24.3 Análise de regressão de Cox para 13.581 pacientes com melanoma sem evidência de metástases nodais ou a distância (adaptada de Balch e cols.[2])

	Valor do qui-quadrado	Valor de *p*	Taxa de risco	95% IC*
Espessura	244,3	< 0,00001	1,558	1,473-1,647
Ulceração	189,5	< 0,00001	1,901	1,735-2,083
Idade	45,6	< 0,00001	1,101	1,071-1,132
Sítio	41	< 0,00001	1,338	1,224-1,463
Nível	32,7	< 0,00001	1,214	1,136-1,297
Sexo	15,1	0,001	0,836	0,764-0,915

*IC = intervalo de confiança

cutidas em publicações prévias.[4,5,8,12-15] Todavia, o nível de invasão fornece evidência prognóstica adicional para o subgrupo de melanomas menos espessos (ou seja, categoria T1).[2]

Em uma análise multivariada de 13.850 pacientes com melanoma localizado (tanto clinica quanto patologicamente), as duas características independentes mais significantes do melanoma primário foram a espessura e a ulceração do tumor (Tabela 24.3). De fato, nenhuma outra característica do melanoma ou do paciente com melanoma localizado tem a capacidade preditiva desse dois fatores. Outros fatores prognósticos estatisticamente significativos foram idade, sítio do melanoma primário, nível de invasão e sexo (Tabela 24.3).

Dados clínicos e histopatológicos completos foram disponibilizados para 1.151 pacientes com metástases em linfonodos. A análise multivariada de Cox demonstrou três fatores mais significativos (com p < 0,0001): (1) o número de linfonodos metastáticos, (2) a agressividade tumoral no momento do estadiamento (isto é, microscópica versus macroscópica) e (3) a presença ou a ausência de ulceração do melanoma primário (Tabela 24.4). Houve sobrevida significativamente menor (calculada a partir do momento em que o melanoma primário era diagnosticado) para os pacientes que se apresentaram com metástases linfonodais macroscópicas (palpáveis; pN1b, N2b) do que para aqueles com metástases microscópicas (não-palpáveis; pN1a, N2a), mesmo após considerar o viés de tempo (p < 0,0001) (Figura 24.3, Tabela 24.5). Em todos os subgrupos observa-se diminuição da sobrevida em cinco anos à medida que aumenta a agressividade tumoral com base no aumento do número de linfonodos metastáticos (p < 0.0001) (Tabela 24.5).

A ulceração do melanoma primário foi a única característica do tumor que continuou predizendo um desfecho adverso na doença estádio III (Tabela 24.5, Figura 24.3). Quando considerados todos os três mais importantes fatores prognósticos, as taxas de sobrevida em cinco anos foram marcadamente heterogêneas, partindo de 69% para pacientes com estádio IIIA, que tinham três ou menos metástases linfonodais microscópicas partindo de um melanoma não-ulcerado, até 13% para pacientes com estádio IIIC, que apresentavam quatro ou mais metástases linfonodais partindo de um melanoma ulcerado (Tabela 24.5).

As metástases intralinfáticas têm prognóstico muito pobre.[5,16,17] Os dados disponíveis não mostram diferença substancial na sobrevida para as duas entidades anatômicas definidas (metástases-satélite e em trânsito).[5] Assim, é atribuída uma classificação N2c separada quando há ausência de metástases nodais sincrônicas, pois ambas possuem prognóstico equivalente ao de metástases nodais múltiplas. Além disso, os dados disponíveis demonstram que pacientes com combinação de metástases-satélite ou em trânsito e metástases nodais têm prognóstico pior que aqueles com apenas um desses eventos; portanto, deve lhes ser atribuída a classificação N3, independentemente do número de linfonodos metastáticos sincrônicos.

A influência prognóstica de múltiplos sítios metastáticos foi analisada em 1.158 pacientes com melanoma estádio IV, empregando várias combinações de sítios de metástases. As diferenças mais significativas nas taxas de sobrevida em um ano foram percebidas na comparação de metástases pulmonares com todos os demais sítios de metástases viscerais e não-viscerais (ou seja, pele, tecido subcutâneo, linfonodos distantes) (Figura 24.2). Embora não seja comum incluir marcadores séricos nas classificações de estadiamento, o LDH sérico foi um dos fatores mais preditivos de mau prognóstico em todos os estudos publicados nos quais foi realizada análise multivariada, mesmo após considerar o número de metástases.[18-23]

As diferenças significativas foram identificadas quando se compararam as taxas de sobrevida para pacientes com melanoma clinicamente estadiado com doença nodal estadiada histopatologicamente.[3] Tais diferenças na sobrevida entre estadiamento clínico e patológico foram estatisticamente significativas para todos os subestádios T, exceto para T4b (Tabela 24.6). Esses resultados reforçam o valor prognóstico de se conhecer a condição dos linfonodos, o que pode ser obtido por intermédio de mapeamento linfático e de linfadenectomia-sentinela, nas situações em que um estadiamento acurado é importante.

Os fatores prognósticos utilizados para validar o sistema de estadiamento do melanoma devem ser os critérios de estratificação primários e de relato de resultados dos ensaios clínicos para melanoma. É recomendado que todos os pacientes com melanoma com linfonodos regionais clinicamente negativos e candidatos a participar de estudos de cirurgia e adjuvância em melanoma sejam estadiados patologicamente com a linfadenectomia-sentinela para garantir homogeneidade entre os grupos de tratamento. Assim, os investigadores estarão mais aptos a discernir entre o impacto da história natural e o do trata-

TABELA 24.4 Análise de regressão de Cox para 1.151 pacientes estádio III (metástases nodais) (adaptada de Balch e cols[2])

Variável	Valor qui-quadrado (Wald)	Valor de p	Taxa de risco	I.C. 95%
Número de linfonodos metastáticos	57.616	< 0,00001	1,257	1,185-1,334
Agressividade tumoral	40.301	< 0,00001	1,792	1,497-2,146
Ulceração	23.282	< 0,00001	1,582	1,313-1,906
Sítio	17,843	0,0001	1,461	1,225-1,746
Idade	13,369	0,0003	1,118	1,053-1,187
Espessura	1,964	0,1611	1,091	0,966-1,233
Nível	0,219	0,6396	1,033	0,901-1,186
Sexo	0,006	0,9407	1,007	0,836-1,213

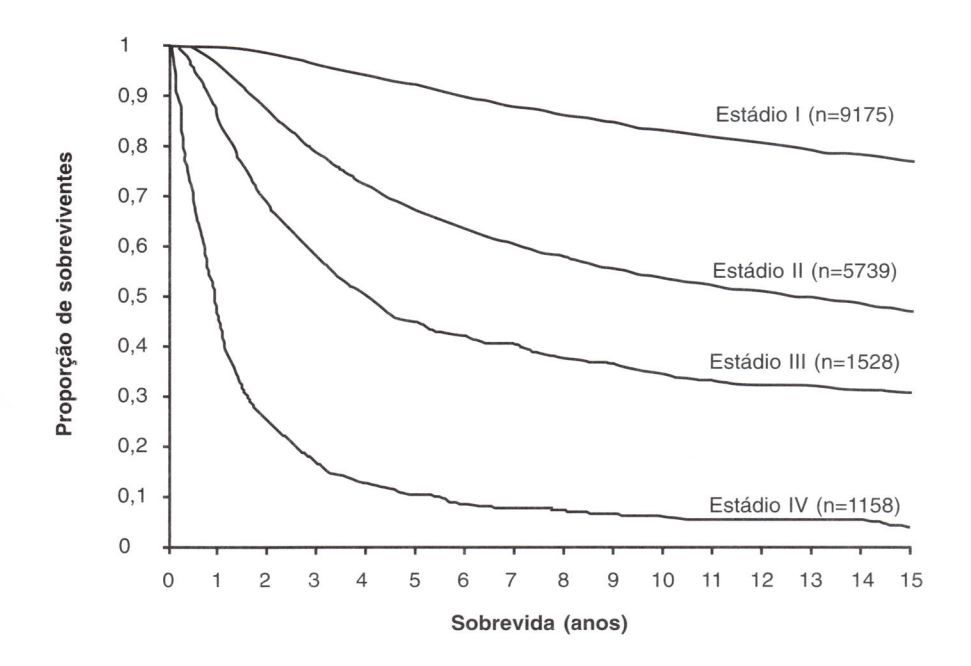

FIGURA 24.1 Curvas de sobrevida em 15 anos para o sistema de estadiamento do melanoma, comparando melanoma localizado (estádios I e II), metástases regionais (estádio III) e metástases a distância (estádio IV).[3] Os números entre parênteses são de pacientes do banco de dados de melanoma do AJCC, utilizado para calcular as taxas de sobrevida. As diferenças entre as curvas são altamente significativas (p<0,0001).

TABELA 24.5 Taxas de sobrevida em cinco anos para pacientes estádio III (metástases em linfonodos), estratificados por número de linfonodos metastáticos, ulceração e agressividade tumoral (adaptada de Balch e cols.[2])

Ulceração do melanoma	Microscópico % ± D.P.			Macroscópico % ± D.P.		
	1 linfonodo (+)	*2-3 linfonodos*	*> 3 linfonodos*	*1 linfonodo (+)*	*2-3 linfonodos*	*> 3 linfonodos*
Ausente	69 ± 3,7 (n=252)	63 ± 5,6 (n=130)	27 ± 9,3 (n=57)	59 ± 4,7 (n=122)	46 ± 5,5 (n=93)	27 ± 4,6 (n=109)
Presente	52 ± 4,1 (n=217)	50 ± 5,7 (n=111)	37 ± 8,8 (n=46)	29 ± 5 (n=98)	25 ± 4,4 (n=109)	13 ± 3,5 (n=104)

n = número de pacientes

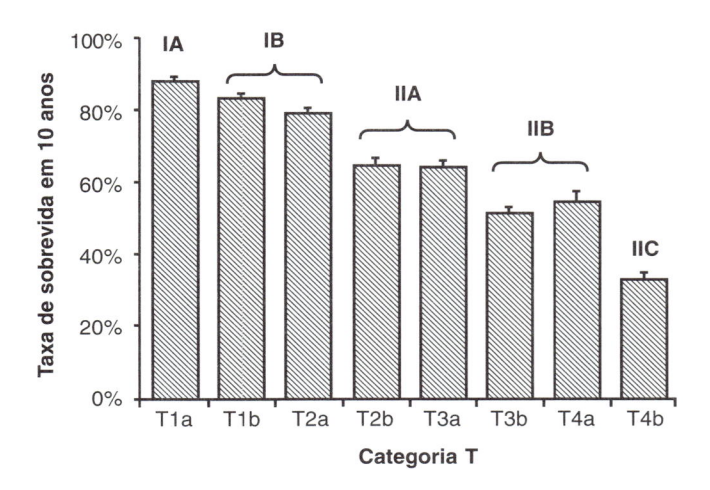

FIGURA 24.2 Taxas de sobrevida em 10 anos do banco de dados de melanoma do AJCC comparando as diferentes categorias T e os grupos de estadiamento para os estádios I e II.[3] Note que o estadiamento aumenta de acordo com a presença de ulceração.

mento nos ensaios clínicos de melanoma. Ademais, o uso de critérios consistentes facilita a comparabilidade entre os resultados de diferentes estudos, acelerando, assim, o progresso da abordagem terapêutica multidisciplinar do melanoma.

PADRÕES DE CRESCIMENTO DO MELANOMA

Os dados utilizados para estabelecer as categorias do TNM foram amplamente baseados em melanomas com espalhamento superficial e padrões de crescimento nodular. Há alguma evidência de que outros padrões de crescimento, chamados de melanoma lentigo maligna, melanoma lentiginoso acral e melanoma desmoplásico, possam ter etiologia e história natural diferentes.[24-29] No momento, deve ser utilizado o mesmo sistema de estadiamento para tais melanomas, embora o prognóstico possa diferir amplamente que o dos melanomas de espalhamento superficial e crescimento nodular.

☐ Melanoma sem ulceração (T1-4a)
▨ Melanoma com ulceração (T1-4b)
▦ Melanoma com ou sem ulceração (qualquer T)

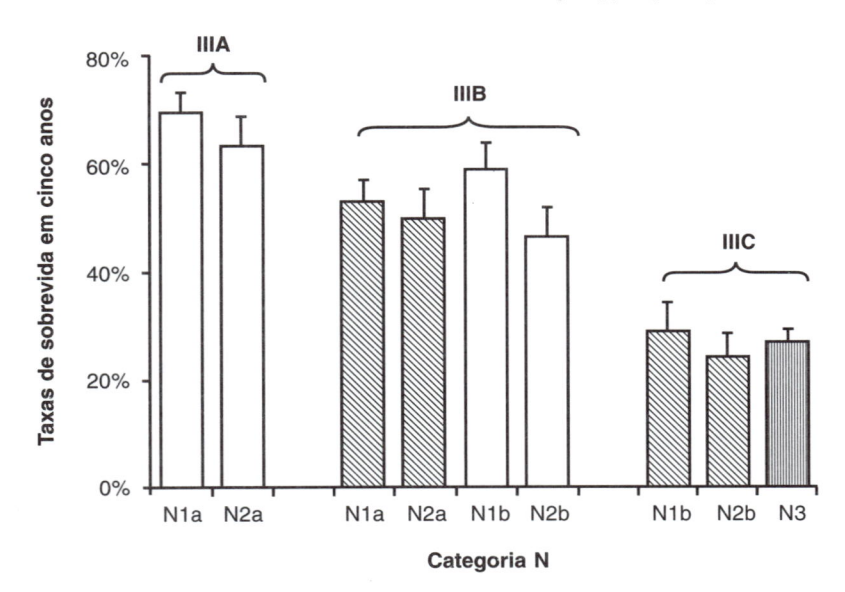

FIGURA 24.3 Taxas de sobrevida em cinco anos do banco de dados de melanoma do AJCC comparando as diferentes categorias N e os grupos de estadiamento para o estádios III.[3] Os resultados de sobrevida são significativamente diferentes quando o melanoma primário é ulcerado, comparando àquele não-ulcerado de equivalente categoria N. Veja as Tabelas 24.1 e 24.2 para definições.

TABELA 24.6 Taxas de sobrevida em cinco anos para 5.346 pacientes com metástases em linfonodos regionais clinicamente negativas estadiados patologicamente, após dissecção de linfonodos regionais ou linfadenectomia-sentinela (adaptada de Balch e cols.[3])

Estádio T	Linfonodos (N)	Sobrevida em 5 anos, % ± D.P.	Valor de p*
T1a	N– (n=379)	94 ± 2	0,0035
	N+ (n=15)	64 ± 17,7	
T1b	N– (n=318)	90 ± 2,5	0,0039
	N+ (n=18)	76 ± 14,9	
T2a	N– (n=1480)	94 ± 0,8	<0,0001
	N+ (n=150)	73 ± 5,6	
T2b	N– (n=408)	83 ± 2,3	<0,0001
	N+ (n=62)	56 ± 8,8	
T3a	N– (n=808)	86 ± 1,6	<0,0001
	N+ (n=177)	59 ± 6	
T3b	N– (n=639)	72 ± 2,1	<0,0001
	N+ (n=176)	49 ± 4,5	
T4a	N– (n=203)	75 ± 3,9	0,0116
	N+ (n=66)	61 ± 7,4	
T4b	N– (n=330)	53 ± 3,1	0,2403
	N+ (n=116)	44 ± 5,5	

* O valor de p baseia-se na comparação das curvas de sobrevida utilizando-se o teste *long rank*.

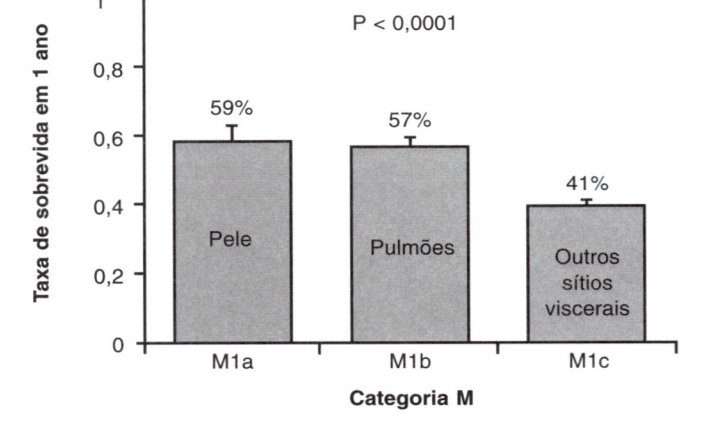

FIGURA 24.4 Taxas de sobrevida em um ano do banco de dados de melanoma do AJCC comparando as diferentes categorias M, Veja a Tabela 24.1 para definições. Há diferença significativa quando se comparam metástases em pele, tecido subcutâneo e pulmões com todos os outros sítios de metástases (p<0,0001).

BIBLIOGRAFIA

1. NCI Fact Book. Bethesda, MD, National Cancer institute, 2000
2. Bakh C, Soong SJ, GeMenwald JE, Thompson JF, Reintgen DS, Cascinelli N, Urist MM, McMasters KM, Ross MI, Kirkwood JM, Atkins MB, Thompson JA, Coit DG, Byrd D, Desmond R, Zhang Y, Liu PY, Lyman GH, Morabito A: Prognostic factors analysis of 17,600 melanoma patients. Validation of the AJCC melanoma staging system. J Clin Oncol, 19:3622-3634, 2001
3. Balch C, Buzaid AC, Soong SJ, Atkins MB, Cascinelli N, Coit DG, Fleming ID, Gershenwald JE, Houghton A, Kirkwood JM, McMasters KM, Mihm MF, Morton DL, Reintgen DS, Ross MI, Sober AJ, Thompson JA, Thompson JF: Final version of the AJCC staging system for cutaneous melanoma. J Clin Oncol, 19:3635-3648, 2001
4. Balch CM, Buzaid AC, Atkins MB, et al: A new American Joint Committee on Cancer staging system for cutaneous melanoma. Cancer 88:1484-1491, 2000

5. Buzaid AC, Ross MI, Balch CM, et al: Critical analysis of the current American Joint Committee on Cancer staging system for cutaneous melanoma and proposal of a new staging system. J Clin Oncol 15:1039-1051, 1997
6. Breslow A: Thickness, cross-sectional areas and depth of invasion in the prognosis of cutaneous melanoma. Ann Surg 172:902-908, 1970
7. Breslow A: Tumor thickness, level of invasion and node dissection in stage I cutaneous melanoma. Ann Surg 182:572-575, 1975
8. Balch CM, Murad TM, Soong SJ, et al: A multifactorial analysis of melanoma: prognostic histopathological features comparing Clark's and Breslow's staging methods. Ann Surg 188:932-742, 1978
9. Balch CM, Wilkerson JA, Murad TM, et al: The prognostic significance of ulceration of cutaneous melanoma. Cancer 45:3012-3017, 1980
10. McGovern VJ, Shaw HM, Milton GW, et al: Ulceration and prognosis in cutaneous malignant melanoma. Histopathology 6:399-407, 1982
11. Clark WH Jr, From L, Bernardino EA, Mihm MC: The histogenesis and biological behavior of primary human malignant melanoma of the skin. Cancer Research 29:705-727, 1969
12. Breslow A: Problems in the measurement of tumor thickness and level of invasion in cutaneous melanoma. Hum Pathol 8:1-2, 1977
13. Breslow A: Tumor thickness in evaluating prognosis of cutaneous melanoma [letter]. Ann Surg 187:440, 1978
14. Prade M, Sancho-Garnier H, Cesarini JP, et al: Difficulties encountered in the application of Clark classification and the Breslow thickness measurement in cutaneous malignant melanoma. Int J Cancer 26:159-163, 1980
15. Lock-Andersen J, Hou-Jensen K, Hansen JP, et al: Observer variation in histological classification of cutaneous malignant melanoma. Scand J Plast Reconstr Surg Hand Surg 29:141-148, 1995
16. Cascinelli N, Bufalino R, Marolda R, et al: Regional nonnodal metastases of cutaneous melanoma. Eur J Surg Oncol 12:175-80, 1986
17. Day CJ, Harrist T, Gorstein F, et al: Malignant melanoma: Prognostic significance of "microscopic satellites" in the reticular dermis and subcutaneous fat. Ann Surg 194:108-112, 1981
18. Eton O, Legha SS, Moon TE, et al: Prognostic factors for survival of patients treated systemically for disseminated melanoma. J Clin Oncol 16:1103-1111, 1998
19. Keilholz U, Conradt C, Legha SS, et al: Results of interleu kin-2-based treatment in advanced melanoma: A case record-based analysis of 631 patients. J Clin Oncol 16:2921-2929, 1998
20. Deichmann M, Benner A, Bock M, et al: S100-Beta, melanoma-inhibiting activity, and lactate dehydrogenase discriminate progressive from nonprogressive American Joint Committee on Cancer stage IV melanoma. J Clin Oncol 17:1891-1896, 1999
21. Agrawal S, Yao T-J, Coit DG: Surgery for melanoma metastatic to the gastrointestinal tract. Ann Surg Oncol 6:336-344, 1999
22. Sirott M, Bajorin D, Wong G, et al: Prognostic factors in patients with metastatic malignant melanoma. A multivariate analysis. Cancer 72:3091-3098, 1993
23. Franzke A, Probst-Kepper M, Buer J, et al: Elevated pretreatmerit serum levels of soluble vascular cell adhesion molecule 1 and lactate dehydrogenase as predictors of survival in cutaneous metastatic malignant melanoma. Brit J Cancer 78:40-45, 1998
24. Cascinelli N, Zurrida S, Galimberti V, et al: Acral lentiginous melanoma. A histological type without prognostic significance. J Dermatol Surg Oncol 20:817-822, 1994
25. McGovern VJ, Shaw HM, Milton GW, et al: Is malignant melanoma arising in a Hutchinson's melanotic freckle a separate disease entity? Histopathology 4:235-242, 1980
26. Kuchelmeister C, Schaumburg-Lever G, Garbe C: Acral cutaneous melanoma in Caucasians: clinical features, histopathology and prognosis in 112 patients. Br J Dermatol 143:275-280, 2000
27. Urist MM, Balch CM, Soong SJ, et al: Head and neck melanoma in 534 clinical Stage I patients. A prognostic factors analysis and results of surgical treatment. Ann Surg 200:769-775, 1984
28. Slingluff CL Jr, Vollmer R, Seigler HF: Acral melanoma: a review of 185 patients with identification of prognostic variables. J Surg Oncol 45:91-98, 1990
29. Balch CM: Cutaneous melanoma: prognosis and treatment results worldwide. Semin Surg Oncol 8:400-414, 1992

HISTOLOGIAS – MELANOMA CUTÂNEO

M8720/2	Melanoma in situ
M8720/3	Melanoma maligno SOE
M8721/3	Melanoma nodular
M8722/3	Melanoma de células baloniformes
M8743/3	Melanoma de propagação superficial
M8744/3	Melanoma lentiginoso maligno das extremidades periféricas
M8745/3	Melanoma desmoplástico maligno
M8761/3	Melanoma maligno em nevo pigmentado gigante
M8771/3	Melanoma de células epitelióides
M8772/3	Melanoma de células fusiformes SOE
M8780/3	Nevo azul maligno

MELANOMA CUTÂNEO

Nome do hospital / endereço

Nome do paciente / informações

Tipo do espécime _____
Tamanho do tumor _____
Tipo histopatológico _____
Lateralidade: ☐ Bilateral ☐ Esquerda ☐ Direita

DEFINIÇÕES

Clínico *Patológico*

Tumor primário (T)

TX	Tumor primário não pode ser avaliado (por exemplo, raspagem da lesão ou melanoma que regrediu)
T0	Sem evidência de tumor primário
Tis	Melanoma *in situ*
T1	Melanoma ≤ 1 mm de espessura, com ou sem ulceração
T1a	Melanoma ≤ 1 mm de espessura e nível II ou III, sem ulceração
T1b	Melanoma ≤ 1 mm de espessura e nível IV ou V, ou com ulceração
T2	Melanoma 1,01 a 2 mm de espessura, com ou sem ulceração
T2a	Melanoma 1,01 a 2 mm de espessura, sem ulceração
T2b	Melanoma 1,01 a 2 mm de espessura, com ulceração
T3	Melanoma 2,01 a 4 mm de espessura, com ou sem ulceração
T3a	Melanoma 2,01 a 4 mm de espessura, sem ulceração
T3b	Melanoma 2,01 a 4 mm de espessura, com ulceração
T4	Melanoma > 4 mm de espessura, com ou sem ulceração
T4a	Melanoma > 4 mm de espessura, sem ulceração
T4b	Melanoma > 4 mm de espessura, com ulceração

Linfonodos regionais (N)

NX	Linfonodos regionais não podem ser avaliados
N0	Ausência de metástases em linfonodos regionais
N1	Metástase em um linfonodo
N1a	Metástase clinicamente oculta (microscópica)
N1b	Metástase clinicamente aparente (macroscópica)
N2	Metástases em dois a três linfonodos ou metástases regionais intralinfáticas sem comprometimento nodal
N2a	Metástase clinicamente oculta (microscópica)
N2b	Metástase clinicamente aparente (macroscópica)
N2c	Metástases-satélite ou em trânsito, *sem* metástase em linfonodos regionais
N3	Metástase em quatro ou mais linfonodos, ou linfonodos metastáticos *matted,* ou satélite(s) *com* metástases em linfonodos regionais

Metástases a distância (M)

☐ MX Metástases a distância não podem ser avaliadas
☐ M0 Ausência de metástases a distância
☐ M1 Metástases a distância
☐ M1a Metástases em pele, tecido subcutâneo ou linfonodos distantes
☐ M1b Metástases pulmonares
☐ M1c Metástases para outros sítios viscerais ou metástases a distância em qualquer sítio associada a LDH elevada
 Realizada biópsia do sítio metastático.......... ☐ Sim.......... ☐ Não
 Fonte do espécime patológico metastático_____

Tumor residual (R)

☐ RX Presença de tumor residual não pode ser avaliada
☐ R0 Sem tumor residual
☐ R1 Tumor residual microscópico
☐ R2 Tumor residual macroscópico

MELANOMA CUTÂNEO

	Grupos de estadiamento patológico[1]			
☐	Estádio 0	Tis	N0	M0
☐	Estádio IA	T1a	N0	M0
☐	Estádio IB	T1b	N0	M0
		T2a	N0	M0
☐	Estádio IIA	T2b	N0	M0
		T3a	N0	M0
☐	Estádio IIB	T3b	N0	M0
		T4a	N0	M0
☐	Estádio IIC	T4b	N0	M0
☐	Estádio IIIA	T1-4a	N1a	M0
		T1-4a	N2a	M0
☐	Estádio IIIB	T1-4b	N1a	M0
		T1-4b	N2a	M0
		T1-4a	N1b	M0
		T1-4a	N2b	M0
		T1-4a/b	N2c	M0
☐	Estádio IIIC	T1-4b	N1b	M0
		T1-4b	N2b	M0
		Qualquer T	N3	M0
☐	Estádio IV	Qualquer T	Qualquer N	M1

	Grupos de estadiamento clínico[2]			
☐	Estádio 0	Tis	N0	M0
☐	Estádio IA	T1a	N0	M0
☐	Estádio IB	T1b	N0	M0
		T2a	N0	M0
☐	Estádio IIA	T2b	N0	M0
		T3a	N0	M0
☐	Estádio IIB	T3b	N0	M0
		T4a	N0	M0
☐	Estádio IIC	T4b	N0	M0
☐	Estádio III	Qualquer T	N1	M0
		Qualquer T	N2	M0
		Qualquer T	N3	M0
☐	Estádio IV	Qualquer T	Qualquer N	M1

Notas
1. O estadiamento patológico inclui o microestadiamento do melanoma primário e a informação patológica sobre os linfonodos regionais após linfadenectomia parcial ou completa. Estádio patológico 0 ou IA é uma exceção e não necessita de avaliação patológica dos linfonodos.
2. O estadiamento clínico inclui o microestadiamento do melanoma primário e a avaliação clínico-radiológica de metástases. Por convenção, deve ser utilizado após a excisão completa do melanoma primário, com avaliação clínica de metástases regionais e distantes.

Notas
Símbolos Descritivos Adicionais
Invasão de vasos linfáticos (L)
LX Invasão de vasos linfáticos não pode ser avaliada
L0 Ausência de invasão de vasos linfáticos
L1 Invasão de vasos linfáticos
Invasão venosa (V)
VX Invasão venosa não pode ser avaliada
V0 Ausência de invasão venosa
V1 Invasão venosa microscópica
V2 Invasão venosa macroscópica

Símbolos descritivos

Para a identificação de casos especiais de classificação TNM ou pTNM, o sufixo "m" e os prefixos "y", "r" e "a" são utilizados. Embora eles não afetem o estadiamento, indicam casos que requerem análise separada.

Sufixo "m". Indica a presença de tumores primários múltiplos em um único sítio e é registrado entre parênteses: pT(m)NM.

Prefixo "y". Indica os casos nos quais a classificação é realizada durante ou logo após o tratamento. A categoria cTNM ou pTNM é identificada pelo prefixo "y". O ycTNM ou ypTNM categoriza a extensão do tumor realmente presente no momento do exame. A categoria "y" não é uma estimativa da extensão do tumor antes do tratamento.

Prefixo "r". Indica um tumor recorrente estadiado após uma sobrevida livre de doença e é identificado pelo prefixo "r": rTNM (ver reclassificação "r" anterior, como rTNM).

Prefixo "a". Designa o estádio determinado por autópsia: aTNM.

Indicadores prognósticos (se aplicável)

Ilustração
Indique no diagrama o tumor primário e os linfonodos regionais envolvidos.

Assinatura do médico _____ Data _____

Parte VII

Mama

25
Mama

C50.0 Neoplasia maligna do mamilo e da aréola	C50.3 Neoplasia maligna do quadrante inferior interno da mama	C50.6 Neoplasia maligna da porção axilar da mama
C50.1 Neoplasia maligna da porção central da mama	C50.4 Neoplasia maligna do quadrante superior externo da mama	C50.8 Neoplasia maligna da mama com lesão invasiva
C50.2 Neoplasia maligna do quadrante superior interno da mama	C50.5 Neoplasia maligna do quadrante inferior externo da mama	C50.9 Neoplasia maligna da mama, não-especificada

RESUMO DAS ALTERAÇÕES

- As micrometástases são diferenciadas de células tumorais isoladas com base no tamanho e na evidência histológica de atividade maligna.
- Foram adicionados identificadores para o uso de dissecção de linfonodo-sentinela e técnicas moleculares ou de imuno-histoquímica.
- As principais classificações dos perfis dos linfonodos são designadas de acordo com o número de linfonodos axilares envolvidos, o que é determinado pela coloração com hematoxilina e eosina (método de escolha) ou por imuno-histoquímica.
- A classificação de metástases nos linfonodos infraclaviculares foi adicionada como N3.
- As metástases para os linfonodos mamários internos, com base no método de detecção e na presença ou não de envolvimento axilar nodal, foram reclassificadas. O envolvimento microscópico dos linfonodos mamários internos, detectado pela dissecção de linfonodo-sentinela utilizando-se linfocintigrafia, e não estudos de imagem ou exame clínico, é classificado como N1. O envolvimento macroscópico dos linfonodos da mamária interna detectados por exames de imagem (excluindo a linfocintilografia) ou pelo exame clínico é classificado como N2 se ocorrer na ausência de metástases axilares ou como N3 se ocorrer na presença de metástases para linfonodos axilares.
- As metástases para os linfonodos supraclaviculares foi reclassificado como N3, em vez de M1.

INTRODUÇÃO

Este sistema de estadiamento para o carcinoma de mama é aplicado aos carcinomas infiltrativos (incluindo os microinvasivos) e aos carcinomas *in situ*. É mandatória a confirmação microscópica do diagnóstico; o tipo histológico e do grau do carcinoma devem ser registrados.

ANATOMIA

Sítio primário. A glândula mamária, situada na parede torácica anterior, é composta por tecido glandular com estroma fibroso denso. O tecido glandular consiste de lóbulos agrupados em 15 a 25 lobos, distribuídos em padrão de raios de sol. Os múltiplos ductos maiores e menores conectam as unidades lobulares secretoras de leite ao mamilo. Os ductos lactíferos pequenos cursam ao longo de toda a mama, convergindo em grandes ductos coletores que se abrem para os seios lactíferos, na base do mamilo. A maioria das neoplasias malignas forma-se, inicialmente, nas unidades terminais dos ductos lobulares da mama. O tecido glandular é mais abundante na porção superior e externa da mama; assim, metade das neoplasias malignas ocorre nessa área.

Parede torácica. A parede torácica inclui as costelas, os músculos intercostais e o músculo serrátil anterior, mas não os peitorais.

Linfonodos regionais. Os linfáticos da mama drenam por meio de três rotas principais: axilar, transpeitoral e mamária interna. Para propostas de estadiamento, os linfonodos intramamários são codificados como axilares, e os supraclaviculares, como linfonodos regionais. As metástases para qualquer outro linfonodo, incluindo cervical ou em cadeia mamária interna contralateral, são classificadas como distantes (M1) (ver Figura 25.1).

Os linfonodos regionais são os seguintes:

1. Axilares (ipsilaterais): Linfonodos interpeitorais (de Rotter) e linfonodos ao longo da veia axilar e suas tributárias; podem ser divididos em
   a) Nível I (axila inferior): Linfonodos laterais à borda lateral do músculo peitoral menor.
   b) Nível II (axila média): Linfonodos entre as bordas medial e lateral do músculo peitoral menor e linfonodos interpeitorais (de Rotter).
   c) Nível III (axila apical): Linfonodos mediais à margem medial do músculo peitoral menor, incluindo os designados como apicais.
2. Mamários internos (ipsilaterais): Linfonodos nos espaços intercostais ao longo da borda do esterno, na fáscia endotorácica.
3. Supraclaviculares: Linfonodos na fossa supraclavicular, um triângulo definido pelo músculo e tendão omo-hióideos (bordas lateral e superior), a veia jugular interna (borda medial), a veia subclávia e a clavícula (borda inferior). Os linfonodos adjacentes fora desse triângulo são considerados linfonodos cervicais baixos (M1).

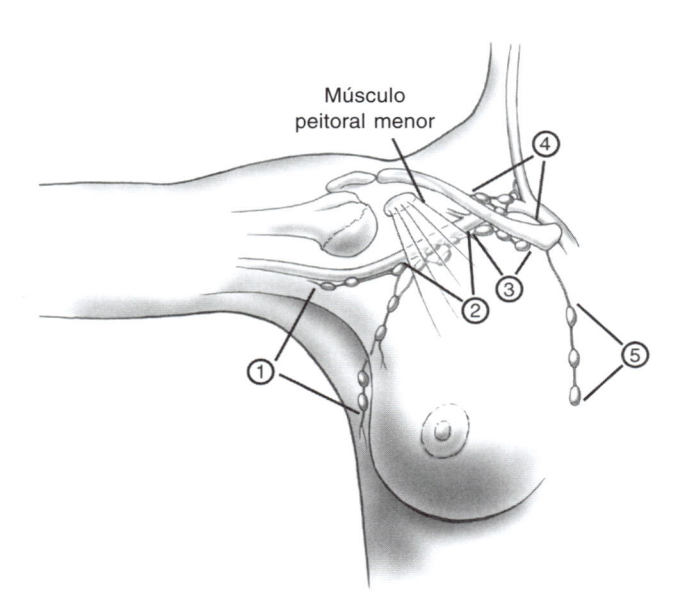

FIGURA 25.1 Diagrama esquemático da mama e linfonodos regionais. (1) Linfonodos da axila inferior, nível I; (2) Linfonodos da axila média, nível II; (3) Linfonodos da axila apical, nível III; (4) Linfonodos supraclaviculares; (5) Linfonodos mamários internos.

Sítios metastáticos. As células tumorais podem se disseminar pelo sistema linfático ou vascular. Os quatro principais sítios de envolvimento são os ossos, os pulmões, o cérebro e o fígado, mas as células tumorais possuem a capacidade de metastatizar para qualquer outro sítio.

REGRAS PARA CLASSIFICAÇÃO

Estadiamento clínico. O estadiamento clínico inclui o exame físico, com inspeção cuidadosa e palpação da pele, das glândulas mamárias e dos linfonodos (axilares, supraclaviculares e cervicais), os exames de imagem e o anatomopatológico da mama ou dos outros tecidos. A extensão de tecido necessária para exame anatomopatológico no estadiamento clínico não precisa ser tão grande quanto o necessário para o estadiamento patológico (ver o item Estadiamento patológico, a seguir). Os achados de imagem são considerados elementos do estadiamento se forem coletados dentro de quatro meses a partir do diagnóstico, na ausência de progressão da doença ou após haver sido completado o procedimento cirúrgico. Tais achados podem incluir o tamanho do tumor primário, a extensão de invasão da parede torácica e a presença ou não de metástases regionais ou a distância. Os achados de imagem e os cirúrgicos obtidos após tratamento neoadjuvante com quimioterapia, hormonioterapia, imunoterapia ou radioterapia não são considerados elementos do estadiamento inicial.

Estadiamento patológico. O estadiamento patológico inclui todos os dados utilizados para o estadiamento clínico, acrescidos dos dados da exploração cirúrgica e ressecção, bem como de exame patológico do carcinoma primário, linfonodos regionais e sítios metastáticos (se aplicável), incluindo não menos que a excisão do carcinoma primário sem a presença de tumor macroscópico nas suas margens. Um câncer pode ser classificado como pT para o grupo de estadiamento patológico se houver apenas envolvimento microscópico (e não macroscópico) nas margens. Se houver tumor macroscópico nas margens de ressecção, o câncer é codificado como pTX devido à impossibilidade de avaliar a extensão total do tumor primário. Se o tumor primário for invasivo (e não apenas microinvasivo), a ressecção de, no mínimo, linfonodos axilares inferiores (nível I) deve ser realizada para estabelecer a classificação patológica (pN). Tal ressecção deverá incluir seis ou mais linfonodos. Alternativamente, um ou mais linfonodos-sentinela podem ser ressecados para exame e classificação patológica. Determinados tipos histológicos de tumor (carcinoma tubular puro < 1 cm, carcinoma mucinoso puro < 1 cm e carcinoma microinvasor) têm incidência muito baixa de metástases para linfonodos axilares, em geral não necessitando de esvaziamento axilar. Os nódulos metastáticos na gordura adjacente à mama, sem evidência histológica de tecido linfonodal residual, são classificados como metástases linfonodais regionais (N). Os grupos de estadiamento patológico incluem qualquer uma das seguintes combinações de classificações clínicas e patológicas: pT pN pM ou pT pN cM ou cT cN pM. Se a cirurgia for realizada após tratamento neoadjuvante com quimioterapia, hormonioterapia, imunoterapia ou radioterapia, o prefixo "y" deve ser utilizado na classificação TNM (por exemplo, ypTNM).

CLASSIFICAÇÃO TNM

Tumor primário (T)

Determinando o tamanho do tumor
A medida clínica utilizada para classificar o tumor primário (T) é aquela julgada de maior acurácia para o caso em particular (ou seja, exame físico ou exames de imagem, como ecografia ou mamografia). O tamanho patológico do tumor para a classificação do T é a medida *apenas do componente invasivo*. Por exemplo, se houver um componente intraductal de 4 cm e um componente invasivo de 0,3 cm, o tumor é classificado como T1a. O tamanho do tumor primário é medido para a classificação T antes que qualquer tecido seja removido para estudos especiais, como para medida de receptores estrogênicos. Em pacientes que receberam múltiplas biópsias cilíndricas, a medida apenas da lesão residual pode levar à subclassificação significativa do componente T, resultando em subestadiamento do tumor. Nesses casos, o tamanho original do tumor deve ser reconstruído com base na combinação de imagens e de todos os achados histológicos.

Classificação Tis
O carcinoma *in situ* sem evidência de componente invasivo é classificado de Tis, com uma subclassificação indicando o seu tipo. Casos de carcinoma ductal *in situ* e casos nas quais há tanto carcinoma ductal *in situ* quanto carcinoma lobular *in situ* são classificados como Tis (DCIS). O carcinoma lobular *in situ* (LCIS) tem sido amplamente definido como um fator de risco para câncer de mama subseqüente, embora haja alguma evidência de que ele possa ocasionalmente ser precursor de carcinoma lobular invasivo. Esse pode ser o caso de LCIS com citologia mais atípica (pleomórfica) e de exemplos mais extensos e localmente mais distorcidos de LCIS mais bem-desenvolvidos.[1] Independentemente dos dados controversos, o LCIS é relatado como malignidade por registradores de banco de dados nacionais e deve ser assim designado no sistema de classificação. A doença de Paget do mamilo sem associação de massa tumoral (clínica) ou carcinoma invasivo (patológico) é classificada como Tis. Quando há massa clinicamente demonstrável em qualquer local da mama, ou componente patológico invasivo, a doença de Paget é classificada de acordo com o tamanho da massa tumoral ou do componente invasivo.

Microinvasão do carcinoma de mama
A microinvasão é a extensão das células tumorais malignas, por meio da membrana basal, para os tecidos adjacentes, com focos de 0,1 cm ou menos na sua maior dimensão. Quando há múltiplos focos de microinvasão, o tamanho apenas do único foco maior é utilizado para classificar a microinvasão (não se deve utilizar a soma de cada foco individual). A presença de múltiplos focos de microinvasão deve ser percebida e/ou quantificada da mesma forma que é feito com múltiplos carcinomas invasores grandes.

Múltiplos carcinomas primários simultâneos ipsilaterais
As seguintes recomendações são utilizadas para classificar múltiplos carcinomas primários simultâneos ipsilaterais (infiltrantes, mensuráveis macroscopicamente). Tais critérios não se aplicam a um carcinoma macroscópico associado a múltiplos focos microscópicos separados. De maneira mais conservadora, os tumores são definidos como de origem independente apenas se ocorrerem em quadrantes diferentes da mama.

1. Utilize o maior carcinoma primário para designar a classificação T. Não atribua um T separado para tumores menores.
2. Registre que esse é um caso de múltiplos carcinomas primários simultâneos ipsilaterais. O desfecho desses casos deve ser analisado separadamente.

Carcinomas de mama bilaterais simultâneos
Cada carcinoma deve ser estadiado como sendo primário em um órgão separado.

Carcinoma inflamatório
O carcinoma inflamatório é uma entidade clínico-patológica distinta, caracterizada por eritema e edema difusos (em casca de laranja) da mama, freqüentemente sem uma massa palpável subjacente. Tais achados clínicos devem envolver a maior parte da pele da mama. Classicamente, as alterações cutâneas aparecem rapidamente na mama afetada. Assim, o termo carcinoma inflamatório não deve ser aplicado a pacientes com câncer localmente avançado negligenciado, que se apresentam tardiamente no curso da doença. Nos exames de imagem, pode haver massa detectável e espessamento característico da pele sobre o tumor. Essa apresentação clínica deve-se à embolização do tumor no interior dos linfáticos da derme, o que pode ou não ser aparente na biópsia de pele. O tumor do carcinoma inflamatório é classificado como T4d. É importante lembrar que o carcinoma inflamatório constitui um diagnóstico primariamente clínico. Na ausência de achados clínicos, apenas o envolvimento dos linfáticos da derme

não significa carcinoma inflamatório. Em adição ao quadro clínico, ainda é necessária uma biópsia para demonstrar presença de câncer no interior de linfáticos dérmicos ou no parênquima mamário.

Pele da mama
Enrugamento da pele, retração do mamilo ou quaisquer outras alterações cutâneas, exceto aquelas descritas como T4b e T4d, podem ocorrer em T1, T2 ou T3, sem alterar a classificação.

Linfonodos regionais (N)

Macrometástases
Casos em que os linfonodos regionais não podem ser avaliados (removidos ou não previamente, para exame patológico) são designados NX ou pNX. Casos em que não são detectadas metástases nos linfonodos regionais são designados N0 ou pN0.

Em pacientes clinicamente linfonodo-positivos, N1 designa metástases para um ou mais linfonodos ipsilaterais móveis, N2a designa metástases para linfonodos axilares que estão fixos um ao outro ou a outras estruturas e N3a indica metástases nos linfonodos infraclaviculares ipsilaterais. As metástases para os linfonodos mamários internos ipsilaterais são designadas N2b quando detectadas por exames de imagem (incluindo TC e ecografia, mas excluindo linfocintilografia) ou pelo exame clínico e também quando não ocorrem em conjunto com metástases para linfonodos axilares. As metástases para os linfonodos mamários internos ipsilaterais são designadas N3b quando são detectadas por exames de imagem ou exame clínico e igualmente quando ocorrem em conjunto com metástases para linfonodos axilares. As metástases para os linfonodos supraclaviculares ipsilaterais são designadas N3c independentemente da presença não de envolvimento nodal axilar ou mamário interno.

Em pacientes que possuem comprometimento nodal positivo com um ou mais depósitos maiores que 2 mm, por exame histopatológico, os casos com um a três linfonodos axilares são classificados como pN1a, os com quatro a nove linfonodos axilares positivos são classificados como pN2a e os com 10 ou mais linfonodos axilares positivos são classificados como pN3a. Os casos com metástases confirmadas patologicamente para os linfonodos mamários internos, detectados por dissecção de linfonodo-sentinela, mas não por estudos de imagem (excluindo a linfocintilografia) ou exame clínico, são classificados como pN1b se ocorrerem na ausência de metástases em linfonodos axilares e pN1c se ocorrerem na presença de um a três metástases axilares (se quatro ou mais linfonodos axilares estiverem envolvidos, é utilizada a classificação pN3b). O envolvimento clínico com confirmação histológica dos linfonodos mamários internos por estudos de imagem (excluindo a linfocintilografia) ou exame clínico, na ausência ou presença de metástases para linfonodos axilares é classificado como pN2b e pN3b, respectivamente. A evidência histológica de metástases em linfonodos supraclaviculares ipsilaterias é classificada como pN3c. Uma classificação de pN3, independentemente do tamanho ou do grau do tumor, enquadra-se no estádio IIIC. Um caso em que a classificação se baseia apenas na dissecção de linfonodo-sentinela recebe a designação "sn" adicional para "linfonodo-sentinela" – por exemplo, pN1(sn). Para casos em que a classificação inicial se baseia na dissecção de linfonodo-sentinela, mas uma dissecção-padrão de linfonodos axilares é realizada posteriormente, a classificação deve se orientar pelo resultado da dissecção total de linfonodos (incluindo o linfonodo-sentinela).

Células tumorais isoladas e micrometástases
As células tumorais isoladas (CTI) são definidas como únicas ou pequenos agrupamentos de células não maiores que 0,2 mm de dimensão, usualmente sem evidências histológicas de atividade maligna (como proliferação ou reação estromal). Se for realizado exame imuno-histoquímico adicional para CTIs em paciente com linfonodos histologicamente negativos, os linfonodos regionais devem ser designados como pN0(i-) ou pN0(i+).

As micrometástases são definidas como depósitos tumorais maiores que 0,2 mm e não maiores que 2 mm na sua maior dimensão, com evidência histológica de atividade maligna (como proliferação ou reação estromal). Caso em que há apenas detecção de micrometástases (nenhuma maior que 2 mm) é classificado como pN1mi. A classificação é designada como i(+) para "imuno-histoquímica" se as micrometástases forem identificadas apenas por esse método – por exemplo, pN1mi(i+).

Se linfonodos negativos por histologia e imuno-histoquímica forem examinados para evidência de metástases utilizando-se métodos moleculares (reação em cadeia da polimerase – transcriptase reversa – RT-PCR), os linfonodos regionais são classificados como pN0(mol-) ou pN0mol(+).

Metástases a distância (M)

Os casos em que as metástases a distância não podem ser avaliadas são designados como MX; quando estão ausentes, a designação é M0 e, quando uma ou mais metástases são identificadas, a designação é M1. A história clínica e o exame físico negativos são suficientes para designar um caso como M0; não é necessária a avaliação extensa com exames de imagem ou outros testes adicionais. Sempre lembrar que linfonodos supravclaviculares positivos atualmente são designados como N3 em vez de M1.

DEFINIÇÃO DO TNM

Tumor primário (T)

TX   Tumor primário não pode ser avaliado
T0   Sem evidência de tumor primário
Tis   Carcinoma *in situ*
Tis (DCIS)   Carcinoma ductal *in situ*
Tis (LCIS)   Carcinoma lobular *in situ*
Tis (Paget)   Doença de Paget do mamilo, sem tumor

Nota: A doença de Paget associada a tumor deve ser classificada de acordo com o tamanho do tumor.

T1   Tumor com 2 cm ou menos em sua maior dimensão
T1mic   Microinvasão de 0,1 cm ou menos em sua maior dimensão
T1a   Tumor maior que 0,1 cm mas não maior que 0,5 cm em sua maior dimensão
T1b   Tumor maior que 0,5 cm, mas não maior que 1 cm em sua maior dimensão
T1c   Tumor maior que 1 cm, mas não maior que 2 cm em sua maior dimensão
T2   Tumor com mais de 2 cm, mas não maior que 5 cm em sua maior dimensão
T3   Tumor com mais de 5 cm em sua maior dimensão
T4   Tumor de qualquer tamanho com extensão direta para (a) parede torácica ou (b) pele, apenas como descrito a seguir
T4a   Extensão para a parede torácica, não incluindo o músculo peitoral
T4b   Edema (incluindo em casca de laranja) ou ulceração da pele da mama, ou nódulos cutâneos satélite confinados à mesma mama
T4c   Presença de T4a e T4b
T4d   Carcinoma inflamatório

Linfonodos regionais (N)

Clínicos

NX   Linfonodos regionais não podem ser avaliados
N0   Ausência de metástases em linfonodos regionais
N1   Metástases em linfonodos axilares ipsilaterais móveis
N2   Metástases em linfonodos axilares ipsilaterais fixos ou fusionados, ou metástases em linfonodos mamários internos ipsilaterais clinicamente aparentes*, na ausência de metástases axilares clinicamente evidentes
N2a   Metástases em linfonodos axilares ipsilaterais fixos ou fusionados entre eles ou com outras estruturas
N2b   Metástases em linfonodos mamários internos ipsilaterais clinicamente aparentes*, na ausência de metástases axilares clinicamente evidentes
N3   Metástases em linfonodos infraclaviculares ipsilaterais com ou sem envolvimento de linfonodos axilares, ou em linfonodos mamários internos ipsilaterais clinicamente aparentes* na presença de metástases axilares clinicamente evidentes, ou metástases em linfonodos supraclaviculares ipsilaterais com ou sem envolvimento de linfonodos axilares e mamários internos
N3a   Metástases em linfonodos infraclaviculares ipsilaterais
N3b   Metástases em linfonodos mamários internos e axilares ipsilaterais
N3c   Metástases em linfonodos supraclaviculares ipsilaterais

*Clinicamente é definido como o linfonodo aparente detectado por exames de imagem (excluindo linfocintilografia) ou por exame clínico ou o linfonodo metastático grosseiramente visível.

Patológicos (pN)[a]

pNX   Linfonodos regionais não podem ser avaliados (removidos previamente ou não para estudo patológico)
pN0   Ausência de metástases em linfonodos regionais, avaliadas por exame histopatológico, sem exames adicionais para células tumorais isoladas (CTI)

Nota: As células tumorais isoladas (CTI) são definidas como únicas ou pequenos agrupamentos de células não maiores que 0,2 mm, usualmente detectadas por imuno-histoquímica ou métodos moleculares, mas que podem ser verificadas em coloração com hematoxilina e eosina. As CTIs em geral não apresentam evidências histológicas de atividade maligna (como proliferação ou reação estromal).

pN0(i-)   Ausência de metástases em linfonodos regionais, avaliadas por exame histopatológico, com imuno-histoquímica negativa
pN0(i+)   Ausência de metástases em linfonodos regionais, avaliadas por exame histopatológico, com imuno-histoquímica positiva, sem agrupamentos maiores que 0,2 mm
pN0(mol-)   Ausência de metástases em linfonodos regionais, avaliadas por exame histopatológico, com achados moleculares negativos (RT-PCR)[b]
pN0(mol+)   Ausência de metástases em linfonodos regionais, avaliadas por exame histopatológico, com achados moleculares positivos (RT-PCR)[b]

[a]A classificação é baseada na dissecção de linfonodos axilares, com ou sem dissecção de linfonodo-sentinela. A classificação baseada apenas na dissecção de linfonodo-sentinela, sem subseqüente dissecção de linfonodos axilares, é designada (sn), para "linfonodo sentinela" – por exemplo, pN0(i+) (sn).

[b]RT-PCR: reação em cadeia da polimerase transcriptase reversa

pN1   Metástases para um a três linfonodos axilares e/ou linfonodos mamários internos, com doença microscópica detectada por dissecção de linfonodo-sentinela, mas não-detectável clinicamente**

pN1mi   Micrometástases (maiores que 0,2 mm e menores ou iguais a 2 mm)
pN1a   Metástases para um a três linfonodos axilares
pN1b   Metástases para linfonodos mamários internos com doença microscópica detectada por dissecção de linfonodo-sentinela, mas não-detectável clinicamente**
pN1c   Metástases para um a três linfonodos axilares e para linfonodos mamários internos, com doença microscópica detectada por dissecção de linfonodo-sentinela, mas não-detectável clinicamente** (se associados a mais de três linfonodos axilares positivos, os linfonodos mamários internos são classificados como pN3b, para refletir a maior agressividade tumoral)
pN2   Metástases para quatro a nove linfonodos axilares ou metástases clinicamente aparentes* para linfonodos mamários internos, na ausência de metástases axilares
pN2a   Metástases para quatro a nove linfonodos axilares (no mínimo um depósito tumoral maior que 2 mm)
pN2b   Metástases clinicamente aparentes* para linfonodos mamários internos, na ausência de metástases axilares
pN3   Metástases para 10 ou mais linfonodos axilares, ou para linfonodos infraclaviculares, ou metástases clinicamente aparentes* para linfonodos mamários internos ipsilaterais na presença de um ou mais linfonodos axilares positivos; ou mais de três linfonodos axilares positivos com metástases microscópicas não-detectáveis clinicamente em linfonodos mamários internos; ou em linfonodos supraclaviculares ipsilaterais
pN3a   Metástases para 10 ou mais linfonodos axilares (no mínimo um depósito tumoral maior que 2 mm) ou para linfonodos infraclaviculares
pN3b   Metástases clinicamente aparentes* para linfonodos mamários internos ipsilaterais na presença de um ou mais linfonodos axilares positivos; ou mais de três linfonodos axilares positivos com metástases em linfonodos mamários internos detectadas por dissecção de linfonodo-sentinela, mas não-detectáveis clinicamente**
pN3c   Metástases em linfonodos supraclaviculares ipsilaterais

*Clinicamente aparente é definido como o linfonodo detectado por exames de imagem (excluindo linfocintilografia) ou por exame clínico.

**Clinicamente não-detectável é definido como o linfonodo não-detectado por exames de imagem (excluindo linfocintilografia) ou por exame clínico.

Metástases à distância (M)

MX   Metástases a distância não podem ser avaliadas
M0   Ausência de metástases a distância
M1   Metástases a distância

GRUPOS DE ESTADIAMENTO

Estádio 0	Tis	N0	M0
Estádio I	T1*	N0	M0
Estádio IIA	T0	N1	M0
	T1*	N1	M0
	T2	N0	M0
Estádio IIB	T2	N1	M0
	T3	N0	M0
Estádio IIIA	T0	N2	M0
	T1*	N2	M0
	T2	N2	M0
	T3	N1	M0
	T3	N2	M0
Estádio IIIB	T4	N0	M0
	T4	N1	M0
	T4	N2	M0
Estádio IIIC	Qualquer T	N3	M0
Estádio IV	Qualquer T	Qualquer N	M1

*T1 inclui Tmic

Nota: A designação do estádio pode ser alterada se estudos de imagem pós-cirúrgicos revelarem a presença de metástases a distância, desde que os estudos tenham sido realizados dentro de quatro meses do diagnóstico e na ausência de progressão da doença e de tratamento neoadjuvante.

TIPO HISTOPATOLÓGICO

Os tipos histopatológicos são os seguintes:

Carcinomas *in situ*
SOE (sem outra especificação)
Intraductal
Doença de Paget e intraductal

Carcinomas invasivos
SOE
Ductal
Inflamatório
Medular, SOE
Medular com estroma linfóide
Mucinoso
Papilar (padrão predominantemente micropapilar)
Tubular
Lobular
Doença de Paget e infiltrativo
Indiferenciado

Células escamosas
Adenóide cítico
Secretor
Cribiforme

GRAU HISTOLÓGICO (G)

Todos os carcinomas invasivos de mama, com exceção do carcinoma medular, devem ser graduados. É recomendada a classificação combinada de Nottingham (modificação de Elston-Ellis ou sistema de graduação de Bloom-Richardson)[2,3]. O grau do tumor é determinado por meio da avaliação das características morfológicas (formação tubular, pleomorfismo nuclear e contagem de mitoses), atribuindo-se um valor de 1 (favorável) a 3 (desfavorável) para cada característica e, então, adicionando-se os escores para todas as três categorias. Um escore combinado de 3 a 5 pontos é designado grau 1, de 6 a 7 pontos é designado grau 2, e de 8 a 9 pontos, grau 3.

GRAU HISTOLÓGICO (É RECOMENDADA A CLASSIFICAÇÃO COMBINADA DE NOTTINGHAM)

GX Grau não pode ser avaliado
G1 Baixo grau histológico combinado (favorável)
G2 Grau histológico combinado intermediário (moderadamente favorável)
G3 Alto grau histológico combinado (desfavorável)

CONSIDERAÇÕES PARA ALTERAÇÕES BASEADAS EM EVIDÊNCIAS NA SEXTA EDIÇÃO DO *MANUAL DE ESTADIAMENTO DO CÂNCER* DO AJCC

O grau histológico (é recomendado o grau histológico combinado de Nottingham) deve ser incorporado no sistema de classificação TNM?
Em 1890, Hansemann descobriu que a aparência morfológica dos tumores estava associada com o grau de malignidade[4]; 35 anos depois, surgiu a primeira graduação formal de características morfológicas para o câncer de mama.[5] Desde então, o grau histológico do carcinoma de mama invasivo foi claramente demonstrado como sendo uma informação prognóstica significativa.[2,6-9] Diferentes abordagens para a graduação histológica têm sido descritas e utilizadas. Apesar de todas essas abordagens oferecerem algum grau de informação prognóstica, há vários níveis de concordância entre elas, dificultando a comparação de estudos clínicos. Além disso, a graduação é, por natureza, subjetiva, podendo haver diferenças substanciais na avaliação, mesmo quando o mesmo sistema é utilizado.[10-13]

Vários observadores salientaram que a variação na estimativa do grau histológico deve ter apenas um pequeno efeito adverso na estimativa do prognóstico, especialmente se a variação no desfecho é maior que a variação entre observadores.[8,14] Isso pode ser verdadeiro de maneira geral, mas deve-se lembrar que a inclusão do grau histológico no sistema de estadiamento do AJCC pode afetar a coleta de dados e a codificação para os registros nacionais de câncer. Uma importante exigência para a inclusão de dados nesses grandes bancos de dados é a reprodutibilidade entre as instituições.

A modificação no sistema de graduação de Bloom e Richardson por Elston e Ellis (o grau histológico combinado de Nottingham)[2] tornou o critério de graduação mais quantitativo. Três características morfológicas (percentagem de formação tubular, grau de pleomorfismo nuclear e contagem acurada de mitoses em área definida do campo) são avaliadas semiquantitativamente, sendo utilizado um escore numérico para cada uma delas para calcular o grau total. Elston e Ellis compilaram informações da sobrevida a longo prazo de 1831 pacientes para as quais foi avaliado o grau histológico combinado de Nottingham, encontrando forte correlação com o prognóstico ($p<0,0001$). Em estudos subseqüentes, a concordância interobservadores obtida com o grau histológico combinado de Nottingham foi melhor do que com sistemas prévios,[15-17] sendo seu uso recomendado pelo relatório de consenso do American College of Pathologysts.[3] Assim, o grau histológico combinado de Nottingham é fortemente recomendado nesta revisão da graduação histológica dos tumores.

Mesmo com essa abordagem mais quantitativa, podem ocorrer variações significativas nos resultados decorrentes de variações nas técnicas de processamento do tecido tumoral. O intervalo de tempo entre a excisão cirúrgica e a fixação pode variar amplamente de um caso para o outro (de 10 minutos a 4 horas, em um estudo publicado[18]). Um intervalo de tempo até de duas horas pode resultar em diminuição das taxas de mitoses de 10 a 30%,[19,20] assim como um atraso de 24 horas pode provocar declínio de mais de 75% nessas taxas.[21] Mesmo com tempos de fixação padronizados, o tipo de fixador usado também pode ser um elemento importante, pois alguns contribuem para uma morfologia celular subótima.[17,18] Guias precisos a respeito desses detalhes técnicos podem ser importantes para viabilizar a comparação entre instituições.

Por conseguinte, a graduação histológica tem valor prognóstico, sendo possível a melhora na reprodutibilidade com o uso do grau histológico combinado de Nottingham. A questão de como adicionar o grau ao sistema de classificação TNM já existente permanece. Como tumores grandes (T3, T4) quase sempre acarretam a recomendação de tratamento adjuvante, e a maioria deles tende a ser de alto grau, a adição da informação a respeito do grau pode não ter efeito significativo no planejamento terapêutico para tal grupo. De uma forma mais conservadora, a graduação deve ser considerada naqueles casos em que exercerá influência mais forte nas decisões terapêuticas, ou seja, para tumores pequenos (T1, T2) com linfonodos negativos. No entanto, infelizmente, a evidência disponível a respeito da interação entre o tamanho do tumor e o grau histológico na relação com o desfecho das pacientes é muito escassa para esses pequenos tumores.

A Tabela 25.1 mostra os resultados de oito estudos retrospectivos que analisam os desfechos de acordo com o grau histológico para tumores pequenos.[8,14,18,22-26] Em decorrência da variedade nos tempos de seguimento, na amostragem das pacientes e na mensuração dos desfechos, é difícil extrair um quadro consistente a partir de tais estudos. Todos eles mostraram diferença entre os graus 1 e 3, mas a posição dos tumores intermediários Grau 2 variou, algumas vezes sobrepondo-se ao Grau 1 e, outras vezes, ao Grau 3. Naqueles estudos que utilizaram o grau histológico combinado de Nottingham,[18,24,26] o Grau 2 tanto sobrepôs-se ao Grau 3 quanto foi intermediário entre os Graus 1 e 3 para uma variedade de desfechos. Três estudos avaliaram especificamente tumores T1a/b[23-25] e utilizaram três diferentes sistemas de graduação e três desfechos diferentes, demonstrando diferenças menores entre os Graus 1 e 3 do que os estudos que avaliaram tumores maiores.

Essas observações, aliadas à variabilidade da informação, sugerem profundamente que os dados disponíveis não são maduros o suficiente para servir como guia na incorporação do grau histológico no sistema de estadiamento para o câncer de mama. Como a evidência indicando que o grau histológico é um importante fator prognóstico no câncer de mama é forte, parece garantido que os dados que estão surgindo servirão como fonte para a incorporação do grau ao sistema de estadiamento do AJCC em um futuro próximo.

A classificação do perfil patológico dos linfonodos, em pacientes com linfonodos negativos, deve ser ampliada para incluir informações a respeito de células tumorais isoladas detectadas por imuno-histoquímica?

As células tumorais isoladas (CTI) são definidas como células tumorais únicas ou agrupamentos de células não maiores que 0,2 mm de dimensão, que, em geral, não demonstram evidências histológicas de atividade maligna (como proliferação ou reação estromal). Embora haja a sensação de que CTIs detectadas por imuno-histoquímica possam ter relevância prognóstica, seu significado clínico ainda não foi demonstrado. Mesmo com agrupamentos maiores de células únicas, ainda não está claro quando um achado de CTIs justificaria uma dissecção de linfonodos axilares. Isso é especialmente verdadeiro para CTIs encontradas em

TABELA 25.1 – Grau histológico e desfecho em pacientes com câncer de mama em estádio inicial

Autores	Descrição do paciente	Nº de pacientes	Seguimento (anos)	Sistema de graduação [a]	Desfecho [b]	Grau 1	Grau 2	Grau 3
Rosen e cols., 1989 [21]	T1, N0	644	20	NE	Recidiva	10%	23%	30%
Henson e cols., 1991 [7]	T1, N0 ou T0, N1	22.616	10	NE	SR	95%	91%	84%
	T1/2, N1 ou T2, N0		10	NE	SR	82%	71%	63%
Rosner e Lane, 1991 [22]	T1a/b	113	7	BR	SLD	100%[d]	91%	
	T1c	125	7	BR	SLD	91%[d]	79%	
	T2	132	7	BR	SLD	65%[d]	70%	
Genestie e cols., 1998 [17]	T1/2, N0/1	877	5	N	SG	96%	88%	80%
					SLM	91%	81%	78%
Kollias e cols., 1999 [23]	T1a/b, N0	318	10	N	SG	95%	91%	91%
Leitner e cols., 1999 [24]	T1a/b	218	7	OMS	SLR	100%	97%	88%
Reed e col, 2000 [25]	T1/2, N0	228	10	N	SLR	90%	70%	69%
					SLG	94%	86%	78%
Lundin e cols., 2001 [13]	T1, N0	665	5	OMS	SLDD	98%	86%	87%
	T2, N0	244	5	OMS	SLDD	96%	78%	69%

[a]NE = Sistema de graduação não-especificado; BR = Bloom-Richardson; N = Grau histológico combinado de Nottingham; OMS = Organização Mundial de Saúde
[b]SR = Sobrevida relativa; SLD = Taxa de sobrevida livre de doença; SG = Sobrevida global; SLM = Sobrevida livre de metástases; SLR = Sobrevida livre de recidiva; SLDD = Sobrevida livre de doença a distância.
[c]Graus 3 e 4 originais mostraram ausência de diferenças e foram agrupados como Grau 3 nesta revisão.
[d]Graus 1 e 2 originais foram agrupados em uma categoria no estudo original.

linfonodos-sentinela nos casos em que o tumor primário é muito pequeno e a probabilidade de metástases em linfonodos não-sentinela é virtualmente zero.[27]

Para a determinação do significado clínico das CTIs, é essencial que se obtenham dados organizados em larga escala. Por isto, atualmente, uma taquigrafia uniforme é sugerida para descrever pacientes pN0 nos quais as CTIs foram examinadas por imuno-histoquímica, adicionando-se a designação "i+" ou "i-" para indicar resultados positivos ou negativos, respectivamente.

As micrometástases (pN1mi), detectadas por imuno-histoquímica e não-verificadas pela coloração com hematoxilina e eosina, devem ser classificadas como pN1?

As micrometástases são definidas como depósitos tumorais maiores que 0,2 mm e não maiores que 2 mm na sua maior dimensão. Ao contrário das células tumorais isoladas, as micrometástases podem mostrar evidência histológica de atividade maligna, como proliferação ou reação estromal. O uso de técnicas de imuno-histoquímica (IHQ) para a detecção de micrometástases ocultas tem aumentado significativamente com o crescimento da aceitação da dissecção de linfonodo-sentinela. A incidência relatada de micrometástases nodais detectadas por IHQ em pacientes com linfonodos histologicamente negativos varia de 12 a 29%.[28-32]

A questão não-resolvida é se as micrometástases detectadas por imuno-histoquímica e não verificadas por métodos padronizados de coloração têm impacto significativo no desfecho do paciente. Os estudos retrospectivos relatam a diminuição na sobrevida livre de doença de 10 a 22% em alguns subgrupos de pacientes nos quais as micrometástases axilares foram detectadas por técnicas de imuno-histoquímica. Uma percentagem significativa de pacientes com linfonodos histologicamente negativos apresenta recorrência a distância e morre devido à sua doença, sugerindo-se que algumas pessoas desse subgrupo possam ser aquelas com micrometástases ocultas nos linfonodos axilares, embora metástases a distância possam ocorrer na ausência de envolvimento de linfonodos axilares.[30,31,33]

A premissa de que a verificação com hematoxilina e eosina (HE) é necessária para validar o potencial metastático de lesões detectadas por imuno-histoquímica está sob constante estudo. Depósitos celulares identificados apenas por imuno-histoquímica têm sido utilizados com maior freqüência para fazer recomendações clínicas sem a verificação pelo HE. O tamanho do foco micrometastático deve ser crítico; uma lesão de 1 mm positiva pela IHQ deve conter pelo menos 500 mil células, o que satisfaz a necessidade proliferativa para haver potencial metastático, independentemente da verificação pelo HE. No entanto, a verificação pela coloração HE é recomendada pelo American College of Pathologysts, pois ela fornece evidências histológica e citológica mais definitivas de malignidade do que as colorações de IHQ, além de evitar superinterpretação de artefatos de coloração.

O critério tamanho deve ser utilizado para a diferenciação entre células tumorais isoladas e micrometástases?

As células tumorais isoladas devem, teoricamente, ser distinguíveis de micrometástases com base nas características metastáticas, como proliferação e reação estromal.[34] No entanto, tal distinção pode ser altamente subjetiva, podendo ser difícil a reprodução entre patologistas e instituições. Esta revisão incorpora critérios de tamanho para auxiliar em tal distinção, com células tumorais isoladas definidas como não maiores que 0,2 mm em diâmetro e micrometástases, como maiores que 0,2 mm e não maiores que 2 mm. O uso de 2 mm como o limite máximo do diâmetro para micrometástases, originalmente proposto por Huvos e colaboradores em 1971,[35] é consistente com padrões ainda utilizados pelo sistema de estadiamento do AJCC. O uso de 0,2 mm como o limite mínimo foi selecionado porque significativamente diminui a probabilidade de que CTIs sejam registradas como micrometástases, sem que seja necessária a estimativa da contagem celular real nas CTIs. A classificação resultante de pacientes com depósitos tumorais metastáticos não superiores a que 0,2 mm como pN0 é consistente com as baixas taxas de recorrência tipicamente vistas nesse grupo de pacientes.

Como deve ser utilizado o RT-PCR (reação em cadeia da polimerase transcriptase reversa) na detecção de pequenos depósitos tumorais?

Dispõe-se de um nível mais sutil de detecção de células tumorais isoladas e micrometástases com o uso da reação em cadeia da polimerase transcriptase reversa (RT-PCR). Verbanac e colaboradores[36] recentemente relataram que a técnica é capaz de identificar um marcador neoplásico em uma percentagem significativa de linfonodos-sentinela que foram negativos para a doença tanto por coloração histológica quanto por imuno-histoquímica, o que não surpreende, pois o RT-PCR teoricamente é capaz de identificar células únicas. No entanto, parece improvável que tais células possam se tornar clinicamente importantes. Há evidências de que esses testes altamente sensíveis produzem resultados falso-positivos. Além disso, como um bloco inteiro de linfonodos é condensado na preparação para o RT-PCR, pode ser tecnicamente desafiador determinar o tamanho exato da lesão original.

Aguardando desenvolvimentos futuros na área, esta edição do *Manual de estadiamento do câncer* do AJCC classificará qualquer lesão identificada apenas por RT-PCR como pN0, para propostas de estadiamento. Todos os casos histologicamente negativos para metástases em linfonodos regionais e nos quais foi realizado exame adicional para células tumorais com RT-PCR receberão a designação (mol+) ou (mol-), de maneira adequada.

A classificação do perfil patológico dos linfonodos, em pacientes com linfonodos positivos (todos os linfonodos com depósitos maiores que 0,2 mm), deve ser alterada para refletir mais claramente a significância prognóstica do número de linfonodos afetados?

Em edições anteriores do *Manual de estadiamento do câncer* do AJCC, o sistema TNM utilizou definições semelhantes para o perfil clínico e patológico dos linfonodos, resultando na designação do número de linfonodos afetados para as subcategorias da classificação pN1, efetivamente ignorando esse importante indicador prognóstico.

Nesta revisão, pacientes com um a três linfonodos axilares positivos (com no mínimo um depósito tumoral maior que 2 mm e todos os depósitos maiores que 0,2 mm) são classificados como pN1a; pacientes com quatro a nove linfonodos axilares positivos, como pN2a, e pacientes com 10 ou mais linfonodos axilares positivos, como pN3a. Tal reconhecimento da importância prognóstica do número absoluto de linfonodos envolvidos está de acordo com a prática clínica corrente, sendo sustentado por grande quantidade de dados clínicos. A decisão de separar pacientes com um a três linfonodos positivos de pacientes com quatro ou mais linfonodos positivos é consistente com os dados de sobrevida relatados por Carter e colaboradores (ver a Figura 25.2).[37] Esses pesquisadores examinaram taxas de sobrevida em cinco anos de acordo com o tamanho do tumor e o perfil dos linfonodos, em 24.740 casos de câncer de mama registrados no Surveillance, Epidemiology, and End Results (SEER) Program do NCI. Em cada grupo de tamanhos tumorais (< 2 cm, 2-5 cm, > 5 cm), foi encontrada relação inversa entre sobrevida global e número de linfonodos positivos. Em pacientes com tumores < 2 cm, por exemplo, a sobrevida relativa em cinco anos foi 96,3% para pacientes com linfonodos negativos, 87,4% para pacientes com um a três linfonodos positivos e 66% para pacientes com quatro ou mais linfonodos positivos.

A decisão de separar pacientes com 10 ou mais linfonodos positivos na categoria N3a baseou-se no reconhecimento de que as taxas de sobrevida continuam a diminuir com o aumento do número de linfonodos axilares positivos. Em um estudo de 20.547 casos de carcinoma de mama realizado pelo American College of Surgeons, Nemoto e colaboradores[38] demonstraram que a sobrevida esperada diminuiu linearmente com o aumento do número de linfonodos axilares que eram positivos no exame histológico, até um total de 21 linfonodos positivos (Figura 25.3). O limite específico utilizado (≥ 10) é de utilização comum. (Ver, como exemplo, o relato do protocolo do NSABP B-11, de Paik e colaboradores[39], além de vários outros estudos clínicos.[40-42])

A alteração na classificação de pacientes com linfonodos axilares positivos reorganiza o sistema de estadiamento patológico para refletir a prática corrente utilizada por clínicos na estratificação de pacientes para decisões prognósticas e de tratamento.

O achado de linfonodos mamários internos positivos deve permanecer com a atual classificação N3?

Dados do National Cancer Data Base (1985 a 1991) foram analisados para comparar taxas de sobrevida relativa em cinco anos em todas as pacientes com câncer de mama estádio IIIB *versus* pacientes com estádio IIIB, mas com linfonodos mamários internos positivos apenas (N3) (L.L. Douglas, comunicação pessoal). Para todas as pacientes com câncer estádio IIIB, (n=9775), a taxa de sobrevida relativa em cinco anos foi de 47,6%, com intervalo de confiança de 99% (45,7–49,5). Para casos estádio IIIB com N3 apenas (n=717), a taxa de sobrevida relativa foi 45,2%, com intervalo de confiança de 99% (38,6–51,9), o que sugere ausência de diferenças na sobrevida entre pacientes com N3 e pacientes com estádio IIIB como um todo. Nos 342 casos tratados com mastectomia mais extensa, as taxas de sobrevida em cinco anos foram 44% em pacientes com linfonodos mamários internos positivos, comparado a 78% em pacientes com linfonodos mamários internos negativos. Essas taxas de sobrevida são consistentes com aquelas encontradas no referido banco de dados sobre câncer.

Um problema com tais relatos é que nenhum deles considera os efeitos independentes de sobrevida de linfonodos mamários internos positivos (MI) na ausência de linfonodos axilares positivos (AX). A Tabela 25.2 apresenta os resultados de cinco estudos que compararam taxas de sobrevida em pacientes que são IM-/AX+, IM+/AX– e IM+/AX+.[44-48] Embora as taxas de sobrevida nas primeiras duas categorias sejam semelhantes, ocorreu diminuição significativa na sobrevida de pacientes com IM+ e AX+.

Com base em tais achados, esta revisão classifica linfonodos mamários internos clinicamente positivos detectados por estudos de imagem (incluindo tomografia computadorizada ou ecografia, mas excluindo a linfocintilografia) ou por exame clínico como N2b quando eles ocorrem na ausência de linfonodos axilares positivos e como N3b quando ocorrem na sua presença. Em casos nos quais a doença microscópica comprovada é detectada em linfonodos mamários internos, a classificação baseia-se na presença de doença clinicamente oculta. Para linfonodos mamários internos positivos, com doença microscópica detectada por dissecção de linfonodo-sentinela, mas não por estudos de imagem (excluindo linfocintilografia), a classificação patológica é pN1b na ausência de linfonodos axilares positivos e pN1c na presença de um a três linfonodos axilares positivos. Linfonodos mamários internos positivos detectados por dissecção de linfonodo-sentinela na presença de quatro ou mais linfonodos axilares positivos são considerados pN3b para refletir o aumento da agressividade tumoral. Para linfonodos mamários internos positivos, com doença histológica macroscópica detectada por estudos de imagem (excluindo linfocintilografia) ou exame clínico, a classificação é pN2b na ausência de linfonodos axilares positivos e pN3b na presença de linfonodos axilares positivos.

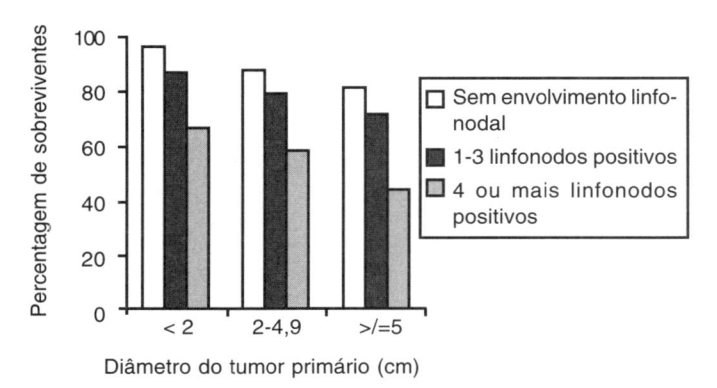

FIGURA 25.2 Sobrevida relativa em cinco anos do câncer de mama, em função tanto do diâmetro tumoral quanto do número de linfonodos axilares positivos. (Carter e cols., Re of tumor size, lymph node status, and survival in 24.740 breast cancer cases. Cancer 63:181-187, 1989. Reimpressa com permissão de Wiley-Liss, Inc., uma subsidiária de John Wiley & Sons, Inc.)

TABELA 25.2 Taxas de sobrevida em pacientes com câncer de mama, em função do perfil de linfonodos axilares e mamários internos

Autor	N	% de sobrevida		
		IM-/AX+	IM+/AX-	Ambos positivos
Bucalossi e cols., 1971[43]	610	56	79	28
Caceres, 1967[44]	425	52	56	24
Li e Shen, 1983[45]	1242	60	73	38
Urban e Marjani, 1971[46]	500	68	64	54
Veronesi e cols., 1983[47]	995	72	88	56

IM = Linfonodos mamários internos
AX = Linfonodos axilares

O achado de linfonodos supraclaviculares positivos deve ser classificado como N3 em vez de M1?

Desde 1907, foi reconhecido que linfonodos supraclaviculares (LSC) clinicamente evidentes conferiam mau prognóstico para pacientes com câncer de mama.[49] Estudos clínicos desenvolvidos de 1966 a 1995 relataram taxas de sobrevida em cinco anos de 5 a 34% (média: 18%).[50] O mau prognóstico levou à conclusão de que metástases para LSC deveriam ser classificadas como metástases a distância (M1), em vez de metástases para linfonodos regionais (N3), sendo essa definição incorporada na revisão de 1997 do *Manual de estadiamento do câncer* do AJCC.[51]

Uma análise desses estudos iniciais revela um viés contra o tratamento agressivo de pacientes quando as metástases em LSC eram consideradas a distância. Como pacientes com metástases a distância são consideradas incuráveis, a maioria dos estudos utilizava apenas tratamento locorregional (cirurgia e/ou irradiação) no manejo de pacientes com metástases em LSC, considerando paliativa essa terapia.

Um estudo recente de Brito e colaboradores[52] fornece evidência de que o tratamento agressivo de pacientes com metástases para LSC resulta em desfechos semelhantes aos de pacientes com câncer de mama localmente avançado (estádio IIIB), sem metástases a distância. Nessa pesquisa, 70 pacientes com câncer de mama localmente avançado e metástases em LSC receberam tratamento intensivo, que incluía quimioterapia de indução, cirurgia, quimioterapia pós-operatória e radioterapia. Em uma média de seguimento de 8,5 anos, não houve diferenças na sobrevida livre de doença e na sobrevida global de pacientes com câncer de mama localmente avançado com LSC positivo, sem metástases a distância, quando comparadas às com estádio IIIB, sem metástases a distância. As pacientes com estádio IIIB e com LSC positivos diferiram significativamente na sobrevida global quando comparadas àquelas com estádio IV (Figura 25.4) Tais achados indicam que a classificação de LSC como metástases a distância pode se tornar um desserviço para as pacientes, pois implica incurabilidade e pode levar ao tratamento subótimo. Aquelas pacientes com metástases em LSC ipsilaterais, sem metástases a distância, devem ser classifi-

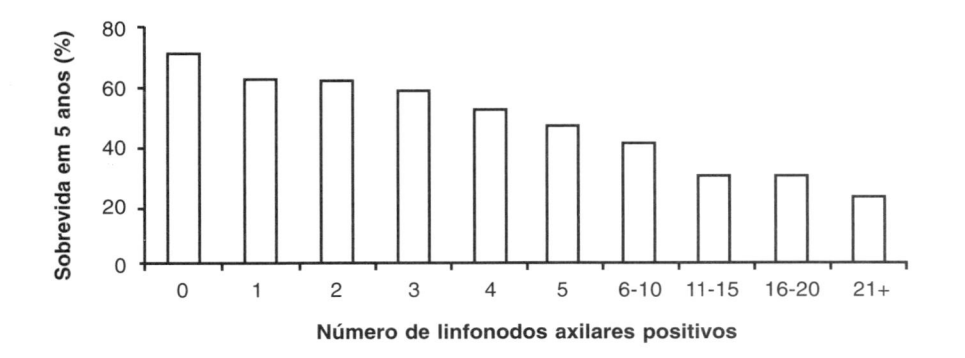

FIGURA 25.3 Sobrevida de 20.547 mulheres com câncer de mama de acordo com o número de linfonodos axilares histologicamente envolvidos. (Nemoto e cols.: Management and survival of female breast cancer: results of a national survey by the American College of Surgeons. *Cancer* 45:2917-2924, 1980.)

cadas como N3 em vez de M1, pois seu curso clínico e seu desfecho são similares aos do câncer de mama localmente avançado estádio IIIB. Para esclarecer a significância de doença N3, a nova categoria – estádio IIIC – foi instituída para qualquer T, N3, que inclua pN3a, pN3b ou pN3c.

Existem outros fatores prognósticos com força suficiente para sua inclusão no sistema de graduação TNM?

Os fatores prognósticos fornecem informação sobre o desfecho potencial da paciente na ausência de tratamento sistêmico primário. Tais fatores tendem a refletir características biológicas do tumor, como proliferação, invasividade e capacidade metastática. Os fatores prognósticos devem ser cuidadosamente distinguidos dos preditivos, que refletem resposta a agentes terapêuticos em particular ou a combinação de agentes.

Um fator prognóstico clinicamente útil é aquele que é estatisticamente significativo (seu valor prognóstico apenas raramente ocorre por chance), independente (mantém seu valor prognóstico quando combinado a outros fatores) e de relevância clinica (tem grande impacto na acurácia prognóstica). O perfil dos linfonodos axilares tem demonstrado ser definitivamente o fator prognóstico único mais importante para sobrevida livre de doença e sobrevida global de pacientes com câncer de mama.[3]

Na quinta edição do *Manual de estadiamento do câncer* do AJCC[51] foi relatado que aproximadamente 80 potenciais variáveis prognósticas haviam sido identificadas para câncer de mama humano. Desde então, foram sugeridos fatores adicionais (vários fatores de crescimento com seus receptores e proteínas de ligação, proteases, incluindo catepsina-D, ativador do plasminogênio tipo uroquinase e metaloproteinases de matriz). Simultaneamente, alguns fatores considerados promissores têm apresenta-

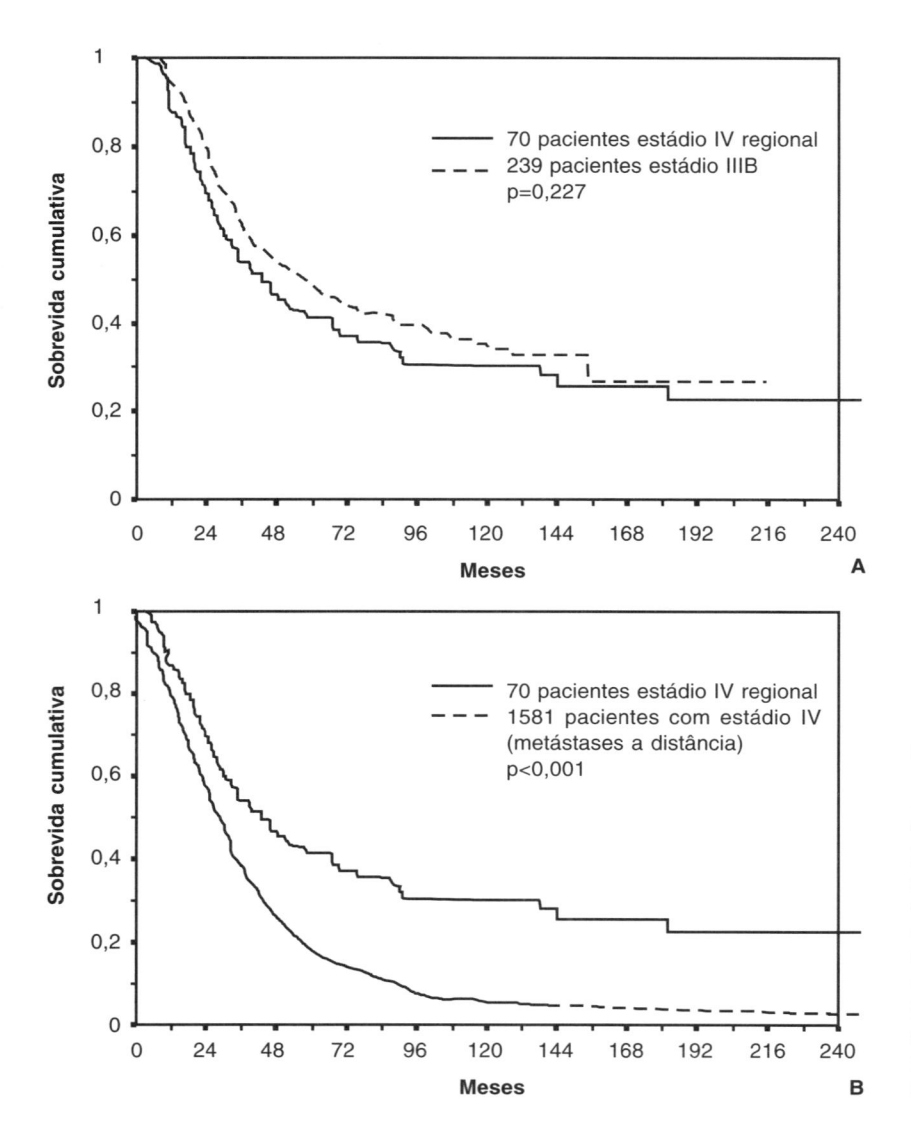

FIGURA 25.4 (**A**) Sobrevida global estimada para pacientes com câncer de mama estádio IIIB comparado a câncer de mama estádio IV regional (linfadenopatia supraclavicular ipsilateral sem evidência de doença a distância). (**B**) Sobrevida global estimada para pacientes com câncer de mama estádio IV regional (linfadenopatia supraclavicular ipsilateral sem evidência de doença a distância) comparado a estádio IV com metástases a distância. (Reimpressa de Brito e cols., Long-term results of combined-modality therapy for locally advanced breast cancer with ipsilateral supraclavicular metastases: The University of Texas M.D. Anderson Cancer Center experience. *J Clin Oncol* 19(3):628-633, 2001, com permissão.)

do resultados ambíguos ou desapontadores nos estudos de prognóstico (p53, HER2/neu), em geral porque as abordagens técnicas não foram padronizadas e os dados são de difícil comparação entre os estudos.

Adicionalmente ao perfil dos linfonodos axilares, o relato de consenso do American College of Pathologysts[3] e as recomendações práticas da American Society of Clinical Oncologys[53,54] identificaram o tamanho tumoral, o grau histopatológico e o índice mitótico como fatores prognósticos clinicamente úteis. (Esta revisão recomenda o uso de rotina do sistema de graduação combinado de Nottingham, que incorpora o índice mitótico como medida do grau tumoral.) A ploidia do DNA foi relatada como sendo um marcador prognóstico não-fidedigno em ambos os estudos. O perfil dos receptores de estrogênio, embora um bom fator preditivo de resposta ao tratamento hormonal, constitui-se em um fator prognóstico relativamente fraco. Resultados promissores têm sido relatados em alguns casos para o p53, mas o problema é que ainda não há padronização e nem capacidade de comparação dos dados. Problemas semelhantes ocorrem com o uso do HER2/neu como fator prognóstico, embora ele deva ser medido rotineiramente em pacientes para predizer a probabilidade de resposta ao Herceptin®, caso haja recidiva após tratamento adjuvante-padrão. Fatores tais como Ki-67 continuam a apresentar problemas técnicos que limitam a sua reprodutibilidade entre observadores.

Espera-se que estudos em andamento forneçam evidência definitiva sobre a utilidade clínica de vários desses fatores. Tais estudos devem também contribuir para a padronização dos sistemas de análise; serão necessárias abordagens analíticas para atingir a reprodutibilidade entre diferentes pesquisadores e instituições. Esses estudos de novos fatores prognósticos promissores devem simultaneamente medir e relatar os resultados comprovados (em particular tamanho, perfil dos linfonodos e grau histológico) para indicar o quanto esses novos fatores refletem os fatores clássicos.

BIBLIOGRAFIA

1. Page DL Kidd TE, Dupont WD, Simpson JF, Rogers LW: Lobular neoplasia of the breast: higher risk for subsequent invasive cancer predicted by more extensive disease. Hum Pathol ; 22:1232-1239, 1991
2. Elston CW, Ellis IO: Pathological prognostic factors in breast cancer. I. The value of histologic grade in breast cancer: experience from a large study with long-term follow-up. Histopathology 19:403-410, 1991
3. Fitzgibbons PL, Page DL, Weaver D, et al: Prognostic factors in breast cancer. College of American pathologists consensus statement 1999. Arch Pathol Lab Med 124:966-978, 2000
4. Hansemann von D: Über assymetrische zelltheilung in epithelkrebsen und deren biologische bedeutung. Virchows Arch Pathol Anat 119:299-326, 1890
5. Greenough RB: Varying degrees of malignancy in cancer of the breast. J Cancer Res 9:452-463, 1925
6. Bloom HJG, Richardson WW. Histologic grading and prognosis in breast cancer. Br J Cancer 9:359-377, 1957
7. Le Doussal V, Tubiana-Hulin M, Friedman S, et al: Prognostic value of histologic grade nuclear components of Scarff-Bloom-Richardson (SBR): an improved score modification based on multivariate analysis of 1262 invasive ductal breast carcinomas. Cancer 64:1914-1921, 1989
8. Henson DE, Ries L, Freedman LS, Carriaga M: Relationship among outcome, stage of disease, and histologic grade for 22,616 cases of breast cancer. Cancer 68:2142-2149, 1991
9. Neville AM, Bettelheim R, Gelber RD, et al: Factors predicting treatment responsiveness and prognosis in nodenegative breast cancer. J Clin Oncol 10:696-705, 1992
10. Delides GS, Garas G, Georgouli G, et al: Intralaboratory variations in the grading of breast carcinoma. Arch Pathol Lab Med 106:126-128, 1982
11. Stenkvist B, Bengtsson E, Eriksson O, et al: Histopathological systems of breast cancer classification: reproducibility and clinical significance. J Clin Pathol 36:392-398, 1983
12. Gilchrist KW, Kalish L, Gould VE, et al: Interobserver reproducibility of histopathological features in Stage II breast cancer: an ECOG study. Breast Cancer Res Treat 5:3-10, 1985
13. Harvey JM, de Klerk NH, Sterrett GH: Histologic grading in breast cancer: interobserver agreement, and relation to other prognostic factors including ploidy. Pathology 24:63-68, 1992
14. Lundin J, Lundin M, Holli K, et al: Omission of histologic grading from clinical decision making may result in overuse of adjuvant therapies in breast cancer: results from a nationwide study. J Clin Oncol 19:28-36, 2001
15. Dalton LW, Page DL, Dupont WD: Histologic grading of breast carcinoma. A reproducibility study. Cancer 73:2765-2770,1994
16. Frierson HF, Wolber RA, Berean KW, et al: Interobserver reproducibility of the Nottingham modification of the Bloom and Richardson histologic grading scheme for infiltrating ductal carcinoma. Am J Clin Pathol 103:195-198, 1995
17. Robbins P, Pinder S, de Klerk N, et al: Histologic grading of breast carcinomas: a study of interobserver agreement. Hum Pathol 26:873-879, 1995
18. Genestie C, Zafrani B, Asselain B, et al: Comparison of the prognostic value of Scarff-Bloom-Richardson and Nottingham histologic grades in a series of 825 cases of breast cancer: major importance of the mitotic count as a component of both grading systems. Anticancer Res 18:571-576, 1998
19. Donhuijsen K, Schmidt U, Hirche H, et al: Changes in mitotic rate and cell cycle factions caused by delayed fixation. Hum Pathol 21:709-714, 1990
20. Cross SS, Start RD, Smith JHF: Does delay in fixation affect the number of mitotic figures in processed tissue? J Clin Pathol 41597-599, 1990
21. Start RD, Flynn MS, Cross SS, et al: Is the grading of breast carcinomas affected by a delay in fixation? Virch Arch A Pathol Anat 419:475-77, 1991
22. Rosen PP, Groshen S, Saigo PE, et al: Pathological prognostic factors in Stage I (T1N0M0) and Stage II (T1N1M0) breast carcinoma: a study of 644 patients with median follow-up of 18 years. J Clin Oncol 7:1239-1251, 1989
23. Rosner D, Lane WW: Should all patients with node-negative breast cancer receive adjuvant therapy? Cancer 68:1482-1494, 1991
24. Kollias J, Murphy CA, Elston CW, et al: The prognosis of small primary breast cancers. Eur J Cancer 35:908-912, 1999
25. Leitner SP, Swern AS, Weinberger D, et al: Predictors of recurrence for patients with small (one centimeter or less) localized breast cancer (T1a,bN0M0). Cancer 76:2266-2274, 1995
26. Reed W, Hannisdal E, Boehler PJ, et al: The prognostic value of p53 and c-erb B-2 immunostaining is overrated for patients with lymph node negative breast cancer. Cancer 88:804-813, 2000
27. Czerniecki BH, Scheff AM, Callans LS, et al: Immunohistochemistry with pancytokeratins improves the sensitivity of sen-

28. Trojani M, de Mascarel I, Bonichon F, et al: Micrometastases to axillary lymph nodes from carcinoma of breast: detection by immunohistochemistry and prognostic significance. Br J Cancer 55:303-306, 1987
29. Senmak DD, Meineke TA, Knechtges DS, Anderson J. Prognostic significance of cytokeratin-positive breast cancer metastases. Mod Pathol 2:516-520, 1989
30. Chen ZL, Wen DR, Coulson WF, et al: Occult metastases in the axillary lymph nodes of patients with breast cancer node negative by clinical and histologic examination and conventional histology. Dis Markers 9:238-248, 1991
31. de Mascarel I, Bonichon F, Coindre JM, et al: Prognostic significance of breast cancer axillary lymph node micrometastases assessed by two special techniques: re-evaluation with longer follow-up. Br J Cancer 66:523-527, 1992
32. Hainsworth PI, Tjandra JJ, Stillwell RG, et al: Detection and significance of occult metastases in node-negative breast cancer. Br J Surg 80:459-463, 1993
33. Clare SE, Sener SF, Wilkens W. et al: Prognostic significance of ocult lymph node metastases in node-negative breast cancer. Ann Surg Oncol 4:447-451, 1997
34. Hermanek P, Hutter RVP, Sobin LH, Wittekind C: Classification of isolated tumor cells and micrometastasis. Cancer 86:2668–2673, 1999
35. Huvos AG, Hutter RVP, Berg JW: Significance of axillary macromeustases and micrometastases in mammary cancer. Ann Surg 173:44-46, 1971.
36. Verbanac KM, Fleming TP, Min CH, et al: RT-PCR increases detection of breast cancer sentinel lymph node micrometastases. [Abstract 125]. 22nd Annual San Antonio Breast Cancer Symposium, 1999
37. Carter CL, Allen C, Henson DE: Relation of tumor size, lymph node status, and survival in 24,740 breast cancer cases. Cancer 63:181-187, 1989
38. Nemoto T, Vana J, Bedwani RN, et al: Management and survival of female breast cancer: results of a national survey by the American College of Surgeons. Cancer 45:2917-2924, 1980
39. Paik S, Bryant J, Park C, et al: erbB-2 and response to doxorubicin in patients with axillary lymph node–positive, hormone receptor–negative breast cancer. J Natl Cancer Inst 90:1361-1370, 1998
40. Crump M, Goss PE, Prince M, Girouard C: Outcome of extensive evaluation before adjuvant therapy in women with breast cancer and 10 or more positive axillary lymph nodes. J Clin Oncol 14:66-69, 1996
41. Diab SG, Hilsenbeck SG, de Moor C, et al: Radiation therapy and survival in breast cancer patients with 10 or more positive axillary lymph nodes treated with mastectomy. J Clin Oncol 16:1655-1660, 1998
42. Fountzilas G, Nicolaides C, Aravantinos G, et al: Dose-dense adjuvant chemotherapy with epirubicin monotherapy in pathos with operable breast cancer and > 10 positive axillary lymph nodes: a feasibility study. Oncology 55:508-12, 1998
43. Veronesi U, Marubini E, Mariani L, et al: The dissection of internal mammary nodes does not improve the survival of breast cancer patients: 30-year results of a randomized trial. Eur J Cancer 35:1320-1325, 1999
44. Bucalossi P, Veronesi U, Zingo L, Cantu C: Enlarged mastectomy for breast cancer: review of 1,213 cases. Am J Roentgenol Radium Ther Nucl Med 111: 119-122, 1971
45. Caceres E: An evaluation of radical mastectomy and extended radical mastectomy for cancer of the breast. Surg Gynecol Obstetrics 123:337-241, 1967
46. Li KYY, Shen Z-Z: An analysis of 1,242 cases of extended radical mastectomy. Breast, Diseases of the Breast 10: 10-19, 1984
47. Urban JA, Marjani MA: Significance of internal mammary lymph node metastases in breast cancer. Am J Roentgenol Radium Ther Nucl Med 111: 130-136, 1971
48. Veronesi U, Cascinelli N, Bufalino R, et al: Risk of internal mammary lymph node metastases and its relevance on prognosis of breast cancer patients. Ann Surg 198:681-684, 1983
49. Halsted WS: The results of radical operations for the cure of cancer of the breast. Ann Surg 46:1-5, 1907
50. Debois JM: The significance of a supraclavicular node metastasis in patients with breast cancer: a literature review. Strahlenther Onkol 173:1-12, 1997
51. AJCC cancer staging manual, 5th ed. Philadelphia: Lippincott-Raven, 1997
52. Brito RA, Valero VV, Buzdar AU, et al: Long-term results of combined-modality therapy for locally advanced breast cancer with ipsilateral supraclavicular metastases: The University of Texas M. D. Anderson Cancer Center experience. J Clin Oncol 19:628–633, 2001
53. American Society of Clinical Oncology: Clinical practice guidelines for the use of tumor markers in breast and colorectal cancer. J Clin Oncol 14:2843-2877, 1996 54.
54. American Society of Clinical Oncology: 1997 update of recommendations for the use of tumor markers in breast and colorectal cancer. J Clin Oncol 16:793-795, 1998

HISTOLOGIAS – MAMA

M8010/2	Carcinoma *in situ* SOE
M8010/3	Carcinoma SOE
M8020/3	Carcinoma indiferenciado SOE
M8070/3	Carcinoma de células escamosas SOE
M8200/3	Carcinoma cístico adenóide
M8201/2	Carcinoma cribriforme *in situ*
M8201/3	Carcinoma cribriforme
M8211/3	Adenocarcinoma tubular
M8480/3	Adenocarcinoma mucinoso
M8500/2	Carcinoma intraductal não-infiltrante SOE
M8500/3	Carcinoma de ductos infiltrante
M8501/2	Comedocarcinoma não-infiltrante
M8502/3	Carcinoma juvenil da mama
M8503/2	Adenocarcinoma papilar intraductal não-infiltrante
M8510/3	Carcinoma medular SOE
M8520/2	Carcinoma lobular *in situ*
M8520/3	Carcinoma lobular SOE
M8522/2	Carcinoma intraductal e carcinoma lobular *in situ*
M8530/3	Carcinoma inflamatório
M8540/3	Doença de Paget mamária
M8541/3	Doença de Paget e carcinoma de ducto infiltrante da mama
M8543/3	Doença de Paget e carcinoma intraductal da mama
M8980/3	Carcinossarcoma SOE
M9020/3	Tumor filodes maligno

MAMA

Nome do hospital / endereço

Nome do paciente / informações

Tipo do espécime _____
Tamanho do tumor _____
Tipo histopatológico _____
Lateralidade: ☐ Bilateral ☐ Esquerda ☐ Direita

DEFINIÇÕES

Clínico *Patológico*

Tumor primário (T)

TX	Tumor primário não pode ser avaliado
T0	Sem evidência de tumor primário
Tis	Carcinoma *in situ*
Tis	(DCIS) Carcinoma ductal *in situ*
Tis	(LCIS) Carcinoma lobular *in situ*
Tis	(Paget) Doença de Paget do mamilo, sem tumor

Nota: A doença de Paget associada a tumor deve ser classificada de acordo com o tamanho do tumor.

T1	Tumor com 2 cm ou menos em sua maior dimensão
T1mic	Microinvasão de 0,1 cm ou menos em sua maior dimensão
T1a	Tumor maior que 0,1 cm e com 0,5 cm ou menos em sua maior dimensão
T1b	Tumor maior que 0,5 cm e com 1 cm ou menos em sua maior dimensão
T1c	Tumor maior que 1 cm e com 2 cm ou menos em sua maior dimensão
T2	Tumor com mais de 2 cm e 5 cm ou menos em sua maior dimensão
T3	Tumor com mais de 5 cm em sua maior dimensão
T4	Tumor de qualquer tamanho com extensão direta para (a) parede torácica ou (b) pele, apenas como descrito a seguir
T4a	Extensão para a parede torácica, não incluindo o músculo peitoral
T4b	Edema (incluindo em "casca de laranja") ou ulceração da pele da mama, ou nódulos cutâneos-satélite confinados à mesma mama
T4c	Presença de T4a e T4b
T4d	Carcinoma inflamatório

Nota

1. Clinicamente aparente é definido como os linfonodos detectados por exames de imagem (excluindo linfocintilografia) ou por exame clínico.
2. A classificação é baseada na dissecção de linfonodos axilares, com ou sem dissecção de linfonodo-sentinela. A classificação baseada apenas na dissecção de linfonodo-sentinela, sem subseqüente dissecção de linfonodos axilares, é designada (sn), para "linfonodo-sentinela" – por exemplo, pN0(i+) (sn).
3. As células tumorais isoladas (CTI) são definidas como células tumorais únicas ou agrupamentos de células não-maiores que 0,2 mm de dimensão, usualmente detectadas apenas por imuno-histoquímica ou métodos moleculares, mas que podem ser verificadas nas colorações H&E. Em geral, não demonstram evidência de atividade metastática (ou seja, proliferação ou reação estromal).
4. RT-PCR = Reação em cadeia da polimerase transcriptase reversa.
5. Clinicamente não-detectável é definido como os linfonodos não-detectados por exames de imagem (excluindo linfocintilografia) ou por exame clínico.
6. Se associados a mais de três linfonodos axilares positivos, os linfonodos mamários internos são classificados como pN3b para refletir a maior agressividade tumoral
7. T1 inclui T1 mic

MAMA

Clínico		Linfonodos regionais (N)	Patológico		Patológicos (pN)[2]
☐	NX	Linfonodos regionais não podem ser avaliados	☐	pNX	Linfonodos regionais não podem ser avaliados (removidos previamente ou não-removidos para estudo patológico).
☐	N0	Ausência de metástases em linfonodos regionais	☐	pN0	Ausência de metástases em linfonodos regionais, avaliadas por exame histopatológico, sem exames adicionais para células tumorais isoladas (CTI).[3]
☐	N1	Metástases em linfonodos axilares ipsilaterais móveis	☐	pN0(i-)	Ausência de metástases em linfonodos regionais, avaliadas por exame histopatológico, com imuno-histoquímica negativa.
☐	N2	Metástases em linfonodos axilares ipsilaterais fixos ou fusionados, ou metástases em linfonodos mamários internos ipsilaterais clinicamente aparentes*, na asuência de metástases axilares clinicamente evidentes	☐	pN0(i+)	Ausência de metástases em linfonodos regionais, avaliadas por exame histopatológico, com imuno-histoquímica positiva, sem agrupamentos maiores que 0,2 mm.
			☐	pN0(mol-)	Ausência de metástases em linfonodos regionais, avaliadas por exame histopatológico, com achados moleculares negativos (RT-PCR).[4]
☐	N2a	Metástases em linfonodos axilares ipsilaterais fixos ou fusionados entre eles ou com outras estruturas	☐	pN0(mol+)	Ausência de metástases em linfonodos regionais, avaliadas por exame histopatológico, com achados moleculares positivos (RT-PCR).[4]
☐	N2b	Metástases em linfonodos mamários internos ipsilaterais clinicamente aparentes*, na ausência de metástases axilares clinicamente evidentes	☐	pN1	Metástases para um a três linfonodos axilares e/ou linfonodos mamários internos, com doença microscópica detectada por dissecção de linfonodo-sentinela, mas clinicamente não-detectável.[5]
			☐	pN1mi	Micrometástases (maiores que 0,2 mm e menores ou iguais a 2 mm).
☐	N3	Metástases em linfonodos infraclaviculares ipsilaterais com ou sem envolvimento de linfonodos axilares ou em linfonodos mamários internos ipsilaterais clinicamente aparentes* na presença de metástases axilares clinicamente evidentes, ou metástases em linfonodos supraclaviculares ipsilaterais com ou sem envolvimento de linfonodos axilares e mamários internos	☐	pN1a	Metástases para 1 a 3 linfonodos axilares.
			☐	pN1b	Metástases para linfonodos mamários internos com doença microscópica detectada por dissecção de linfonodo-sentinela, mas clinicamente não-detectável.[5]
			☐	pN1c	Metástases para um a três linfonodos axilares e para linfonodos mamários internos, com doença microscópica detectada por dissecção de linfonodo-sentinela, mas clinicamente não-detectável.[5,6]
			☐	pN2	Metástases para quatro a nove linfonodos axilares ou metástases clinicamente aparentes para linfonodos mamários internos, na ausência de metástases axilares.
			☐	pN2a	Metástases para quatro a nove linfonodos axilares (no mínimo um depósito tumoral maior que 2 mm).
☐	N3a	Metástases em linfonodos infraclaviculares ipsilaterais	☐	pN2b	Metástases clinicamente aparentes[1] para linfonodos mamários internos, na ausência de metástases axilares.
☐	N3b	Metástases em linfonodos mamários internos e axilares ipsilaterais	☐	pN3	Metástases para 10 ou mais linfonodos axilares, ou para linfonodos infraclaviculares, ou metástases clinicamente aparentes[1] para linfonodos mamários internos ipsilaterais na presença de um ou mais linfonodos axilares positivos; ou mais de três linfonodos axilares positivos com metástases microscópicas clinicamente não-detectáveis em linfonodos mamários internos; ou em linfonodos supraclaviculares ipsilaterais.
☐	N3c	Metástases em linfonodos supraclaviculares ipsilaterais			
			☐	pN3a	Metástases para 10 ou mais linfonodos axilares (no mínimo um depósito tumoral maior que 2 mm), ou para linfonodos infraclaviculares.
			☐	pN3b	Metástases clinicamente aparentes[1] para linfonodos mamários internos ipsilaterais na presença de um ou mais linfonodos axilares positivos; ou mais de três linfonodos axilares positivos com metástases em linfonodos mamários internos detectadas por dissecção de linfonodo-sentinela, mas clinicamente não-detectáveis[5].
			☐	pN3c	Metástases em linfonodos supraclaviculares ipsilaterais

MAMA

Clínico   Patológico

☐ ☐
☐ ☐
☐ ☐

Metástases a distância (M)

MX Metástases a distância não podem ser avaliadas
M0 Ausência de metástases a distância
M1 Metástases a distância
   Realizada biópsia do sítio metastático......... ☐ Sim......... ☐ Não
   Fonte do espécime patológico metastático_____

Grupos de estadiamento

Clínico	Patológico	Estádio	T	N	M
☐	☐	Estádio 0	Tis	N0	M0
☐	☐	Estádio I	T1[7]	N0	M0
☐	☐	Estádio IIA	T0	N1	M0
			T1[7]	N1	M0
			T2	N0	M0
☐	☐	Estádio IIB	T2	N1	M0
			T3	N0	M0
☐	☐	Estádio IIIA	T0	N2	M0
			T1[7]	N2	M0
			T2	N2	M0
			T3	N1	M0
			T3	N2	M0
☐	☐	Estádio IIIB	T4	N0	M0
			T4	N1	M0
			T4	N2	M0
☐	☐	Estádio IIIC	Qualquer T	N3	M0
☐	☐	Estádio IV	Qualquer T	Qualquer N	M1

Nota: A designação do estádio pode ser alterada se estudos de imagem pós-cirúrgicos revelarem a presença de metástases a distância, desde que os estudos tenham sido realizados dentro de quatro meses do diagnóstico, na ausência de progressão da doença e de tratamento neoadjuvante.

Grau histológico (G)

Todos os carcinomas invasivos de mama, com exceção do carcinoma medular, devem ser graduados, sendo recomendada a classificação combinada de Nottingham (modificação de Elston-Ellis do sistema de graduação de Bloom-Richardson).[2,3] O grau do tumor é determinado por meio da avaliação das características morfológicas (formação tubular, pleomorfismo nuclear e contagem de mitoses), atribuindo-se um valor de 1 (favorável) a 3 (desfavorável) para cada característica e, então, adicionando-se os escores para todas as três categorias. Um escore combinado de 3 a 5 pontos é designado Grau 1, de 6 a 7 pontos é designado Grau 2, e de 8 a 9 pontos, Grau 3.

Grau histológico (é recomendada a classificação combinada de Nottingham)

☐ GX Grau não pode ser avaliado
☐ G1 Baixo grau histológico combinado (favorável)
☐ G2 Grau histológico combinado intermediário (moderadamente favorável)
☐ G3 Alto grau histológico combinado (desfavorável)

Tumor residual (R)

☐ RX Presença de tumor residual não pode ser avaliada
☐ R0 Sem tumor residual
☐ R1 Tumor residual microscópico
☐ R2 Tumor residual macroscópico

MAMA

Símbolos descritivos

Para a identificação de casos especiais de classificação TNM ou pTNM, o sufixo "m" e os prefixos "y", "r" e "a" são utilizados. Embora eles não afetem o estadiamento, indicam casos que requerem análise separada.

Sufixo "m". Indica a presença de tumores primários múltiplos em um único sítio e é registrado entre parênteses: pT(m)NM.

Prefixo "y". Indica os casos nos quais a classificação é realizada durante ou logo após o tratamento. A categoria cTNM ou pTNM é identificada pelo prefixo "y". O ycTNM ou ypTNM categoriza a extensão do tumor realmente presente no momento do exame. A categoria "y" não é uma estimativa da extensão do tumor antes do tratamento.

Prefixo "r". Indica um tumor recorrente estadiado após uma sobrevida livre de doença e é identificado pelo prefixo "r": rTNM (ver reclassificação "r" anterior, como rTNM).

Prefixo "a". Designa o estádio determinado por autópsia: aTNM.

Indicadores prognósticos (se aplicável)

Notas
Símbolos Descritivos Adicionais

Invasão de vasos linfáticos (L)
LX Invasão de vasos linfáticos não pode ser avaliada
L0 Ausência de invasão de vasos linfáticos
L1 Invasão de vasos linfáticos

Invasão venosa (V)
VX Invasão venosa não pode ser avaliada
V0 Ausência de invasão venosa
V1 Invasão venosa microscópica
V2 Invasão venosa macroscópica

ILUSTRAÇÃO
Indique no diagrama o tumor primário e os linfonodos regionais envolvidos.

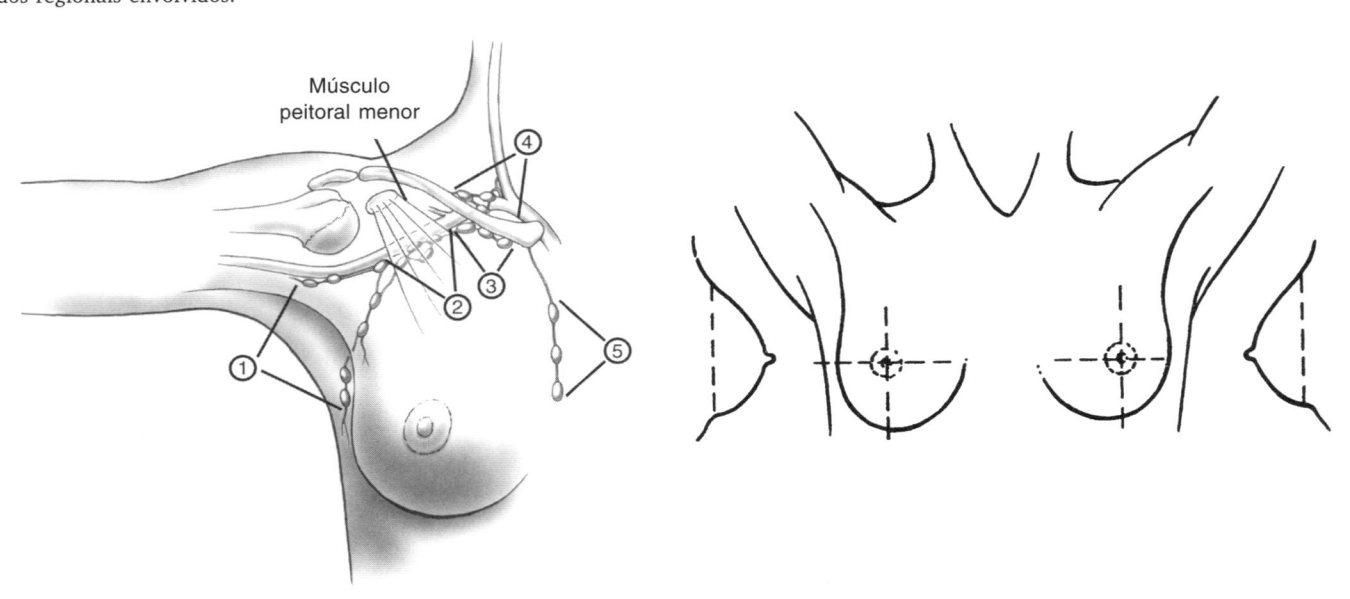

Diagrama esquemático da mama e linfonodos regionais
1. Nível I (axila inferior)
2. Nível II (axila média)
3. Nível III (axila apical)
4. Supraclaviculares
5. Linfonodos mamários internos

Assinatura do médico _____ Data _____

Parte VIII

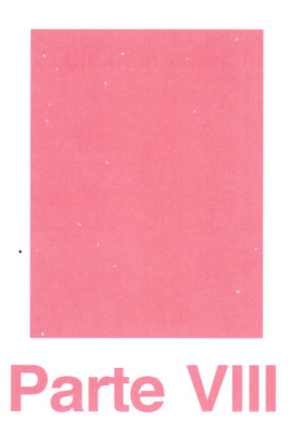

Neoplasias ginecológicas

INTRODUÇÃO

O colo uterino, o endométrio, o ovário, a vagina, a vulva, as trompas de Falópio e os tumores trofoblásticos gestacionais são os sítios incluídos nesta seção. O colo e o corpo do útero estão entre os primeiros sítios classificados pelo sistema TNM. Os estádios da League of Nations para carcinoma de colo uterino foram introduzidos há mais de 70 anos e, desde 1937, a Fédération Internationale de Gynécologie et d'Obstétrique (FIGO) continua modificando esses sistemas de estadiamento e coletando dados dos desfechos no mundo inteiro. As categorias TNM foram definidas de modo a corresponder aos estádios da FIGO, que participou da elaboração de algumas emendas além de as classificações atualmente publicadas contarem tanto com a sua aprovação como com a do American Joint Committee on Cancer (AJCC), assim como de todos os outros comitês TNM nacionais da International Union Against Cancer (UICC).

26

Vulva

(Melanoma maligno de mucosa não estão incluído)

C51.0 Neoplasia maligna dos grandes lábios
C51.1 Neoplasia maligna dos pequenos lábios
C51.2 Neoplasia maligna do clitóris
C51.8 Lesão invasiva da vulva
C51.9 Neoplasia maligna da vulva SOE

RESUMO DAS ALTERAÇÕES

- A definição TNM e o grupo de estadiamento para este capítulo não se modificaram em relação à quinta edição.

ANATOMIA

Sítio primário. A vulva é a área anatômica imediatamente externa à vagina; inclui os lábios e o períneo. Os tumores de vulva podem se estender e envolver a vagina, o útero ou o ânus, bem como estar fixados ao púbis.

Linfonodos regionais. Os linfonodos femorais e inguinais são os sítios de metástases regionais. Para o pN, o exame histológico de um espécime de linfadenectomia deve incluir, obrigatoriamente, seis ou mais linfonodos. O exame patológico negativo de um número menor de linfonodos ainda determina uma designação pN0. Atualmente o conceito do mapeamento de linfonodo-sentinela, no qual apenas um ou dois linfonodos principais são removidos, está sob investigação.

Metástases a distância. Os sítios metastáticos incluem qualquer sítio além da área dos linfonodos regionais. O envolvimento tumoral dos linfonodos pélvicos, incluindo ilíacos internos, externos e comuns, é considerado envolvimento metastático a distância.

REGRAS PARA A CLASSIFICAÇÃO

Estadiamento clínico. Os casos devem ser considerados carcinoma de vulva quando o sítio primário de crescimento for esse local. Tumores presentes na vulva como crescimentos secundários de sítios genitais ou extragenitais devem ser excluídos. Essa classificação não se aplica a melanoma maligno das mucosas. O tumor deve ser confirmado histologicamente.

Estadiamento patológico. A FIGO utiliza o estadiamento cirúrgico-patológico para o câncer de vulva, no qual o estádio deve ser atribuído no momento do tratamento cirúrgico definitivo ou antes do tratamento rádio ou quimioterápico. O estádio não pode ser alterado com base na progressão ou na recorrência da doença, ou, ainda, na resposta ao tratamento radioquimioterápico que preceda a ressecção primária.

CLASSIFICAÇÃO TNM

As definições das categorias T correspondem aos estádios aceitos pela Fédération Internationale de Gynécologie et d'Obstétrique. Ambos os sitemas estão incluídos, para comparação.

Tumor primário (T)

Categoria TNM	Estádio FIGO	
TX		Tumor primário não pode ser avaliado
T0		Sem evidência de tumor primário
Tis	0	Carcinoma *in situ* (carcinoma pré-invasor)
T1	I	Tumor confinado à vulva, ou à vulva e ao períneo, com 2 cm ou menos em sua maior dimensão
T1a	IA	Tumor confinado à vulva, ou à vulva e ao períneo, com 2 cm ou menos em sua maior dimensão e com invasão de estroma não maior que 1 mm*
T1b	IB	Tumor confinado à vulva, ou à vulva e ao períneo, com 2 cm ou menos em sua maior dimensão e com invasão de estroma maior que 1 mm*

T2	II	Tumor confinado à vulva, ou à vulva e ao períneo, com mais de 2 cm em sua maior dimensão
T3	III	Tumor de qualquer tamanho com disseminação contígua para a uretra inferior e/ou a vagina ou o ânus
T4	IVA	Tumor invade qualquer um dos seguintes: uretra superior, mucosa da bexiga, mucosa retal, ou está aderido ao osso púbis

Nota: A profundidade de invasão é definida como a medida do tumor desde a junção epitelioestromal da papila dérmica adjacente mais superficial até o ponto mais profundo de invasão.

Linfonodos regionais (N)

NX		Linfonodos regionais não podem ser avaliados
N0		Ausência de metástases em linfonodos regionais
N1	III	Metástases regionais unilaterais
N2	IVA	Metástases regionais bilaterais

Sempre deve ser feito o possível para determinar o sítio e a lateralidade das metástases em linfonodos. No entanto, se o diagnóstico final for "metástases em linfonodos regionais SOE – sem outra especificação", o paciente deve ser classificado como N1.

Metástases a distância (M)

MX		Metástases a distância não podem ser avaliadas
M0		Ausência de metástases a distância
M1	IVB	Metástases a distância (incluindo metástases em linfonodos pélvicos)

GRUPOS DE ESTADIAMENTO

Estádio 0	Tis	N0	M0
Estádio I	T1	N0	M0
Estádio IA	T1a	N0	M0
Estádio IB	T1b	N0	M0
Estádio II	T2	N0	M0
Estádio III	T1	N1	M0
	T2	N1	M0
	T3	N0	M0
	T3	N1	M0
Estádio IVA	T1	N2	M0
	T2	N2	M0
	T3	N2	M0
	T4	Qualquer N	M0
Estádio IVB	Qualquer T	Qualquer N	M1

TIPO HISTOPATOLÓGICO

O carcinoma de células escamosas é o tipo mais freqüente de câncer de vulva. Essa classificação não se aplica ao melanoma maligno.
Os tipos histopatológicos comuns são:

Neoplasia intra-epitelial vulvar, grau III
Carcinoma de células escamosas *in situ*
Carcinoma de células escamosas

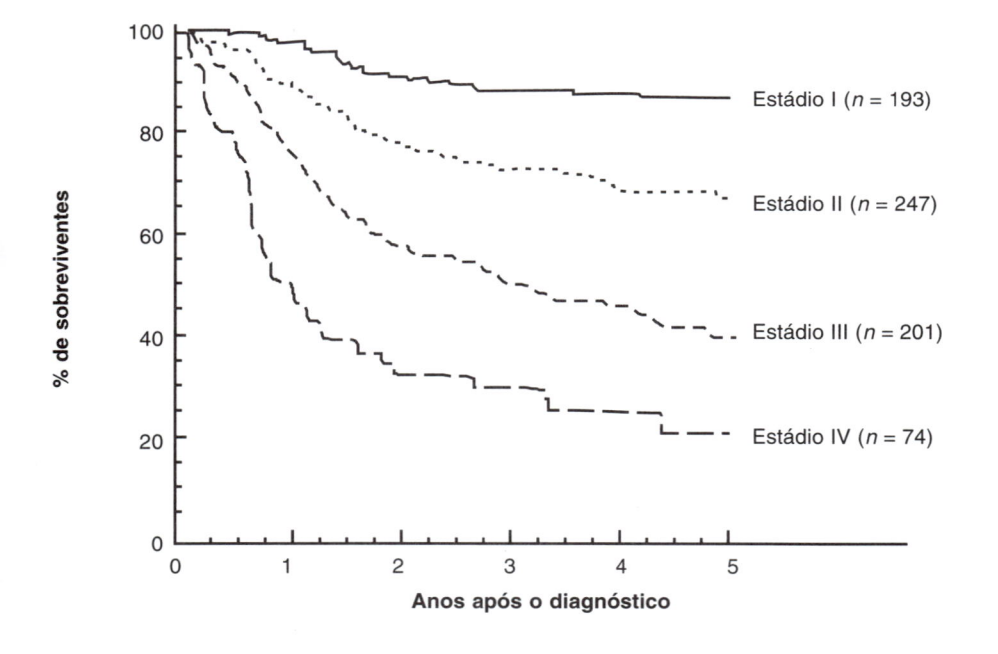

FIGURA 26.1 Pacientes com carcinoma de vulva tratados entre 1993 e 1995. A sobrevida é dada pelo estádio FIGO (apenas câncer epidermóide invasor), $n = 715$. (Reimpressa com permissão de Beller U, Sideri M, Maisonneuve P e cols. Carcinoma of the vulva. *FIGO Annual Report. J Epid Biostat* 2001;6(1):153-74.)

Carcinoma verrucoso
Doença de Paget da vulva
Adenocarcinoma SOE
Carcinoma de células basais SOE
Carcinoma das glândulas de Bartholin

GRAU HISTOLÓGICO

GX   Grau não pode ser avaliado
G1   Bem-diferenciado
G2   Moderadamente diferenciado
G3   Pobremente diferenciado
G4   Indiferenciado

FATORES PROGNÓSTICOS

O câncer de vulva é uma malignidade estadiada cirurgicamente. O estadiamento cirúrgico-patológico fornece informação específica a respeito do tamanho do tumor primário e da condição dos linfonodos, que são os fatores prognósticos mais importantes no câncer de vulva. Outros itens comumente avaliados, como tipo histológico, diferenciação, ploidia do DNA, análise da fração da fase S e idade, não são uniformemente identificados como fatores prognósticos importantes no câncer de vulva.

RESULTADOS DE DESFECHOS

Os dados de sobrevida global do relatório anual da FIGO para pacientes tratados principalmente com cirurgia radical são demonstrados na Figura 26.1.

BIBLIOGRAFIA

Beller U, Sideri M, Maisonneuve P, et al: Carcinoma of the vulva. FIGO Annual Report. J Epid Biostat 6:153-174, 2001
Grendys EC Jr., Fiorica JV: Innovations in the management of vulvar carcinoma. Current Opin Obstet Gynecol 12:15-20, 2000
Magrina W, Gonzalez-Bosquet J, Weaver AL, et al: Squamous cell carcinoma of the vulva stage IA: long-term results. Gynecol Oncol 76:24-27, 2000
Moore DH, Thomas GM, Montana GS, et al: Preoperative chemoradiation for advanced vulvar cancer: a phase II study of the Gynecologic Oncology Group. Int J Rad Oncol Biol Phys 42:79-85, 1998
Nash JD, Curry S. Vulvar cancer. Surg Oncol Clinics North Am 7:335-346, 1998

HISTOLOGIAS – VULVA

M8010/3   Carcinoma das glândulas de Bartholin
M8051/3   Carcinoma verrucoso SOE
M8070/2   Carcinoma de células escamosas *in situ* SOE
M8070/3   Carcinoma de células escamosas SOE
M8077/2   Neoplasia intra-epitelial escamosa, grau III
M8090/3   Carcinoma de células basais SOE
M8140/3   Adenocarcinoma SOE
M8542/3   Doença de Paget da vulva
M8560/3   Carcinoma adenoescamoso

VULVA

Nome do hospital / endereço

Nome do paciente / informações

Tipo do espécime _____
Tamanho do tumor _____
Tipo histopatológico _____

DEFINIÇÕES

Clínico   *Patológico*

Tumor primário (T)

Categoria TNM	Estádio FIGO	
TX		Tumor primário não pode ser avaliado
T0		Sem evidência de tumor primário
Tis	0	Carcinoma *in situ* (carcinoma pré-invasor)
T1	I	Tumor confinado à vulva, ou vulva e períneo, com 2 cm ou menos em sua maior dimensão
T1a	IA	Tumor confinado à vulva, ou vulva e períneo, com 2 cm ou menos em sua maior dimensão e com invasão de estroma não maior que 1 mm[1]
T1b	IB	Tumor confinado à vulva, ou vulva e períneo, com 2 cm ou menos em sua maior dimensão e com invasão de estroma maior que 1 mm[1]
T2	II	Tumor confinado à vulva, ou vulva e períneo, com mais de 2 cm em sua maior dimensão
T3	III	Tumor de qualquer tamanho com disseminação contígua para a uretra inferior e/ou a vagina ou o ânus
T4	IVA	Tumor invade qualquer um dos seguintes: uretra superior, mucosa da bexiga, mucosa retal, ou está aderido ao osso púbis

Linfonodos regionais (N)

NX		Linfonodos regionais não podem ser avaliados
N0		Ausência de metástases em linfonodos regionais
N1	III	Metástases regionais unilaterais
N2	IVA	Metástases regionais bilaterais

Metástases a distância (M)

MX		Metástases a distância não podem ser avaliadas
M0		Ausência de metástases a distância
M1	IVB	Metástases a distância (incluindo metástases em linfonodos pélvicos)

Realizada biópsia do sítio metastático......... ☐ Sim......... ☐ Não
Fonte do espécime patológico metastático_____

Nota

1. A profundidade de invasão é definida como a medida do tumor desde a junção epitelioestromal da papila dérmica adjacente mais superficial até o ponto mais profundo de invasão.

VULVA

Clínico *Patológico*

Grupos de estadiamento (AJCC/UICC/FIGO)

Estádio	T	N	M
Estádio 0	Tis	N0	M0
Estádio I	T1	N0	M0
Estádio IA	T1a	N0	M0
Estádio IB	T1b	N0	M0
Estádio II	T2	N0	M0
Estádio III	T1	N1	M0
	T2	N1	M0
	T3	N0	M0
	T3	N1	M0
Estádio IVA	T1	N2	M0
	T2	N2	M0
	T3	N2	M0
	T4	Qualquer N	M0
Estádio IVB	Qualquer T	Qualquer N	M1

Notas
Símbolos Descritivos Adicionais

Invasão de vasos linfáticos (L)
- LX Invasão de vasos linfáticos não pode ser avaliada
- L0 Ausência de invasão de vasos linfáticos
- L1 Invasão de vasos linfáticos

Invasão venosa (V)
- VX Invasão venosa não pode ser avaliada
- V0 Ausência de invasão venosa
- V1 Invasão venosa microscópica
- V2 Invasão venosa macroscópica

Grau histológico (G)
- ☐ GX Grau não pode ser avaliado
- ☐ G1 Bem-diferenciado
- ☐ G2 Moderadamente diferenciado
- ☐ G3 Pobremente diferenciado
- ☐ G4 Indiferenciado

Tumor residual (R)
- ☐ RX Presença de tumor residual não pode ser avaliada
- ☐ R0 Sem tumor residual
- ☐ R1 Tumor residual microscópico
- ☐ R2 Tumor residual macroscópico

Símbolos descritivos

Para a identificação de casos especiais de classificação TNM ou pTNM, o sufixo "m" e os prefixos "y", "r" e "a" são utilizados. Embora eles não afetem o estadiamento, indicam casos que requerem análise separada.

- ☐ **Sufixo "m"**. Indica a presença de tumores primários múltiplos em um único sítio e é registrado entre parênteses: pT(m)NM.
- ☐ **Prefixo "y"**. Indica os casos nos quais a classificação é realizada durante ou logo após o tratamento. A categoria cTNM ou pTNM é identificada pelo prefixo "y". O ycTNM ou ypTNM categoriza a extensão do tumor realmente presente no momento do exame. A categoria "y" não é uma estimativa da extensão do tumor antes do tratamento.
- ☐ **Prefixo "r"**. Indica um tumor recorrente estadiado após uma sobrevida livre de doença e é identificado pelo prefixo "r": rTNM (ver reclassificação "r" anterior, como rTNM).
- ☐ **Prefixo "a"**. Designa o estádio determinado por autópsia: aTNM.

Indicadores prognósticos (se aplicável)

VULVA

ILUSTRAÇÃO
Indique no diagrama o tumor primário e os linfonodos regionais envolvidos.

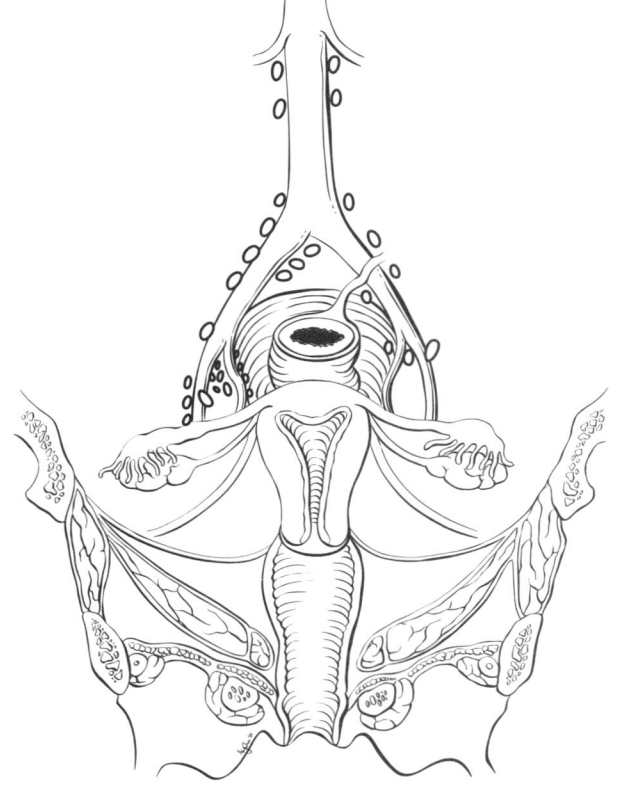

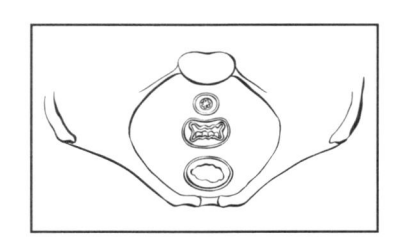

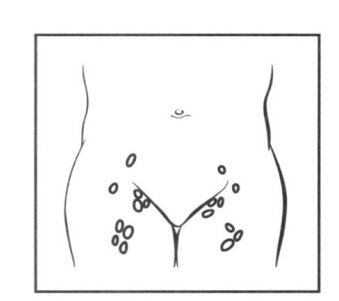

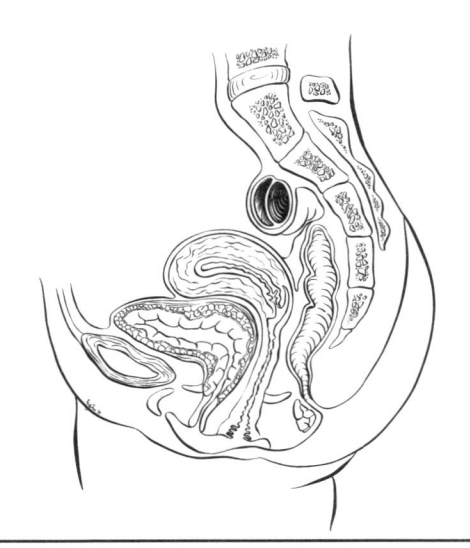

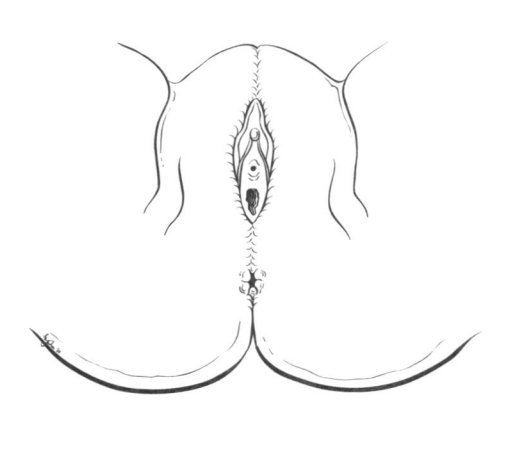

Assinatura do médico _____ Data _____

Manual de Estadiamento do Câncer

27
Vagina

C52.9   Neoplasia maligna da vagina SOE

RESUMO DAS ALTERAÇÕES

- A definição TNM e o grupo de estadiamento para este capítulo não se modificaram em relação à quinta edição.

ANATOMIA

Sítio primário. A vagina estende-se a partir da vulva superiormente, até o colo do útero; é revestida por epitélio escamoso, com raras estruturas glandulares. Os dois terços superiores da vagina são drenados por linfáticos em direção aos linfonodos pélvicos, e o terço inferior é drenado em direção aos linfonodos inguinais.

Linfonodos regionais. Os dois terços superiores da vagina são drenados por linfáticos em direção aos linfonodos pélvicos, incluindo:

  Obturadores
  Ilíacos internos (hipogástricos)
  Ilíacos externos
  Pélvicos SOE

O terço inferior é drenado em direção aos linfonodos inguinais, incluindo:

  Inguinais
  Femorais

Metástases a distância. Os sítios mais comuns de disseminação a distância incluem os linfonodos aórticos, os pulmões e os ossos.

REGRAS PARA A CLASSIFICAÇÃO

A doença deve ser confirmada histologicamente. Essa classificação aplica-se apenas a carcinomas, devendo os casos serem classificados como carcinoma de vagina quando o sítio primário de crescimento é a própria vagina. Os tumores presentes na vagina como crescimentos secundários tanto de sítios genitais quanto de extragenitais não devem ser incluídos. Um crescimento que envolva o colo uterino, incluindo o orifício cervical externo, deve sempre ser designado como carcinoma cervical. Já um crescimento limitado à uretra deve ser classificado como carcinoma de uretra. Os tumores que envolvem a vulva e se estendem para a vagina devem ser considerados carcinomas de vulva.

Estadiamento clínico. A FIGO utiliza o estadiamento clínico para o câncer de vagina. Todos os dados disponíveis antes do primeiro tratamento devem ser utilizados. Os resultados da biópsia ou da aspiração por agulha fina de linfonodos inguinais/femorais (ou outros linfonodos) devem ser incluídos no estadiamento clínico. As regras de estadiamento são semelhantes àquelas para carcinoma de colo uterino.

Estadiamento patológico. Adicionalmente aos dados utilizados para o estadiamento clínico, deve ser utilizada informação disponível a partir do exame do espécime ressecado, incluindo linfonodos pélvicos e retroperitoneais. As categorias pT, pN e pM correspondem às categorias T, N e M.

CLASSIFICAÇÃO TNM

As definições das categorias T correspondem aos estádios aceitos pela Fédération Internationale de Gynécologie et d´Obstétrique (FIGO). Ambos os sitemas estão incluídos, para comparação.

Tumor primário (T)

Categoria TNM	Estádio FIGO	
TX		Tumor primário não pode ser avaliado
T0		Sem evidência de tumor primário
Tis	0	Carcinoma *in situ* (carcinoma pré-invasor)
T1	I	Tumor confinado à vagina
T2	II	Tumor invade tecidos paravaginais, mas não invade a parede pélvica
T3	III	Tumor estende-se à parede pélvica*

| T4 | IVA | Tumor invade a mucosa da bexiga ou do reto e/ou estende-se além da pelve verdadeira (edema bolhoso não é o suficiente para classificar um tumor como T4) |

*Parede pélvica é definida como músculo, fáscia, estruturas neurovasculares ou porções dos ossos pélvicos.

Linfonodos regionais (N)

NX		Linfonodos regionais não podem ser avaliados
N0		Ausência de metástases em linfonodos regionais
N1	IVB	Metástases em linfonodos pélvicos ou inguinais

Metástases a distância (M)

MX		Metástases a distância não podem ser avaliadas
M0		Ausência de metástases a distância
M1	IVB	Metástases a distância

GRUPOS DE ESTADIAMENTO

Estádio 0	Tis	N0	M0
Estádio I	T1	N0	M0
Estádio II	T2	N0	M0
Estádio III	T1-T3	N1	M0
	T3	N0	M0
Estádio IVA	T4	Qualquer N	M0
Estádio IVB	Qualquer T	Qualquer N	M1

TIPO HISTOPATOLÓGICO

O carcinoma de células escamosas é o tipo mais freqüente de câncer de vagina. Aproximadamente 10% dos tumores de vagina são adenocarcinomas. Melanomas e sarcomas ocorrem raramente.

GRAU HISTOLÓGICO

GX	Grau não pode ser avaliado
G1	Bem-diferenciado
G2	Moderadamente diferenciado
G3	Pobremente diferenciado
G4	Indiferenciado

FATORES PROGNÓSTICOS

O fator prognóstico mais significativo é o estadiamento anatômico, que reflete a extensão de invasão nos tecidos adjacentes ou a disseminação metastática.

RESULTADOS DE DESFECHOS

Dados de sobrevida global a partir de séries grandes não são disponíveis devido à raridade desse tumor. No entanto, dados da FIGO de sobrevida em cinco anos, por estádio clínico, em pacientes manejadas com diversas modalidades terapêuticas são mostrados na Figura 27.1.

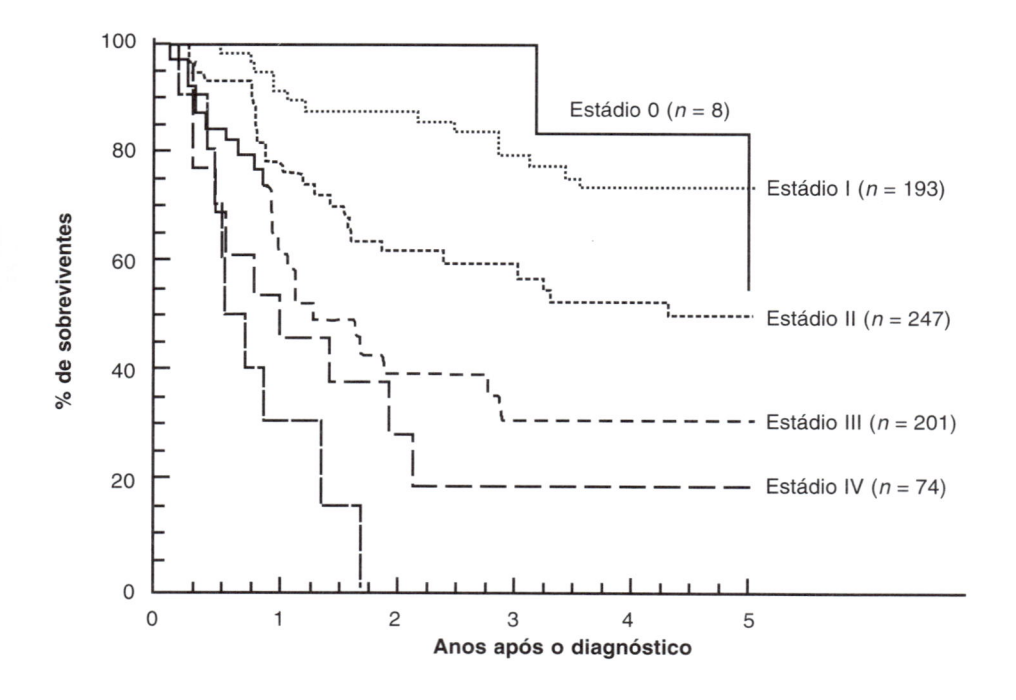

FIGURA 26.1 Pacientes com carcinoma de vagina tratados entre 1993 e 1995. A sobrevida é dada pelo estádio FIGO, n = 201. (Reimpressa com permissão de Beller U, Sideri M, Maisonneuve P et al. Carcinoma of the vagina. FIGO *Annual Report. J Epid Biostat* 2001;6(1):141-52.)

BIBLIOGRAFIA

Beller U, Sideri M, Maisonneuve P, et al: Carcinoma of the vagina. FIGO Annual Report. J Epid Biostat 6:141-152, 2001

Foroudi F, Bull CA, Gebski V: Primary invasive cancer of the vagina: outcome and complications of therapy. Austral Radid 43:472-475, 1999

Goodman A. Primary vaginal cancer. Surg Oncol Clinics North Am 7:347-361, 1998

Pingley S, Shrivastava SK, Sarin R, et al: Primary carcinoma of the vagina: Tata Memorial Hospital Experience. Ind J Radiat Oncol Biol Physics 46:101-108, 2000

Stock RG, Chen AS, Seski J. A 30-year experience in the management of primary carcinoma of the vagina: analysis of prognostic factors and treatment modalities. Gynecol Oncol 56:45-52, 1995

Sulak P, Barnhill D, Heller P, et al: Nonsquamous cancer of the vagina. Gynecol Oncol 29:346-353, 1988

HISTOLOGIAS – VAGINA

M8010/2	Carcinoma *in situ* SOE
M8010/3	Carcinoma das glândulas de Bartholin
M8052/2	Carcinoma de células escamosas papilar, não-invasor
M8052/3	Carcinoma de células escamosas papilar
M8070/2	Carcinoma de células escamosas *in situ* SOE
M8070/3	Carcinoma de células escamosas SOE
M8071/3	Carcinoma de células escamosas, queratinizante, SOE
M8072/3	Carcinoma de células escamosas, de grandes células, não-queratinizante
M8076/2	Carcinoma *in situ* de células escamosas com invasão questionável do estroma
M8076/3	Carcinoma de células escamosas, microinvasivo
M8077/2	Neoplasia intraepitelial escamosa, grau III
M8082/3	Carcinoma linfoepitelial
M8084/3	Carcinoma de células escamosas, tipo de células claras
M8140/2	Adenocarcinoma *in situ* SOE
M8140/3	Adenocarcinoma SOE
M8570/3	Adenocarcinoma com metaplasia escamosa
M8572/3	Adenocarcinoma com metaplasia de células fusiformes
M8800/3	Sarcoma SOE
M8801/3	Sarcoma de células fusiformes

VAGINA

Nome do hospital / endereço

Nome do paciente / informações

Tipo do espécime _____
Tamanho do tumor _____
Tipo histopatológico _____

DEFINIÇÕES

Clínico Patológico

Tumor primário (T)

TNM Categorias	FIGO Estádios	Definições
TX		Tumor primário não pode ser avaliado
T0		Sem evidência de tumor primário
Tis	0	Carcinoma *in situ* (carcinoma pré-invasor)
T1	I	Tumor confinado à vagina
T2	II	Tumor invade tecidos paravaginais, mas não invade a parede pélvica
T3	III	Tumor estende-se à parede pélvica[1]
T4	IVA	Tumor invade a mucosa da bexiga ou do reto e/ou estende-se além da pelve verdadeira (edema bolhoso não é o suficiente para classificar um tumor como T4)

Linfonodos regionais (N)

NX		Linfonodos regionais não podem ser avaliados
N0		Ausência de metástases em linfonodos regionais
N1	IVB	Metástases em linfonodos pélvicos ou inguinais

Metástases a distância (M)

MX		Metástases a distância não podem ser avaliadas
M0		Ausência de metástases a distância
M1	IVB	Metástases a distância

Realizada biópsia do sítio metastático......... ☐ Sim......... ☐ Não
Fonte do espécime patológico metastático_____

Grupos de estadiamento (AJCC/UICC/FIGO)

Estádio 0	Tis	N0	M0
Estádio I	T1	N0	M0
Estádio II	T2	N0	M0
Estádio III	T1-T3	N1	M0
	T3	N0	M0
Estádio IVA	T4	Qualquer N	M0
Estádio IVB	Qualquer T	Qualquer N	M1

Grau histológico (G)

GX   Grau não pode ser avaliado
G1   Bem-diferenciado
G2   Moderadamente diferenciado
G3   Pobremente diferenciado
G4   Indiferenciado

Notas
1. A parede pélvica é definida como músculo, fáscia, estruturas neurovasculares ou porções dos ossos pélvicos.

VAGINA

Tumor residual (R)
- ☐ RX   Presença de tumor residual não pode ser avaliada
- ☐ R0   Sem tumor residual
- ☐ R1   Tumor residual microscópico
- ☐ R2   Tumor residual macroscópico

Símbolos descritivos

Para a identificação de casos especiais de classificação TNM ou pTNM, o sufixo "m" e os prefixos "y", "r" e "a" são utilizados. Embora eles não afetem o estadiamento, indicam casos que requerem análise separada.

- ☐ **Sufixo "m"**. Indica a presença de tumores primários múltiplos em um único sítio e é registrado entre parênteses: pT(m)NM.
- ☐ **Prefixo "y"**. Indica os casos nos quais a classificação é realizada durante ou logo após o tratamento. A categoria cTNM ou pTNM é identificada pelo prefixo "y". O ycTNM ou ypTNM categoriza a extensão do tumor realmente presente no momento do exame. A categoria "y" não é uma estimativa da extensão do tumor antes do tratamento.
- ☐ **Prefixo "r"**. Indica um tumor recorrente estadiado após uma sobrevida livre de doença e é identificado pelo prefixo "r": rTNM (ver reclassificação "r" anterior, como rTNM).
- ☐ **Prefixo "a"**. Designa o estádio determinado por autópsia: aTNM.

Indicadores prognósticos (se aplicável)

Notas
Símbolos Descritivos Adicionais

Invasão de vasos linfáticos (L)
LX   Invasão de vasos linfáticos não pode ser avaliada
L0   Ausência de invasão de vasos linfáticos
L1   Invasão de vasos linfáticos

Invasão venosa (V)
VX   Invasão venosa não pode ser avaliada
V0   Ausência de invasão venosa
V1   Invasão venosa microscópica
V2   Invasão venosa macroscópica

VAGINA

ILUSTRAÇÃO
Indique no diagrama o tumor primário e os linfonodos regionais envolvidos.

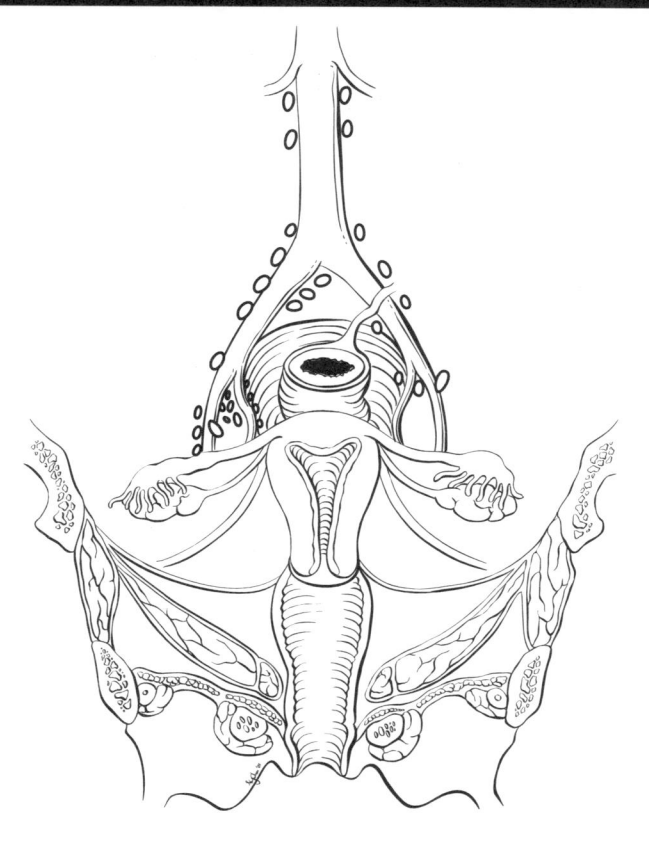

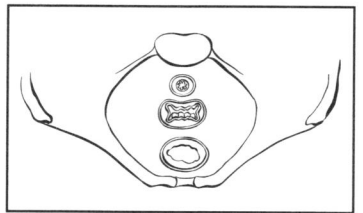

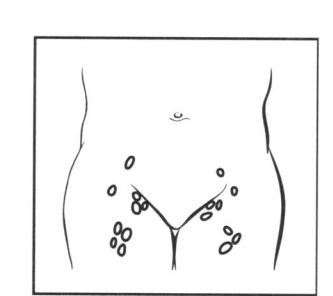

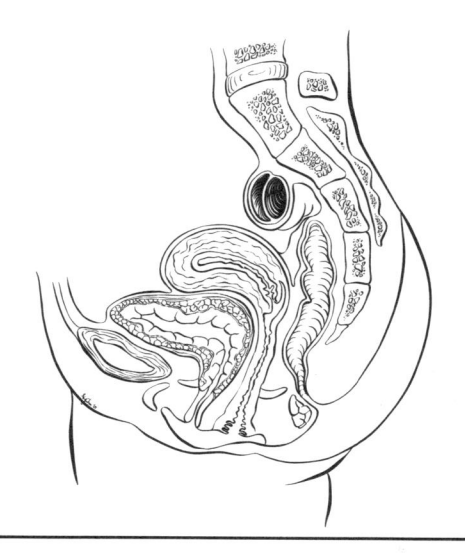

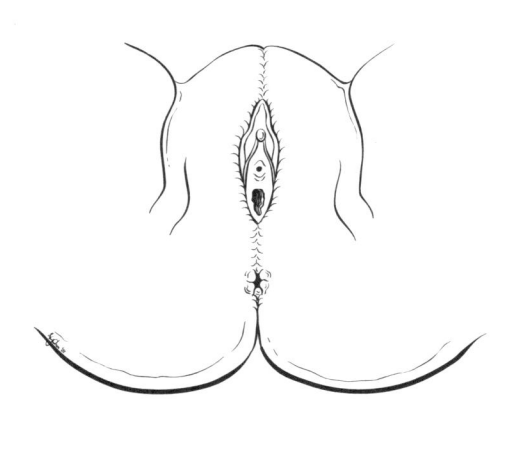

Assinatura do médico _____ Data _____

28
Colo uterino

C53.0 Neoplasia maligna da endocérvice
C53.1 Neoplasia maligna da exocérvice
C53.8 Lesão invasiva do colo do útero
C53.9 Neoplasia maligna do colo do útero

RESUMO DAS ALTERAÇÕES

- A definição TNM e o grupo de estadiamento para este capítulo não se modificaram em relação à quinta edição.

ANATOMIA

Sítio primário. O colo (ou cérvice) uterino é o terço inferior do útero, com formato cilíndrico e projeta-se para o interior da vagina, no seu terço superior. O canal endocervical está no interior da cérvice uterina, é revestido por epitélio glandular ou colunar e serve de passagem de conexão da vagina com a cavidade uterina. A porção vaginal do colo uterino, conhecida como exocérvice, é recoberta por epitélio escamoso. A junção escamocolunar (JEC) geralmente localiza-se no orifício cervical externo, onde se inicia o canal endocervical. O câncer de colo uterino pode se originar a partir do epitélio escamoso da exocérvice ou do epitélio glandular do canal endocervical.

Linfonodos regionais. O colo uterino é drenado pelas vias dos paramétrios e ligamentos cardinais e uterossacros para os seguintes linfonodos regionais:

Parametriais
Paracervicais
Obturadores
Ilíacos internos (hipogástricos)
Ilíacos externos
Ilíacos comuns
Sacrais
Pré-sacrais

Metástases a distância. Os sítios mais comuns de disseminação a distância incluem os linfonodos aórticos e mediastinais, os pulmões e os ossos. O envolvimento para-aórtico é considerado metástase a distância e codificado como M1.

REGRAS PARA A CLASSIFICAÇÃO

A doença deve ser confirmada histologicamente. Essa classificação aplica-se apenas a carcinomas.

Estadiamento clínico. Como várias pacientes são tratadas com radioterapia e nunca serão submetidas a estadiamento patológico cirúrgico, é preferido o estadiamento clínico, uma vez que fornece uniformidade. Assim, o estadiamento do câncer cervical da FIGO é clínico.

O estádio clínico deve ser determinado antes do início do tratamento definitivo e não pode ser alterado devido a achados subseqüentes após o início desse tratamento. Quando há dúvidas em relação a qual estádio o câncer pertence, deve-se utilizar o mais precoce. Deve ser realizado exame clínico cuidadoso deve ser realizado em todos os casos, preferencialmente por um examinador experiente e com a paciente sob anestesia. Os seguintes exames são recomendados para fins de estadiamento: palpação, inspeção, colposcopia, curetagem endocervical, histeroscopia, cistoscopia, proctoscopia, urografia intravenosa e exame dos pulmões e dos ossos do esqueleto. Suspeita de envolvimento da mucosa da bexiga ou do reto deve ser confirmada com biópsia e exame histológico. Pode ser utilizada citologia por aspiração com agulha fina de linfonodos ou de massa palpáveis, mas biópsia ou aspiração guiada por laparoscopia ou exames radiológicos não deve ser empregada no estadiamento clínico. Os resultados de exames adicionais, como tomografia computadorizada (TC), ressonância nuclear magnética (RNM), tomografia por emissão de pósitrons (PET), linfangiografia, arteriografia e venografia podem não ser usados para determinar o estádio clínico visto serem técnicas indisponíveis universalmente. No entanto, elas podem ser utilizadas para desenvolver um plano de tratamento.

Estadiamento patológico. Em casos tratados cirurgicamente, os achados patológicos nos tecidos removidos podem formar uma base acurada da extensão da doença. Tais achados não podem alterar o estadiamento clínico, mas devem ser registrados da maneira descrita para o estadiamento patológico da doença. A nomenclatura pTNM é apropriada para esse propósito e corresponde às categorias T, N e M. Em alguns casos, a histerectomia é realizada na presença de um carcinoma cervical invasivo que não era suspeito anteriormente, situações que devem ser relatadas separadamente, pois não há como realizar o estadiamento clínico nem incluir o câncer nas estatísticas terapêuticas.

CLASSIFICAÇÃO TNM

As definições das categorias T correspondem aos estádios aceitos pela Fédération Internationale de Gynécologie et d'Obstétrique (FIGO). Ambos os sitemas estão incluídos, para comparação.

Tumor primário (T)

Categoria TNM	Estádio FIGO	
TX		Tumor primário não pode ser avaliado
T0		Sem evidência de tumor primário
Tis	0	Carcinoma in situ
T1	I	Carcinoma cervical confinado ao útero (extensão para o corpo deve ser desconsiderada)
*T1a	IA	Carcinoma invasor diagnosticado apenas por microscopia. Invasão do estroma com profundidade máxima de 5 mm (medida a partir da base do epitélio) e propagação horizontal de 7 mm ou menos. O envolvimento de espaços vasculares, venosos ou linfáticos, não afeta a classificação
T1a1	IA1	Invasão de estroma com 3 mm ou menos e propagação horizontal de 7 mm ou menos
T1a2	IA2	Invasão de estroma com mais de 3 mm mas menos de 5 mm e propagação horizontal de 7 mm ou menos
T1b	IB	Lesão clinicamente visível confinada ao colo do útero ou lesão microscópica maior que T1a/IA2
T1b1	IB1	Lesão clinicamente visível com 4 cm ou menos na sua maior dimensão
T1b2	IB2	Lesão clinicamente visível com mais de 4 cm na sua maior dimensão
T2	II	Carcinoma cervical invade além do útero, mas não chega na parede pélvica nem no terço inferior da vagina
T2a	IIA	Tumor não invade paramétrios
T2b	IIB	Tumor invade paramétrios
T3	III	Tumor estende-se à parede pélvica e/ou envolve o terço inferior da vagina e/ou causa hidronefrose ou rim não-funcionante
T3a	IIIA	Tumor envolve o terço inferior da vagina, sem extensão à parede pélvica
T3b	IIIB	Tumor estende-se à parede pélvica e/ou causa hidronefrose ou rim não-funcionante
T4	IVA	Tumor invade a mucosa da bexiga ou do reto e/ou estende-se além da pelve verdadeira (edema bolhoso não é o suficiente para classificar um tumor como T4)

*Todas as lesões macroscopicamente visíveis – mesmo com invasão superficial – são T1b/IB.

Linfonodos regionais (N)

NX	Linfonodos regionais não podem ser avaliados
N0	Ausência de metástases em linfonodos regionais
N1	Metástases em linfonodos regionais

Metástases a distância (M)

MX		Metástases a distância não podem ser avaliadas
M0		Ausência de metástases a distância
M1	IVB	Metástases a distância (incluindo metástases em linfonodos pélvicos)

GRUPOS DE ESTADIAMENTO

Estádio 0	Tis	N0	M0
Estádio I	T1	N0	M0
Estádio IA	T1a	N0	M0
Estádio IA1	T1a1	N0	M0
Estádio IA2	T1a2	N0	M0
Estádio IB	T1b	N0	M0
Estádio IB1	T1b1	N0	M0
Estádio IB2	T1b2	N0	M0
Estádio II	T2	N0	M0
Estádio IIA	T2a	N0	M0
Estádio IIB	T2b	N0	M0
Estádio III	T3	N0	M0
Estádio IIIA	T3a	N0	M0
Estádio IIIB	T1	N1	M0
	T2	N1	M0
	T3a	N1	M0
	T3b	Qualquer N	M0
Estádio IVA	T4	Qualquer N	M0
Estádio IVB	Qualquer T	Qualquer N	M1

TIPO HISTOPATOLÓGICO

Os casos devem ser classificados como carcinoma de cérvice se o crescimento primário for nesse local, incluindo todos os carcinomas. A graduação é encorajada, mas não deve ser a base para modificar os grupos de estadiamento. Quando a cirurgia é o tratamento primário, os achados histológicos permitem o estadiamento patológico, e a nomenclatura pTNM deve ser empregada. Os tipos histológicos são:

Neoplasia intra-epitelial cervical, grau III
Carcinoma de células escamosas *in situ*
Carcinoma de células escamosas
    Invasor
    Queratinizante
    Não-queratinizante
    Verrucoso
Adenocarcinoma *in situ*
Adenocarcinoma invasor
Adenocarcinoma endometrióide
Adenocarcinoma de células claras
Carcinoma adenoescamoso
Carcinoma adenóide cístico
Carcinoma adenóide de células basais
Carcinoma de pequenas células
Neuroendócrino
Carcinoma indiferenciado

GRAU HISTOLÓGICO

GX   Grau não pode ser avaliado
G1   Bem-diferenciado
G2   Moderadamente diferenciado
G3   Pobremente diferenciado
G4   Indiferenciado

FATORES PROGNÓSTICOS

Os dados atuais sugerem que mais de 90% dos tumores cervicais de células escamosas contêm DNA do papilomavírus humano (HPV), mais freqüentemente dos tipos 16 e 18. Além da extensão ou do estádio da doença, os fatores prognósticos incluem a histologia e a diferenciação do tumor. Os carcinomas de pequenas células, neuroendócrino e de células claras têm um prognóstico ruim, da mesma forma que os carcinomas pobremente diferenciados. As mulheres com câncer de colo uterino que sofreu infecção pelo vírus da imunodeficiência humana (HIV) são definidas como portadoras da síndrome de imunodeficiência adquirida (AIDS) e apresentam prognóstico muito ruim, via de regra com tumores rapidamente progressivos.

RESULTADOS DE DESFECHOS

A sobrevida global por estádios de mais de 11 mil pacientes tratadas de 1993 a 1995 é demonstrada na Figura 28.1.

BIBLIOGRAFIA

Benedet JL, Odicino F, Maisonneuve P, et al: Carcinoma of the cervix. FIGO Annual Report. J Epid Biostat 6:5-44, 2001
Bodurka-Bevers D, Morris M, Eifel PJ, et al: Posttherapy surveillance of women with cervical cancer: an outcomes analysis. Gynecol Oncol 78:187-193, 2000
Coucke PA, Maingon P, Ciernik IF, et al: A survey on staging and treatment in uterine cervical carcinoma in the Radiotherapy Cooperati-

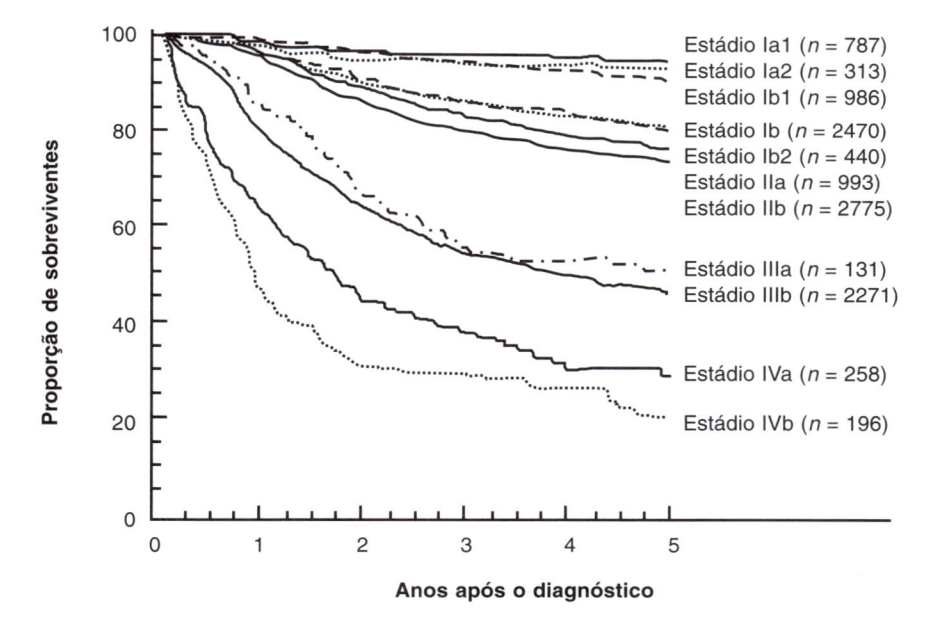

FIGURA 28.1 Carcinoma de colo uterino: pacientes tratadas em 1993 a 1995. A sobrevida é dada pelo estádio FIGO, n = 11.620. (Reimpressa com permissão de Benedet JL, Odicino F, Maisonneuve P e cols. Carcinoma of the cervix. *FIGO Annual Report. J Epid Biostat* 2001;6:5-44.)

ve Group of the European Organization for Research and Treatment of Cancer. Rad Oncol 54:221-228, 2000

Koh WJ, Panwala K, Greer B: Adjuvant therapy for high-risk, early stage cervical cancer. Semin Rad Oncol 10:51-60, 2000

Perez CA, Grigsby PW, Chao KS, et al: Tumor size, irradiation dose, and long-term outcome of carcinoma of uterine cervix. Intl J Rad Oncol, Biol, Physics 41:307-317, 1998

Zaino RJ, Glandular lesions of the uterine cervix. Mod Pathol 13:261-274, 2000

HISTOLOGIAS – COLO UTERINO

M8020/3	Carcinoma indiferenciado SOE
M8041/3	Carcinoma de células pequenas SOE
M8051/3	Carcinoma verrucoso SOE
M8070/2	Carcinoma de células escamosas *in situ* SOE
M8070/3	Carcinoma de células escamosas SOE
M8071/3	Carcinoma de células escamosas queratinizante SOE
M8072/3	Carcinoma de células escamosas de grandes células, não-queratinizante SOE
M8073/3	Carcinoma de células escamosas, de células pequenas, não-queratinizante
M8077/2	Neoplasia intra-epitelial escamosa, grau III
M8098/3	Carcinoma adenóide basal
M8140/2	Adenocarcinoma *in situ* SOE
M8140/3	Adenocarcinoma SOE
M8200/3	Carcinoma cístico adenóide
M8246/3	Carcinoma neuroendócrino
M8310/3	Adenocarcinoma de células claras SOE
M8380/3	Carcinoma endometrióide SOE
M8560/3	Carcinoma adenoescamoso

COLO UTERINO

Nome do hospital / endereço

Nome do paciente / informações

Tipo do espécime _____ Tipo histopatológico _____
Tamanho do tumor _____

DEFINIÇÕES

Clínico *Patológico*

Tumor primário (T)

Categoria TNM	Estádio FIGO	
TX		Tumor primário não pode ser avaliado
T0		Sem evidência de tumor primário
Tis	0	Carcinoma *in situ*
T1	I	Carcinoma cervical confinado ao útero (extensão para o corpo deve ser desconsiderada)
T1a	IA	Carcinoma invasor diagnosticado apenas por microscopia[1]; invasão do estroma com profundidade máxima de 5 mm (medida a partir da base do epitélio) e propagação horizontal de 7 mm ou menos Envolvimento de espaços vasculares, venosos ou linfáticos, não afeta a classificação
T1a1	IA1	Invasão de estroma com 3 mm ou menos e propagação horizontal de 7 mm ou menos
T1a2	IA2	Invasão de estroma com mais de 3 mm mas menos de 5 mm e propagação horizontal de 7 mm ou menos
T1b	IB	Lesão clinicamente visível confinada ao colo do útero ou lesão microscópica maior que T1a/IA2
T1b1	IB1	Lesão clinicamente visível com 4 cm ou menos na sua maior dimensão
T1b2	IB2	Lesão clinicamente visível com mais de 4 cm na sua maior dimensão
T2	II	Carcinoma cervical invade além do útero, mas não chega na parede pélvica nem no terço inferior da vagina
T2a	IIA	Tumor não invade os paramétrios
T2b	IIB	Tumor invade os paramétrios
T3	III	Tumor estende-se à parede pélvica e/ou envolve o terço inferior da vagina e/ou causa hidronefrose ou rim não-funcionante.
T3a	IIIA	Tumor envolve o terço inferior da vagina, sem extensão à parede pélvica
T3b	IIIB	Tumor estende-se à parede pélvica e/ou causa hidronefrose ou rim não-funcionante
T4	IVA	Tumor invade a mucosa da bexiga ou do reto e/ou estende-se além da pelve verdadeira (edema bolhoso não é o suficiente para classificar um tumor como T4).

Linfonodos regionais (N)

NX Linfonodos regionais não podem ser avaliados
N0 Ausência de metástases em linfonodos regionais
N1 Metástases em linfonodos regionais

Metástases a distância (M)

MX Metástases a distância não podem ser avaliadas
M0 Ausência de metástases a distância
M1 IVB Metástases a distância (incluindo metástases em linfonodos pélvicos)
Realizada biópsia do sítio metastático.......... ☐ Sim.......... ☐ Não
Fonte do espécime patológico metastático _____

Notas

1. A profundidade de invasão é definida como a medida do tumor desde a junção epitelioestromal da papila dérmica adjacente mais superficial até o ponto mais profundo de invasão.

MANUAL DE ESTADIAMENTO DO CÂNCER

COLO UTERINO

Clínico	Patológico
☐	☐
☐	☐
☐	☐
☐	☐
☐	☐
☐	☐
☐	☐
☐	☐
☐	☐
☐	☐
☐	☐
☐	☐
☐	☐
☐	☐
☐	☐

☐	☐		
☐	☐		

Grupos de estadiamento (AJCC/UICC/FIGO)

Estádio 0	Tis	N0	M0
Estádio I	T1	N0	M0
Estádio IA	T1a	N0	M0
Estádio IA1	T1a1	N0	M0
Estádio IA2	T1a2	N0	M0
Estádio IB	T1b	N0	M0
Estádio IB1	T1b1	N0	M0
Estádio IB2	T1b2	N0	M0
Estádio II	T2	N0	M0
Estádio IIA	T2a	N0	M0
Estádio IIB	T2b	N0	M0
Estádio III	T3	N0	M0
Estádio IIIA	T3a	N0	M0
Estádio IIIB	T1	N1	M0
	T2	N1	M0
	T3a	N1	M0
	T3b	Qualquer N	M0
Estádio IVA	T4	Qualquer N	M0
Estádio IVB	Qualquer T	Qualquer N	M1

Notas
Símbolos Descritivos Adicionais

Invasão de vasos linfáticos (L)
LX Invasão de vasos linfáticos não pode ser avaliada
L0 Ausência de invasão de vasos linfáticos
L1 Invasão de vasos linfáticos

Invasão venosa (V)
VX Invasão venosa não pode ser avaliada
V0 Ausência de invasão venosa
V1 Invasão venosa microscópica
V2 Invasão venosa macroscópica

Grau histológico (G)
☐ GX Grau não pode ser avaliado
☐ G1 Bem-diferenciado
☐ G2 Moderadamente diferenciado
☐ G3 Pobremente diferenciado
☐ G4 Indiferenciado

Tumor residual (R)
☐ RX Presença de tumor residual não pode ser avaliada
☐ R0 Sem tumor residual
☐ R1 Tumor residual microscópico
☐ R2 Tumor residual macroscópico

Símbolos descritivos
Para a identificação de casos especiais de classificação TNM ou pTNM, o sufixo "m" e os prefixos "y", "r" e "a" são utilizados. Embora eles não afetem o estadiamento, indicam casos que requerem análise separada.

☐ **Sufixo "m"**. Indica a presença de tumores primários múltiplos em um único sítio e é registrado entre parênteses: pT(m)NM.

☐ **Prefixo "y"**. Indica os casos nos quais a classificação é realizada durante ou logo após o tratamento. A categoria cTNM ou pTNM é identificada pelo prefixo "y". O ycTNM ou ypTNM categoriza a extensão do tumor realmente presente no momento do exame. A categoria "y" não é uma estimativa da extensão do tumor antes do tratamento.

☐ **Prefixo "r"**. Indica um tumor recorrente estadiado após uma sobrevida livre de doença e é identificado pelo prefixo "r": rTNM (ver reclassificação "r" anterior, como rTNM).

☐ **Prefixo "a"**. Designa o estádio determinado por autópsia: aTNM.

Indicadores prognósticos (se aplicável)

COLO UTERINO

ILUSTRAÇÃO
Indique no diagrama o tumor primário e os linfonodos regionais envolvidos.

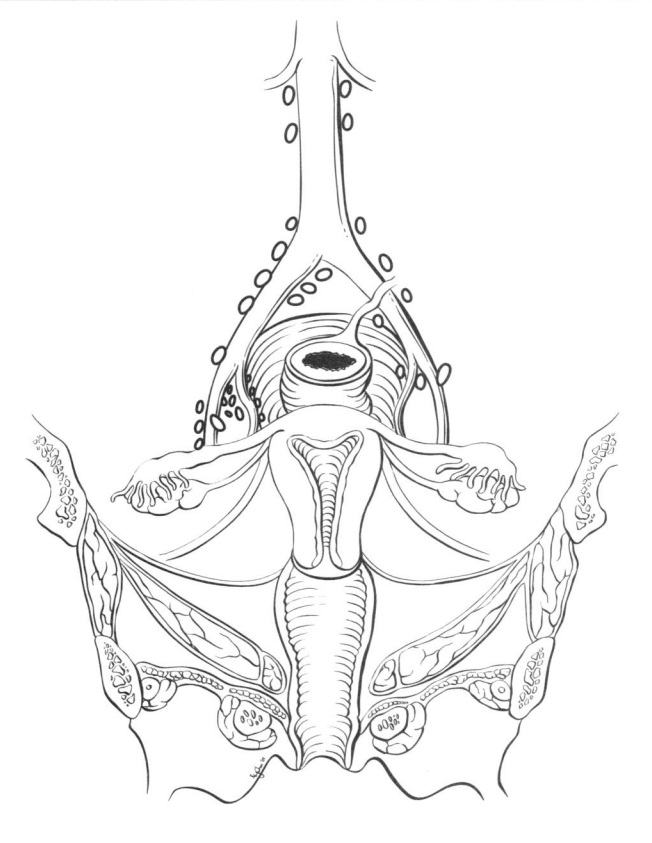

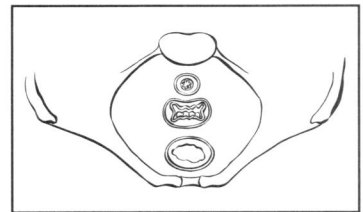

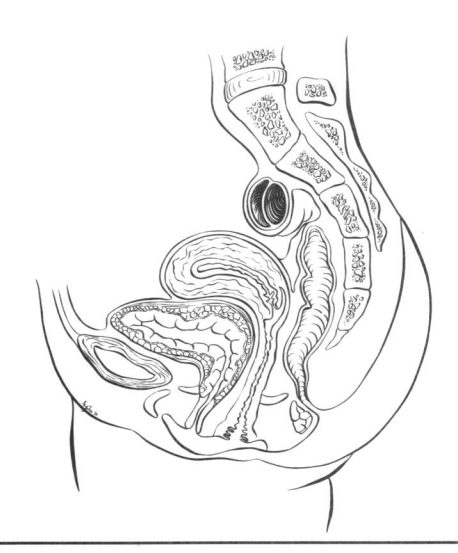

Assinatura do médico _____ Data _____

MANUAL DE ESTADIAMENTO DO CÂNCER

29
Corpo do útero

C54.0 Neoplasia maligna do istmo do útero
C54.1 Neoplasia maligna do endométrio
C54.2 Neoplasia maligna do miométrio
C54.3 Neoplasia maligna do fundo do útero
C54.8 Lesão invasiva do corpo do útero
C54.9 Neoplasia maligna do corpo do útero SOE
C55.9 Neoplasia maligna do útero, porção não-especificada

RESUMO DAS ALTERAÇÕES

- A definição TNM e o grupo de estadiamento para este capítulo não se modificaram em relação à quinta edição.

ANATOMIA

Sítio primário. Os dois terços superiores do útero, acima do nível do orifício cervical interno, são referidos como corpo do útero, o qual possui forma de pêra. Os ovidutos (trompas de Falópio) e os ligamentos redondos ingressam no útero nos seus cornos superiores externos. A porção do útero que está acima de uma linha que conecta os orifícios tubo-uterinos é referida como fundo do útero; o terço inferior do útero, ou segmento uterino inferior, é chamado de colo (ou cérvice). Os tumores envolvendo a mucosa endocervical e/ou o estroma da endocérvice têm importância prognóstica e afetam o estadiamento (T2). A localização do tumor deve ser cuidadosamente avaliada e registrada pelo patologista. A profundidade de invasão tumoral no interior do miométrio também possui significância prognóstica e deve ser incluída no relato patológico. A extensão do tumor para os parametrios, por meio da parede do miométrio, ocorre ocasionalmente, constituindo-se uma extensão regional (T3a). O envolvimento dos ovários (T3a), por extensão direta ou metástases, ou extensão para a vagina (T3b) não ocorre com relativa freqüência.

Linfonodos regionais. Os linfonodos regionais são pareados e cada um dos sítios pares deve ser examinado:

Obturadores
Ilíacos internos (hipogástricos)
Ilíacos externos
Ilíacos comuns
Para-aórticos
Pré-sacrais
Parametriais
Linfonodos pélvicos SOE

Para uma avaliação adequada dos linfonodos regionais, amostragens dos linfonodos para-aórticos e obturadores bilaterais e de, no mínimo, um outro grupo regional devem ser documentados nos relatos operatórios e patológicos cirúrgicos.

Os linfonodos parametriais não são comumente detectados, a não ser que uma histerectomia radical seja realizada para casos com invasão macroscópica de estroma cervical.

Metástases a distância. A vagina e os pulmões são sítios comuns de disseminação a distância. Na doença avançada, metástases intra-abdominais ocorrem com freqüência.

REGRAS PARA A CLASSIFICAÇÃO

Essa classificação aplica-se apenas a carcinomas e a tumores mesodérmicos mistos malignos. A doença deve ser confirmada histologicamente e graduada.

Estadiamento clínico. Se o cirurgião percebe que amostragens sistemáticas dos linfonodos regionais acarretarão uma taxa risco-benefício desfavorável, a avaliação clínica de grupos pertinentes de linfonodos (obturadores, para-aórticos, ilíacos internos, ilíacos comuns e ilíacos externos) deve ser realizada e registrada no relato cirúrgico como cN.

Um pequeno número de pacientes pode ser tratado com radioterapia primária; nesses casos, o estadiamento clínico deve ser feito com o sistema adotado em 1971 pela FIGO. A designação desse sistema de estadiamento deve ser registrada (cT).

Estadiamento patológico. A FIGO utiliza o estadiamento cirúrgico-patológico para o câncer do corpo do útero, devendo o estádio ser definido no momento do tratamento cirúrgico definitivo ou antes da radioterapia ou da quimioterapia, quando essas forem as modalidades terapêuticas iniciais. O estádio não deve ser alterado com base na progressão ou na recorrência da doença ou com base na resposta ao tratamento químio ou radioterápico que precede a ressecção cirúrgica. Idealmente, a profundidade de invasão do miométrio (em milímetros) deve ser registrada junto com a espessura do miométrio naquele nível (registrada como percentagem de invasão miometrial).

A presença de carcinoma em linfonodos regionais é uma variável prognóstica clinicamente crítica. Diversos estudos confirmaram a inacurácia da avaliação clínica de metástases em linfonodos regionais, em vários sítios anatômicos, razão pela qual a avaliação cirúrgico-patológica dos linfonodos regionais é bastante recomendada para todas as pacientes com câncer de corpo uterino (também recomendada pela FIGO).

A curetagem fracionada não é um método adequado para estabelecer o diagnóstico de envolvimento cervical ou para distinguir entre estádios I e II. Essa diferenciação deve ser feita pela verificação histológica da suspeita de envolvimento cervical ou pelo exame histopatológico do útero removido.

As categorias pT, pN e pM correspondem às T, N e M e são utilizadas para designar casos nos quais espécimes patológicos adequados estão disponíveis para o acurado estadiamento em grupos. Quando não há achados cirúrgico-patológicos suficientes, as categorias clínicas cT, cN e cM devem ser utilizadas.

CLASSIFICAÇÃO TNM

As definições das categorias T correspondem aos estádios aceitos pela FIGO, os quais são subdivididos de acordo com o grau histológico do tumor – por exemplo, estádio IC G2. Ambos os sistemas são incluídos para comparação.

Tumor primário (T) – Achados cirúrgicos – patológicos

Categoria TNM	Estádio FIGO	
TX		Tumor primário não pode ser avaliado
T0		Sem evidência de tumor primário
Tis	0	Carcinoma *in situ*
T1	I	Tumor confinado ao corpo do útero
T1a	IA	Tumor limitado ao endométrio
T1b	IB	Tumor invade menos da metade do miométrio
T1c	IC	Tumor invade a metade do miométrio ou mais
T2	II	Tumor invade o colo uterino, mas não se estende além do útero
T2a	IIA	Tumor limitado ao epitélio glandular da endocérvice. Não há evidência de invasão do tecido conjuntivo estromal
T2b	IIB	Invasão do tecido conjuntivo estromal do colo uterino
T3	III	Disseminação local e/ou regional, conforme definido adiante
T3a	IIIA	Tumor envolve a serosa e/ou os anexos (extensão direta ou metástases) e/ou a presença de células malignas no líquido de ascite ou no lavado peritoneal
T3b	IIIB	Envolvimento da vagina (extensão direta ou metástases)
T4	IVA	Tumor invade a mucosa da bexiga ou do intestino e/ou estende-se além da pelve verdadeira (edema bolhoso não é o suficiente para classificar um tumor como T4)

Linfonodos regionais (N)

NX		Linfonodos regionais não podem ser avaliados
N0		Ausência de metástases em linfonodos regionais
N1	IIIC	Metástases em linfonodos pélvicos e/ou para-aórticos

Metástases a distância (M)

MX		Metástases a distância não podem ser avaliadas.
M0		Ausência de metástases a distância
M1	IVB	Metástases a distância (incluindo metástases em linfonodos abdominais outros que não os para-aórticos e/ou inguinais; exclui metástases para vagina, serosa pélvica ou anexos)

GRUPOS DE ESTADIAMENTO

Estádio 0	Tis	N0	M0
Estádio I	T1	N0	M0
Estádio IA	T1a	N0	M0
Estádio IB	T1b	N0	M0
Estádio IC	T1c	N0	M0
Estádio II	T2	N0	M0
Estádio IIA	T2a	N0	M0
Estádio IIB	T2b	N0	M0
Estádio III	T3	N0	M0
Estádio IIIA	T3a	N0	M0
Estádio IIIB	T3b	N0	M0
Estádio IIIC	T1	N1	M0
	T2	N1	M0
	T3	N1	M0
Estádio IVA	T4	Qualquer N	M0
Estádio IVB	Qualquer T	Qualquer N	M1

TIPO HISTOPATOLÓGICO

Carcinomas endometrióides
Adenocarcinoma viloglandular
Adenocarcinoma com elementos escamosos benignos, metaplasia escamosa ou diferenciação escamosa (adenoacantoma)
Carcinoma adenoescamoso (adenocarcinoma misto e carcinoma de células escamosas)
Adenocarcinoma mucinoso
Adenocarcinoma seroso (papilar seroso)
Adenocarcinoma de células claras
Carcinoma de células escamosas
Carcinoma indiferenciado
Tumores mesodérmicos mistos malignos

Os sarcomas do útero não devem ser incluídos.

GRAU HISTOLÓGICO

GX Grau não pode ser avaliado
G1 Bem-diferenciado
G2 Moderadamente diferenciado
G3-4 Pobremente diferenciado ou indiferenciado

Histopatologia – Grau de diferenciação. Os casos de carcinoma de corpo uterino devem ser agrupados de acordo com o grau de diferenciação do adenocarcinoma, conforme a seguir:

G1 5% ou menos de padrão de crescimento sólido não-escamoso ou não-morular
G2 6 a 50% de padrão de crescimento sólido não-escamoso ou não-morular
G3 Mais de 50% de padrão de crescimento sólido não-escamoso ou não-morular

Notas da graduação patológica

1. Atipia nuclear notável, inapropriada para o grau arquitetural, aumenta o grau para 3.
2. Tumores serosos, de células claras e mesodérmicos mistos são de alto risco e considerados Grau 3.
3. Adenocarcinomas com elementos escamosos benignos (metaplasia escamosa) são graduados de acordo com o grau nuclear do componente glandular.

FATORES PROGNÓSTICOS

A presença ou não de doença metastática em linfonodos regionais é o fator prognóstico mais importante em carcinomas clinicamente confinados ao útero, constituindo-se em indicadores da probabilidade de metástases linfonodais. A biópsia de endométrio pré-operatória não se correlaciona acuradamente com o grau tumoral nem com a profundidade de invasão do miométrio.

A presença ou a ausência de envolvimento de espaços linfovasculares do miométrio é importante na maioria das séries, mas não em todas elas. Quando presente, o envolvimento de espaços linfovasculares aumenta a probabilidade de metástases para linfonodos regionais.

A importância de células tumorais presentes em lavados peritoneais e a presença de focos metastáticos nos anexos podem ter impacto adverso no prognóstico, mas permanecem assunto controverso, necessitando de futuros estudos.

Os adenocarcinomas papilares serosos e de células claras têm maior incidência de doença extra-uterina no momento do diagnóstico do que adenocarcinomas endometrióides. O risco de doença extra-uterina não se correlaciona com a profundidade de invasão miometrial, pois as metástases disseminadas abdominais podem ser encontradas quando não há invasão do miométrio. Por esse motivo, tais tumores são classificados como Grau 3.

Em malignidades com elementos escamosos, a agressividade do tumor parece relacionar-se ao grau de diferenciação do componente glandular, em vez daquele do elemento escamoso. Estudos clínico-patológicos e imunohistoquímicos permitem a classificação de tumores mesodérmicos mistos malignos como malignidades de alto grau (G3) de origem epitelial, em vez de sarcomas com diferenciação mista epitelial e mesenquimal (como nos sistemas de classificação anteriores).

Os dados que consideram o impacto da ploidia do DNA, do perfil de receptores de estrogênio e de progesterona e da expressão de genes supressores tumorais e oncogenes não são suficientemente maduros para serem incorporados nos grupos de estadiamento, no momento.

RESULTADOS DE DESFECHOS

O significado do estadiamento clínico, comparado ao cirúrgico-patológico, é demonstrado na Figura 29.1. O prognóstico para pacientes com doença em estádio clínico I é semelhante ao de mulheres com estádio cirúrgico III; o prognóstico do estádio clínico III é semelhante ao do estádio cirúrgico IV. Tais achados enfatizam a importância de separar claramente pacientes cujo estadiamento foi clínico daquelas cujo estadiamento foi cirúrgico-patológico, de acordo com as recomendações do AJCC e da FIGO.

BIBLIOGRAFIA

Cirisano FD, Robboy SF, Dodge RK, et al: The outcome of stage I-II clinically and surgically staged papillary serous and clear cell endometrial cancers when compared with endometrioid carcinoma. Gynecol Oncol 77:55-65, 2000

Colombi RP: Sarcomatoid carcinomas of the female genital tract (malignant mixed mullerian tumors). Semin Diagn Pathol 10:169-175, 1993

Creasman W, Odicino F, Maisonneuve P, et al: Carcinoma of the corpus uteri: FIGO Annual Report. J Epidemiol Biostat 145-86,2001

Creutzberg CL, van Patten LE, Koper PC, et al: Surgery and postop radiotherapy vs surgery alone for patients with stage I endometrial carcinoma: multicenter randomized trial. PORTEC Study Group. Lancet 355:1404-1411, 2000

Gershenson DM (Ed.): Guidelines for referral to a gynecologic oncologist: rationale and benefits. Gyn Oncology 78:S1-13, 2000

Marth C, Windbichler G, Petru E, et al: Parity as an independent prognostic factor in malignant mixed mesodermal tumors of the endometrium. Gynecol Oncol 64:121-125, 1997

Wheeler DT, Bell KA, Kurman RJ, et al: Minimal uterine serous carcinoma: diagnosis and clinicopathologic correlation. Am J Surg Pathol 24:797-806, 2000

Zaino RJ, Kurman RJ, Diana KL, et al: The utility of the revised International Federation of Gynecology and Obstetrics histologic grading of endometrial adenocarcinoma using a defined nuclear grading system. Cancer 75:81-86, 1995

Zerba MJ, Bristow R, Grumbine FC, et al: Inability of preoperative computed tomography scans to accurately predict the extent of myometrial invasion and extracorporal spread in endometrial cancer. Gynecol Oncol 78:67–70, 2000

HISTOLOGIAS – CORPO DO ÚTERO

M8020/3	Carcinoma indiferenciado SOE
M8070/3	Carcinoma de células escamosas SOE
M8263/2	Adenocarcinoma *in situ* em adenoma tubuloviloso
M8310/3	Adenocarcinoma de células claras SOE
M8380/3	Carcinoma endometrióide SOE
M8383/3	Adenocarcinoma endometrióide, variante de células ciliadas
M8441/3	Cistadenocarcinoma seroso SOE
M8460/3	Cistadenocarcinoma seroso papilar
M8480/3	Adenocarcinoma mucinoso
M8560/3	Carcinoma adenoescamoso
M8570/3	Adenocarcinoma com metaplasia escamosa
M8951/3	Tumor mesodérmico misto maligno

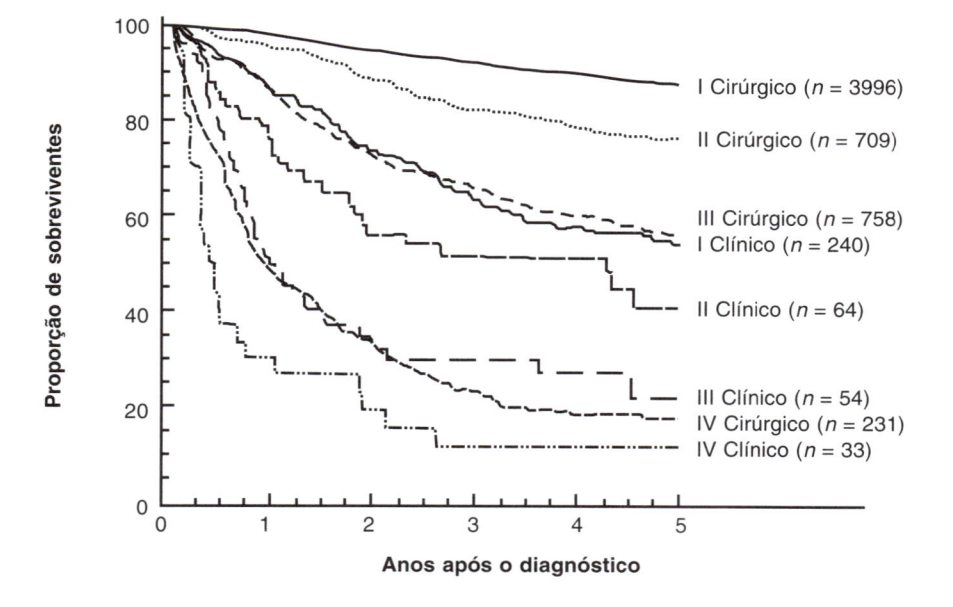

FIGURA 29.1 Carcinoma de corpo do útero em pacientes tratadas entre 1993 e 1995. A sobrevida é dada pelo modo de estadiamento, $n = 6.085$. (Reimpressa com permissão de Creasman W, Odicino F, Maisonneuve P e cols. Carcinoma of the corpus uteri. *FIGO Annual Report. J Epid Biostat* 2001;6:45-86.)

CORPO DO ÚTERO

Nome do hospital / endereço

Nome do paciente / informações

Tipo do espécime _____

Tipo histopatológico _____

Tamanho do tumor _____

DEFINIÇÕES

Clínico **Tumor primário (T) – Clínico**

A FIGO recomenda o estadiamento cirúrgico-patológico. O estadiamento clínico é feito com as definições da FIGO de 1971, conforme a seguir:

Categoria TNM	Estádio FIGO	Definições
(c)Tis	0	Carcinoma *in situ*. Achados histológicos suspeitos de malignidade
(c)T1	I	Carcinoma confinado ao corpo do útero, incluindo o istmo
(c)T1a	IA	Tamanho da cavidade uterina é de 8 cm ou menos
(c)T1b	IB	Tamanho da cavidade uterina é de mais de 8 cm

Os casos no estádio I devem ser divididos em subgrupos, de acordo com o tipo histológico de adenocarcinoma, como a seguir:

G1		Carcinoma adenomatoso altamente diferenciado
G2		Carcinoma adenomatoso moderadamente diferenciado com áreas parcialmente sólidas
G3		Carcinoma predominantemete sólido ou inteiramente indiferenciado
(c)T2	II	Carcinoma envolve o corpo e o colo uterinos, mas não se estende além do útero
(c)T3	III	Carcinoma estende-se além do útero, mas não da pelve verdadeira
(c)T4	IV	Carcinoma estende-se além da pelve verdadeira ou envolve a mucosa da bexiga ou do reto (edema bolhoso não é o suficiente para classificar um tumor como T4)
(c)T4a	IVa	Disseminação para órgãos adjacentes, como bexiga, reto, cólon sigmóide ou intestino delgado

Caso em estadio 0 não devem ser incluídos em quaisquer estatísticas terapêuticas

Patológico **Tumor primário (T) – Patológico**

Definições

TX		Tumor primário não pode ser avaliado
T0		Sem evidência de tumor primário
Tis	0	Carcinoma *in situ*
T1	I	Tumor confinado ao corpo do útero
T1a	IA	Tumor limitado ao endométrio
T1b	IB	Tumor invade menos da metade do miométrio
T1c	IC	Tumor invade a metade do miométrio ou mais
T2	II	Tumor invade o colo uterino, mas não se estende além do útero
T2a	IIA	Tumor limitado ao epitélio glandular da endocérvice. Não há evidência de invasão do tecido conjuntivo estromal
T2b	IIB	Invasão do tecido conjuntivo estromal do colo uterino
T3	III	Disseminação local e/ou regional, como definido adiante
T3a	IIIA	Tumor envolve a serosa e/ou os anexos (extensão direta ou metástases) e/ou presença de células malignas no líquido de ascite ou no lavado peritoneal
T3b	IIIB	Envolvimento da vagina (extensão direta ou metástases)
T4	IVA	Tumor invade a mucosa da bexiga ou do intestino e/ou estende-se além da pelve verdadeira (edema bolhoso não é o suficiente para classificar um tumor como T4)

Clínico *Patológico* **Linfonodos regionais (N)**

NX		Linfonodos regionais não podem ser avaliados
N0		Ausência de metástases em linfonodos regionais
N1	IIIC	Metástases para linfonodos pélvicos e/ou para-aórticos

CORPO DO ÚTERO

Clínico Patológico

Metástases a distância (M)
MX   Metástases a distância não podem ser avaliadas
M0   Ausência de metástases a distância
M1   IVB   Metástases a distância (incluindo metástases em linfonodos abdominais outros que não os para-aórticos e/ou inguinais; exclui metástases para a vagina, serosa pélvica ou anexos)
Realizada biópsia do sítio metastático......... ☐ Sim.......... ☐ Não
Fonte do espécime patológico metastático_____

Grupos de estadiamento (AJCC/UICC/FIGO)

Estádio	T	N	M
Estádio 0	Tis	N0	M0
Estádio I	T1	N0	M0
Estádio IA	T1a	N0	M0
Estádio IB	T1b	N0	M0
Estádio IC	T1c	N0	M0
Estádio II	T2	N0	M0
Estádio IIA	T2a	N0	M0
Estádio IIB	T2b	N0	M0
Estádio III	T3	N0	M0
Estádio IIIA	T3a	N0	M0
Estádio IIIB	T3b	N0	M0
Estádio IIIC	T1	N1	M0
	T2	N1	M0
	T3	N1	M0
Estádio IVA	T4	Qualquer N	M0
Estádio IVB	Qualquer T	Qualquer N	M1

Grau histológico (G)
GX   Grau não pode ser avaliado
G1   Bem-diferenciado
G2   Moderadamente diferenciado
G3-G4   Pobremente diferenciado ou indiferenciado

Histopatologia – grau de diferenciação
Os casos de carcinoma de corpo uterino devem ser agrupados de acordo com o grau de diferenciação do adenocarcinoma, conforme a seguir:
G1   5% ou menos de padrão de crescimento sólido não-escamoso ou não-morular
G2   6 a 50% de padrão de crescimento sólido não-escamoso ou não-morular
G3   Mais de 50% de padrão de crescimento sólido não-escamoso ou não-morular

Tumor residual (R)
RX   Presença de tumor residual não pode ser avaliada
R0   Sem tumor residual
R1   Tumor residual microscópico
R2   Tumor residual macroscópico

Símbolos descritivos
Para a identificação de casos especiais de classificação TNM ou pTNM, o sufixo "m" e os prefixos "y", "r" e "a" são utilizados. Embora eles não afetem o estadiamento, indicam casos que requerem análise separada.
Sufixo "m". Indica a presença de tumores primários múltiplos em um único sítio e é registrado entre parênteses: pT(m)NM.
☐ **Prefixo "y"**. Indica os casos nos quais a classificação é realizada durante ou logo após o tratamento. A categoria cTNM ou pTNM é identificada pelo prefixo "y". O ycTNM ou
☐ ypTNM categoriza a extensão do tumor realmente presente no momento do exame. A categoria "y" não é uma estimativa da extensão do tumor antes do tratamento.
Prefixo "r". Indica um tumor recorrente estadiado após uma sobrevida livre de doença e é identificado pelo prefixo "r": rTNM (ver reclassificação "r" anterior, como rTNM).
☐ **Prefixo "a"**. Designa o estádio determinado por autópsia: aTNM.

☐ **Indicadores prognósticos (se aplicável)**

Notas
Símbolos Descritivos Adicionais
Invasão de vasos linfáticos (L)
LX   Invasão de vasos linfáticos não pode ser avaliada
L0   Ausência de invasão de vasos linfáticos
L1   Invasão de vasos linfáticos

Invasão venosa (V)
VX   Invasão venosa não pode ser avaliada
V0   Ausência de invasão venosa
V1   Invasão venosa microscópica
V2   Invasão venosa macroscópica

CORPO DO ÚTERO

ILUSTRAÇÃO
Indique no diagrama o tumor primário e os linfonodos regionais envolvidos.

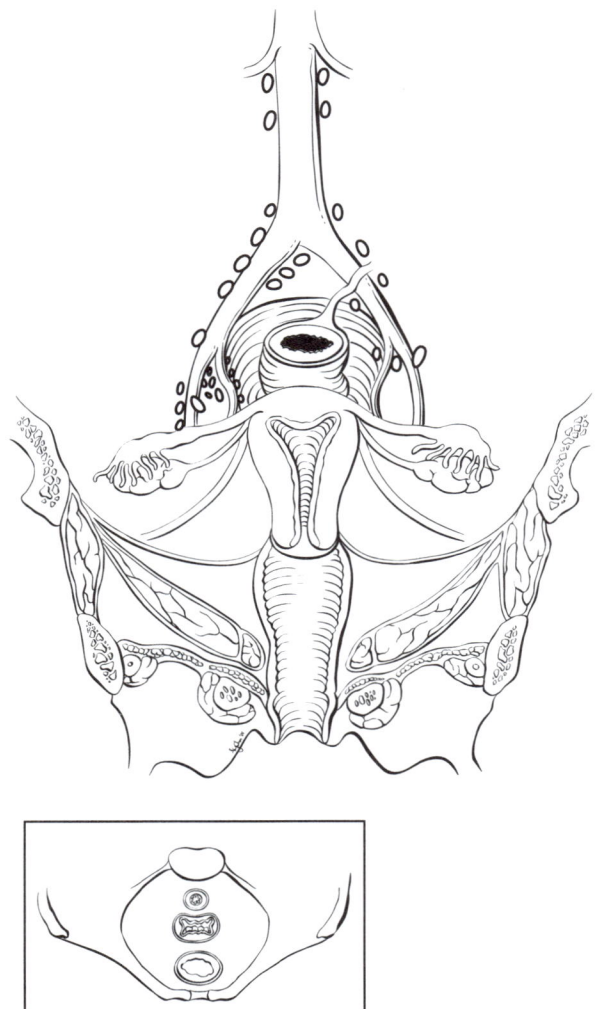

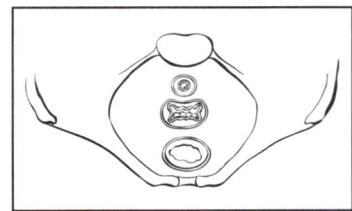

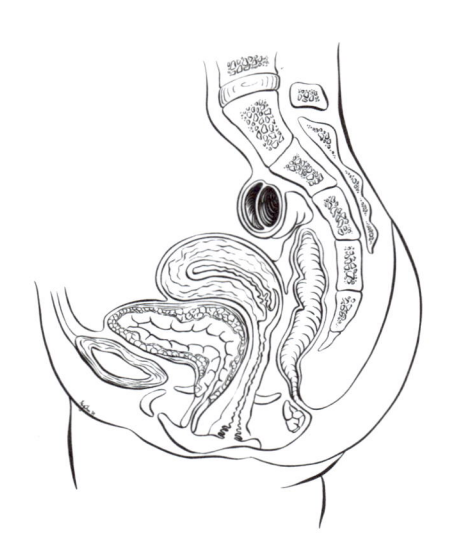

Assinatura do médico _____ Data _____

Manual de Estadiamento do Câncer 287

30
Ovários

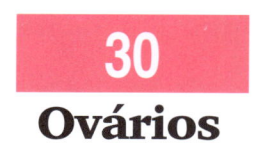

C56.9 Neoplasia maligna do ovário

RESUMO DAS ALTERAÇÕES

- A definição TNM e o grupo de estadiamento para este capítulo não se modificaram em relação à quinta edição.

ANATOMIA

Sítio primário. Os ovários são um par de estruturas ovóides, planas, com 2 a 4 cm de diâmetro, conectadas por meio de uma prega peritoneal ao ligamento largo e pelo ligamento infundíbulo-pélvico à parede lateral da pelve. Medialmente, o ligamento útero-ovariano liga os ovários ao útero.

Em alguns casos, pode-se encontrar um adenocarcinoma primário de peritônio, sem envolvimento dos ovários, ou apenas pequenos implantes na sua superfície. A apresentação clínica, o tratamento cirúrgico e quimioterápico e o prognóstico desse tumores peritoniais assemelham-se aos do carcinoma seroso de ovário. Pacientes que se submetem à ooforectomia profilática devido à história familiar de câncer de ovário parecem ter 1 a 2% de chance de desenvolver adenocarcinoma peritoneal, o qual se assemelha histopatológica e clinicamente ao câncer primário de ovário.

Linfonodos regionais. A drenagem linfática ocorre pelos troncos dos ligamentos útero-ovarianos e redondos e por uma via acessória ilíaca externa para os seguintes linfonodos regionais:

Ilíacos externos
Ilíacos internos (hipogástricos)
Obturadores
Sacrais
Ilíacos comuns
Para-aórticos
Inguinais
Pélvicos
Retroperitoneais

Para o pN, o exame histológico deve incluir tanto os linfonodos pélvicos quanto os para-aórticos.

Metástases a distância. O peritônio, incluindo o omento, o peritônio pélvico e abdominal visceral e o peritônio parietal possuem sítios comuns passíveis de disseminação. O envolvimento das superfícies diafragmática e hepática também é comum. No entanto, para ter consistência com o estadiamento da FIGO, tais implantes no interior da cavidade abdominal (T3) não são considerados metástases a distância. Os adenocarcinomas primários de peritônio são sempre metastáticos ao diagnóstico (M1). Sítios extraperitoneais, incluindo parênquima hepático, pulmões, ossos e linfonodos supraclaviculares e axilares, são M1.

REGRAS PARA A CLASSIFICAÇÃO

O câncer de ovário é estadiado cirúrgica e patologicamente, devendo haver confirmação histológica da doença ovariana. Laparotomia com ressecção da massa ovariana e histerectomia formam a base do estadiamento. São necessárias biópsias de todos os sítios freqüentemente envolvidos, como omento, mesentério, diafragma, superfícies peritoneais e linfonodos pélvicos e para-aórticos, para o estadiamento ideal da doença precoce. Por exemplo, para estadiar adequadamente uma paciente como estádio IA (T1 N0 M0), devem ser obtidas biópsias negativas de todos os sítios aqui citados, a fim de excluir metástases microscópicas. Por outro lado, uma única biópsia mostrando adenocarcinoma metastático no omento é adequada para classificar uma paciente como estádio IIIC, tornando desnecessária a realização de outras biópsias. Os achados histológicos e citológicos finais após a cirurgia devem ser considerados no estadiamento; achados operatórios antes do *debulking* do tumor determinam o estádio, que pode ser modificado pelas avaliações histológica e radiológica (linfonodo supraclavicular palpável ou metástases pulmonares no radiograma de tórax, por exemplo).

Estadiamento clínico. Embora estudos clínicos semelhantes aos analisados para outros sítios possam ser utilizados, é necessária a avaliação cirúrgico-patológica do abdome e da pelve a fim de estabelecer um diagnóstico definitivo de câncer de ovário e descartar outras malignidades primárias que possam apresentar achados pré-operatórios semelhantes (como câncer de intestino, útero e pâncreas e, ocasionalmente, linfoma). A laparotomia é o procedimento amplamente utilizado para o estadiamento cirúrgico-patológico, mas, ocasionalmente, a laparoscopia pode ser empregada. Em alguns casos, pacientes com tumores avançados ou aquelas que não são candidatas à cirurgia por contra-indicações clínicas podem ter diagnóstico presuntivo de câncer de ovário com base na citologia do líquido de ascite ou de um derrame pleural mostrando adenocarcinoma típico, combinado com estudos de imagem apresentando aumento do tamanho dos ovários. Tais pacientes são consideradas como não-estadiadas (TX), embora uma citologia positiva de um derrame pleural ou de um linfonodo supraclavicular permita a designação de M1 ou de estádio IV da FIGO.

Exames de imagem são freqüentemente realizados em conjunto com a cirurgia abdominal e pélvica definitiva; radiografia de tórax, cintilografia óssea e tomografia computadorizada (TC) ou por emissão de pósitrons (PET) podem identificar metástases pulmonares, ósseas ou cerebrais que devem ser consideradas no estádio final. Derrame pleural deve ser avaliado com citologia.

Assim como com os demais tumores ginecológicos, o estadiamento final deve ser estabelecido no momento do início do tratamento e não deve ser modificado de acordo com achados posteriores.

Laparotomia e laparoscopia após quimioterapia inicial (chamadas de *second-look*) vêm sendo avaliadas devido à limitação dos exames de rotina em detectar recorrência precoce. Os achados relacionados a tais procedimentos não alteram o estadiamento da paciente.

Estadiamento patológico. Laparotomia com biópsia de todos os sítios suspeitos formam a base do estadiamento, sendo necessários dados histológicos e citológicos. Esse é o método preferido para o estadiamento do câncer de ovário. A nota operatória e/ou o relato patológico devem descrever a localização e o tamanho de lesões metastáticas e do tumor primário para o ótimo estadiamento. Adicionalmente, a determinação do tamanho do tumor fora da pelve deve ser anotada e documentada no relato operatório; o relatório, em centímetros, deve representar o maior implante, ressecado ou não no momento da exploração cirúrgica.

CLASSIFICAÇÃO TNM

As definições das categorias T correspondem aos estádios aceitos pela Fédération Internationale de Gynécologie et d'Obstétrique (FIGO). Ambos os sistemas são incluídos para comparação.

Tumor primário (T)

Categoria TNM	Estádio FIGO	
TX		Tumor primário não pode ser avaliado
T0		Sem evidência de tumor primário
T1	I	Tumor limitado aos ovários (um ou ambos)
T1a	IA	Tumor limitado a um ovário; cápsula intacta, sem tumor na superfície ovariana. Sem células malignas no líquido de ascite ou no lavado peritoneal*
T1b	IB	Tumor limitado a ambos os ovários; cápsula intacta, sem tumor na superfície ovariana, sem células malignas no líquido de ascite ou no lavado peritoneal*
T1c	IC	Tumor limitado a um ou ambos os ovários, com qualquer um dos seguintes: ruptura de cápsula, tumor na superfície ovariana, células malignas no líquido de ascite ou no lavado peritoneal
T2	II	Tumor envolve um ou ambos os ovários, com extensão pélvica e/ou implantes
T2a	IIA	Extensão e/ou implantes no útero e/ou trompa(s). Sem células malignas no líquido de ascite ou no lavado peritoneal
T2b	IIB	Extensão e/ou implantes em outros tecidos pélvicos. Sem células malignas no líquido de ascite ou no lavado peritoneal
T2c	IIC	Extensão pélvica e/ou implantes (T2a ou T2b) com células malignas no líquido de ascite ou no lavado peritoneal
T3	III	Tumor envolve um ou ambos os ovários, com metástases peritoneais fora da pelve confirmadas microscopicamente
T3a	IIIA	Metástases peritoneais microscópicas além da pelve (sem tumor macroscópico)
T3b	IIIB	Metástases peritoneais macroscópicas além da pelve, com 2 cm ou menos na sua maior dimensão
T3c	IIIC	Metástases peritoniais além da pelve, com mais de 2 cm na sua maior dimensão e/ou metástases em linfonodos regionais

*Nota: A presença de ascite não-maligna não é classificada; presença de ascite não afeta o estadiamento, a menos que haja células malignas.

Nota: As metástases para cápsula do fígado são T3/estádio III; as metástases para parênquima hepático são M1/estádio IV. O derrame pleural deve ter citologia positiva para ser M1/estádio IV.

Linfonodos regionais (N)

NX		Linfonodos regionais não podem ser avaliados

N0		Ausência de metástases em linfonodos regionais
N1	IIIC	Metástases em linfonodos regionais

Metástases a distância (M)

MX		Metástases a distância não podem ser avaliadas
M0		Ausência de metástases a distância
M1	IV	Metástases a distância (exclui metástases peritoneais)

Classificação patológica pTNM. As categorias pT, pN e pM correspondem às categorias T, N e M.

GRUPOS DE ESTADIAMENTO

Estádio I	T1	N0	M0
Estádio IA	T1a	N0	M0
Estádio IB	T1b	N0	M0
Estádio IC	T1c	N0	M0
Estádio II	T2	N0	M0
Estádio IIA	T2a	N0	M0
Estádio IIB	T2b	N0	M0
Estádio IIC	T2c	N0	M0
Estádio III	T3	N0	M0
Estádio IIIA	T3a	N0	M0
Estádio IIIB	T3b	N0	M0
Estádio IIIC	T3c	N0	M0
	Qualquer T	N1	M0
Estádio IV	Qualquer T	Qualquer N	M1

TIPO HISTOPATOLÓGICO

O American Joint Committee on Cancer (AJCC) classifica os tipos histológicos dos tumores malignos de ovário da mesma forma que a Organização Mundial de Saúde e recomenda que todos os tumores epiteliais de ovário sejam subdivididos de acordo com uma versão simplificada dessa classificação. O três principais tipos histológicos, que incluem quase todos os tumores de ovário, são tumores epiteliais, estromais do cordão sexual e de células germinativas. Os não-epiteliais primários de ovário devem ser estadiados utilizando-se essa classificação, mas devem ser relatados separadamente.

I. Tumores epiteliais
   A) Tumores serosos
   1. Cistoadenoma seroso benigno
   2. De malignidade limítrofe: cistoadenoma seroso com atividade proliferativa das células epiteliais e anormalidades nucleares, mas sem crescimento infiltrativo destrutivo (carcinomas de baixo potencial maligno)
   3. Cistoadenocarcinoma seroso
   B) Tumores mucinosos
   1. Cistoadenoma mucinoso benigno
   2. De malignidade limítrofe: cistoadenoma mucinoso com atividade proliferativa das células epiteliais e anormalidades nucleares, mas sem crescimento infiltrativo destrutivo (carcinomas de baixo potencial maligno)
   3. Cistoadenocarcinoma mucinoso
   C) Tumores endometrióides
   1. Cistoadenoma endometrióide benigno
   2. Tumores endometrióides com atividade proliferativa das células epiteliais e anormalidades nucleares, mas sem crescimento infiltrativo destrutivo (carcinomas de baixo potencial maligno)
   3. Adenocarcinoma endometrióide
   D) Tumores de células claras
   1. Tumores de células claras benignos
   2. Tumores de células claras com atividade proliferativa das células epiteliais e anormalidades nucleares, mas sem crescimento infiltrativo destrutivo (carcinomas de baixo potencial maligno)
   3. Cistoadenocarcinoma de células claras
   E) Tumores de Brenner (de células transicionais)
   1. Brenner benigno
   2. De malignidade limítrofe
   3. Maligno
   4. De células transicionais
   F) Tumor de células escamosas
   G) Carcinoma indiferenciado
   1. Tumor maligno de estrutura epitelial que possui diferenciação muito pobre para ser classificado em outro grupo
   H) Tumor epitelial misto
   1. Tumor composto de dois ou mais dos cinco principais tipos celulares de tumores epiteliais comuns (os tipos devem ser especificados)

Casos de carcinoma intraperitoneal, nos quais o ovário parece estar incidentalmente envolvido e não é o sítio primário, devem ser rotulados de carcinoma peritoneal extra-ovariano. Tais tumores são usualmente estadiados com a classificação para câncer de ovário. Como o peritônio está quase sempre envolvido ao longo de todo o abdome, os tumores peritoneais estão em geral no estádio III (T3) ou IV (M1).

GRAU HISTOLÓGICO

GX	Grau não pode ser avaliado
GB	Limítrofe para malignidade

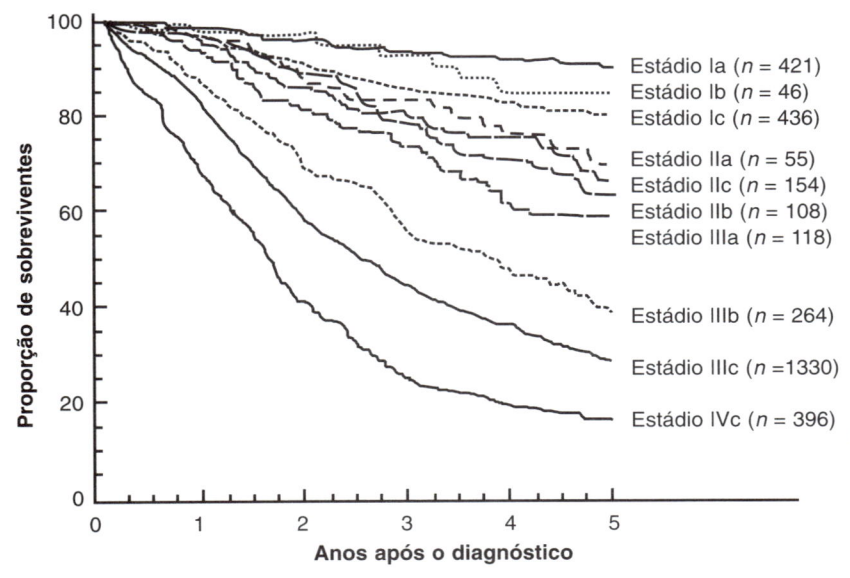

FIGURA 30.1 Carcinoma de ovário em pacientes tratadas entre 1993 e 1995. A sobrevida é dada pelos estádios da FIGO, n = 3.328. (Heintz APM, Odicino F, Maisonneuve P e cols. Carcinoma of the ovary. *FIGO Annual Report. J Epid Biostat* 2001;6:107-38.)

G1 Bem-diferenciado
G2 Moderadamente diferenciado
G3-4 Pobremente diferenciado ou indiferenciado

FATORES PROGNÓSTICOS

A histologia e o grau são importantes fatores prognósticos. As mulheres com tumores limítrofes (de baixo potencial maligno) possuem excelente prognóstico, mesmo quando há doença extra-ovariana. Pacientes com câncer de ovário invasivo bem-diferenciado têm prognóstico melhor do que aquelas com tumores pobremente diferenciados. O tipo histológico também é extremamente importante, pois alguns tumores estomais (de células da teca, da granulosa) possuem excelente prognóstico, enquanto tumores epiteliais, em geral, apresentam prognóstico menos favorável. Por esse motivo, tipos celulares epiteliais são em geral relatados em conjunto, e tumores estromais dos cordões sexuais e tumores germinativos são relatados separadamente. O tipo celular tumoral também auxilia a guiar o tipo de quimioterapia recomendada.

Na doença avançada, o fator prognóstico mais importante é a presença de doença residual após o manejo cirúrgico inicial. Mesmo em estádios avançados, pacientes sem doença residual macroscópica após o *debulking* possuem um prognóstico consideravelmente melhor do que aquelas com doença residual mínima ou extensa. Não apenas o tamanho da doença residual, mas o número de sítios (volume tumoral) também parece ser importante.

O marcador tumoral CA-125 é útil para seguir a resposta ao tratamento em pacientes com câncer epitelial de ovário que possuem esse marcador em níveis elevados. A taxa de regressão durante o tratamento com quimioterapia pode ter significado prognóstico. As mulheres com tumores de células germinativas também apresentam níveis séricos elevados de marcadores tumorais: alfa-fetoproteína (AFP) ou gonadotrofina coriônica humana (HCG). Outros marcadores, como fatores de crescimento e amplificação de oncogenes, estão, atualmente, sob investigação.

RESULTADOS DE DESFECHOS

Os carcinomas epiteliais correspondem a, aproximadamente, 80% dos tumores de ovário. Devido à dificuldade em diagnosticar o câncer em estádio precoce, o prognóstico global de mulheres com câncer epitelial de ovário é pobre, independentemente do fato de a doença precoce possuir um bom prognóstico. A significância prognóstica de cada estádio é mostrada na Figura 30.1.

BIBLIOGRAFIA

Friedlander ML: Prognostic factors in ovarian cancer. Semin Oncol 25105-314, 1998
Heintz APM, Odicino F, Maisonneuve P, et al: Carcinoma of the ovary. FIGO Annual Report. J Epid Biostat 6:107-138, 2001
Leblanc E, Querleu D, Narducci F, et al: Surgical staging of early invasive epithelial ovarian tumors. Semin Surg Oncol 19:36-41, 2000
Martek S, Wells M: Pathology of borderline ovarian tumours. Clin Oncol 11:73-77, 1999
Silverberg SG: Histopathologic grading of ovarian carcinoma: a review and proposal. Intl J Gynecol Pathol 19:7-15, 2000
Trope C: Prognostic factors in ovarian cancer. Cancer Treat Res 95:287-352, 1998

HISTOLOGIAS – OVÁRIO

M8020/3	Carcinoma indiferenciado SOE
M8070/3	Carcinoma de células escamosas SOE
M8140/2	Adenocarcinoma *in situ* SOE
M8140/3	Adenocarcinoma SOE
M8310/3	Adenocarcinoma de células claras SOE
M8323/3	Adenocarcinoma de células mistas
M8380/0	Cistoadenoma endometrióide benigno
M8380/1	Cistoadenoma endometrióide de baixo potencial maligno
M8380/3	Carcinoma endometrióide SOE
M8381/1	Adenofibroma endometrióide de malignidade *borderline*
M8381/3	Adenofibroma endometróide maligno
M8382/3	Adenocarcinoma endometróide maligno, variante secretora
M8383/3	Adenocarcinoma endometróide maligno, variante de células ciliadas
M8440/3	Cistadenocarcinoma SOE
M8441/0	Adenoma benigno seroso
M8441/3	Cistadenocarcinoma seroso SOE
M8442/1	Cistadenoma seroso de baixo potencial de malignidade
M8444/1	Cistadenoma de células claras de baixo potencial de malignidade
M8450/3	Cistadenocarcinoma papilar SOE
M8460/3	Cistadenocarcinoma seroso papilar
M8461/3	Carcinoma papilar seroso superficial
M8470/0	Cistadenoma mucinoso SOE
M8470/2	Cistadenocarcinoma mucinoso, não-invasivo
M8470/3	Cistadenocarcinoma mucinoso SOE
M8472/1	Cistadenoma mucinoso de baixo potencial maligno
M8480/3	Adenocarcinoma mucinoso
M8480/6	Pseudomixoma de peritônio
M8481/3	Adenocarcinoma produtor de mucina
M8482/3	Adenocarcinoma mucinoso, tipo endocervical
M8490/3	Carcinoma de células em anel de sinete
M8560/3	Carcinoma adenoescamoso
M8562/3	Carcinoma epitelial-mioepitelial
M8570/3	Adenocarcinoma com metaplasia escamosa
M8600/3	Tecoma maligno
M8620/3	Tumor maligno de células da granulosa
M8630/3	Androblastoma maligno
M8631/3	Tumor de células de Sertoli-Leydig, pobremente diferenciado
M8634/3	Tumor de células de Sertoli-Leydig, pobremente diferenciado, com elementos heterólogos
M8640/3	Carcinoma de células de Sertoli
M8650/3	Tumor maligno de células de Leydig
M8670/3	Tumor maligno de células esteróides
M8930/3	Sarcoma do estroma endometrial SOE
M8931/3	Sarcoma do estroma endometrial de baixo grau
M8933/3	Adenossarcoma
M8935/3	Sarcoma estromal SOE
M8950/3	Tumor mulleriano misto
M8951/3	Tumor mesodérmico misto
M9000/0	Tumor de Brenner SOE
M9000/1	Tumor de Brenner de malignidade *borderline*
M9000/3	Tumor de Brenner maligno
M9014/3	Adenocarcinofibroma seroso
M9015/3	Adenocarcinofibroma mucinoso
M9050/3	Mesotelioma maligno
M9051/3	Mesotelioma fibroso maligno
M9052/3	Mesotelioma epitelióide maligno
M9053/3	Mesotelioma bifásico maligno
M9060/3	Disgerminoma
M9064/3	Germinoma
M9065/3	Tumor de células germinativas, não-seminomatoso
M9070/3	Carcinoma embrionário SOE
M9071/3	Tumor de seio endodérmico
M9072/3	Poliembrioma
M9080/3	Teratoma maligno SOE
M9081/3	Teratocarcinoma
M9082/3	Teratoma maligno não-diferenciado
M9083/3	Teratoma maligno intemediário
M9084/3	Teratoma com transformação maligna
M9085/3	Tumor misto de células germinativas
M9090/3	Estruma ovariana maligna
M9100/3	Coriocarcinoma SOE
M9101/3	Coriocarcinoma combinado com outros elementos de células germinativas
M9102/3	Teratoma maligno trofoblástico
M9105/3	Tumor trofoblástico, epitelióide
M9110/3	Mesomefroma maligno

OVÁRIOS

Nome do hospital / endereço

Nome do paciente / informações

Tipo do espécime _____
Tamanho do tumor _____
Tipo histopatológico _____
Lateralidade: ☐ Bilateral ☐ Esquerda ☐ Direita

DEFINIÇÕES

Clínico Patológico

Tumor primário (T)

Categoria TNM	Estádio FIGO	
TX		Tumor primário não pode ser avaliado
T0		Sem evidência de tumor primário
T1	I	Tumor limitado aos ovários (um ou ambos)
T1a	IA	Tumor limitado ao um ovário; cápsula intacta, sem tumor na superfície ovariana. Sem células malignas no líquido de ascite ou no lavado peritoneal[1]
T1b	IB	Tumor limitado a ambos os ovários; cápsula intacta, sem tumor na superfície ovariana, sem células malignas no líquido de ascite ou no lavado peritoneal[1]
T1c	IC	Tumor limitado a um ou ambos os ovários, com qualquer um dos seguintes: ruptura de cápsula, tumor na superfície ovariana, células malignas no líquido de ascite ou no lavado peritoneal
T2	II	Tumor envolve um ou ambos os ovários, com extensão pélvica e/ou implantes
T2a	IIA	Extensão e/ou implantes no útero e/ou trompa(s). Sem células malignas no líquido de ascite ou no lavado peritoneal
T2b	IIB	Extensão e/ou implantes em outros tecidos pélvicos. Sem células malignas no líquido de ascite ou no lavado peritoneal
T2c	IIC	Extensão pélvica (T2a ou T2b) e/ou implantes com células malignas no líquido de ascite ou no lavado peritoneal
T3	III	Tumor envolve um ou ambos os ovários, com metástases peritoneais fora da pelve confirmadas microscopicamente[2]
T3a	IIIA	Metástases peritoneais microscópicas além da pelve (sem tumor macroscópico)[2]
T3b	IIIB	Metástases peritoneais macroscópicas além da pelve, com 2 cm ou menos na sua maior dimensão[2]
T3c	IIIC	Metástases peritoneais além da pelve, com mais de 2 cm na sua maior dimensão e/ou metástases em linfonodos regionais[(2)]

Linfonodos regionais (N)

NX		Linfonodos regionais não podem ser avaliados
N0		Ausência de metástases em linfonodos regionais
N1	IIIC	Metástases em linfonodos regionais

Metástases a distância (M)

MX		Metástases a distância não podem ser avaliadas
M0		Ausência de metástases a distância
M1	IV	Metástases a distância (exclui metástases peritoneais)[(2)]

Realizada biópsia do sítio metastático......... ☐ Sim......... ☐ Não
Fonte do espécime patológico metastático _____

Notas

1. A presença de ascite não-maligna não é classificada; presença de ascite não afeta o estadiamento, a menos que haja células malignas.

2. Metástases para cápsula do fígado é T3/estádio III; metástases para parênquima hepático é M1/estádio IV. Derrame pleural deve ter citologia positiva para ser M1/estádio IV.

OVÁRIOS

Clínico *Patológico*

Grupos de estadiamento (AJCC/UICC/FIGO)

Estádio I	T1	N0	M0
Estádio IA	T1a	N0	M0
Estádio IB	T1b	N0	M0
Estádio IC	T1c	N0	M0
Estádio II	T2	N0	M0
Estádio IIA	T2a	N0	M0
Estádio IIB	T2b	N0	M0
Estádio IIC	T2c	N0	M0
Estádio III	T3	N0	M0
Estádio IIIA	T3a	N0	M0
Estádio IIIB	T3b	N0	M0
Estádio IIIC	T3c	N0	M0
	Qualquer T	N1	M0
Estádio IV	Qualquer T	Qualquer N	M1

Grau histológico (G)

- ☐ GX   Grau não pode ser avaliado
- ☐ GB   Limítrofe para malignidade
- ☐ G1   Bem-diferenciado
- ☐ G2   Moderadamente diferenciado
- ☐ G3-G4 Pobremente diferenciado ou indiferenciado

Tumor residual (R)

- ☐ RX   Presença de tumor residual não pode ser avaliada
- ☐ R0   Sem tumor residual
- ☐ R1   Tumor residual microscópico
- ☐ R2   Tumor residual macroscópico

Símbolos descritivos

Para a identificação de casos especiais de classificação TNM ou pTNM, o sufixo "m" e os prefixos "y", "r" e "a" são utilizados. Embora eles não afetem o estadiamento, indicam casos que requerem análise separada.

- ☐ **Sufixo "m"**. Indica a presença de tumores primários múltiplos em um único sítio e é registrado entre parênteses: pT(m)NM.
- ☐ **Prefixo "y"**. Indica os casos nos quais a classificação é realizada durante ou logo após o tratamento. A categoria cTNM ou pTNM é identificada pelo prefixo "y". O ycTNM ou ypTNM categoriza a extensão do tumor realmente presente no momento do exame. A categoria "y" não é uma estimativa da extensão do tumor antes do tratamento.
- ☐ **Prefixo "r"**. Indica um tumor recorrente estadiado após uma sobrevida livre de doença e é identificado pelo prefixo "r": rTNM (ver reclassificação "r" anterior, como rTNM).
- ☐ **Prefixo "a"**. Designa o estádio determinado por autópsia: aTNM.

Indicadores prognósticos (se aplicável)

Notas
Símbolos Descritivos Adicionais

Invasão de vasos linfáticos (L)
- LX Invasão de vasos linfáticos não pode ser avaliada
- L0 Ausência de invasão de vasos linfáticos
- L1 Invasão de vasos linfáticos

Invasão venosa (V)
- VX Invasão venosa não pode ser avaliada
- V0 Ausência de invasão venosa
- V1 Invasão venosa microscópica
- V2 Invasão venosa macroscópica

OVÁRIOS

ILUSTRAÇÃO
Indique no diagrama o tumor primário e os linfonodos regionais envolvidos.

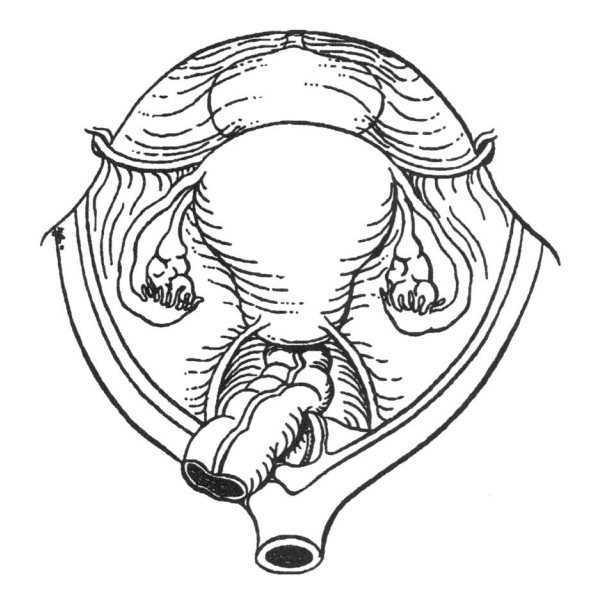

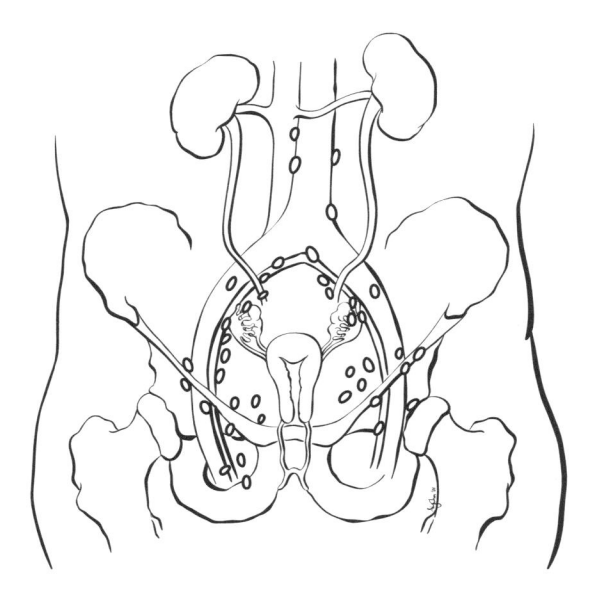

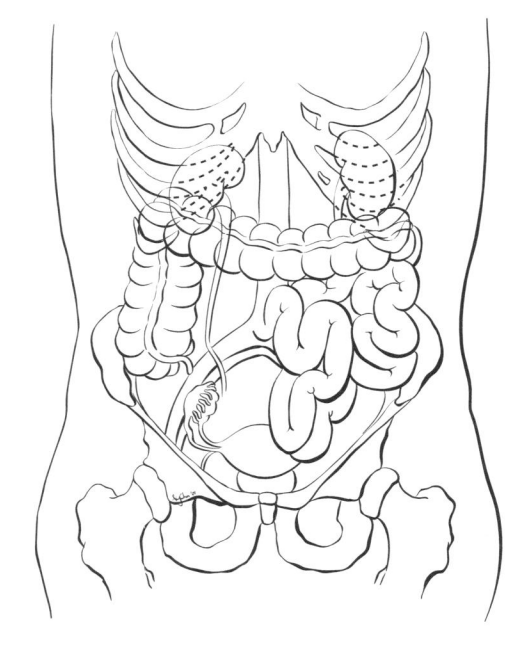

Assinatura do médico _____ Data _____

Manual de Estadiamento do Câncer

31
Trompas de Falópio

C57.0 Neoplasia maligna das trompas de Falópio

RESUMO DAS ALTERAÇÕES

- A definição TNM e o grupo de estadiamento para este capítulo não se modificaram em relação à quinta edição.

ANATOMIA

Sítio primário. As trompas de Falópio estendem-se a partir do aspecto póstero-superior do fundo uterino, lateral e anteriormente aos ovários. Seu comprimento é de, aproximadamente, 10 cm. Sua porção medial surge no corno da cavidade uterina, e a lateral abre-se no interior da cavidade peritonial.

Os carcinomas das trompas de Falópio são quase sempre adenocarcinomas que surgem a partir de uma lesão *in situ* da mucosa tubárea. Os tumores invadem localmente a parede muscular das trompas e, daí, dirigem-se para os tecidos moles peritubáreos ou para os órgãos adjacentes, como útero, ovário ou cavidade peritoneal (por intermédio da serosa). Implantes tumorais metastáticos podem ser encontrados ao longo da cavidade peritoneal. Os tumores podem obstruir o lúmen tubáreo e apresentarem-se como hidrossalpinge ou hematossalpinge, com ou sem ruptura.

Linfonodos regionais. O carcinoma das trompas de Falópio também pode metastatizar para linfonodos regionais, que incluem:

Ilíacos comuns
Ilíacos internos (hipogástricos)
Obturadores
Pré-sacrais
Para-aórticos
Inguinais
Linfonodos pélvicos SOE

A avaliação adequada dos infonodos regionais usualmente inclui os linfonodos pélvicos e para-aórticos.

Metástases a distância. Os implantes superficiais no interior das cavidades pélvica e abdominal são comuns, classificados como T2 e T3, respectivamente. A metástases para parênquima hepático e sítios extraperitoneais, incluindo pulmões e ossos, são M1.

REGRAS PARA A CLASSIFICAÇÃO

Deve haver confirmação histológica do tumor primário, com avaliação completa do abdome e da pelve, da mesma forma descrita para os tumores ovarianos (ver Capítulo 30). Em muitas pacientes, o diagnóstico pode não ser suspeitado até o exame histológico da trompa. Os tumores podem envolver uma ou duas trompas de Falópio, sendo que a avaliação completa de ambas as áreas anexas afeta o estadiamento da doença.

Estadiamento clínico. Exames de imagem pré-operatórios, incluindo radiografia de tórax, tomografia computadorizada e ressonância nuclear magnética podem identificar metástases a distância. É possível modificar o estadiamento por meio de estudos de imagem ou de achados clínicos obtidos antes do início do tratamento.

Estadiamento patológico. A laparotomia com ressecção de massas tubáreas, geralmente incluindo histerectomia e ooforectomia bilateral, formam a base para o manejo pós-operatório do carcinoma das trompas de Falópio. É comum doença disseminada intra-abdominal; assim, avaliação adequada de lesões em estágio potencialmente precoce requerem múltiplas biópsias de sítios comumente envolvidos, como omento, peritônio pélvico, mesentério, serosa do intestino, diafragma e linfonodos regionais, com o objetivo de descartar metástases microscópicas em qualquer um desses sítios.

Citologia do líquido de ascite (se presente) ou lavados peritoneais pélvicos e abdominais (na ausência de ascite) devem ser incluídos no estadiamento. Os achados cirúrgico-patológicos formam a base para o estadiamento, o qual ocorre no momento em que o abdome é aberto, e não na verificação de doença residual após o *debulking*.

É preferível classificar uma paciente como TX (tumor primário não pode ser avaliado) se biópsias inadequadas de estadiamento e/ou ausência de citologia peritoneal não permitirem a classificação acurada da paciente em um estádio precoce (estádio T3a/IIIA não pode ser excluído mesmo com biópsias adequadas de estadiamento).

CLASSIFICAÇÃO TNM

Tumor primário (T)

Categoria TNM	Estádio FIGO	
TX		Tumor primário não pode ser avaliado
T0		Sem evidência de tumor primário
Tis	0	Carcinoma *in situ* (limitado à mucosa tubárea)
T1	I	Tumor limitado à(s) trompa(s) de Falópio
T1a	IA	Tumor limitado a uma trompa, sem penetração na superfície serosa; ausência de ascite
T1b	IB	Tumor limitado a ambas as trompas; sem penetração na superfície serosa; ausência de ascite
T1c	IC	Tumor limitado a uma ou a ambas as trompas, com extensão para a ou por meio da serosa tubárea, ou com células malignas no líquido de ascite ou no lavado peritoneal
T2	II	Tumor envolve uma ou ambas as trompas, com extensão pélvica
T2a	IIA	Extensão e/ou metástases para útero e/ou ovários
T2b	IIB	Extensão para outras estruturas pélvicas
T2c	IIC	Extensão pélvica com células malignas no líquido de ascite ou no lavado peritoneal
T3	III	Tumor envolve uma ou ambas as trompas, com implantes peritoneais fora da pelve
T3a	IIIA	Metástases peritoneais microscópicas fora da pelve
T3b	IIIB	Metástases peritoneais macroscópicas além da pelve, com 2 cm ou menos na sua maior dimensão
T3c	IIIC	Metástases peritoneais com mais de 2 cm na sua maior dimensão

Nota: As metástases para cápsula do fígado são T3/estádio III; as metástases para parênquima hepático são M1/estádio IV. Derrame pleural deve ter citologia positiva para ser M1/estádio IV.

Linfonodos regionais (N)

NX		Linfonodos regionais não podem ser avaliados
N0		Ausência de metástases em linfonodos regionais
N1	IIIC	Metástases em linfonodos regionais

Metástases a distância (M)

MX		Metástases a distância não podem ser avaliadas
M0		Ausência de metástases a distância
M1	IV	Metástases a distância (exclui metástases peritoneais)

GRUPOS DE ESTADIAMENTO

Estádio 0	Tis	N0	M0
Estádio I	T1	N0	M0
Estádio IA	T1a	N0	M0
Estádio IB	T1b	N0	M0
Estádio IC	T1c	N0	M0
Estádio II	T2	N0	M0
Estádio IIA	T2a	N0	M0
Estádio IIB	T2b	N0	M0
Estádio IIC	T2c	N0	M0
Estádio III	T3	N0	M0
Estádio IIIA	T3a	N0	M0
Estádio IIIB	T3b	N0	M0
Estádio IIIC	T3c	N0	M0
	Qualquer T	N1	M0
Estádio IV	Qualquer T	Qualquer N	M1

TIPO HISTOPATOLÓGICO

Adenocarcinoma é a histologia mais freqüente.

GRAU HISTOLÓGICO

GX Grau não pode ser avaliado
G1 Bem-diferenciado
G2 Moderadamente diferenciado
G3 Pobremente diferenciado
G4 Indiferenciado

FATORES PROGNÓSTICOS

O estadiamento cirúrgico-patológico é a característica patológica mais significativa. A diferenciação tumoral é um importante fator prognóstico em todos os estádios da doença. Em pacientes com tumores localizados, a profundidade de invasão na musculatura tubária e a ruptura das trompas têm importância prognóstica. Na doença avançada, o volume de tumor residual após o *debulking* cirúrgico parece se relacionar com o prognóstico.

RESULTADOS DE DESFECHOS

O carcinoma de trompas de Falópio é muito raro e, em geral, tratado com cirurgia seguida de quimioterapia. A sobrevida em cinco anos na doença inicial é de aproximadamente 70%, mas o estadiamento cirúrgico é freqüentemente inadequado. Em cinco anos, a sobrevida global para pacientes com doença avançada fica em torno de 20%.

BIBLIOGRAFIA

Alvarado-Cabrero I, Young RH, Vamvakas EC, et al: Carcinoma of the fallopian tube: a clinicopathological study of 105 cases with observations on staging and prognostic factors. Gynecol Oncol 72:367-379, 1999

Baekelandt M, Nesbakken AI, Kristensen GB, et al: Carcinoma of the fallopian tube: clinicopathologic study of 151 patients treated at the Norwegian Radium Hospital. Cancer 89:2076-2084, 2000

Heintz APM, Odicino F, Maisonneuve P, et al: Carcinoma of the fallopian tube. FIGO Annual Report. J Epid Biostat 6:87-103, 2001

Nikrui N, Duska LR: Fallopian tube carcinoma. Surg Oncol Clin North Am 7:363-373, 1998

HISTOLOGIAS – TROMPAS DE FALÓPIO

M8010/2	Carcinoma *in situ* SOE
M8010/3	Carcinoma SOE
M8140/2	Adenocarcinoma *in situ* SOE
M8140/3	Adenocarcinoma SOE
M8310/3	Adenocarcinoma de células claras SOE
M8380/3	Carcinoma endometrióide SOE
M8381/3	Adenofibroma endometróide maligno
M8382/3	Adenocarcinoma endometróide maligno, variante secretora
M8383/3	Adenocarcinoma endometróide maligno, variante de células ciliadas
M8440/3	Cistadenocarcinoma SOE
M8441/3	Cistadenocarcinoma seroso SOE
M8460/3	Cistadenocarcinoma seroso papilar
M8461/3	Carcinoma papilar seroso superficial
M8470/2	Cistadenocarcinoma mucinoso, não-invasivo
M8470/3	Cistadenocarcinoma mucinoso SOE
M8480/3	Adenocarcinoma mucinoso
M8481/3	Adenocarcinoma produtor de mucina
M8482/3	Adenocarcinoma mucinoso, tipo endocervical
M8490/3	Carcinoma de células em anel de sinete
M8560/3	Carcinoma adenoescamoso
M8562/3	Carcinoma epitelial-mioepitelial
M8570/3	Adenocarcinoma com metaplasia escamosa

TROMPAS DE FALÓPIO

Nome do hospital / endereço

Nome do paciente / informações

Tipo do espécime _____
Tamanho do tumor _____

Tipo histopatológico _____
Lateralidade:　☐ Bilateral　☐ Esquerda　☐ Direita

DEFINIÇÕES

Clínico　*Patológico*

Tumor primário (T)

Categoria TNM	Estádio FIGO	
TX		Tumor primário não pode ser avaliado
T0		Sem evidência de tumor primário
Tis	0	Carcinoma *in situ* (limitado à mucosa tubária)
T1	I	Tumor limitado à(s) trompa(s) de Falópio
T1a	IA	Tumor limitado a uma trompa, sem penetração na superfície serosa; ausência de ascite
T1b	IB	Tumor limitado a ambas as trompas; sem penetração na superfície serosa; ausência de ascite
T1c	IC	Tumor limitado a uma ou a ambas as trompas, com extensão para a ou por meio da serosa tubárea, ou com células malignas no líquido de ascite ou no lavado peritoneal
T2	II	Tumor envolve uma ou ambas as trompas, com extensão pélvica
T2a	IIA	Extensão e/ou metástases para útero e/ou ovários
T2b	IIB	Extensão para outras estruturas pélvicas
T2c	IIC	Extensão pélvica com células malignas no líquido de ascite ou no lavado peritoneal
T3	III	Tumor envolve uma ou ambas as trompas, com implantes peritoneais fora da pelve
T3a	IIIA	Metástases peritoneais microscópicas fora da pelve
T3b	IIIB	Metástases peritoneais macroscópicas além da pelve, com 2 cm ou menos na sua maior dimensão
T3c	IIIC	Metástases peritoneais com mais de 2 cm na sua maior dimensão

Linfonodos regionais (N)

NX		Linfonodos regionais não podem ser avaliados
N0		Ausência de metástases em linfonodos regionais
N1	IIIC	Metástases em linfonodos regionais

Metástases a distância (M)

MX		Metástases a distância não podem ser avaliadas
M0		Ausência de metástases a distância
M1	IV	Metástases a distância (exclui metástases peritoneais)

Realizada biópsia do sítio metastático......... ☐ Sim......... ☐ Não
Fonte do espécime patológico metastático_____

TROMPAS DE FALÓPIO

Clínico   Patológico

Grupos de estadiamento (AJCC/UICC/FIGO)

Estádio 0	Tis	N0	M0
Estádio I	T1	N0	M0
Estádio IA	T1a	N0	M0
Estádio IB	T1b	N0	M0
Estádio IC	T1c	N0	M0
Estádio II	T2	N0	M0
Estádio IIA	T2a	N0	M0
Estádio IIB	T2b	N0	M0
Estádio IIC	T2c	N0	M0
Estádio III	T3	N0	M0
Estádio IIIA	T3a	N0	M0
Estádio IIIB	T3b	N0	M0
Estádio IIIC	T3c	N0	M0
	Qualquer T	N1	M0
Estádio IV	Qualquer T	Qualquer N	M1

Grau histológico (G)
- GX Grau não pode ser avaliado
- G1 Bem-diferenciado
- G2 Moderadamente diferenciado
- G3 Pobremente diferenciado
- G4 Indiferenciado

Tumor residual (R)
- RX Presença de tumor residual não pode ser avaliada
- R0 Sem tumor residual
- R1 Tumor residual microscópico
- R2 Tumor residual macroscópico

Símbolos descritivos

Para a identificação de casos especiais de classificação TNM ou pTNM, o sufixo "m" e os prefixos "y", "r" e "a" são utilizados. Embora eles não afetem o estadiamento, indicam casos que requerem análise separada.

- **Sufixo "m"**. Indica a presença de tumores primários múltiplos em um único sítio e é registrado entre parênteses: pT(m)NM.
- **Prefixo "y"**. Indica os casos nos quais a classificação é realizada durante ou logo após o tratamento. A categoria cTNM ou pTNM é identificada pelo prefixo "y". O ycTNM ou ypTNM categoriza a extensão do tumor realmente presente no momento do exame. A categoria "y" não é uma estimativa da extensão do tumor antes do tratamento.
- **Prefixo "r"**. Indica um tumor recorrente estadiado após uma sobrevida livre de doença e é identificado pelo prefixo "r": rTNM (ver reclassificação "r" anterior, como rTNM).
- **Prefixo "a"**. Designa o estádio determinado por autópsia: aTNM.

Indicadores prognósticos (se aplicável)

Notas
Símbolos Descritivos Adicionais

Invasão de vasos linfáticos (L)
- LX Invasão de vasos linfáticos não pode ser avaliada
- L0 Ausência de invasão de vasos linfáticos
- L1 Invasão de vasos linfáticos

Invasão venosa (V)
- VX Invasão venosa não pode ser avaliada
- V0 Ausência de invasão venosa
- V1 Invasão venosa microscópica
- V2 Invasão venosa macroscópica

TROMPAS DE FALÓPIO

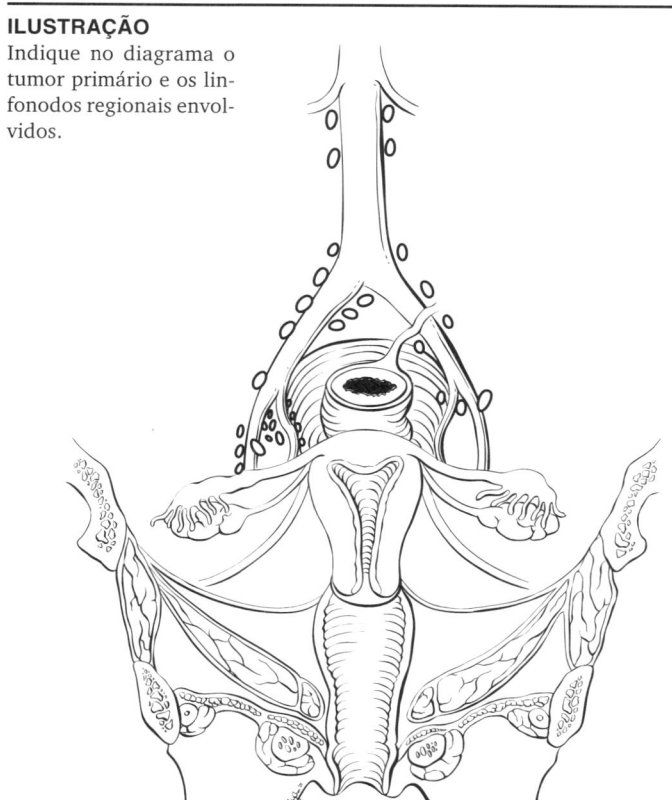

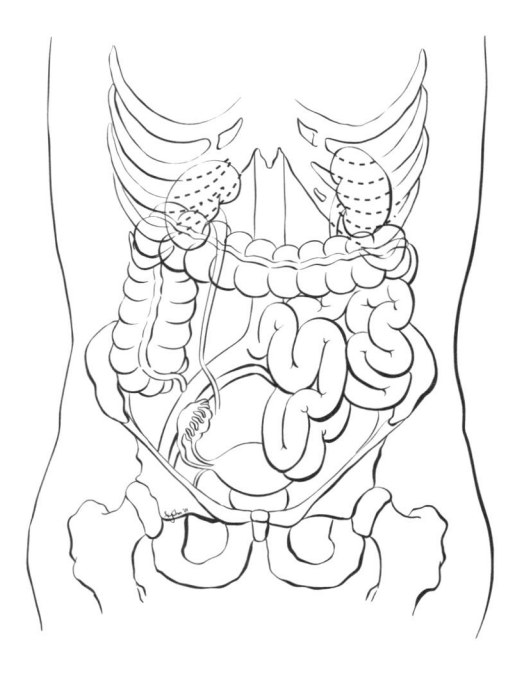

ILUSTRAÇÃO
Indique no diagrama o tumor primário e os linfonodos regionais envolvidos.

Assinatura do médico _____ Data _____

32
Tumores trofoblásticos gestacionais

C58.9   Neoplasia maligna da placenta

RESUMO DAS ALTERAÇÕES

- Os tumores trofoblásticos gestacionais são efetivamente tratados com quimioterapia, mesmo quando metastáticos; portanto, os parâmetros tradicionais de estadiamento anatômico não fornecem adequadamente diferentes categorias prognósticas. Por essa razão, embora as categorias anatômicas tenham sido preservadas, foi adicionado um sistema de pontuação de outros fatores não-anatômicos. Essa graduação de fatores de risco fornece a base para subestadiar as pacientes em A (baixo risco, escore de 7 ou menos) ou B (alto risco, escore de 8 ou mais).
- A parte de "fatores de risco" do grupo de estadiamento foi revisada para refletir o novo sistema de graduação.

INTRODUÇÃO

Os tumores trofoblásticos gestacionais são malignidades incomuns (1 em 1.000 gestações) que surgem a partir da placenta, em geral como resultado de um acidente genético do embrião em desenvolvimento: os cromossomos maternos são perdidos, e os paternos duplicam-se (46xx). O tumor resultante é conhecido como mola hidatiforme *completa*. Não há partes fetais; o tumor é composto de vesículas dilatadas, avasculares, em forma de cacho de uva, que crescem tanto quanto ou mais que a gestação normal por ele substituída. Obviamente não há batimentos fetais detectados, e a paciente pode ter sangramento vaginal semelhante ao de um abortamento. Em várias situações, o diagnóstico não é feito até a realização de uma dilatação com curetagem e exame patológico do tecido. Em alguns casos, partes fetais podem ser encontradas em associação com tecido trofoblástico (placentário) com proliferação leve; tais pacientes possuem o que se chama de mola hidatiforme *parcial*, com um complemento cromossômico 69xxx ou 69xxy, resultando em duplicação do número normal de pares cromossômicos. Ambos os tipos de tumor seguem via de regra o curso benigno, com resolução completa após sua eliminação por dilatação e sucção ou curetagem, mas aproximadamente 20% das molas completas e 5% das parciais persistem no local ou metastatizam, necessitando de tratamento com quimioterapia.

Com muito menos freqüência (em torno de 1 em 20.000 gestações, nos Estados Unidos) encontra-se uma forma altamente maligna de tumor trofoblástico gestacional, com crescimento metastático rápido, chamado de coriocarcinoma. Trata-se de tumor sólido, anaplásico, vascular e agressivamente proliferativo, facilmente reconhecido ao microscópio e pode se apresentar por meio de sangramento vaginal (como na mola hidatiforme). No entanto, as lesões metastáticas podem ser o primeiro sinal da lesão, que tem possibilidade seguir de qualquer evento gestacional, incluindo um abortamento incompleto ou uma gestação a termo.

O tecido trofoblástico que forma tais tumores produz um marcador tumoral sérico, a gonadotrofina coriônica humana (β-HCG), que é muito útil no diagnóstico e na monitorização do tratamento dessas pacientes. Os tumores trofoblásticos gestacionais são altamente responsivos à quimioterapia, com taxas de cura de aproximadamente 100%.

ANATOMIA

Devido à responsividade desse tumor ao tratamento, bem como à acurácia do marcador tumoral sérico HCG em refletir a condição da doença, o tradicional sistema de estadiamento anatômico utilizado na maioria dos tumores sólidos possui pouco significado prognóstico. Os tumores trofoblásticos não-associados à gestação (teratomas ovarianos) não estão incluídos nesta classificação.

Sítio primário. Por definição, tumores trofoblásticos gestacionais surgem de tecido placentário no útero. Embora a maioria desses tumores não seja invasiva e possa ser removida com dilatação e eliminação por sucção, pode ocorrer invasão local do miométrio. Quando isso é diagnosticado em um espécime de histerectomia (o que raramente ocorre na atualidade), pode-se relatar como mola hidatiforme *invasiva*.

Linfonodos regionais. O envolvimento de linfonodos nos tumores trofoblásticos gestacionais é raro, mas tem prognóstico muito ruim quando diagnosticado. Não há designação para linfonodos regionais no estadiamento de tais tumores. As metástases nodais devem ser classificadas como doença metastática (M1).

Metástases a distância. Trata-se de um tumor altamente vascularizado que resulta freqüentemente em metástases disseminadas quando se torna maligno. O colo uterino e a vagina são sítios pélvicos comuns de metástases (T2), e os pulmões são sítios comuns de metástases a distância (M1a). Outros locais menos freqüentes de metástases incluem rins, trato gastrintestinal e baço (M1b). O fígado e o cérebro são ocasionalmente envolvidos e podem ser de difícil tratamento com quimioterapia.

REGRAS PARA A CLASSIFICAÇÃO

Os tumores trofoblásticos gestacionais possuem alta taxa de cura e, como resultado, o objetivo do estadiamento é identificar pacientes que têm maior probabilidade de responder a tratamento quimioterápico menos intenso, distinguindo tais pacientes daquelas que necessitarão de quimioterapia mais intensa. Em 1991, a Fédération Internationale de Gynécologie et d'Obstétrique adicionou fatores não-anatômicos ao tradicional sistema de estadiamento. Foram realizadas modificações com o objetivo de mesclar diversos sistemas de classificação prognóstica. O sistema de classificação atual continua em desenvolvimento.

Indicações de tratamento. Os seguintes critérios são sugeridos para o diagnóstico de tumores trofoblásticos gestacionais que necessitam de quimioterapia:

- três ou mais valores de HCG não demonstrando alteração significativa (platô) ao longo de quatro semanas ou
- aumento do HCG em 10% ou mais em duas medidas ao longo de três semanas ou mais ou
- persistência de HCG elevado por seis meses após eliminação na gestação molar ou
- diagnóstico histológico de coriocarcinoma

Diagnóstico de metástases. Para o diagnóstico de metástases pulmonares, uma radiografia de tórax é apropriada, devendo ser utilizada para contar as metástases para o escore de risco. A TC de pulmão pode ser empregada. Para o diagnóstico de metástases intra-abdominais, prefere-se a TC, embora diversas instituições continuem utilizando a ultra-sonografia para detectar lesões hepáticas. Para o diagnóstico de metástases cerebrais, a RNM é superior à TC, mesmo com cortes de 1 cm.

Escores de índices prognósticos. O índice de escores prognósticos é utilizado para subdividir pacientes em estádios (Tabela 32.1), cada um deles definido anatomicamente, mas os subestádios A (baixo risco) e B (alto risco) são designados de acordo com um sistema de graduação de fatores de risco não-anatômicos. Os escores prognósticos são 0, 1, 2 e 4 para cada fator de risco individual. O sistema prognóstico atual elimina os grupos sangüíneos de risco ABO, que eram contemplados no sistema da Organização Mundial de Saúde, e aumenta a categoria de risco das metástases hepáticas de 2 para 4.

O baixo risco é um escore de 7 ou menos, e o alto risco, de 8 ou mais.

CLASSIFICAÇÃO TNM

Tumor primário (T)

Categoria *Estádio*
TNM   FIGO

TX		Tumor primário não pode ser avaliado
T0		Sem evidência de tumor primário
T1	I	Tumor confinado ao útero
T2	II	Tumor estende-se para outras estruturas genitais (ovários, trompas, vagina, ligamento largo), por meio extensão direta ou metástases

Metástases a distância (M)

MX		Metástases a distância não podem ser avaliadas
M0		Ausência de metástases a distância
M1		Metástases a distância
M1a	III	Metástases pulmonares
M1b	IV	Todas as outras metástases a distância

TABELA 32.1 Índice de escores prognósticos

	Escore de Risco			
Fator prognóstico	0	1	2	4
Idade (anos)	< 40	≥ 40		
Antecedente gestacional	Mola hidatiforme	Abortamento	Gestação a termo	
Intervalo de meses a partir da gravidez	< 4	4 a < 7	7 a 12	> 12
HCG pré-tratamento	< 10^3	≥ 10^3 a < 10^4	10^4 a < 10^5	≥ 10^5
Maior tamanho tumoral, incluindo o útero	< 3 cm	3 a < 5 cm	≥ 5 cm	
Sítio de metástases	Pulmões	Baço, rins	Trato gastrintestinal	Cérebro, fígado
Número de metástases identificadas		1 a 4	5-8	> 8
Quimioterapia prévia (falha)			Droga única	2 ou mais drogas
Escore total				

Baixo risco é um escore de 7 ou menos, e alto risco, de 8 ou mais.

GRUPOS DE ESTADIAMENTO

Estádio	T	M	Fatores de Risco
Estádio I	T1	M0	Desconhecido
Estádio IA	T1	M0	Baixo risco
Estádio IB	T1	M0	Alto risco
Estádio II	T2	M0	Desconhecido
Estádio IIA	T2	M0	Baixo risco
Estádio IIB	T2	M0	Alto risco
Estádio III	Qualquer T	M1a	Desconhecido
Estádio IIIA	Qualquer T	M1a	Baixo risco
Estádio IIIB	Qualquer T	M1a	Alto risco
Estádio IV	Qualquer T	M1b	Desconhecido
Estádio IVA	Qualquer T	M1b	Baixo risco
Estádio IVB	Qualquer T	M1b	Alto risco

TIPO HISTOPATOLÓGICO

Mola hidatiforme
    Completa
    Parcial
Mola hidatiforme invasiva
Coriocarcinoma
Tumores trofoblásticos com sítios placentários

RESULTADOS DE DESFECHOS

Os tumores trofoblásticos gestacionais podem necessitar apenas de eliminação pelo útero para seu tratamento, mas, mesmo quando a quimioterapia é necessária, as taxas de cura aproximam-se de 100%. Os fatores prognósticos são listados no Índice de Escores Prognósticos. Pacientes com doença de baixo risco são em geral tratadas com quimioterapia com droga única, enquanto aquelas de alto risco costumam receber tratamento quimioterápico combinado.

BIBLIOGRAFIA

Horn LC, Bilek K: Histologic classification and staging of gestational trophoblastic disease. Gen Diagn Pathol 143: 87-101, 1997

Lage JM: Protocol for the examination of specimens from patients with gestational trophoblastic malignancies: a basis for checklists. Cancer Committee, College of American Pathologists. Arch Pathol Lab Med 123: 50-54, 1999

Ngan HYS, Odicino F, Maisonneuve P, et al: Gestational trophoblastic diseases. FIGO Annual Report. J Epidem Biostat 6:175-184, 2001

HISTOLOGIAS – TUMORES TROFOBLÁSTICOS GESTACIONAIS

M9100/0	Mola hidatiforme SOE
M9100/1	Mola hidatiforma invasiva
M9100/3	Coriocarcinoma SOE
M9101/3	Coriocarcinoma combinado com outros elementos de células germinativas
M9102/3	Teratoma maligno trofoblástico
M9103/0	Mola hidatiforme parcial
M9104/1	Tumor trofoblástico do sítio placentário
M9105/3	Tumor trofoblástico, epitelióide

TUMORES TROFOBLÁSTICOS GESTACIONAIS

Nome do hospital / endereço	Nome do paciente / informações

Tipo do espécime _____ Tipo histopatológico _____
Tamanho do tumor _____

DEFINIÇÕES

Clínico *Patológico*

Tumor primário (T)[1]

Categoria TNM*	Estádio FIGO	
TX		Tumor primário não pode ser avaliado
T0		Sem evidência de tumor primário
T1	I	Tumor confinado ao útero
T2	II	Tumor estende-se para outras estruturas genitais (ovários, trompas, vagina, ligamento largo), por meio de extensão direta ou metástases

Metástases a distância (M)

MX		Metástases a distância não podem ser avaliadas
M0		Ausência de metástases a distância
M1		Metástases a distância
M1a	III	Metástases pulmonares
M1b	IV	Todas as outras metástases a distância

Realizada biópsia do sítio metastático......... ☐ Sim......... ☐ Não
Fonte do espécime patológico metastático_____

Nota: Não há estadiamento de linfonodos regionais para esse tumor.

Grupos de estadiamento[2]

Estádio	T	M	Fatores de Risco
Estádio I	T1	M0	Desconhecido
Estádio IA	T1	M0	Baixo risco
Estádio IB	T1	M0	Alto risco
Estádio II	T2	M0	Desconhecido
Estádio IIA	T2	M0	Baixo risco
Estádio IIB	T2	M0	Alto risco
Estádio III	Qualquer T	M1a	Desconhecido
Estádio IIIA	Qualquer T	M1a	Baixo risco
Estádio IIIB	Qualquer T	M1a	Alto risco
Estádio IV	Qualquer T	M1b	Desconhecido
Estádio IVA	Qualquer T	M1b	Baixo risco
Estádio IVB	Qualquer T	M1b	Alto risco

Notas
1. Veja a seção de indicadores prognósticos para as definições dos subestádios
2. Veja os indicadores prognósticos para o agrupamento dos subestádios

TUMORES TROFOBLÁSTICOS GESTACIONAIS

Tipo histopatológico
- ☐ Mola hidatiforme
    - ☐ Completa
    - ☐ Parcial
- ☐ Mola hidatiforme invasiva
- ☐ Coriocarcinoma
- ☐ Tumores trofoblásticos com sítios placentários

Tumor residual (R)
- ☐ RX   Presença de tumor residual não pode ser avaliada
- ☐ R0   Sem tumor residual
- ☐ R1   Tumor residual microscópico
- ☐ R2   Tumor residual macroscópico

Símbolos descritivos
Para a identificação de casos especiais de classificação TNM ou pTNM, o sufixo "m" e os prefixos "y", "r" e "a" são utilizados. Embora eles não afetem o estadiamento, indicam casos que requerem análise separada.

- ☐ **Sufixo "m"**. Indica a presença de tumores primários múltiplos em um único sítio e é registrado entre parênteses: pT(m)NM.
- ☐ **Prefixo "y"**. Indica os casos nos quais a classificação é realizada durante ou logo após o tratamento. A categoria cTNM ou pTNM é identificada pelo prefixo "y". O ycTNM ou ypTNM categoriza a extensão do tumor realmente presente no momento do exame. A categoria "y" não é uma estimativa da extensão do tumor antes do tratamento.
- ☐ **Prefixo "r"**. Indica um tumor recorrente estadiado após uma sobrevida livre de doença e é identificado pelo prefixo "r": rTNM (ver reclassificação "r" anterior, como rTNM).
- ☐ **Prefixo "a"**. Designa o estádio determinado por autópsia: aTNM.

Notas
Símbolos Descritivos Adicionais

Invasão de vasos linfáticos (L)
- LX   Invasão de vasos linfáticos não pode ser avaliada
- L0   Ausência de invasão de vasos linfáticos
- L1   Invasão de vasos linfáticos

Invasão venosa (V)
- VX   Invasão venosa não pode ser avaliada
- V0   Ausência de invasão venosa
- V1   Invasão venosa microscópica
- V2   Invasão venosa macroscópica

Índice de Escores Prognósticos

Fator prognóstico	Escore de risco			
	0	1	2	4
Idade (anos)	< 40	≥ 40		
Antecedente gestacional	Mola hidatiforme	Abortamento	Gestação a termo	
Intervalo de meses a partir da gravidez	< 4	4 a < 7	7-12	> 12
HCG pré-tratamento	< 10^3	≥ 10^3 a < 10^4	10^4 a < 10^5	≥ 10^5
Maior tamanho tumoral, incluindo o útero	< 3 cm	3 a < 5 cm	≥ 5 cm	
Sítio de metástases	Pulmões	Baço, rins	Trato gastrintestinal	Cérebro, fígado
Número de metástases identificadas		1-4	5 a 8	> 8
Quimioterapia prévia (falha)			Droga única	2 ou mais drogas
Escore total				

Baixo risco é um escore de 7 ou menos, e alto risco, de 8 ou mais.

TUMORES TROFOBLÁSTICOS GESTACIONAIS

ILUSTRAÇÃO
Indique no diagrama o tumor primário.

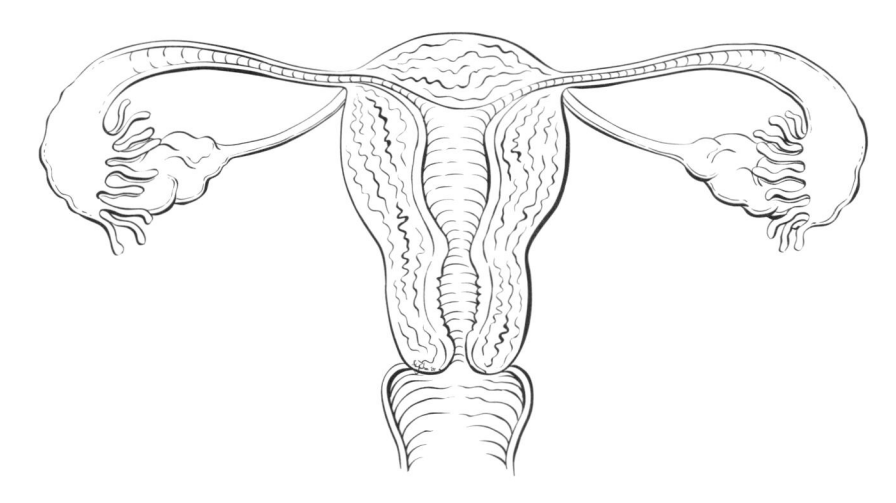

Assinatura do médico _____ Data _____

Parte IX

Trato geniturinário

33

Pênis
(Não estão incluídos melanomas)

C60.0 Neoplasia maligna do prepúcio
C60.1 Neoplasia maligna da glande
C60.2 Neoplasia maligna do corpo do pênis
C60.8 Neoplasia maligna do pênis com lesão invasiva
C60.9 Neoplasia maligna do pênis, não-especificada

RESUMO DAS ALTERAÇÕES

- A definição TNM e o grupo de estadiamento para este capítulo não se modificaram em relação à quinta edição.

INTRODUÇÃO

O câncer do pênis é uma doença rara nos Estados Unidos, mas sua incidência varia nos diferentes países do mundo. A maioria dos tumores é carcinoma de células escamosas que surge na pele ou na glande do pênis. O prognóstico é favorável quando não há envolvimento dos linfonodos. Também podem ocorrer melanomas na região, mas a classificação dos estádios aplica-se apenas aos carcinomas (os melanomas são estadiados no Capítulo 24). Alguns tumores do pênis podem ser descritos como verrucosos e, da mesma forma, os tumores basalóides são reconhecidos como um subtipo de carcinoma escamoso; ambos estão incluídos no sistema de estadiamento. As lesões *in situ* também são incluídas nesta classificação e devem ser codificadas como carcinoma *in situ* do pênis.

ANATOMIA

Sítio primário. O pênis é composto de três massas cilíndricas de tecido cavernoso, as quais são unidas por tecido fibroso. Duas massas são laterais, conhecidas como corpos cavernosos, e uma é mediana, chamada de corpo esponjoso, contendo grande parte da uretra no seu interior. O pênis é ligado nas porções anterior e laterais do arco púbico; a pele que cobre sua superfície é fina e frouxamente conectada às partes mais profundas do órgão. A pele na raiz do pênis é contígua com aquela do escroto e do períneo; distalmente, torna-se preguada para formar o prepúcio. A circuncisão tem sido associada com diminuição da incidência de câncer de pênis.

Linfonodos regionais. Os linfonodos regionais são:
Inguinal superficial (femoral) único
Inguinais superficiais (femorais) múltiplos ou bilterais
Inguinais profundos: de Rosenmuller ou de Cloquet
Ilíacos externos
Ilíacos internos (hipogástricos)
Linfonodos pélvicos SOE

Metástases a distância. Os sítios mais comuns de disseminação a distância incluem os pulmões, o fígado e os ossos.

REGRAS PARA A CLASSIFICAÇÃO

Estadiamento clínico. Exame clínico, endoscopia, quando possível, e confirmação histológica são necessários. São indicadas técnicas de imagem para a detecção de doença metastática.

Estadiamento patológico. É necessária a ressecção completa do sítio primário, com margens apropriadas. Quando há envolvimento de linfonodos regionais, usualmente é indicada a linfadenectomia.

As definições de tumor primário (T) para Ta, T1, T2, T3 e T4 são ilustradas nas Figuras 33.1 a 33.5.

CLASSIFICAÇÃO TNM

Tumor primário (T)
TX Tumor primário não pode ser avaliado
T0 Sem evidência de tumor primário
Tis Carcinoma *in situ*
Ta Carcinoma verrucoso não-invasor
T1 Tumor invade o tecido conjuntivo subepitelial
T2 Tumor invade corpo esponjoso ou cavernoso
T3 Tumor invade uretra ou próstata
T4 Tumor invade outras estruturas adjacentes

Linfonodos regionais (N)

NX Linfonodos regionais não podem ser avaliados
N0 Ausência de metástases em linfonodos regionais
N1 Metástases em um único linfonodo superficial inguinal
N2 Metástases bilaterais ou em múltiplos linfonodos inguinais superficiais
N3 Metástases em linfonodos profundos inguinais ou pélvicos, unilaterais ou bilaterais

Metástases a distância (M)

MX Metástases a distância não podem ser avaliadas
M0 Ausência de metástases a distância
M1 Metástases a distância

Descritor adicional

O sufixo "m" indica a presença de múltiplos tumores primários e é registrado entre parênteses, por exemplo, pTa(m) N0 M0.

GRUPOS DE ESTADIAMENTO

Estádio 0	Tis	N0	M0
	Ta	N0	M0
Estádio I	T1	N0	M0
Estádio II	T1	N1	M0
	T2	N0	M0
	T2	N1	M0
Estádio III	T1	N2	M0
	T2	N2	M0
	T3	N0	M0
	T3	N1	M0
	T3	N2	M0
Estádio IV	T4	Qualquer N	M0
	Qualquer T	N3	M0
	Qualquer T	Qualquer N	M1

TIPO HISTOPATOLÓGICO

Os tipos celulares limitam-se a carcinomas.

GRAU HISTOLÓGICO

GX   Grau não pode ser avaliado
G1   Bem-diferenciado
G2   Moderadamente diferenciado
G3-4 Pobremente diferenciado ou indiferenciado

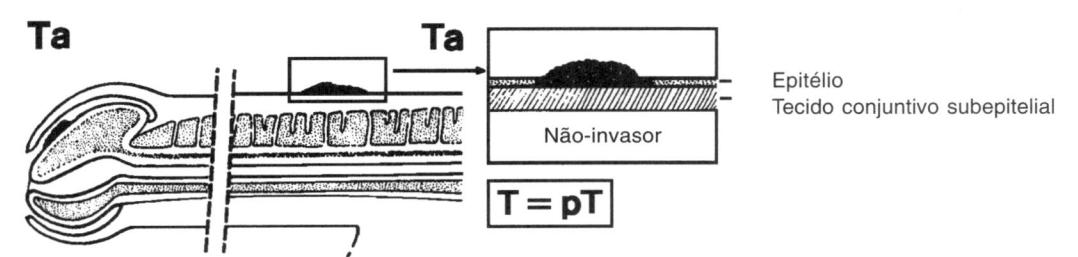

FIGURA 33.1 Ta: Carcinoma verrucoso não-invasor.

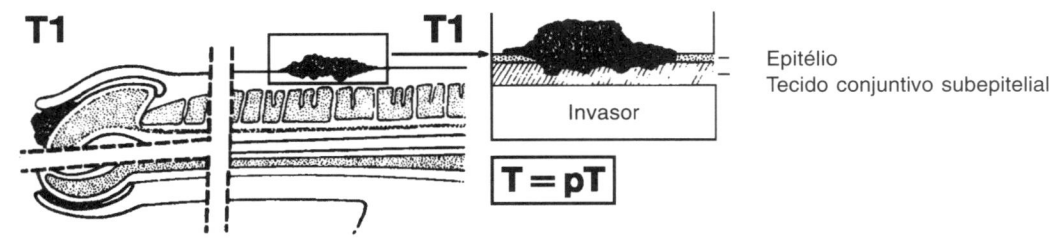

FIGURA 33.2 T1: Tumor invadindo o tecido conjuntivo subepitelial.

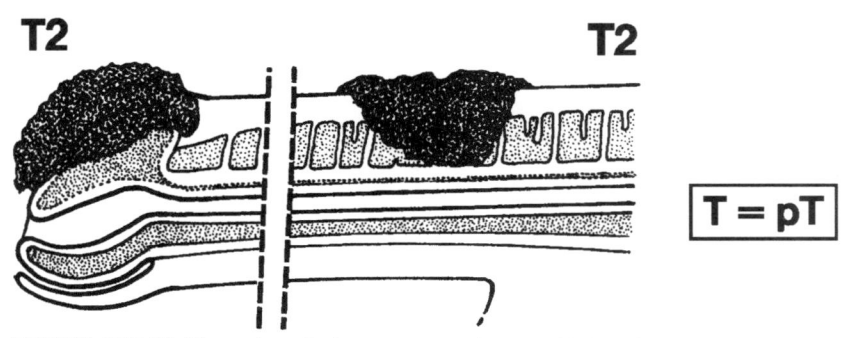

FIGURA 33.3 T2: Tumor invadindo corpo esponjoso ou cavernoso.

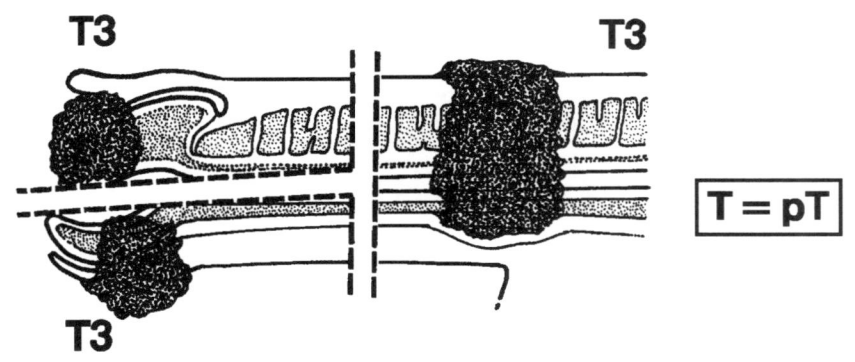

FIGURA 33.4 T3: Tumor invadindo uretra ou próstata.

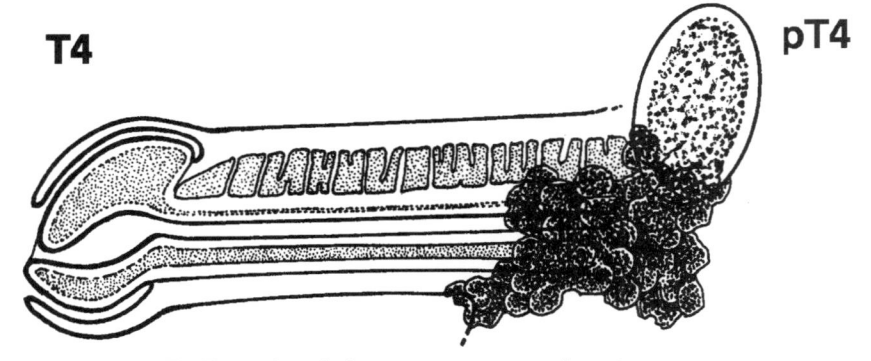

FIGURA 33.5 T4: Tumor invadindo outras estruturas adjacentes.

BIBLIOGRAFIA

Assimos DG, Jarow JP: Role of laparoscopic pelvic lymph node dissection in the management of patients with penile cancer and inguinal adenopathy. J Endocrinol 8:365-369, 1994

Aynaud O, Ionesco M, Barrasso R: Penile intraepithelial neoplasia: specific clinical features correlate with histologic and virologic findings. Cancer 74:1762-1767, 1994

Cubilla AL, Reuter VE, Gregoire L, et al: Basaloid squamous cell carcinoma: A distinctive human papilloma virus-related penile neoplasm. Am J Surg Path 22:755-761, 1998

Lopes A, Hidalgo GS, Kowalski LP, et al: Prognostic factors in carcinoma of he penis: multivariate analysis of 145 patients treated with amputation and lymphadenectomy. J Urology 156:1637-1642, 1996

Lubke WL, Thompson IM: The case for inguinal lymph node dissection in the treatment of T2-T4 N0 penile cancer. Semin Urol 11:80-84, 1993

Parra RO: Accurate staging of carcinoma of the penis in men with nonpalpable inguinal lymph nodes by modified inguinal lymphadenectomy. J Urol 155:560-563, 1996

Ravi R. Correlation between the extent of nodal involvement and survival following groin dissection for carcinoma of the penis. British Journal of Urology 72(5 Pt 2):817-819, 1993

Scappini P, Piscioloi F, Pusiol T, et al: Penile cancer: aspiration biopsy cytology for staging. Cancer 58:1526-1533, 1986

Villavicencio H, Rubio-Briones J, Regalado R, Chechile G, Algaba F, Palou J: Grade, local stage and growth pattern as prognostic factors in carcinoma of the penis. European Urology 32(4):442-447, 1997

Wajsman Z, Gamarra M, Park JJ, et al: Transabdominal fine needle aspiration of retroperitoneal lymph nodes in staging of genitourinary tract cancer (correlation with node dissection findings). J Urol 128:1238-1240, 1982

Wajsman Z, et al: Fine needle aspiration of metastatic lesions and regional lymph nodes in genitourinary cancer. Urology 19:356, 1982

HISTOLOGIAS – PÊNIS

M8010/2	Carcinoma *in situ* SOE
M8010/3	Carcinoma SOE
M8051/3	Carcinoma verrucoso SOE
M8070/2	Carcinoma *in situ* de células escamosas, SOE
M8070/3	Carcinoma de células escamosas SOE
M8081/2	Doença de Bowen
M8090/3	Carcinoma de células basais SOE
M8140/2	Adenocarcinoma *in situ* SOE
M8140/3	Adenocarcinoma SOE
M8560/3	Carcinoma adenoescamoso

PÊNIS

Nome do hospital / endereço

Nome do paciente / informações

Tipo do espécime _____

Tipo histopatológico _____

Tamanho do tumor _____

DEFINIÇÕES

Clínico *Patológico*

Tumor primário (T)
- TX Tumor primário não pode ser avaliado
- T0 Sem evidência de tumor primário
- Tis Carcinoma *in situ*
- Ta Carcinoma verrucoso não-invasor
- T1 Tumor invade o tecido conjuntivo subepitelial
- T2 Tumor invade corpo esponjoso ou cavernoso
- T3 Tumor invade uretra ou próstata
- T4 Tumor invade outras estruturas adjacentes

Linfonodos regionais (N)
- NX Linfonodos regionais não podem ser avaliados
- N0 Ausência de metástases em linfonodos regionais
- N1 Metástases em um único linfonodo superficial inguinal
- N2 Metástases bilaterais ou em múltiplos linfonodos inguinais superficiais
- N3 Metástases em linfonodos profundos inguinais ou pélvicos, uni ou bilaterais

Metástases a distância (M)
- MX Metástases a distância não podem ser avaliadas
- M0 Ausência de metástases a distância
- M1 Metástases a distância
  Realizada biópsia do sítio metastático......... ☐ Sim......... ☐ Não
  Fonte do espécime patológico metastático_____

Grupos de estadiamento

Estádio	T	N	M
Estádio 0	Tis	N0	M0
	Ta	N0	M0
Estádio I	T1	N0	M0
Estádio II	T1	N1	M0
	T2	N0	M0
	T2	N1	M0
Estádio III	T1	N2	M0
	T2	N2	M0
	T3	N0	M0
	T3	N1	M0
	T3	N2	M0
Estádio IV	T4	Qualquer N	M0
	Qualquer T	N3	M0
	Qualquer T	Qualquer N	M1

PÊNIS

Grau histológico (G)
- ☐ GX Grau não pode ser avaliado
- ☐ G1 Bem-diferenciado
- ☐ G2 Moderadamente diferenciado
- ☐ G3-4 Pobremente diferenciado ou indiferenciado

Tumor residual (R)
- ☐ RX Presença de tumor residual não pode ser avaliada
- ☐ R0 Sem tumor residual
- ☐ R1 Tumor residual microscópico
- ☐ R2 Tumor residual macroscópico

Símbolos descritivos
Para a identificação de casos especiais de classificação TNM ou pTNM, o sufixo "m" e os prefixos "y", "r" e "a" são utilizados. Embora eles não afetem o estadiamento, indicam casos que requerem análise separada.

- ☐ **Sufixo "m"**. Indica a presença de tumores primários múltiplos em um único sítio e é registrado entre parênteses: pT(m)NM.
- ☐ **Prefixo "y"**. Indica os casos nos quais a classificação é realizada durante ou logo após o tratamento. A categoria cTNM ou pTNM é identificada pelo prefixo "y". O ycTNM ou ypTNM categoriza a extensão do tumor realmente presente no momento do exame. A categoria "y" não é uma estimativa da extensão do tumor antes do tratamento.
- ☐ **Prefixo "r"**. Indica um tumor recorrente estadiado após uma sobrevida livre de doença e é identificado pelo prefixo "r": rTNM (ver reclassificação "r" anterior, como rTNM).
- ☐ **Prefixo "a"**. Designa o estádio determinado por autópsia: aTNM.

Indicadores prognósticos (se aplicável)

Notas
Símbolos Descritivos Adicionais

Invasão de vasos linfáticos (L)
- LX Invasão de vasos linfáticos não pode ser avaliada
- L0 Ausência de invasão de vasos linfáticos
- L1 Invasão de vasos linfáticos

Invasão venosa (V)
- VX Invasão venosa não pode ser avaliada
- V0 Ausência de invasão venosa
- V1 Invasão venosa microscópica
- V2 Invasão venosa macroscópica

Assinatura do médico _____ Data _____

34

Próstata

(Não estão incluídos sarcomas e carcinomas de células transicionais)

C61.9 Neoplasia maligna da próstata

RESUMO DAS ALTERAÇÕES

- As lesões T2 foram divididas para incluir T2a, T2b e T2c novamente; essas são as mesmas subcategorias encontradas na quarta edição deste Manual.
- O escore de Gleason é enfatizado como o sistema de graduação de escolha; não é recomendado o uso dos termos *bem-diferenciado*, *moderadamente diferenciado* e *pobremente diferenciado*.

INTRODUÇÃO

O câncer de próstata é a neoplasia maligna mais comum nos homens, com incidência maior naqueles com idade mais avançada. Esse câncer tem tendência a metastatizar para os ossos. A detecção precoce é possível com a dosagem do antígeno prostático-específico (PSA) no sangue, e o diagnóstico geralmente é feito com biópsia guiada por ultra-som trans-retal (*transrectal ultrasound*: TRUS).

ANATOMIA

Sítio primário. O adenocarcinoma de próstata surge geralmente na zona periférica da glândula, onde pode ser detectado pelo exame digital do reto (toque retal: TR). Um sítio menos comum de origem é a região ântero-medial da próstata – a zona de transição –, que é afastada da superfície retal e costuma ser o local em que ocorre a hiperplasia prostática nodular benigna. A zona central, que constitui a maior parte da base da glândula, raramente origina o câncer, mas com freqüência é invadida pela disseminação de tumores volumosos. Patologicamente, o câncer de próstata costuma ser multifocal.

Há concordância de que haja aumento da incidência do câncer de próstata com o aumento da idade; é raro seu diagnóstico clínico antes dos 40 anos. Há diversas limitações na habilidade do TR e do TRUS para definir com precisão o tamanho e a extensão local da doença; o TR é, hoje, o método mais comum utilizado para definir o estadiamento local. A heterogeneidade da categoria T1c, resultante das limitações do TR e dos exames de imagem em quantificar o câncer, deve ser contrabalançada com a inclusão de outros fatores prognósticos, como o grau histológico, o nível de PSA e, possivelmente, a extensão do câncer nas biópsias por agulha. O diagnóstico de lesões clinicamente suspeitas pode ter confirmação histológica pela biópsia por agulha; menos comumente, o câncer de próstata é diagnosticado pela inspeção de tecido obtido por ressecção transuretral de próstata (RTU-P) motivada por sintomas urinários obstrutivos.

O grau histológico do câncer de próstata é importante no prognóstico, podendo sua obtenção ser complexa em decorrência da heterogeneidade morfológica freqüentemente encontrada nos espécimes cirúrgicos. O escore de Gleason para a avaliação do padrão histológico do câncer de próstata é o método de escolha.

Linfonodos regionais. Os linfonodos regionais são aqueles da pelve verdadeira, os quais essencialmente estão abaixo da bifurcação das artérias ilíacas comuns. Eles incluem os seguintes grupos:

Linfonodos pélvicos SOE
Hipogástricos
Obturadores
Ilíacos (internos, externos, ou SOE)
Sacrais (laterais, pré-sacrais, do promontório – de Gerota – ou SOE)

A lateralidade não afeta a classificação "N".

Linfonodos a distância. Os linfonodos distantes são aqueles além da pelve verdadeira. Eles podem ser visualizados utilizando-se ultra-som, tomografia computadorizada, ressonância nuclear magnética ou linfangiografia. Embora linfonodos aumentados possam ocasionalmente ser visualizados, um número muito pequeno de pacientes terá doença nodal, decorrente da migração de estadiamento associada ao uso do rastreamento com PSA; assim, resultados falso-positivos e falso-negativos são comuns quando se empregam exames de imagem. O envolvimento de linfonodos a distância é classificado como doença M1a e inclui:

Aórticos (para-aórticos limbares)
Ilíacos comuns
Inguinais profundos
Inguinais superficiais (femorais)
Supraclaviculares
Cervicais
Escalenos
Retroperitoneais, SOE

Metástases a distância. As metástases osteoblásticas são as metástases não-nodais mais comuns no câncer de próstata. Além disso, há disseminação freqüente para linfonodos distantes. As metástases em pulmões e fígado são identificadas em um momento mais tardio do curso da doença.

REGRAS PARA A CLASSIFICAÇÃO

Estadiamento clínico. A avaliação do tumor primário inclui o toque retal da próstata e a confirmação histo ou citológica do carcinoma. Para o estadiamento clínico é possível utilizarem-se todas as informações disponíveis antes do primeiro tratamento. As técnicas de imagem podem ser úteis em alguns casos, sendo o TRUS o método mais comumente utilizado, embora tenha baixa capacidade em determinar o local e a extensão do tumor. O tumor que é encontrado em um ou em ambos os lobos pela biópsia por agulha, mas não é nem palpável nem visível nos exames de imagem, é classificado como T1c. Existe uma considerável incerteza em relação à habilidade da imagem em definir a extensão de lesões não-palpáveis (ver a definição de T1c, adiante). Para fins de pesquisa, os investigadores devem especificar quando o estadiamento clínico T1c é baseado no TR apenas ou no TR associado ao TRUS. Geralmente, a maioria dos pacientes diagnosticados em um rastreamento com PSA terá baixo risco de comprometimento de linfonodos regionais ou metástases a distância; o risco de estudos de imagem falso-positivos em pacientes assintomáticos excede a freqüência de estudos verdadeiro-positivos ou verdadeiro-negativos, em diversos relatos. Por essa razão, em pacientes com escore de Gleason menor que 7-8 e PSA < 20 ng/ml, os estudos de imagem podem nem sempre ser úteis no estadiamento.

Desde a publicação da quinta edição do *Manual de estadiamento do câncer* do AJCC, a revisão dos resultados de séries de pacientes com tumores T2 tem demonstrado que a sobrevida livre de recorrência seguindo o tratamento era significativamente diferente quando utilizado o sistema de estratificação T2a, T2b e T2c da quarta edição. Assim, para implementar a classificação de tumores palpáveis, a sexta edição reincorporou os três estádios clínicos T2a (tumor palpável confinado a menos da metade de um lobo), T2b (tumor palpável confinado a mais da metade de um lobo) e T2c (tumor envolvendo ambos os lobos).

Estadiamento patológico. Geralmente, a prostatectomia radical, com remoção das vesículas seminais, é necessária para o estadiamento patológico T. Em alguns casos, tal classificação pode ser obtida sem a cirurgia, por meio de (1) biópsia positiva do reto, permitindo uma classificação pT4 e (2) biópsia mostrando carcinoma em tecidos moles extraprostáticos, permitindo uma classificação pT3, da mesma forma que biópsia das vesículas seminais mostrando infiltração por adenocarcinoma. No entanto, não há categoria pT1 devido à falta de tecido suficiente para avaliar a categoria pT mais alta. A positividade de margens, potencialmente como conseqüência da técnica cirúrgica e não da extensão anatômica da doença, deve ser especificada junto com o estadiamento patológico (margens patológicas positivas devem ser indicadas por um descritor R1: doença residual microscópica).

Adicionalmente ao estádio patológico, têm sido identificados fatores prognósticos independentes para sobrevida para o câncer de próstata, incluindo idade do paciente, co-morbidades, grau histológico, escore de Gleason, PSA e percentual de PSA livre, condição das margens cirúrgicas e ploidia.

CLASSIFICAÇÃO TNM

Tumor primário (T)
Clínico
TX   Tumor primário não pode ser avaliado
T0   Sem evidência de tumor primário
T1   Tumor não-palpável e não-visível por imagem
T1a   Tumor encontrado incidentalmente em 5% ou menos de tecido ressecado
T1b   Tumor encontrado incidentalmente em mais de 5% de tecido ressecado
T1c   Tumor identificado em biópsia por agulha (realizada por PSA elevado)
T2   Tumor confinado ao interior da próstata*
T2a   Tumor envolve 50% ou menos de um lobo
T2b   Tumor envolve mais de 50% de um lobo, mas não os dois lobos

T2c Tumor envolve ambos os lobos
T3   Tumor invade a cápsula prostática**
T3a Extensão extracapsular (uni ou bilateral)
T3b Invasão das vesículas seminais
T4   Tumor fixado ou invadindo as estruturas adjacentes, além das vesículas seminais: colo da bexiga, esfíncter externo, reto, músculos elevadores do ânus e/ou parede pélvica

Nota: O tumor encontrado em um ou ambos os lobos em biópsia por agulha, mas não palpável nem visível por exames de imagem, é classificado como T1c.

**Nota:* A invasão do ápice da próstata ou para o interior da cápsula prostática (mas não além dela) é classificada como T2 (e não T3).

Patológico (pT)
pT2* Confinado ao órgão
pT2a Unilateral, envolvendo 50% ou menos de um lobo
pT2b Unilateral, envolvendo mais de 50% de um lobo, mas não os dois lobos
pT2c Doença bilateral
pT3   Extensão extraprostática
pT3a Extensão extraprostática**
pT3b Invasão das vesículas seminais
pT4   Invasão de bexiga ou reto

Nota: Não há classificação patológica T1.
**Nota:* As margens patológicas positivas devem ser indicadas por um descritor R1 (doença residual microscópica).

Linfonodos regionais (N)

Clínico
NX Linfonodos regionais não podem ser avaliados
N0 Ausência de metástases em linfonodos regionais
N1 Metástases em linfonodos regionais

Patológico
pNX Ausência de amostragem de linfonodos regionais
pN0 Ausência de linfonodos regionais positivos
pN1 Metástases em linfonodos regionais

Metástases a distância (M)*

MX   Metástases a distância não podem ser avaliadas
M0   Ausência de metástases a distância
M1   Metástases a distância
M1a Metástases para linfonodos não-regionais
M1b Metástases ósseas
M1c Outros sítios de metástases, com ou sem doença óssea

Nota: Quando há mais de um sítio de metástases, a categoria mais avançada deve ser utilizada; M1c é a categoria mais avançada.

GRUPOS DE ESTADIAMENTO

Estádio I	T1a	N0	M0	G1
Estádio II	T1a	N0	M0	G2,3-4
	T1b	N0	M0	Qualquer G
	T1c	N0	M0	Qualquer G
	T1	N0	M0	Qualquer G
	T2	N0	M0	Qualquer G
Estádio III	T3	N0	M0	Qualquer G
Estádio IV	T4	N0	M0	Qualquer G
	Qualquer T	N1	M0	Qualquer G
	Qualquer T	Qualquer N	M1	Qualquer G

TIPO HISTOPATOLÓGICO

A classificação aplica-se a adenocarcinomas e a carcinomas de células escamosas, mas não a sarcomas ou a carcinomas de células transicionais da próstata. Os adjetivos utilizados para descrever os adenocarcinomas incluem *mucinoso, de células pequenas, papilar, ductal* e *neuroendócrino*. O carcinoma de células transicionais da próstata é classificado como um tumor uretral (ver o Capítulo 39) e deve haver confirmação histológica da doença.

GRAU HISTOLÓGICO

O escore de Gleason é considerado o método ótimo de graduação, pois leva em consideração a heterogeneidade inerente ao câncer de próstata e possui grande valor prognóstico. Um padrão primário e outro secundário (cada um variando entre 1 e 5) são atribuídos e, então, somados para fornecerem um escore total. As pontuações de 2 a 10 são as possíveis. Se um único foco é visto, ele deve ser relatado com os dois escores; por exemplo, se é visto apenas um único foco de doença Gleason 3, ela deve ser relatada como 3+3).

GX   Grau não pode ser avaliado
G1   Bem-diferenciado (anaplasia leve), Gleason 2-4
G2   Moderadamente diferenciado (anaplasia moderada), Gleason 5-6
G3-4 Pobremente diferenciado/indiferenciado (anaplasia marcada), Gleason 7 a 10

FATORES PROGNÓSTICOS

O PSA, o grau e estádio do tumor mantêm relação profunda com o prognóstico. Diversos marcadores moleculares (como ploidia, p53 e bcl-2) vêm sendo identificados como preditores do estádio, no momento do diagnóstico, e do desfecho, após o tratamento. Vários algoritmos têm sido publicados para permitir que a associação desses dados possa predizer o estadiamento local, o risco de metástases em linfonodos ou o risco de falha ao tratamento.

Estudos recentes demonstraram que o escore de Gleason fornece informação extremamente importante a respeito do prognóstico. Em uma análise conduzida pelo Radiation Therapy Oncology Group (RTOG) com aproximadamente 1.500 homens tratados em ensaios clínicos randomizados, o escore de Gleason foi o preditor isoladamente mais importante de morte por câncer de próstata. Esse escore combinado com o estádio do AJCC identificou quatro subgrupos prognósticos que predizem a sobrevida específica pela doença em 5, 10 e 15 anos (ver Figura 34.1). Estudos adicionais conduzidos pelo RTOG também demonstraram que um PSA pré-tratamento acima de 20 ng/mL prediz uma grande probabilidade de falha por doença metastática a distância e uma maior necessidade de tratamento hormonal. Um recente estudo de validação confirmou que um PSA > 20 ng/mL associa-se com maior risco de morte por câncer de próstata; assim, adicionalmente ao estádio clínico do AJCC, o PSA pré-tratamento e o escore de Gleason oferecem informação prognóstica que deve afetar as decisões a respeito de tratamento. Outras características clínicas, como o número de biópsias positivas e a presença de invasão perineural, podem fornecer informação prognóstica adicional. No entanto, estudos confirmatórios multiinstitucionais de longo prazo, demonstrando o impacto independente de tais fatores na sobrevida do câncer de próstata ainda não estão disponíveis.

DESFECHO POR ESTÁDIO, GRAU E PSA

Diversos objetivos são úteis para avaliar os desfechos da doença. A ausência de recorrência bioquímica (ou do PSA) indica a probabilidade de que um paciente tratado para câncer de próstata permaneça livre de doença recorrente, que é manifestada por aumento do PSA. A sobrevida específica e a sobrevida global para o câncer de próstata também são informações úteis.

BIBLIOGRAFIA

Aihara M, Wheeler TM, Ohori M, et al: Heterogeneity of prostate cancer in radical prostatectomy specimens. Urology 43:60-67, 1994

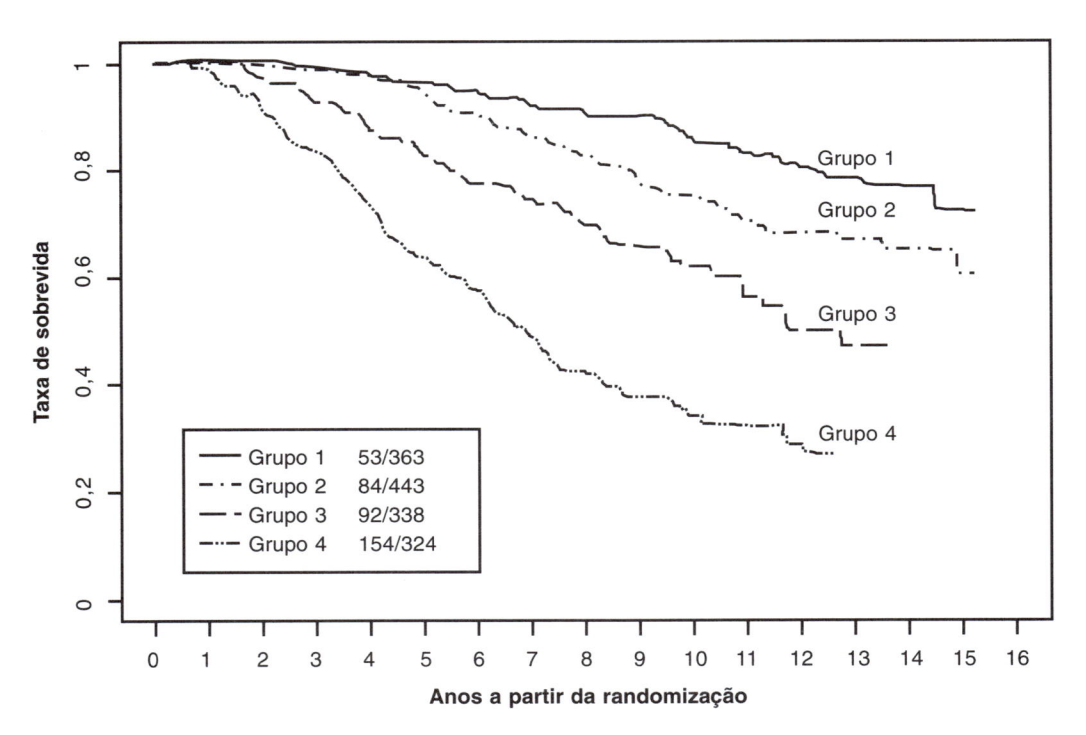

Grupo 1: Escore de Gleason (EG) = 2-6, T1-2 NX
Grupo 2: GS = 2-6, T3 NX ou GS = 2-6, N + ou GS = 7, T1-2 NX
Grupo 3: GS = 7, T3 NX ou GS = 7, N + ou GS = 8-10, T1-2 NX
Grupo 4: GS = 8-10, T3 NX ou GS = 8-10, N +

FIGURA 34.1 Quatro grupos prognósticos predizendo a sobrevida a longo prazo para o câncer de próstata, após radioterapia apenas, nos ensaios clínicos do *Radiation Therapy Oncology Group* (RTOG). (Reimpressa de Roach M, Lu J, Pilepich M e cols. *Int J Rad Onc Bio Phys* 2000;47(3):609-15 com permissão da *Elsevier Science*.)

Albertsen PC, Fryback DG, Storer BE, et al: Long-term survival among men with conservatively treated localized prostate cancer. JMA 274:626-631, 1995

Albertsen PC, Hanley JA, Harlan LC, Gilliland FD, Hamilton A, Liff JM, Stanford JL, Stephenson RA: The positive yield of imaging studies in the evaluation of men with newly diagnosed prostate cancer: a population-based analysis. J Urol 163(4):1138-1143, 2000

Albertsen PC, Hanley JA, Gleason DF, Barry MJ: Competing risk analysis of men aged 55 to 74 years at diagnosis managed conservatively for clinically localized prostate cancer. JAMA 280(11):975-980,1998

Bazinet M, Meshref AW, Trudel C, Aronson S, et al: Prospective evaluation of prostate-specific antigen density and systematic biopsies for early detection of prostatic carcinoma. Urology 43:44-52, 1994

Carroll P, Coley C, McLeod D, Schellhammer P, Sweat G, Wasson J, Zietman A, Thompson I: Prostate-specific antigen best practice policy. Part II: Prostate cancer staging and posttreatment follow-up. Urology 57:225-229, 2001

Carvalhal GF, Smith DS, Mager DE, Ramos C, Catalona WJ: Digital rectal examination for detecting prostate cancer at prostate-specific antigen levels of 4 ng/ml or less. J Urol 161(3):835-839, 1999

Catalona WJ, Hudson MA, Scardino PT, et al: Selection of optimal p rostate-specific antigen cutoffs for early detection of prostate cancer: receiver operating characteristic curves. J Urol 152:2037-2042, 1994

Catalona WJ, Smith DS: Cancer recurrence and survival rates after anatomic radical retropubic prostatectomy for prostate cancer: intermediate-term results. J Urol 160(6 Pt 2):2428-2434,1998

Chodak GW, Thisted RA, Gerber GS, et al: Results of conservative management of clinically localized prostate cancer. N Engl J Med 330:242-248, 1994

Epstein JI, Chan DW, Sokoll LJ, Walsh PC, Cox JL, Rittenhouse H, Wolfert R, Carter HB: Nonpalpable stage T1c prostate cancer: prediction of insignificant disease using free/total prostate-specific antigen levels and needle biopsy findings. J Urol 160(6 Pt 2):2407-2411, 1998

Epstein JI, Partin, AW, Sauvageot, J, and Walsh, PC: Prediction of progression following radical prostatectomy: a multivariate analysis of 721 men with long-term follow-up. Amer J Surg Path, 20:286, 1996

Epstein JI, Pizov G, Walsh PC: Correlation of pathologic findings with progression after radical retropubic prostatectomy. Cancer 71:3582-3593, 1993

Ferguson JK, Bostwick DG, Suman V, et al: Prostate-specific antigen detected prostate cancer: pathological characteristics of ultrasound visible versus ultrasound invisible tumors. Eur Urol 27:8-12, 1995

Grignon DJ, Hammond EH: College of American Pathologists Conference XXVI on clinical relevance of prognostic markers in solid tumors. Arch Pathol Lab Med 119, December 1995

Han M, Walsh PC, Partin AW, Rodriguez R: Ability of the 1992 and 1997 American joint Committee on Cancer staging systems for prostate cancer to predict progression-free survival after radical prostatectomy for Stage T2 disease. J Urol 164(l):89-92, 2000

Henson DE, Hutter RV, Farrow G: Practice protocol for the examination of specimens removed from patients with carcinoma of the prostate gland. Arch Pathol Lab Med 118:779-783, 1994

Humphrey PA, Frazier HA, Vollmer RT, et al: Stratification of pathologic features in radical prostatectomy specimens that are predictive of elevated initial postoperative serum prostate-specific antigen levels. Cancer 71:1822-1827, 1992

McNeal JE, Villers AA, Redwine EA, et al: Histologic differentiation, cancer volume, and pelvic lymph node metastasis in adenocarcinoma of the prostate. Cancer 66:1225-1233, 1990

Miller GJ: New developments in grading prostate cancer. Semin Urol 8:9-18, 1990

Montie JE: Staging of prostate cancer: current TNM classifications and future prospects for prognostic factors. Cancer Supplement 75:1814-1818, 1995

Optenberg SA, Clark JY, Brawer MK, Thompson IM, Stein CR, Friedrichs P. Development of a decision-making tool to predict risk of prostate cancer: The Cancer of the Prostate Risk Index (CAPRI) Test. Urology 50:665-672, 1997

Partin AW, Oesterling JE: The clinical usefulness of prostatespecific antigen: update 1994. J Urol 152:1358-1368, 1994

Pinover WH, Hanlon A, Lee WR, et al: Prostate carcinoma patients upstaged by imaging and treated with irradiation–an outcome-based analysis. Cancer 77(7):1334-1341, 1996

Pound CR, Partin AW, Eisenberger MA, Chan DW, Pearson JD, Walsh PC: Natural history of progression after PSA elevation following radical prostatectomy. JAMA. 281(17):1591-1597, 1999

Ramos CG, Carvalhal GF, Smith DS, Mager DE, Catalona WJ: Clinical and pathological characteristics, and recurrence rams of Sage T1c versus T2a or T2b prostate cancer. J Urol 161(5):1525-1529, 1999

Rifkin MD, Zerhouni EA, Gatsonis CA, Quint LE, et al: Cornparison of magnetic resonance imaging and ultrasonography in staging early prostate cancer: results of a multi-institutional cooperative trial. N Engl J Med 323:621-625, 1990

Simon R, Altman DG: Statistical aspects of prognostic factor studies in oncology. Br J Cancer 69:979-985, 1994

Smith DS, Catalona WJ: Interexaminer variability of digital rectal examination in detecting prostate cancer. Urology 45:70-74, 1995

Southwick PC, Catalona WJ, Partin AW, Slawin KM, Brawer MK, Flanigan RC, Patel A, Richie JP, Walsh PC, Scardino PT, Lange PH, Gasior GH, Parson RE, Loveland KG: Prediction of post-radical prostatectomy pathological outcome for Sage T1c prostate cancer with percent free prostate specific antigen: a prospective multicenter clinical trial. J Urol 162(4):1346-1351, 1999

Terris MK, McNeal JE, Freiha FS, et al: Efficacy of transrectal ultrasound-guided seminal vesicle biopsies in the detection of seminal vesicle invasion by prostate cancer. J Urol 149:1035-1039, 1993

Zagars GK, von Eschenbach AC: Prostate-specific antigen–an important marker for prostate cancer treated by external beam radiation therapy. Cancer 72:538-548, 1993

Zincke H, Bergstrahl EJ, Blute ML, et al: Radical prostatectomy for clinically localized prostate cancer: long-term results of 1,143 patients from a single institution. 1 Clin Oncol 12:2254-2263, 1994

HISTOLOGIAS – PRÓSTATA

M8041/3	Carcinoma de células pequenas SOE
M8070/3	Carcinoma de células escamosas SOE
M8074/3	Carcinoma de células escamosas, de células fusiformes
M8082/3	Carcinoma linfoepitelial
M8098/3	Carcinoma adenóide basal
M8120/3	Carcinoma de células transicionais SOE
M8140/2	Adenocarcinoma in situ SOE
M8140/3	Adenocarcinoma SOE
M8148/2	Neoplasia intra-epitelial glandular, grau III
M8200/3	Carcinoma adenóide cístico
M8240/3	Tumor carcinóide SOE
M8246/3	Carcinoma neuroendócrino
M8260/3	Adenocarcinoma papilar
M8480/3	Adenocarcinoma mucinoso
M8490/3	Carcinoma de células em anel de sinete
M8500/3	Carcinoma de ductos infiltrante
M8560/3	Carcinoma adenoescamoso

PRÓSTATA

Nome do hospital / endereço

Nome do paciente / informações

Tipo do espécime _____ Tipo histopatológico _____
Tamanho do tumor _____

DEFINIÇÕES

Patológico **Tumor primário (T)**[1]

- pT2*   Confinado ao órgão
- pT2a   Unilateral, envolvendo 50% ou menos de um lobo
- pT2b   Unilateral, envolvendo mais de 50% de um lobo, mas não os dois lobos
- pT2c   Doença bilateral
- pT3   Extensão extraprostática
- pT3a   Extensão extraprostática[2]
- pT3b   Invasão das vesículas seminais
- pT4   Invasão de bexiga ou reto

Patológico   *Clínico*

- TX   Tumor primário não pode ser avaliado
- T0   Sem evidência de tumor primário
- T1   Tumor não-palpável e não-visível por imagem
- T1a   Tumor encontrado incidentalmente em 5% ou menos de tecido ressecado
- T1b   Tumor encontrado incidentalmente em mais de 5% de tecido ressecado
- T1c   Tumor identificado em biópsia por agulha (realizada por PSA elevado)
- T2   Tumor confinado ao interior da próstata[3]
- T2a   Tumor envolve 50% ou menos de um lobo
- T2b   Tumor envolve mais de 50% de um lobo, mas não os dois lobos
- T2c   Tumor envolve ambos os lobos
- T3   Tumor invade a cápsula prostática[4]
- T3a   Extensão extracapsular (uni ou bilateral)
- T3b   Invasão das vesículas seminais
- T4   Tumor fixado ou invadindo as estruturas adjacentes, além das vesícula seminais: colo da bexiga, esfíncter externo, reto, músculos elevadores do ânus e/ou parede pélvica

Notas

1. Não há classificação patológica T1.
2. As margens patológicas positivas devem ser indicadas por um descritor R1 (doença residual microscópica).
3. O tumor encontrado em um ou em ambos os lobos em biópsia por agulha, mas não palpável nem visível por exames de imagem, é classificado como T1c.
4. A invasão do ápice da próstata ou para o interior da cápsula prostática (mas não além dela) é classificado como T2 (e não T3).
5. Quando há mais de um sítio de metástases, a categoria mais avançada é usada; pH1C é a categoria mais avançada.

Linfonodos regionais (N)

- pNX   Ausência de amostragem de linfonodos regionais
- pN0   Ausência de linfonodos regionais positivos
- pN1   Metástases em linfonodos regionais

Linfonodos regionais (N)

- NX   Linfonodos regionais não podem ser avaliados
- N0   Ausência de metástases em linfonodos regionais
- N1   Metástases em linfonodos regionais

Clínico   *Patológico*

Metástases a distância (M)[5]

- MX   Metástases a distância não podem ser avaliadas
- M0   Ausência de metástases a distância
- M1   Metástases a distância
- M1a   Metástases para linfonodos não-regionais
- M1b   Metástases ósseas
- M1c   Outros sítios de metástases, com ou sem doença óssea

Realizada biópsia do sítio metastático.......... ☐ Sim.......... ☐ Não
Fonte do espécime patológico metastático _____

PRÓSTATA

Clínico Patológico

☐ ☐
☐ ☐

☐ ☐
☐ ☐

Grupos de estadiamento

Estádio I	T1a	N0	M0	G1
Estádio II	T1a	N0	M0	G2,3-4
	T1b	N0	M0	Qualquer G
	T1c	N0	M0	Qualquer G
	T1	N0	M0	Qualquer G
	T2	N0	M0	Qualquer G
Estádio III	T3	N0	M0	Qualquer G
Estádio IV	T4	N0	M0	Qualquer G
	Qualquer T	N1	M0	Qualquer G
	Qualquer T	Qualquer N	M1	Qualquer G

Grau histológico (G)

Escore de Gleason = ____ + ____

☐ GX   Grau não pode ser avaliado
☐ G1   Bem-diferenciado (anaplasia leve), Gleason 2 a 4
☐ G2   Moderadamente diferenciado (anaplasia moderada), Gleason 5 a 6
☐ G3-4 Pobremente diferenciado/indiferenciado (anaplasia marcada), Gleason 7 a 10

Tumor residual (R)

☐ RX Presença de tumor residual não pode ser avaliada
☐ R0 Sem tumor residual
☐ R1 Tumor residual microscópico
☐ R2 Tumor residual macroscópico

Símbolos descritivos

Para a identificação de casos especiais de classificação TNM ou pTNM, o sufixo "m" e os prefixos "y", "r" e "a" são utilizados. Embora eles não afetem o estadiamento, indicam casos que requerem análise separada.

☐ **Sufixo "m"**. Indica a presença de tumores primários múltiplos em um único sítio e é registrado entre parênteses: pT(m)NM.
☐ **Prefixo "y"**. Indica os casos nos quais a classificação é realizada durante ou logo após o tratamento. A categoria cTNM ou pTNM é identificada pelo prefixo "y". O ycTNM ou ypTNM categoriza a extensão do tumor realmente presente no momento do exame. A categoria "y" não é uma estimativa da extensão do tumor antes do tratamento.
☐ **Prefixo "r"**. Indica um tumor recorrente estadiado após uma sobrevida livre de doença e é identificado pelo prefixo "r": rTNM (ver reclassificação "r" anterior, como rTNM).
☐ **Prefixo "a"**. Designa o estádio determinado por autópsia: aTNM.

Indicadores prognósticos (se aplicável)

PSA
Escore de Gleason
Ploidia
Marcadores moleculares (por exemplo, p53, bcl-2)

Notas
Símbolos Descritivos Adicionais

Invasão de vasos linfáticos (L)
LX Invasão de vasos linfáticos não pode ser avaliada
L0 Ausência de invasão de vasos linfáticos
L1 Invasão de vasos linfáticos

Invasão venosa (V)
VX Invasão venosa não pode ser avaliada
V0 Ausência de invasão venosa
V1 Invasão venosa microscópica
V2 Invasão venosa macroscópica

ILUSTRAÇÃO

Este diagrama é para utilização com o diagrama da próstata. Marque a extensão do tumor.

Indique no diagrama o tumor primário e os linfonodos regionais envolvidos

Assinatura do médico _____ Data _____

35 Testículos

C62.0 Neoplasia maligna do testículo criptorquídico
C62.1 Neoplasia maligna do testículo tópico
C62.9 Neoplasia maligna do testículo, SOE

> **RESUMO DAS ALTERAÇÕES**
>
> - A definição TNM e o grupo de estadiamento para este capítulo não se modificaram em relação à quinta edição.

INTRODUÇÃO

O câncer de testículo usualmente ocorre em adultos jovens e constitui menos de 1% das neoplasias malignas nos homens. No entanto, durante o século XX, a incidência aumentou em mais que o dobro. O criptorquidismo é uma condição predisponente; outras associações incluem células germinativas atípicas e múltiplos nevos atípicos. Os tumores de células germinativas do testículo são categorizados em dois principais tipos histológicos: seminomas e não-seminomas. Esse último grupo é composto tanto de subtipos histológicos combinados quanto individuais, incluindo carcinoma embrionário, teratoma, coriocarcinoma e tumor do seio endodérmico (*yolk sac tumor*). A presença de marcadores séricos, incluindo alfa-fetoproteína (AFP), gonadotrofina coriônica humana (HCG) e desidrogenase lática (LDH), é freqüente na doença. O estadiamento e o prognóstico baseiam-se na determinação da extensão da doença e na avaliação dos marcadores séricos tumorais. O câncer de testículo é altamente curável, mesmo em casos avançados, com doença metastática.

ANATOMIA

Sítio primário. Os testículos são compostos por túbulos seminíferos, com estroma contendo células intersticiais endócrinas funcionais; ambos estão no interior de uma cápsula densa, a túnica albugínea, com septos fibrosos estendendo-se para o interior dos testículos, separando-os em lóbulos. Esses túbulos convergem e saem no mediastino do testículo, no interior da *rete testis* e dos ductos eferentes, até chegarem em um ducto único, o epidídimo, o qual se enrola no exterior dos pólos superior e inferior do testículo, chegando ao ducto deferente, um conduto muscular que acompanha os vasos e canais linfáticos do cordão espermático. A principal rota para extensão local do câncer é pelos canais linfáticos. O tumor emerge a partir do mediastino do testículo e cursa ao longo do cordão espermático; ocasionalmente, o epidídimo é invadido precocemente, quando então os linfonodos ilíacos externos podem ser envolvidos. Caso haja cirurgia escrotal ou inguinal prévia, ou se for encontrada invasão da parede escrotal (embora esse seja um evento raro), a disseminação linfática pode ser para os linfonodos inguinais.

Linfonodos regionais. Os seguintes linfonodos são considerados regionais:

Inter-aorto-cavais
Para-aórticos (peri-aórticos)
Paracavais
Pré-aórticos
Pré-cavais
Retroaórticos
Retrocavais

Os linfonodos intrapélvicos, ilíacos externos e inguinais são considerados regionais apenas após cirurgia escrotal ou inguinal prévia à apresentação do tumor de testículo. Todos os linfonodos além dos regionais são considerados distantes, enquanto aqueles que estão ao longo da veia espermática são considerados regionais.

Metástases a distância. A disseminação a distância de tumores testiculares ocorre mais comumente para os linfonodos, seguidos dos pulmões, fígado, ossos e outros sítios viscerais. O estádio depende da extensão da doença e da determinação dos marcadores tumorais séricos. A extensão da doença inclui a avaliação do envolvimento e do tamanho dos linfonodos regionais, a evidência de doença em linfonodos não-regionais e as metástases para sítios viscerais pulmonares e não-pulmonares. O estádio é subdividido com base na presença e no grau de elevação dos marcadores tumorais, que devem ser medidos imediatamente antes da orquiectomia e, se elevados, logo após, de maneira seriada, para determinar o momento de sua normalização. A meia-vida fisiológica da AFP é de cinco a sete dias, e a do HCG, de 24 a 48 horas. A presença de meia-vida prolongada implica a presença de doença residual após a orquiectomia. Deve-se perceber que, em alguns casos, pode ocorrer a liberação de marcadores tumorais (por exemplo, em resposta à orquiectomia ou ao manejo do tumor primário no intra-operatório), levando a elevações artificiais nos seus níveis circulantes. A LDH tem valor prognóstico em pacientes com doença metastática e é incluída no estadiamento.

REGRAS PARA A CLASSIFICAÇÃO

Estadiamento clínico. O estadiamento de tumores do testículo inclui a determinação das categorias T, N, M e S, sendo necessários o exame clínico e a avaliação histológica. A avaliação radiológica do tórax, do abdome e da pelve é necessária para determinar a condição de doença N e M. Os marcadores tumorais sérico(s), incluindo AFP, HCG e LDH, devem ser obtidos para completar o perfil dos mesmos.

Estadiamento patológico. A avaliação histológica de um espécime de orquiectomia radical deve ser utilizada para a classificação pT. O tamanho macroscópico do tumor deve ser registrado. O exame macroscópico cuidadoso deve determinar se o tumor é intra ou extratesticular; se intratesticular, deve-se determinar se ele estende-se pela túnica albugínea e se invade o epidídimo e/ou o cordão espermático. Secções de tecido devem documentar tais achados. O tumor deve ser extensivamente amostrado, incluindo todas as áreas macroscopicamente diversas (hemorrágicas, mucóides, sólidas, císticas, etc); deve-se obter uma secção da junção do

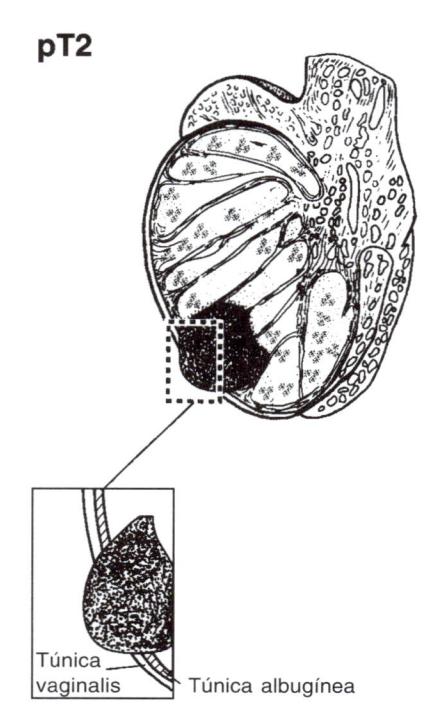

FIGURA 35.1 Tumor pT2 estendendo-se através da túnica albigínea, com envolvimento da túnica vaginalis.

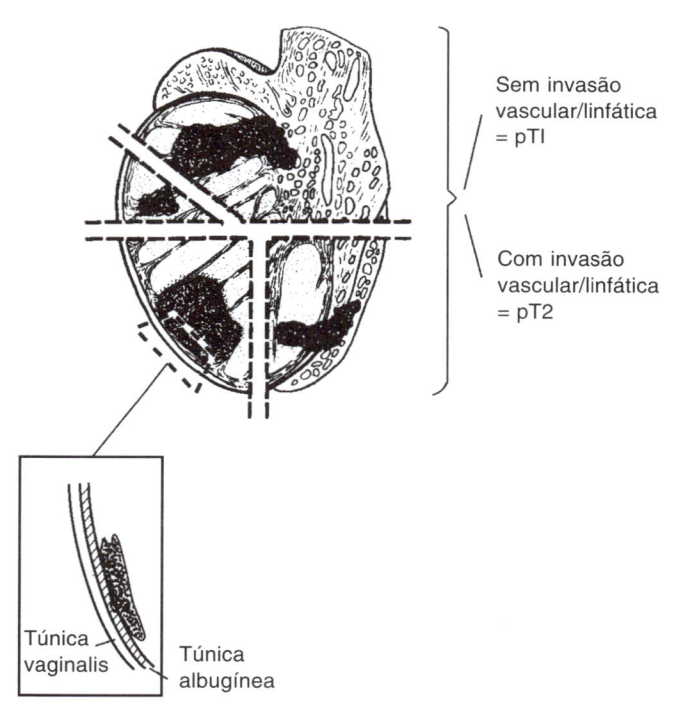

FIGURA 35.1 Ilustração de pT1 e pT2 mostrando tumor sem e com invasão vascular/linfática.

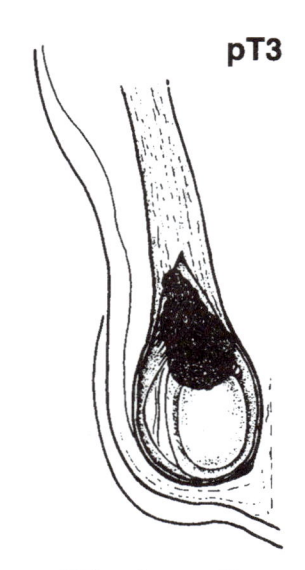

FIGURA 35.1 Tumor pT3 invade o cordão espermática.

tumor com o testículo não-neoplásico e pelo menos outra secção mais distante do tumor, para determinar se há a presença de neoplasia de células germinativas intratubular (carcinoma *in situ*). Essas secções permitirão a avaliação da presença ou da ausência de invasão vascular. Se possível, a maioria das secções teciduais deve incluir a túnica albugínea de revestimento. Nos tumores maiores que 2 cm, uma quantidade suficiente de tecido deve ser amostrada, talvez uma secção para cada 1 a 2 cm de diâmetro tumoral máximo.

Os espécimes de uma área nodal definida (como de dissecção de linfonodos retroperitoneais) devem ser utilizados para a classificação pN. A dissecção de linfonodos retroperitoneais deve ser orientada pelo cirurgião; todos os linfonodos devem ser ressecados, e os diâmetros dos maiores linfonodos devem ser registrados junto com o número de linfonodos envolvidos pelo tumor. Se estiver presente uma extensão para tecidos moles extranodais, ela deve ser registrada. É importante examinar e amostrar cuidadosamente o espécime, incluindo áreas císticas, fibrosas, hemorrágicas, necróticas e sólidas. A lateralidade não afeta a classificação N. Em espécimes pós-tratamento, pode ser difícil distinguir linfonodos individuais. As definições do tumor primário (T) para pT1, pT2 e pT3 estão ilustradas nas Figuras 35.1, 35.2 e 35.3.

CLASSIFICAÇÃO TNM

Tumor primário (T)
A extensão do tumor primário é usualmente classificada após orquiectomia radical e, por essa razão, é designado o *estadiamento patológico*.
*pTX   Tumor primário não pode ser avaliado.
pT0   Sem evidência de tumor primário (cicatriz histológica no testículo).
pTis   Neoplasia de células germinativas intralobular (carcinoma *in situ*).
pT1   Tumor limitado ao testículo e epidídimo, sem invasão vascular ou linfática; o tumor pode invadir a túnica albugínea, mas não a túnica *vaginalis*.
pT2   Tumor limitado ao testículo e epidídimo com invasão vascular ou linfática, ou tumor estendendo-se pela túnica albugínea com envolvimento da túnica *vaginalis*.
pT3   Tumor invade o cordão espermático, com ou sem invasão vascular ou linfática.
T4   Tumor invade o escroto, com ou sem invasão vascular ou linfática.

Nota: Exceto para pTis e pT4, a extensão do tumor primário é classificada após a orquiectomia radical; TX pode ser utilizado para outras categorias na ausência de orquiectomia radical.

Linfonodos regionais (N)
Clínico
NX   Linfonodos regionais não podem ser avaliados.
N0   Ausência de metástases em linfonodos regionais.
N1   Metástases com massa de linfonodos com 2 cm ou menos na sua maior dimensão; ou múltiplos linfonodos, nenhum com mais de 2 cm na sua maior dimensão.
N2   Metástases com massa de linfonodos com mais de 2 cm e até 5 cm na sua maior dimensão; ou múltiplos linfonodos com mais de 2 cm, mas até 5 cm na sua maior dimensão.
N3   Metástases com massa de linfonodos com mais de 5 cm na sua maior dimensão.

Patológico (pN)
pNX   Linfonodos regionais não podem ser avaliados.
pN0   Ausência de metástases em linfonodos regionais.
pN1   Metástases com massa de linfonodos com 2 cm ou menos na sua maior dimensão e com cinco linfonodos ou menos positivos, nenhum com mais de 2 cm na sua maior dimensão.
pN2   Metástases com massa de linfonodos com mais de 2 cm e até 5 cm na sua maior dimensão; ou mais de cinco linfonodos positivos, nenhum com mais de 5 cm; ou evidência de extensão extranodal do tumor.
pN3   Metástases com massa de linfonodos com mais de 5 cm em sua maior dimensão.

Metástases a distância (M)
MX   Metástases a distância não podem ser avaliadas
M0   Ausência de metástases a distância
M1   Metástases a distância
M1a   Metástases em linfonodos não-regionais ou pulmões
M1b   Metástases a distância em outros locais que não linfonodos não-regionais ou pulmões

Marcadores tumorais séricos (S)
SX   Marcadores tumorais não-disponíveis ou não-realizados
S0   Marcadores tumorais dentro dos limites da normalidade
S1   LDH < 1,5 x N* **e**
      HCG (mIU/mL) < 5.000 **e**
      AFP (ng/mL) < 1000
S2   LDH 1,5-10 x N **ou**
      HCG (mIU/mL) 5.000-50.000 **ou**
      AFP (ng/mL) 1.000-10.000
S3   LDH > 10 x N **ou**
      HCG (mIU/mL) > 50.000 **ou**
      AFP (ng/mL) > 10.000

*N indica o limite superior da normalidade para a dosagem de LDH.

GRUPOS DE ESTADIAMENTO

Estádio 0	pTis	N0	M0	S0
Estádio I	pT1-4	N0	M0	SX
Estádio IA	pT1	N0	M0	S0
Estádio IB	pT2	N0	M0	S0
	pT3	N0	M0	S0
	pT4	N0	M0	S0
Estádio IS	Qualquer pT/Tx	N0	M0	S1-3
Estádio II	Qualquer pT/Tx	N1-3	M0	SX
Estádio IIA	Qualquer pT/Tx	N1	M0	S0
	Qualquer pT/Tx	N1	M0	S1
Estádio IIB	Qualquer pT/Tx	N2	M0	S0
	Qualquer pT/Tx	N2	M0	S1
Estádio IIC	Qualquer pT/Tx	N3	M0	S0
	Qualquer pT/Tx	N3	M0	S1
Estádio III	Qualquer pT/Tx	Qualquer N	M1	SX
Estádio IIIA	Qualquer pT/Tx	Qualquer N	M1a	S0
	Qualquer pT/Tx	Qualquer N	M1a	S1
Estádio IIIB	Qualquer pT/Tx	N1-3	M0	S2
	Qualquer pT/Tx	Qualquer N	M1a	S2
Estádio IIIC	Qualquer pT/Tx	N1-3	M0	S3
	Qualquer pT/Tx	Qualquer N	M1a	S3
	Qualquer pT/Tx	Qualquer N	M1b	Qualquer S

TIPO HISTOPATOLÓGICO

Seguindo as recomendações da World Health Organization Histological Classification of Tumors, os tumores de células germinativas podem ser seminomatosos ou não-seminomatosos. Os seminomas podem ser tipo clássico ou com sinciciotrofoblastos. Uma variante distinta é o seminoma espermatocítico, o qual é caracteristicamente encontrado em pacientes mais velhos, associado com freqüência com calcificações intratumorais e sem tendência a metastatizar. Os tumores de células germinativas não-seminomatosos podem ser puros (carcinoma embrionário, tumor do seio endodérmico, teratoma, teratocarcinoma) ou mistos. As misturas desses tipos (incluindo o seminoma) devem ser registradas, iniciando pelo componente mais prevalente e finalizando com o menos representado. Da mesma forma, os tumores do estroma gonadal devem ser classificados de acordo com a mesma classificação da OMS.

BIBLIOGRAFIA

Bajorin D, Katz A, Chan E, et al: Comparison of criteria for assigning germ cell tumor patients to "good risk" and "poor risk" studies. J Clin Oncol 4:786-792, 1986

Birch R, Williams S, Cone A, et al: Prognostic factors for favorable outcome in disseminated germ cell tumors. J Clin Oncol 4:400–407, 1986

Boyer M, Raghavan D: Toxicity of treatment of germ cell tumors. Semin Oncol 19:128-142, 1992

Einhorn LH: Testicular cancer as a model for a curable neoplasm: the Richard and Hinda Rosenthal Foundation Award Lecture. Cancer Res., 41:3274-3280, 1981

Freedman LS, Parkinson MC, Jones WG, et al: Histopathology in the prediction of relapse of patients with Stage I testicular teratoma treated by orchiectomy alone. Lancet 2:294-298, 1987

Hoskin P, Dilly S, Easton D, et al: Prognostic factors in Stage I nonseminomatous germ cell tumors managed by orchiectomy and surveillance: implications for adjuvant chemotherapy. J Clin Oncol 4:1031-1036, 1986

International Germ Cell Cancer Collaborative Group: International germ cell consensus classification: a prognostic factorbased staging system for metastatic germ cell cancers. J Clin Oncol 15:594-603, 1997

Mead GM, Stenning SP, Parkinson MC, et al: The Second Medical Research Council study of prognostic factors in nonseminomatous germ cell tumors. J Clin Oncol 10:85-94, 1992

Peckham MJ, Barrett A, McElwain TJ et al: Nonseminoma germ cell tumours (malignant teratoma) of the testis: results of treatment and an analysis of prognostic factors. Br J Urol 53:162-172, 1981

Raghavan D, Colls B, Levi J, et al: Surveillance for Stage I nonseminomatous germ cell tumours of the testis: the optimal protocol has not yet been defined. Br J Urol 61:522-526, 1988

Williams SD, Birch R, Einhorn LH, et al: Treatment of disseminated germ-cell tumors with cisplatin, bleomycin and either vinblastine or etposide. N Engl J Med 317:1433-1438, 1987

HISTOLOGIAS – TESTÍCULO

M8590/1	Tumor dos cordões sexuais e estroma
M8592/1	Tumor dos cordões sexuais e estroma, formas mistas
M8620/1	Tumor maligno de células da granulosa
M8640/3	Carcinoma de células de Sertoli
M8650/1	Tumor maligno de células de Leydig
M9061/3	Seminoma SOE
M9063/3	Seminoma espermatocítico
M9064/2	Germinoma
M9065/3	Tumor de células germinativas, não-seminomatoso
M9070/3	Carcinoma embrionário SOE
M9071/3	Tumor de seio endodérmico
M9081/3	Teratocarcinoma
M9085/3	Tumor misto de células germinativas
M9100/3	Coriocarcinoma SOE
M9101/3	Coriocarcinoma combinado com outros elementos de células germinativas

TESTÍCULOS

Nome do hospital / endereço	Nome do paciente / informações

Tipo do espécime _____
Tamanho do tumor _____
Tipo histopatológico _____
Lateralidade: ☐ Bilateral ☐ Esquerda ☐ Direita

DEFINIÇÕES

Patológico

Tumor primário (T)[1]

☐ pTX Tumor primário não pode ser avaliado.
☐ pT0 Sem evidência de tumor primário (cicatriz histológica no testículo).
☐ pTis Neoplasia de células germinativas intralobular (carcinoma *in situ*).
☐ pT1 Tumor limitado ao testículo e epidídimo, sem invasão vascular ou linfática; o tumor pode invadir a túnica albugínea, mas não a túnica *vaginalis*.
☐ pT2 Tumor limitado ao testículo e epidídimo com invasão vascular ou linfática, ou tumor estendendo-se pela túnica albugínea com envolvimento da túnica *vaginalis*.
☐ pT3 Tumor invade o cordão espermático, com ou sem invasão vascular ou linfática.
☐ pT4 Tumor invade o escroto, com ou sem invasão vascular ou linfática.

Notas
1. Exceto para pTis e pT4, a extensão do tumor primário é classificada após a orquiectomia radical; TX pode ser utilizado para outras categorias, na ausência de orquiectomia radical.

Clínico

Tumor primário (T)

☐ O estádio tumoral geralmente é determinado após orquiectomia (estádio patológico)

Patológico

Linfonodos regionais (N)

☐ pNX Linfonodos regionais não podem ser avaliados
☐ pN0 Ausência de metástases em linfonodos regionais
☐ pN1 Metástases com massa de linfonodos com 2 cm ou menos na sua maior dimensão e cinco linfonodos ou menos positivos, nenhum com mais de 2 cm na sua maior dimensão
☐ pN2 Metástases com massa de linfonodos com mais de 2 cm e até 5 cm na sua maior dimensão; ou mais de cinco linfonodos positivos, nenhum com mais de 5 cm; ou evidência de extensão extranodal do tumor
☐ pN3 Metástases com massa de linfonodos com mais de 5 cm em sua maior dimensão

Clínico

Linfonodos regionais (N)

☐ NX Linfonodos regionais não podem ser avaliados.
☐ N0 Ausência de metástases em linfonodos regionais.
☐ N1 Metástases com massa de linfonodos com 2 cm ou menos na sua maior dimensão; ou múltiplos linfonodos, nenhum com mais de 2 cm na sua maior dimensão.
☐ N2 Metástases com massa de linfonodos com mais de 2 cm e até 5 cm na sua maior dimensão; ou múltiplos linfonodos com mais de 2 cm, mas até 5 cm na sua maior dimensão.
☐ N3 Metástases com massa de linfonodos com mais de 5 cm na sua maior dimensão.

Clínico *Patológico*

Metástases a distância (M)

☐ ☐ MX Metástases a distância não podem ser avaliadas
☐ ☐ M0 Ausência de metástases a distância
☐ ☐ M1 Metástases a distância
☐ ☐ M1a Metástases em linfonodos não-regionais ou pulmões
☐ ☐ M1b Metástases a distância em outros locais que não linfonodos não-regionais ou pulmões

Realizada biópsia do sítio metastático......... ☐ Sim......... ☐ Não
Fonte do espécime patológico metastático _____

Marcadores tumorais séricos (S) *(N indica o limite superior da normalidade para a dosagem de LDH)*

☐ ☐ SX Marcadores tumorais não-disponíveis ou não-realizados
☐ ☐ S0 Marcadores tumorais dentro dos limites da normalidade
☐ ☐ S1 LDH < 1,5 x N **e**
HCG (mIU/mL) < 5.000 **e**
áFP (ng/mL) < 1000
☐ ☐ S2 LDH 1,5-10 x N **ou**
HCG (mIU/mL) 5.000-50.000 **ou**
áFP (ng/mL) 1.000-10.000
☐ ☐ S3 LDH > 10 x N **ou**
HCG (mIU/mL) > 50.000 **ou**
áFP (ng/mL) > 10.000

TESTÍCULOS

Clínico	Patológico	**Grupos de estadiamento**				
☐	☐	Estádio 0	pTis	N0	M0	S0
☐	☐	Estádio I	pT1-4	N0	M0	SX
☐	☐	Estádio IA	pT1	N0	M0	S0
☐	☐	Estádio IB	pT2	N0	M0	S0
			pT3	N0	M0	S0
			pT4	N0	M0	S0
☐	☐	Estádio IS	Qualquer pT/Tx	N0	M0	S1-3
☐	☐	Estádio II	Qualquer pT/Tx	N1-3	M0	SX
☐	☐	Estádio IIA	Qualquer pT/Tx	N1	M0	S0
			Qualquer pT/Tx	N1	M0	S1
☐	☐	Estádio IIB	Qualquer pT/Tx	N2	M0	S0
			Qualquer pT/Tx	N2	M0	S1
☐	☐	Estádio IIC	Qualquer pT/Tx	N3	M0	S0
			Qualquer pT/Tx	N3	M0	S1
☐	☐	Estádio III	Qualquer pT/Tx	Qualquer N	M1	SX
☐	☐	Estádio IIIA	Qualquer pT/Tx	Qualquer N	M1a	S0
			Qualquer pT/Tx	Qualquer N	M1a	S1
☐	☐	Estádio IIIB	Qualquer pT/Tx	N1-3	M0	S2
			Qualquer pT/Tx	Qualquer N	M1a	S2
☐	☐	Estádio IIIC	Qualquer pT/Tx	N1-3	M0	S3
			Qualquer pT/Tx	Qualquer N	M1a	S3
			Qualquer pT/Tx	Qualquer N	M1b	Qualquer S

Notas
Símbolos Descritivos Adicionais

Invasão de vasos linfáticos (L)
LX Invasão de vasos linfáticos não pode ser avaliada
L0 Ausência de invasão de vasos linfáticos
L1 Invasão de vasos linfáticos

Invasão venosa (V)
VX Invasão venosa não pode ser avaliada
V0 Ausência de invasão venosa
V1 Invasão venosa microscópica
V2 Invasão venosa macroscópica

Tumor residual (R)
☐ RX Presença de tumor residual não pode ser avaliada
☐ R0 Sem tumor residual
☐ R1 Tumor residual microscópico
☐ R2 Tumor residual macroscópico

Símbolos descritivos

Para a identificação de casos especiais de classificação TNM ou pTNM, o sufixo "m" e os prefixos "y", "r" e "a" são utilizados. Embora eles não afetem o estadiamento, indicam casos que requerem análise separada.

☐ **Sufixo "m"**. Indica a presença de tumores primários múltiplos em um único sítio e é registrado entre parênteses: pT(m)NM.

☐ **Prefixo "y"**. Indica os casos nos quais a classificação é realizada durante ou logo após o tratamento. A categoria cTNM ou pTNM é identificada pelo prefixo "y". O ycTNM ou ypTNM categoriza a extensão do tumor realmente presente no momento do exame. A categoria "y" não é uma estimativa da extensão do tumor antes do tratamento.

☐ **Prefixo "r"**. Indica um tumor recorrente estadiado após uma sobrevida livre de doença e é identificado pelo prefixo "r": rTNM (ver reclassificação "r" anterior, como rTNM).

☐ **Prefixo "a"**. Designa o estádio determinado por autópsia: aTNM.

Indicadores prognósticos (se aplicável)

ILUSTRAÇÃO
Indique no diagrama o tumor primários e os linfonodos regionais envolvidos.

Assinatura do médico _____ Data _____

36

Rins

(Não estão incluídos sarcomas e adenomas)

C64.9   Neoplasia maligna do rim, SOE

> **RESUMO DAS ALTERAÇÕES**
>
> - As lesões T1 foram subdivididas em T1a e T1b.
> - T1a são tumores com 4 cm ou menos na sua maior dimensão, limitados ao rim.
> - T1b são tumores com mais de 4 cm, mas não mais de 7 cm na sua maior dimensão, limitados ao rim.

INTRODUÇÃO

O câncer de rim é relativamente raro, constituindo menos de 3% de todas as neoplasias. Quase todos os tumores malignos são carcinomas que surgem do epitélio tubular renal ou, menos freqüentemente, da pelve renal (ver o Capítulo 37); são mais comuns em homens. A dor e a hematúria são usualmente as características de apresentação da doença, mas a maioria dos tumores de rim tem sido detectada incidentalmente em indivíduos assintomáticos. Tais carcinomas têm tendência a estender-se para o interior da veia renal e da veia cava inferior. O estadiamento depende do tamanho do tumor primário, da invasão de estruturas adjacentes e da extensão vascular.

Desde a publicação da quinta edição do *Manual de estadiamento do câncer* do AJCC, as evidências tornaram mais claro que o estádio T1 deveria ser subdividido em T1a e T1b, o primeiro constituindo-se de tumores de 4 cm ou menos e o segundo, de 4 a 7 cm. O racional para essa subdivisão é (1) a diferença entre as duas subcategorias em relação à recorrência e à sobrevida e (2) a prática corrente de realizar nefrectomia parcial para tumores solitários de 4 cm ou menos de diâmetro. Nesse último caso, as evidências sugerem que os desfechos de sobrevida com nefrectomia radical são equivalentes àqueles com nefrectomia parcial (Lee CT e cols. 2000). Um grupo de 485 pacientes submetidos à cirurgia com preservação de néfron para carcinoma de células renais, com um seguimento pós-operatório mínimo de 47 meses, foi dividido em subgrupos de acordo com o tamanho tumoral: (1) menos de 2,5 cm; (2) de 2,5 a 4 cm; (3) de 4 a 7 cm e (4) mais de 7 cm (Hafez e cols., 1999); os autores não encontraram diferenças na sobrevida entre os grupos 1 e 2, mas ela foi significativamente maior para os grupos 1 e 2 quando comparados ao 3 e ao 4. Achados similares foram relatados em uma segunda série de 394 pacientes (Lerner e cols. 1996).

ANATOMIA

Sítio primário. Coberto por uma cápsula fibrosa e circundado por gordura perirrenal, o rim é constituído de córtex (glomérulos e túbulos renais) e medula (alças de Henle e pirâmides para onde os túbulos convergem). Cada papila abre-se para o interior de cálices menores, os quais se unem para formar cálices maiores, que drenam para o interior da pelve renal. No hilo renal encontram-se a pelve, o ureter, além da artéria e da veia renal. A fáscia de Gerota cobre o psoas e o quadrado lombar.

Linfonodos regionais. Os linfonodos regionais são os seguintes:

Hilares renais
Pré-cavais
Aórticos (para-aórticos, periaórticos, aórticos laterais)
Retroperitoneais SOE

Metástases a distância. Os sítios metastáticos comuns incluem ossos, fígado, pulmões, cérebro e linfonodos distantes.

REGRAS PARA A CLASSIFICAÇÃO

A classificação aplica-se apenas a carcinomas de células renais; não estão incluídos os adenomas. Deve haver confirmação histológica da doença. Veja a lista de tipos histopatológicos adiante.

Estadiamento clínico. O exame clínico, a TC abdominal e as técnicas apropriadas de imagem são necessárias para a avaliação do tumor primário e sua extensão, tanto local quanto distante. A avaliação de metástases a distância deve ser feita por estudos bioquímicos laboratoriais, radiografias de tórax e, se clinicamente indicado, por estudos com radioisótopos.

Estadiamento patológico. O exame histológico e a confirmação da extensão da doença são recomendados, assim como também o é a ressecção do tumor primário, do rim, da fáscia de Gerota, da gordura perinéfrica, da veia renal e dos linfonodos respectivos. A nefrectomia parcial parece ser um tratamento aceitável para tumores T1a, com desfechos comparáveis àqueles com nefrectomia radical para tal estadiamento. A lateralidade não afeta a classificação N.

Manuseio do espécime. É recomendado que o espécime patológico seja processado de maneira a permitir uma avaliação patológica completa; a gordura perinéfrica deve ser deixada intacta e seccionada de modo a possibilitar a avaliação de invasão dessa estrutura. Para espécimes de nefrectomia parcial, as margens devem ser avaliadas em pelo menos duas secções e incluir o seio renal, para tumores centrais. Quando é necessária a avaliação de múltiplos tumores, são necessárias secções finas (0,5 a 1 cm).

As Figuras 36.1 e 36.2 ilustram as definições de T1 e T2.

CLASSIFICAÇÃO TNM

Tumor primário (T)
TX   Tumor primário não pode ser avaliado
T0   Sem evidência de tumor primário
T1   Tumor com até 7 cm em sua maior dimensão, limitado ao rim
T1a   Tumor com até 4 cm em sua maior dimensão, limitado ao rim
T1b   Tumor com mais de 4 cm, mas não mais que 7 cm em sua maior dimensão, limitado ao rim
T2   Tumor com mais de 7 cm em sua maior dimensão, limitado ao rim
T3   Tumor estende-se para veias maiores ou invade glândula adrenal ou tecidos perinéfricos, mas não se estende além da fáscia de Gerota
T3a   Tumor invade diretamente a glândula adrenal ou os tecidos perinéfricos e/ou a gordura do seio renal, mas não se estende além da fáscia de Gerota
T3b   Tumor estende-se macroscopicamente para o interior da veia renal ou de seus ramos segmentares, ou para a veia cava abaixo do diafragma
T3c   Tumor estende-se macroscopicamente para a veia cava acima do diafragma ou invade a parede da veia cava
T4   Tumor invade além da fáscia de Gerota

Linfonodos regionais (N)*
NX   Linfonodos regionais não podem ser avaliados
N0   Ausência de metástases em linfonodos regionais
N1   Metástases em um único linfonodo regional
N2   Metástases em mais de um linfonodo regional

* A lateralidade não afeta a classificação N.

Nota: Se for realizada dissecção de linfonodos, a avaliação patológica deve ordinariamente incluir no mínimo oito linfonodos.

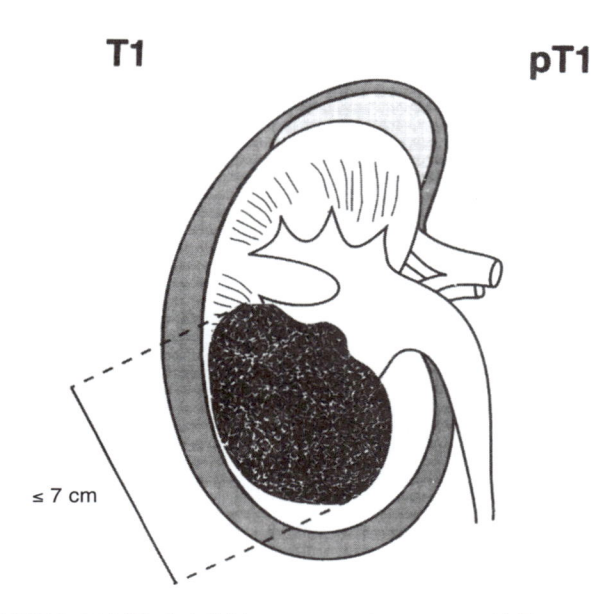

FIGURA 36.1 T1 é definido como um tumor com até 7 cm em sua maior dimensão e limitado ao rim.

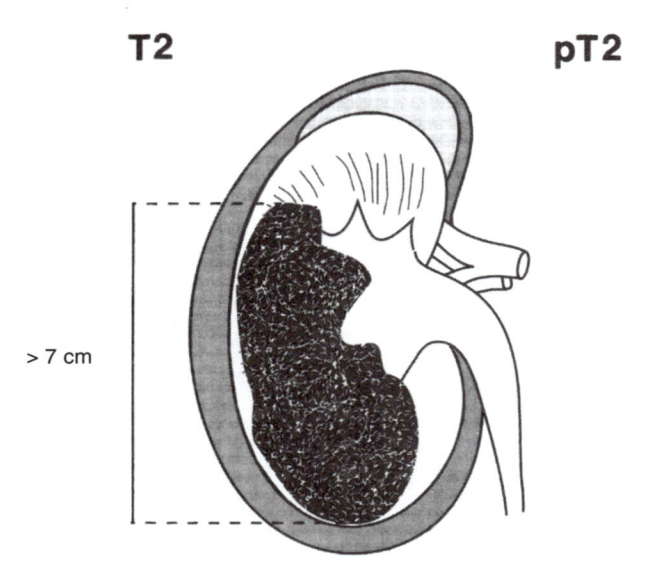

FIGURA 36.2 T2 é definido como um tumor com mais de 7 cm em sua maior dimensão e limitado ao rim.

Metástases a distância (M)
MX Metástases a distância não podem ser avaliadas
M0 Ausência de metástases a distância
M1 Metástases a distância

GRUPOS DE ESTADIAMENTO

Estádio I	T1	N0	M0
Estádio II	T2	N0	M0
Estádio III	T1	N1	M0
	T2	N1	M0
	T3	N0	M0
	T3	N1	M0
	T3a	N0	M0
	T3a	N1	M0
	T3b	N0	M0
	T3b	N1	M0
	T3c	N0	M0
	T3c	N1	M0
Estádio IV	T4	N0	M0
	T4	N1	M0
	Qualquer T	N2	M0
	Qualquer T	Qualquer N	M1

TIPO HISTOPATOLÓGICO

O tipo predominante é o adenocarcinoma; os subtipos são os carcinomas de células claras e os de células granulares. O uso do sistema de graduação a seguir é recomendado, quando possível. Os sarcomas e os adenomas não são incluídos nesse sistema. Os tipos histopatológicos são:

Carcinoma renal (de células claras) convencional
Carcinoma renal papilar
Carcinoma renal cromófobo
Carcinoma de ductos coletores

GRAU HISTOLÓGICO

GX   Grau não pode ser avaliado
G1   Bem-diferenciado
G2   Moderadamente diferenciado
G3-4 Pobremente diferenciado ou indiferenciado

BIBLIOGRAFIA

Glazer AA, Novick AC: Long-term follow-up after surgical treatment for renal cell carcinoma extending into the right atrium. J Urol 155:448-450, 1996

Guinan PD, Vogelzang NJ, Freingen AM, et al: Renal cell carcinoma: tumor size, stage, and survival. J Urol 153:901-903, 1995

Hafez KS, Fergany AF, Novick AC: Nephron sparing surgery for localized renal cell carcinoma: impact of tumor size on patient survival, tumor recurrence and TNM staging. J Urol 162(6):1930-1933, 1999

Hermanek P, Schrott KM: Evaluation of the new tumor, nodes and metastases classification of renal cell carcinoma. J Urol 144:238-242, 1990

Javidan J, Stricker HJ, Tamboli P, et al: Prognostic significance of the 1997 TNM classification of renal cell carcinoma. J Urol 162(4):1277-1281, 1999

Lee CT, Katz J, Shi W, Gthaler HT, Reuter VE, Russo P: Surgical management of renal tumors 4 cm or less in a contemporary cohort. J Urol 163:730-736, 2000

Lerner SE, Hawkins CA, Blute ML, Grabner A, Wollan PC, Eickholt JT, Zincke H: Disease outcome in patients with low stage renal cell carcinoma treated with nephron sparing or radical surgery. J Urol 155:1868-1873, 1996

McDonald JR, Priestley JT: Malignant tumors of the kidney: surgical and prognostic significance of tumor thrombosis of the renal vein. Surg Gynecol Obstet 77:295, 1983

Mostafi FK, et al: Histological typing of kidney tumors. WHO international histological classification of tumours. Geneva: World Health Organization, 1981

Targonski PV, Frank W, Stuhldreher D, et al: Value of tumor size in predicting survival from renal cell carcinoma among tumors, nodes, and metastases Stage I and Stage II patients. J Urol 152:1389-1392, 1994

Tsui KH, Shvarts O, Smith RB, Figlin RA, deKernion JB, Belldegrun A: Prognostic indicators for renal cell carcinoma: a multivariate analysis of 643 patients using the revised 1997 TNM staging criteria. J Urol 163(4):1090-1095, 2000

HISTOLOGIAS – RINS

M8032/3	Carcinoma de células fusiformes
M8041/3	Carcinoma de células pequenas SOE
M8140/3	Adenocarcinoma SOE
M8240/3	Tumor carcinóide
M8260/3	Adenocarcinoma papilar SOE
M8290/3	Adenocarcinoma de células de Hurthle
M8310/3	Adenocarcinoma de células claras SOE
M8312/3	Carcinoma de células renais
M8317/3	Carcinoma de células renais, tipo cromófobo
M8318/3	Carcinoma de células renais, sarcomatóide
M8319/3	Carcinoma dos ductos coletores
M8320/3	Carcinoma de células granulares
M8960/3	Nefroblastoma SOE
M8963/3	Sarcoma rabdóide
M8966/2	Tumor de células intersticiais renomedular

RINS

Nome do hospital / endereço	Nome do paciente / informações

Tipo do espécime _____ Tipo histopatológico _____
Tamanho do tumor _____ Lateralidade: ☐ Bilateral   ☐ Esquerda   ☐ Direita

DEFINIÇÕES

Clínico   Patológico

Tumor primário (T)
- TX   Tumor primário não pode ser avaliado
- T0   Sem evidência de tumor primário
- T1   Tumor com até 7 cm em sua maior dimensão, limitado ao rim
- T1a   Tumor com até 4 cm em sua maior dimensão, limitado ao rim
- T1b   Tumor com mais de 4 cm, mas não mais que 7 cm em sua maior dimensão, limitado ao rim
- T2   Tumor com mais de 7 cm em sua maior dimensão, limitado ao rim
- T3   Tumor estende-se para veias maiores ou invade glândula adrenal ou tecidos perinéfricos, mas não se estende além da fáscia de Gerota
- T3a   Tumor invade diretamente a glândula adrenal ou os tecidos perinéfricos e/ou a gordura do seio renal, mas não se estende além da fáscia de Gerota
- T3b   Tumor estende-se macroscopicamente para o interior da veia renal ou de seus ramos segmentares, ou para a veia cava abaixo do diafragma
- T3c   Tumor estende-se macroscopicamente para a veia cava acima do diafragma ou invade a parede da veia cava
- T4   Tumor invade além da fáscia de Gerota

Linfonodos regionais (N)
- NX   Linfonodos regionais não podem ser avaliados
- N0   Ausência de metástases em linfonodos regionais
- N1   Metástases em um único linfonodo regional
- N2   Metástases em mais de um linfonodo regional

Metástases a distância (M)
- MX   Metástases a distância não podem ser avaliadas
- M0   Ausência de metástases a distância
- M1   Metástases a distância
  Realizada biópsia do sítio metastático.......... ☐ Sim.......... ☐ Não
  Fonte do espécime patológico metastático_____

Grupos de estadiamento

Estádio	T	N	M
Estádio I	T1	N0	M0
Estádio II	T2	N0	M0
Estádio III	T1	N1	M0
	T2	N1	M0
	T3	N0	M0
	T3	N1	M0
	T3a	N0	M0
	T3a	N1	M0
	T3b	N0	M0
	T3b	N1	M0
	T3c	N0	M0
	T3c	N1	M0
Estádio IV	T4	N0	M0
	T4	N1	M0
	Qualquer T	N2	M0
	Qualquer T	Qualquer N	M1

RINS

Grau histológico
- ☐ GX   Grau não pode ser avaliado
- ☐ G1   Bem-diferenciado
- ☐ G2   Moderadamente diferenciado
- ☐ G3-4   Pobremente diferenciado ou indiferenciado

Tumor residual (R)
- ☐ RX   Presença de tumor residual não pode ser avaliada
- ☐ R0   Sem tumor residual
- ☐ R1   Tumor residual microscópico
- ☐ R2   Tumor residual macroscópico

Símbolos descritivos

Para a identificação de casos especiais de classificação TNM ou pTNM, o sufixo "m" e os prefixos "y", "r" e "a" são utilizados. Embora eles não afetem o estadiamento, indicam casos que requerem análise separada.

- ☐ **Sufixo "m"**. Indica a presença de tumores primários múltiplos em um único sítio e é registrado entre parênteses: pT(m)NM.
- ☐ **Prefixo "y"**. Indica os casos nos quais a classificação é realizada durante ou logo após o tratamento. A categoria cTNM ou pTNM é identificada pelo prefixo "y". O ycTNM ou ypTNM categoriza a extensão do tumor realmente presente no momento do exame. A categoria "y" não é uma estimativa da extensão do tumor antes do tratamento.
- ☐ **Prefixo "r"**. Indica um tumor recorrente estadiado após uma sobrevida livre de doença e é identificado pelo prefixo "r": rTNM (ver reclassificação "r" anterior, como rTNM).
- ☐ **Prefixo "a"**. Designa o estádio determinado por autópsia: aTNM.

Indicadores prognósticos (se aplicável)

Notas
Símbolos Descritivos Adicionais

Invasão de vasos linfáticos (L)
- LX   Invasão de vasos linfáticos não pode ser avaliada
- L0   Ausência de invasão de vasos linfáticos
- L1   Invasão de vasos linfáticos

Invasão venosa (V)
- VX   Invasão venosa não pode ser avaliada
- V0   Ausência de invasão venosa
- V1   Invasão venosa microscópica
- V2   Invasão venosa macroscópica

ILUSTRAÇÃO

Indique no diagrama a extensão do tumor primário de acordo com os exames de imagem.

Indique no diagrama a extensão do tumor primário de acordo com a avaliação patológica

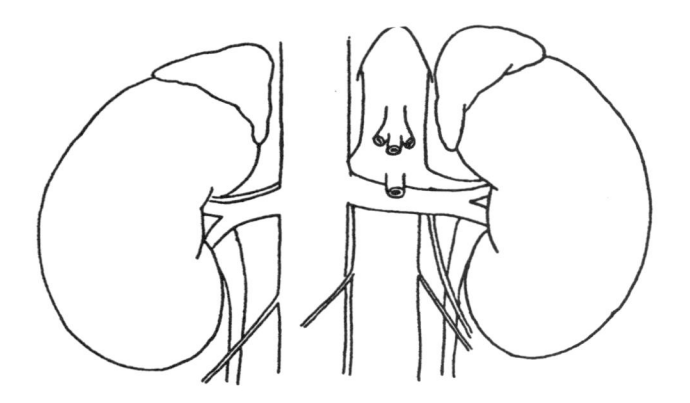

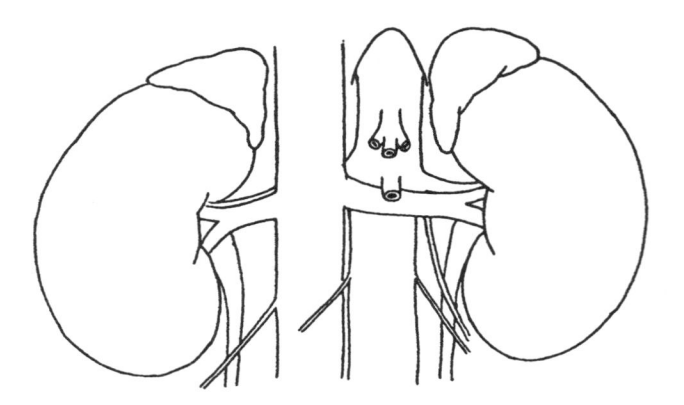

Assinatura do médico _____ Data _____

37

Pelve renal e ureter

C65.9   Neoplasia maligna da pelve renal   C66.9   Neoplasia maligna dos ureteres

> **RESUMO DAS ALTERAÇÕES**
>
> - A definição TNM e o grupo de estadiamento para este capítulo não se modificaram em relação à quinta edição.

INTRODUÇÃO

O carcinoma urotelial (de células transicionais) pode ocorrer em qualquer sítio no interior do sistema coletor do trato urinário superior, do cálice renal até a junção ureterovesical. O tumor ocorre mais comumente em adultos, e é raro antes dos 40 anos de idade. Há aumento de duas a três vezes na incidência no sexo masculino, comparado ao feminino. As lesões são freqüentemente múltiplas e mais comuns em pacientes com história de carcinoma urotelial da bexiga. Um número de analgésicos (como fenacetina) também tem sido associado com a doença. O estadiamento local depende da profundidade de invasão. Um sistema de estadiamento comum é utilizado, independentemente da localização do tumor no interior do sistema coletor do trato urinário superior, exceto para a categoria T3, que difere entre pelve ou sistema calicinal e ureter.

ANATOMIA

Sítio primário. A pelve renal e o ureter formam uma única unidade que é contínua com os ductos coletores das pirâmides renais e compreende os cálices menores e maiores, que são contínuos com a pelve renal. A junção ureteropélvica tem posição e localização variáveis, mas serve como uma referência que separa a pelve renal do ureter; esse último continua caudalmente e atravessa a parede da bexiga como ureter intramural, abrindo-se no trígono da bexiga, por meio do orifício ureteral. A pelve renal e o ureter são compostos pelas seguintes camadas: epitélio, tecido conjuntivo subepitelial e camada muscular, que é contínua com o tecido conjuntivo da camada adventícia. A maior parte dos suprimentos sangüíneo e linfático é encontrada na última camada.

     A porção interna da pelve renal é circundada pelo parênquima renal, e a pelve extra-renal, pela gordura peri-hilar. O ureter cursa pelo retroperitônio, adjacente ao peritônio parietal, e repousa na musculatura retroperitoneal acima dos vasos pélvicos; à medida que cruza os vasos e entra na pelve profunda, é circundado pela gordura pélvica até chegar na parede da bexiga.

Linfonodos regionais. Os linfonodos regionais para a pelve renal são os seguintes:

Hilares renais
Pré-cavais
Aórticos
Retroperitoneais SOE

Os linfonodos regionais para o ureter são os seguintes:

Hilares renais
Ilíacos (comuns, internos ou hipogástricos e externos)
Paracavais
Peri-ureterais
Pélvicos SOE

     Qualquer comprometimento de linfonodos regionais é um achado de mau prognóstico, sendo o desfecho minimamente influenciado pelo número, pelo tamanho ou pela localização dos linfonodos regionais envolvidos.

Metástases a distância. Sítios metastáticos comuns incluem pulmões, ossos e fígado.

REGRAS PARA A CLASSIFICAÇÃO

Estadiamento clínico. A avaliação do tumor primário inclui imagem radiográfica, usualmente pielografia intravenosa e/ou retrógrada; a TC pode ser utilizada para avaliar linfonodos regionais. A visualização ureteroscópica do tumor é desejável e, se possível, deve ser realizada biópsia por meio do ureteroscópio. A citologia urinária pode auxiliar a determinar o grau do tumor quando não há tecido disponível. O estadiamento de tumores da pelve renal e do ureter não é influenciado pela presença de qualquer tumor concomitante de bexiga identificado, embora possa não ser possível definir o tumor primário com metástases quando há a presença de neoplasia tanto no trato urinário superior quanto no inferior. Nessa situação, o tumor com maior grau e/ou maior estádio é o que tem a maior probabilidade de haver contribuído para a disseminação metastática regional ou a distância.

Estadiamento patológico. O estadiamento patológico depende da determinação histológica da extensão de invasão pelo tumor primário. O tratamento freqüentemente necessita da ressecção de todo o rim, do ureter e de uma parte da bexiga que circunda o orifício ureteral. Os linfonodos regionais apropriados devem ser amostrados. Pode ser realizada uma ressecção cirúrgica mais conservadora, em especial na presença de tumores ureterais distais ou de função renal comprometida.

Uma ressecção endoscópica por meio de ureteroscópio ou abordagem percutânea pode ser realizada em algumas circunstâncias. O tecido submetido pode ser insuficiente para o exame histológico acurado e o estadiamento patológico. Pode ser realizada coagulação ou vaporização do tumor por *laser* ou eletrocautério, em especial quando a aparência é consistente com um tumor de baixo grau

e baixo estádio. Sob tal circunstância, pode não haver material para revisão histológica.

As Figuras 37.1 e 37.2 ilustram a definição de tumor primário para Ta, T1, T2 e T3.

CLASSIFICAÇÃO TNM

Tumor primário (T)
TX   Tumor primário não pode ser avaliado
T0   Sem evidência de tumor primário
Ta   Carcinoma papilar não-invasivo
Tis Carcinoma *in situ*
T1   Tumor invade o tecido conjuntivo subepitelial
T2   Tumor invade a camada muscular
T3   (Para pelve renal apenas) Tumor invade além da muscular para gordura peripélvica ou parênquima renal
T3   (Para ureter apenas) Tumor invade além da muscular para gordura periureteral
T4   Tumor invade órgãos adjacentes ou, por intermédio do rim, para a gordura perinéfrica

Linfonodos regionais (N)*
NX   Linfonodos regionais não podem ser avaliados
N0   Ausência de metástases em linfonodos regionais
N1   Metástases em um único linfonodo regional, com 2 cm ou menos em sua maior dimensão
N2   Metástases em mais de um linfonodo regional, com mais de 2 cm mas não mais que 5 cm em sua maior dimensão, ou metástases em múltiplos linfonodos, nenhum com mais de 5 cm em sua maior dimensão
N3   Metástase em um único linfonodo, com mais de 5 cm em sua maior dimensão

Nota: A lateralidade não afeta a classificação N.

Metástases a distância (M)
MX   Metástases a distância não podem ser avaliadas
M0   Ausência de metástases a distância
M1   Metástases a distância

FIGURA 37.1 Profundidade de invasão de tumores Ta-T2.

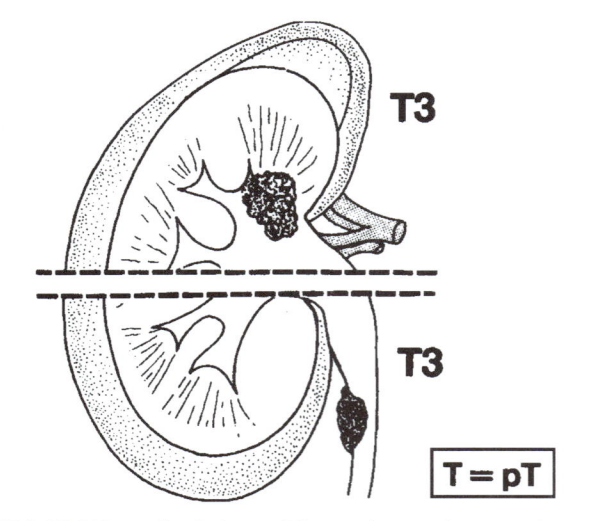

FIGURA 37.2 Extensão do tumor T3 na pelve renal e no ureter.

GRUPOS DE ESTADIAMENTO			
Estádio 0a	Ta	N0	M0
Estádio 0is	Tis	N0	M0
Estádio I	T1	N0	M0
Estádio II	T2	N0	M0
Estádio III	T3	N0	M0
Estádio IV	T4	N0	M0
	Qualquer T	N1	M0
	Qualquer T	N2	M0
	Qualquer T	N3	M0
	Qualquer T	Qualquer N	M1

TIPO HISTOPATOLÓGICO

Os tipos histopatológicos são:

Carcinoma urotelial (de células transicionais)
Carcinoma de células escamosas
Carcinoma epidermóide
Adenocarcinoma

GRAU HISTOLÓGICO

GX   Grau não pode ser avaliado
G1   Bem-diferenciado
G2   Moderadamente diferenciado
G3-4 Pobremente diferenciado ou indiferenciado

BIBLIOGRAFIA

al-Abadi H, Nagel R: Transitional cell carcinoma of the renal pelvis and ureter: prognostic relevance of nuclear deoxyribonucleic acid ploidy studied by slide cytometry: an 8-year survival time study. J Urol 148(l):31-37, 1992

Anderstrom C, Johansson SL, Pettersson S, et al: Carcinoma of the ureter: a clinicopathologic study of 49 cases. J Urol 142(2Pt 1):280-283, 1989

Balaji KC, McGuire M, Grotas J, et al: Upper tract recurrences following radical cystectomy: an analysis of prognostic factors, recurrence pattern and stage at presentation. J Urol 162:1603-1606, 1999

Borgmann V, al-Abadi H, Nagel R: Prognostic relevance of DNA ploidy and proliferative activity in urothelial carcinoma of the renal pelvis and ureter: a study on a follow-up period of 6 years. Urol Int 47(l):7-11, 1991

Corrado F, Ferri C, Mannini D, et al: Transitional cell carcinoma of the upper urinary tract: evaluation of prognostic factors by histopathology and flow cytometric analysis. J Urol 145(6):1159-1163, 1991

Grasso M, Fraiman M, Levine M: Ureteropycloscopic diagnosis and treatment of upper urinary tract urothelial malignancies. Urology 54:240-246, 1999

Hall MC, Womack S, Sagalowsky AI, et al: Prognostic factors, recurrence, and survival in transitional cell carcinoma of the upper urinary tract: a 30-year experience in 252 patients. Urology 52:594-601, 1998

Herr HW: Extravesical tumor relapse in patients with superficial bladder tumors. J Clin Oncol 16:1099-1102, 1998

Hisataki T, Miyao N, Masumori N, et al: Risk factors for the development of bladder cancer after upper tract urothelial cancer. Urology 55:663-667, 2000

Huben RP, Mounzer AM, Murphy GP: Tumor grade and stage as prognostic variables in upper urothelial tumors. Cancer 62(9):2016-2020, 1988

Hurle R, Losa A, Manzetti A, Lembo A: Upper urinary tract tumors developing after treatment of superficial bladder cancer: 7-year follow-up of 591 consecutive patients. Urology 53:1144-1148, 1999

Jabbour ME, Desgrandchamps F, Cazin S, et al: Percutaneous management of grade II upper urinary tract transitional cell carcinoma: the long-term outcome. J Urol 163:1105-1107, 2000

Jinza S, Iki M, Noguchi S, et al: Nucleolar organizer regions: a new prognostic factor for upper tract urothelial cancer. J Urol 154(5):1688-1692, 1995

Millan-Rodriguez F, Chechile-Toniolo G, Salvador-Bayarri J, et al: Upper urinary tract tumors after primary superficial bladder tumors: prognostic factors and risk groups. J Urol 164:1183-1187, 2000

Scolieri MJ, Paik ML, Brown SL, Resnick MI: Limitations of computed tomography in the preoperative staging of upper tract urothelial carcinoma. Urology 56:930-930, 2000

Williams RD: Tumors of the kidney, ureter, and bladder. West J Med 56(5):523-534, 1992

HISTOLOGIAS – PELVE RENAL E URETER

M8010/2 Carcinoma *in situ* SOE
M8010/3 Carcinoma SOE
M8070/2 Carcinoma *in situ* de células escamosas, SOE
M8070/3 Carcinoma de células escamosas SOE
M8120/3 Carcinoma de células transicionais SOE
M8130/2 Carcinoma papilar de células transicionais, não-invasivo
M8130/3 Carcinoma papilar de células transicionais
M8140/3 Adenocarcinoma SOE

PELVE RENAL E URETER

Nome do hospital / endereço

Nome do paciente / informações

Tipo do espécime _____
Tamanho do tumor _____

Tipo histopatológico _____
Lateralidade: ☐ Bilateral ☐ Esquerda ☐ Direita

DEFINIÇÕES

Clínico *Patológico*

Tumor primário (T)
- TX Tumor primário não pode ser avaliado
- T0 Sem evidência de tumor primário
- Ta Carcinoma papilar não-invasivo
- Tis Carcinoma *in situ*
- T1 Tumor invade o tecido conjuntivo subepitelial
- T2 Tumor invade a camada muscular
- T3 (Para pelve renal apenas) Tumor invade além da muscular para gordura peripélvica ou parênquima renal
- T3 (Para ureter apenas) Tumor invade além da muscular para gordura periureteral
- T4 Tumor invade órgãos adjacentes ou, por intermédio do rim, para a gordura perinéfrica

Linfonodos regionais (N)
- NX Linfonodos regionais não podem ser avaliados
- N0 Ausência de metástases em linfonodos regionais
- N1 Metástases em um único linfonodo regional, com 2 cm ou menos em sua maior dimensão
- N2 Metástases em mais de um linfonodo regional, com mais de 2 cm, mas não mais que 5 cm em sua maior dimensão, ou metástases em múltiplos linfonodos, nenhum com mais de 5 cm em sua maior dimensão
- N3 Metástase em um único linfonodo, com mais de 5 cm em sua maior dimensão

Metástases a distância (M)
- MX Metástases a distância não podem ser avaliadas
- M0 Ausência de metástases a distância
- M1 Metástases a distância
  Realizada biópsia do sítio metastático.......... ☐ Sim.......... ☐ Não
  Fonte do espécime patológico metastático_____

Grupos de estadiamento

Estádio 0a	Ta	N0	M0
Estádio 0is	Tis	N0	M0
Estádio I	T1	N0	M0
Estádio II	T2	N0	M0
Estádio III	T3	N0	M0
Estádio IV	T4	N0	M0
	Qualquer T	N1	M0
	Qualquer T	N2	M0
	Qualquer T	N3	M0
	Qualquer T	Qualquer N	M1

PELVE RENAL E URETER

Grau histológico
- ☐ GX   Grau não pode ser avaliado
- ☐ G1   Bem-diferenciado
- ☐ G2   Moderadamente diferenciado
- ☐ G3-4   Pobremente diferenciado ou indiferenciado

Tumor residual (R)
- ☐ RX   Presença de tumor residual não pode ser avaliada
- ☐ R0   Sem tumor residual
- ☐ R1   Tumor residual microscópico
- ☐ R2   Tumor residual macroscópico

Símbolos descritivos
Para a identificação de casos especiais de classificação TNM ou pTNM, o sufixo "m" e os prefixos "y", "r" e "a" são utilizados. Embora eles não afetem o estadiamento, indicam casos que requerem análise separada.

- ☐ **Sufixo "m"**. Indica a presença de tumores primários múltiplos em um único sítio e é registrado entre parênteses: pT(m)NM.
- ☐ **Prefixo "y"**. Indica os casos nos quais a classificação é realizada durante ou logo após o tratamento. A categoria cTNM ou pTNM é identificada pelo prefixo "y". O ycTNM ou ypTNM categoriza a extensão do tumor realmente presente no momento do exame. A categoria "y" não é uma estimativa da extensão do tumor antes do tratamento.
- ☐ **Prefixo "r"**. Indica um tumor recorrente estadiado após uma sobrevida livre de doença e é identificado pelo prefixo "r": rTNM (ver reclassificação "r" anterior, como rTNM).
- ☐ **Prefixo "a"**. Designa o estádio determinado por autópsia: aTNM.

Indicadores prognósticos (se aplicável)

Notas
Símbolos Descritivos Adicionais

Invasão de vasos linfáticos (L)
- LX   Invasão de vasos linfáticos não pode ser avaliada
- L0   Ausência de invasão de vasos linfáticos
- L1   Invasão de vasos linfáticos

Invasão venosa (V)
- VX   Invasão venosa não pode ser avaliada
- V0   Ausência de invasão venosa
- V1   Invasão venosa microscópica
- V2   Invasão venosa macroscópica

Assinatura do médico _____ Data _____

38
Bexiga

C67.0 Neoplasia maligna de bexiga
C67.1 Domo da bexiga
C67.2 Parede lateral da bexiga
C67.3 Parede anterior da bexiga
C67.4 Parede posterior da bexiga
C67.5 Colo vesical
C67.6 Orifício uretral
C67.7 Úraco
C67.8 Lesões invasivas da bexiga
C67.9 Bexiga, SOE

RESUMO DAS ALTERAÇÕES

- A definição TNM e o grupo de estadiamento para este capítulo não se modificaram em relação à quinta edição.

INTRODUÇÃO

O câncer de bexiga é uma das malignidades mais comuns na sociedade ocidental e ocorre mais comumente nos homens. Os fatores predisponentes para a doença incluem tabagismo, exposição a produtos químicos, como fenacetina e corantes, e esquistossomose. Também se sugere que a incidência da doença correlaciona-se inversamente com a ingestão hídrica, e a hematúria é o achado mais comum na apresentação. O câncer de bexiga pode se apresentar como uma lesão papilar de baixo grau, como uma lesão *in situ*, que pode ocupar grandes áreas da superfície mucosa, ou como câncer infiltrativo que se estende rapidamente pelas paredes da bexiga com possibilidade de metastatizar. As lesões papilares e *in situ* podem se associar a um curso maligno, com invasão súbita da parede da bexiga. A variante histológica mais comum é o carcinoma urotelial (de células transicionais), embora ele possa exibir características de diferenciação glandular ou escamosa. Em menos de 10% dos casos, o adenocarcinoma puro ou o carcinoma escamoso da bexiga pode ocorrer e, menos freqüentemente, sarcoma, linfoma, carcinoma anaplásico de pequenas células, feocromocitoma ou coriocarcinoma. O carcinoma de células escamosas associa-se à esquistossomose e ao tabagismo.

ANATOMIA

Sítio primário. A bexiga é constituída por três camadas: o epitélio e o tecido conjuntivo subepitelial, a muscular e a gordura perivesical (coberta por peritônio na sua superfície superior alta). No homem, a bexiga é contígua com o reto e as vesículas seminais posteriormente, com a próstata uma parte inferior e com o púbis e o peritônio anteriormente. Na mulher, a vagina localiza-se posteriormente à bexiga, entretanto o útero está situado superiormente. A bexiga é um órgão extraperitoneal.

Linfonodos regionais. Os linfonodos regionais são os da pelve verdadeira, que essencialmente são os linfonodos pélvicos abaixo da bifurcação das artérias ilíacas comuns. O significado de metástases para linfonodos regionais no estadiamento do câncer de bexiga está no seu número e no seu tamanho e não na sua localização uni ou contralateral. Um dos principais fatores prognósticos determinantes de cura é a presença de tumor confinado à bexiga, e um dos principais fatores de mau prognóstico, é a presença de qualquer metástase linfonodal.

Os linfonodos regionais incluem:

Hipogástricos
Obturadores
Ilíacos (internos, externos, SOE)
Perivesicais
Pélvicos SOE
Sacrais (laterais, do promontório sacral ou de Gerota)
Pré-sacrais

Os linfonodos ilíacos comuns são considerados sítios de metástases a distância e devem ser codificados como M1.

Metástases a distância. Disseminação a distância é mais comum para linfonodos, pulmões, ossos e fígado.

REGRAS PARA A CLASSIFICAÇÃO

Estadiamento clínico. A avaliação do tumor primário inclui o exame bimanual sob anestesia, antes e após a cirurgia endoscópica (biópsia ou ressecção transuretral) e a verificação histológica da presença ou ausência de tumor, quando indicado. O exame bimanual seguindo a cirurgia endoscópica é um indicador do estádio clínico. Os achados de espessamento das paredes da bexiga, de massa móvel e de massa fixa sugerem a presença de doen-

1 – Epitélio
2 – Tecido conjuntivo subepitelial
3 – Camada muscular
4 – Gordura perivesical

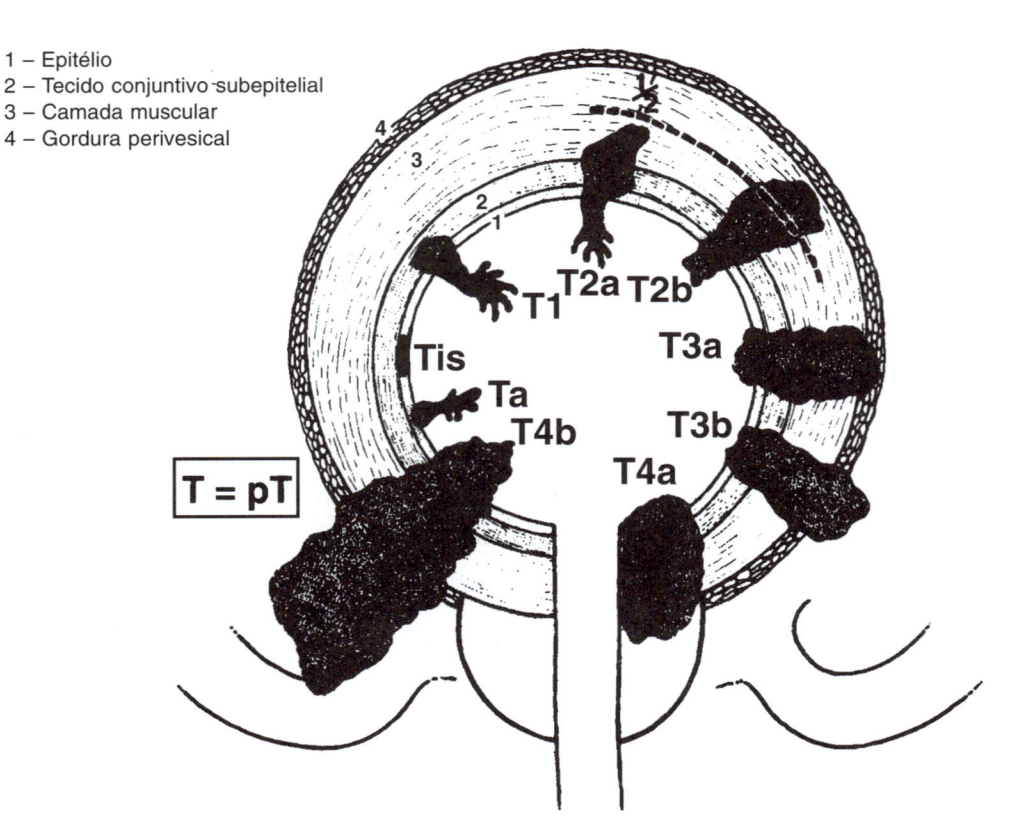

FIGURA 38.1 Extensão do câncer primário de bexiga.

ça T3a, T3b e T4, respectivamente. O sufixo "m" é adicionado para assinalar tumores múltiplos, e o sufixo "is" é acrescido a qualquer T para indicar carcinoma *in situ* associado. As técnicas de imagem associadas para a avaliação de linfonodos devem ser utilizadas. Quando indicada, a avaliação de metástases a distância inclui imagem do tórax, estudos bioquímicos e isotópicos com o objetivo de detectar sítios metastáticos comuns. TC ou outras modalidades podem ser empregadas subseqüentemente para fornecer informações a respeito de requisitos mínimos para o estadiamento. Evidências sugerem que a RNM pode ser outra modalidade útil para estadiar o câncer de bexiga localmente avançado. Até o momento, o papel da tomografia por emissão de pósitrons (PET) no estadiamento e no manejo do câncer de bexiga ainda não está definido. O tumor primário pode ser superficial ou invasivo e ser ressecado parcial ou totalmente, desde que obtido tecido suficiente da base tumoral para a avaliação de toda a profundidade de invasão tumoral. A mucosa normal adjacente visualizada na cistoscopia deve ser biopsiada e, na maioria dos casos, múltiplas biópsias devem ser obtidas de outros sítios para excluir efeitos de campo visual. Citologia urinária e pielografia são importantes. Deve-se lembrar que o câncer de bexiga pode ocorrer em associação com malignidades do ureter, da pelve renal ou da uretra. As definições de tumor primário (T) estão ilustradas na Figura 38.1.

Estadiamento patológico. O exame microscópico e a confirmação da extensão são necessários. Cistectomia total e dissecção de linfonodos geralmente são necessárias para esse estadiamento. A lateralidade não afeta a classificação N.

CLASSIFICAÇÃO TNM

Tumor primário (T)

TX	Tumor primário não pode ser avaliado
T0	Sem evidência de tumor primário
Ta	Carcinoma papilar não-invasivo
Tis	Carcinoma *in situ*: "tumor plano"
T1	Tumor invade o tecido conjuntivo subepitelial
T2	Tumor invade o músculo
pT2a	Tumor invade o músculo superficial (metade interna)
pT2b	Tumor invade o músculo profundo (metade externa)
T3	Tumor invade o tecido perivesical
pT3a	Microscopicamente
pT3b	Macroscopicamente (massa extravesical)
T4	Tumor invade qualquer um dos seguintes: próstata, útero, vagina, parede pélvica, parede abdominal
T4a	Tumor invade próstata, útero, vagina
T4b	Tumor invade parede pélvica, parede abdominal

Linfonodos regionais (N)
Os linfonodos regionais são aqueles no interior da pelve verdadeira; os demais são linfonodos distantes.

NX Linfonodos regionais não podem ser avaliados
N0 Ausência de metástases em linfonodos regionais
N1 Metástases em um único linfonodo regional, com 2 cm ou menos em sua maior dimensão
N2 Metástases em mais de um linfonodo regional, com mais de 2 cm mas não mais que 5 cm em sua maior dimensão; ou metástases em múltiplos linfonodos, nenhum com mais de 5 cm em sua maior dimensão
N3 Metástase em um único linfonodo, com mais de 5 cm em sua maior dimensão

Metástases a distância (M)
MX Metástases a distância não podem ser avaliadas
M0 Ausência de metástases a distância
M1 Metástases a distância

GRUPOS DE ESTADIAMENTO

Estádio 0a	Ta	N0	M0
Estádio 0is	Tis	N0	M0
Estádio I	T1	N0	M0
Estádio II	T2a	N0	M0
	T2b	N0	M0
Estádio III	T3a	N0	M0
	T3b	N0	M0
	T4a	N0	M0
Estádio IV	T4b	N0	M0
	Qualquer T	N1	M0
	Qualquer T	N2	M0
	Qualquer T	N3	M0
	Qualquer T	Qualquer N	M1

TIPO HISTOPATOLÓGICO

Os tipos histológicos são:

Carcinoma urotelial (de células transicionais)
   In situ
      Papilar
      Plano
      Com metaplasia escamosa
      Com metaplasia glandular
      Com metaplasia escamosa e glandular
Carcinoma de células escamosas
Adenocarcinoma
Carcinoma indiferenciado

O câncer predominante é o carcinoma urotelial (de células transicionais).

GRAU HISTOLÓGICO

GX   Grau não pode ser avaliado
G1   Bem-diferenciado
G2   Moderadamente diferenciado
G3-4 Pobremente diferenciado ou indiferenciado

FATORES PROGNÓSTICOS

Para os tumores primários, os principais fatores prognósticos estabelecidos são o grau e o estádio da doença, embora outros fatores identificados em algumas séries incluam hidronefrose, anemia, tamanho, expressão de substâncias de grupos sangüíneos, expressão de receptor para fatores de crescimento epidérmicos e mutação do p53, além de modificação da expressão do Rb e de outros oncogenes. Para doença metastática, os fatores prognósticos adversos incluem baixo desempenho clínico, metástases viscerais e provas de função hepática alteradas. A expressão e as alterações em oncogenes conhecidos, como p53, Rb, p21 e outros, estão sob investigação intensa, com o objetivo de definir quais são os índices prognósticos mais importantes. Até o momento, não se obteve consenso algum; dados conflitantes a respeito do significado prognóstico do p53 foram publicados. No entanto, não parece claro que dois eventos moleculares distintos associem-se com a gênese do câncer de bexiga. A perda da heterozigose do cromossomo 9 está associada com a gênese do câncer de bexiga, enquanto a perda da heterozigose do cromossomo 17, com mutação do gene supressor tumoral p53, parece associar-se com a evolução da doença invasiva e/ou metastática. A ploidia tem sido investigada como um fator prognóstico; na doença superficial, a aneuploidia do DNA associa-se à sobrevida livre de doença mais curta e à maior chance de progressão para um estádio mais avançado. No entanto, na doença invasiva e metastática, a maioria dos casos é aneuplóide, reduzindo, assim, o papel da aneuploidia do DNA como fator discriminante para o desfecho.

BIBLIOGRAFIA

Barentsz JO, Jager GJ, Witjes JA, Ruijs JH: Primary staging of urinary bladder carcinoma: the role of MRI and a comparison with CT. Fur Radiol 6(2):129-133, 1996

Brown JL, Russell PJ, Philips J, Wotherspoon J, Raghavan, D: Clonal analysis of a bladder cancer cell line: an experimental model of tumour heterogeneity. Br J Cancer 61:369-376, 1990

Cote RJ, Estrig D, Groshen S, et al: p53 and treatment of bladder cancer. Nature 385:123-124, 1997

deVere White RW, Olsson CA, Deitch AD: Flow cytometry: role in monitoring transitional cell carcinoma of bladder. Urology 28:15-20, 1986

Esrig D, Elmajian D, Groshen S, et al: Accumulation of nuclear p53 and tumor progression in bladder cancer. N Engl J Med 331:1259-1264, 1994

Geller NL, Sternberg CN, Penenberg D, Scher H, Yagoda A: Prognostic factors for survival of patients with advanced urothelial tumors treated with methotrexate, vinblastine, doxorubicin, and cisplatin chemotherapy. Cancer 67:1525-1531, 1991

Greenlee RT, Hill-Harmon MB, Taylor M, Thun M: Cancer Statistics, 2001. CA Cancer J Clin 51:15-36, 2001

Herr HW: Staging invasive bladder tumors. J Surg Oncol 51:117-220, 1992

Hen HW, Lamm DL, Denis L: Management of superficial bladder cancer. In Raghavan D, Scher HI, Leibel SA, Lange PH (Eds.): Principles and practice of genitourinary oncology. Philadelphia: Lippincott-Raven, 273-280, 1997

Jewett HJ, Strong GH: Infiltrating carcinoma of the bladder: Relation of depth of penetration of the bladder wall to incidence of local extension and metastasis. J Urol 55:366-372, 1946

Johansson SL, Anderstrom CR: Primary adenocarcinoma of the urinary bladder and urachus. In Raghavan D, Brecher MI, Johnson DH, Meropol NJ, Moots PJ, Thigpen JT (Eds.): Textbook of uncommon cancer. Chichester, UK, NY: WileyLiss, 2903, 1999

Koss LG: Tumors of the urinary bladder. In Atlas of tumor pathology, 2nd series, fascicle 11. Washington, DC: Armed Forces Institute of Pathology, 1975.

Loehrer PJ, Einhorn LH, Elson PJ, et al: A randomized cornparison of cisplatin alone or in combination with methotrexate, vinblastine, and doxorubicin in patients with metastatic urothelial carcinoma: a cooperative group study. J Clin Oncol 10:1066-1073, 1992

Michaud DS, Spiegelman D, Clinton SK, et al: Fluid intake and the risk of bladder cancer in men. New Engl J Med 340:1390-1397, 1999

Neal DE, Marsh C, Bennett MK, et al: Epidermal-growth-factor receptors in human bladder cancer: comparison of invasive and superficial tumours. Lancet 1:366–368, 1985

Pagano F, Bassi P, Ferrante GL, et al: Is stage pT4 (D1) reliable in assessing transitional cell carcinoma involvement of the prostate in patients with a concurrent bladder cancer? A necessary distinction for contiguous or noncontiguous involvement. J Urology 155:244-247, 1996

Pagano F, Guazzieri S, Artibani W, et al: Prognosis of bladder cancer. III. The value of radical cystectomy in the management of invasive bladder cancer. Eur Urol 15: 166-170, 1988

Raghavan D, Shipley WU, Garnick MB, et al: Biology and management of bladder cancer. N Engl 1 Med 322:1129-1133, 1990

Sarkis AS, Dalbagni G, Cordon-Cardo C, et al: Association of p53 nuclear overexpression and tumor progression in carcinoma *in situ* of the bladder. J Urol 152:388-392, 1994

Saxman SB, Propert K, Einhorn LH, et al: Long-term follow-up of phase III intergroup study of cisplatin alone or in combination with methotrexate, vinblastine, and doxorubicin in patients with metastatic urothelial carcinoma: a cooperative group study. J Clin Oncol 15:2564-2569, 1997

Shipley WU, Prout GR Jr, Kaufman DS, Peronne TL: Invasive bladder carcinoma: the importance of initial transurethral surgery and other significant prognostic factors for improved survival with full-dose irradiation. Cancer 60:514, 1987

Siemiatychi J, Dewar R, Nadon L, et al: Occupational risk factors for bladder cancer: results from a case-control study in Montréal, Québec, Canada. Am J Epidemiol 140:1061-1080, 1994

Spruck CH III, Ohneseit PF, Gortzalez-Zulueta M, et al: Two molecular pathways to transitional cell carcinoma of the bladder. Cancer Res 54:784-788, 1994

Stein JP, Ginsberg DA, Grossfeld GD, et al: Effect of $p21^{WAF1/CIP1}$ expression on tumor progression in bladder cancer. J Natl Cancer Inst 90:1072-1079, 1998

Stein JP, Lieskovsky G, Cote R, et al: Radical cystectomy in the treatment of high grade, invasive bladder cancer: long-term results in 1054 patients. J Clin Oncol 2001, 19(X):66

Sternberg CN, Swanson DA: Non-transitional cell bladder cancer. In Raghavan D, Scher HI, Leibel SA, Lange PH (Eds.): Principles and practice of genitourinary oncology. Philadelphia: Lippincott- Raven, 315-330, 1997

Torti FM, Lum BL, Astron D, et al: Superficial bladder cancer: the primacy of grade in the development of invasive disease. J Clin Oncol 5:125, 1987

Wishnow KI, Levinson AK, Johnson DE: Stage B (P2/3aN0) transitional cell carcinoma of the bladder highly curable by radical cystectomy. Urology 39:12-16, 1992

HISTOLOGIAS – BEXIGA

M8010/2	Carcinoma *in situ* SOE
M8010/3	Carcinoma SOE
M8020/3	Carcinoma indiferenciado SOE
M8051/3	Carcinoma verrucoso SOE
M8070/2	Carcinoma *in situ* de células escamosas, SOE
M8070/3	Carcinoma de células escamosas SOE
M8120/2	Carcinoma de células transicionais *in situ*
M8120/3	Carcinoma de células transicionais SOE
M8130/2	Carcinoma papilar de células transicionais, não-invasivo
M8130/3	Carcinoma papilar de células transicionais
M8131/3	Carcinoma de células transicionais, micropapilar
M8140/2	Adenocarcinoma *in situ*
M8140/3	Adenocarcinoma SOE
M8255/3	Adenocarcinoma com subtipos mistos

BEXIGA

Nome do hospital / endereço

Nome do paciente / informações

Tipo do espécime _____
Tamanho do tumor _____
Tipo histopatológico _____

DEFINIÇÕES

Clínico *Patológico*

Tumor primário (T)
- TX — Tumor primário não pode ser avaliado
- T0 — Sem evidência de tumor primário
- Ta — Carcinoma papilar não-invasivo
- Tis — Carcinoma *in situ*: "tumor plano"
- T1 — Tumor invade o tecido conjuntivo subepitelial
- T2 — Tumor invade o músculo
- pT2a — Tumor invade o músculo superficial (metade interna)
- pT2b — Tumor invade o músculo profundo (metade externa)
- T3 — Tumor invade o tecido perivesical
- pT3a — Microscopicamente
- pT3b — Macroscopicamente (massa extravesical)
- T4 — Tumor invade qualquer um dos seguintes: próstata, útero, vagina, parede pélvica, parede abdominal
- T4a — Tumor invade próstata, útero, vagina
- T4b — Tumor invade parede pélvica, parede abdominal

Linfonodos regionais (N)
- NX — Linfonodos regionais não podem ser avaliados
- N0 — Ausência de metástases em linfonodos regionais
- N1 — Metástases em um único linfonodo regional, com até 2 cm em sua maior dimensão.
- N2 — Metástases em mais de um linfonodo regional, com mais de 2 cm, mas não mais que 5 cm em sua maior dimensão, ou metástases em múltiplos linfonodos, nenhum com mais de 5 cm em sua maior dimensão.
- N3 — Metástase em um único linfonodo, com mais de 5 cm em sua maior dimensão.

Metástases a distância (M)
- MX — Metástases a distância não podem ser avaliadas
- M0 — Ausência de metástases a distância
- M1 — Metástases a distância
  Realizada biópsia do sítio metastático......... ☐ Sim .... ☐ Não
  Fonte do espécime patológico metastático_____

Grupos de estadiamento

Estádio	T	N	M
Estádio 0a	Ta	N0	M0
Estádio 0is	Tis	N0	M0
Estádio I	T1	N0	M0
Estádio II	T2a	N0	M0
	T2b	N0	M0
Estádio III	T3a	N0	M0
	T3b	N0	M0
	T4a	N0	M0
Estádio IV	T4b	N0	M0
	Qualquer T	N1	M0
	Qualquer T	N2	M0
	Qualquer T	N3	M0
	Qualquer T	Qualquer N	M1

BEXIGA

Grau histológico
- ☐ GX   Grau não pode ser avaliado
- ☐ G1   Bem-diferenciado
- ☐ G2   Moderadamente diferenciado
- ☐ G3-4 Pobremente diferenciado ou indiferenciado

Tumor residual (R)
- ☐ RX   Presença de tumor residual não pode ser avaliada
- ☐ R0   Sem tumor residual
- ☐ R1   Tumor residual microscópico
- ☐ R2   Tumor residual macroscópico

Símbolos descritivos

Para a identificação de casos especiais de classificação TNM ou pTNM, o sufixo "m" e os prefixos "y", "r" e "a" são utilizados. Embora eles não afetem o estadiamento, indicam casos que requerem análise separada.

- ☐ **Sufixo "m"**. Indica a presença de tumores primários múltiplos em um único sítio e é registrado entre parênteses: pT(m)NM.
- ☐ **Prefixo "y"**. Indica os casos nos quais a classificação é realizada durante ou logo após o tratamento. A categoria cTNM ou pTNM é identificada pelo prefixo "y". O ycTNM ou ypTNM categoriza a extensão do tumor realmente presente no momento do exame. A categoria "y" não é uma estimativa da extensão do tumor antes do tratamento.
- ☐ **Prefixo "r"**. Indica um tumor recorrente estadiado após uma sobrevida livre de doença e é identificado pelo prefixo "r": rTNM (ver reclassificação "r" anterior, como rTNM).
- ☐ **Prefixo "a"**. designa o estádio determinado por autópsia: aTNM.

Indicadores prognósticos (se aplicável)

Notas
Símbolos Descritivos Adicionais

Invasão de vasos linfáticos (L)
- LX Invasão de vasos linfáticos não pode ser avaliada
- L0 Ausência de invasão de vasos linfáticos
- L1 Invasão de vasos linfáticos

Invasão venosa (V)
- VX Invasão venosa não pode ser avaliada
- V0 Ausência de invasão venosa
- V1 Invasão venosa microscópica
- V2 Invasão venosa macroscópica

ILUSTRAÇÃO
Indique no diagrama o tumor primário e os linfonodos regionais envolvidos.

Sexo maculino

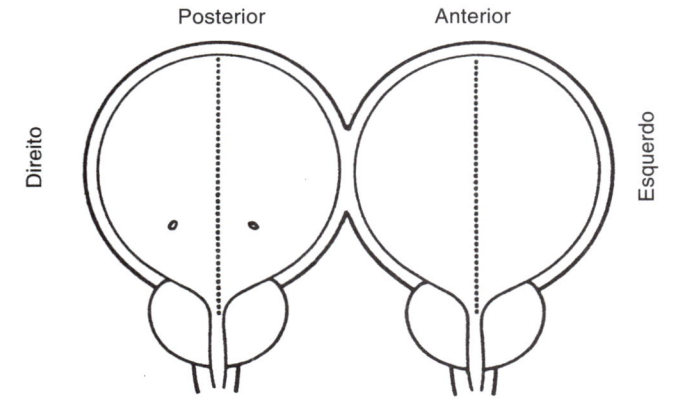

Parede posterior (PP)
Parede direita (PD)
Parede esquerda (PE)
Orifício ureteral direito (OD)
Orifício ureteral esquerdo (OE)

Parede anterior (PA)
Trígono (TR)
Domo (D)
Região cervical (RC)
Uretra prostática
Substância prostática

Sexo feminino

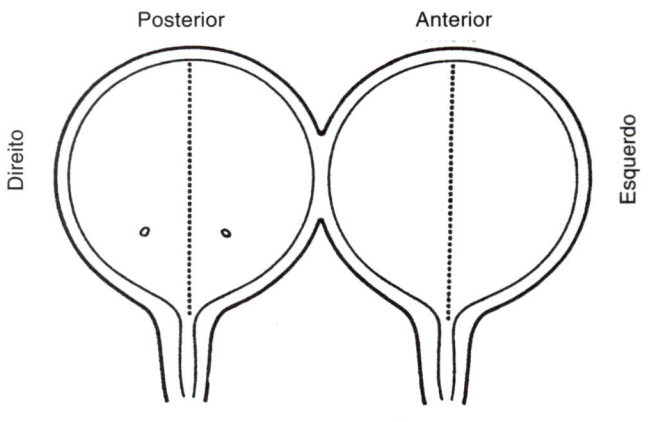

Parede posterior (PP)
Parede direita (PD)
Parede esquerda (PE)
Orifício ureteral direito (OD)
Orifício ureteral esquerdo (OE)

Parede anterior (PA)
Trígono (TR)
Domo (D)
Região cervical (RC)
Uretra prostática

Assinatura do médico _____ Data _____

39

Uretra

C68.0   Neoplasia maligna da uretra

> **RESUMO DAS ALTERAÇÕES**
>
> • A definição TNM e o grupo de estadiamento para este capítulo não se modificaram em relação à quinta edição.

INTRODUÇÃO

O câncer de uretra é uma neoplasia rara encontrada em ambos os sexos, embora seja mais comum no feminino. Em homens, esse câncer pode estar associado com o estreitamento crônico da uretra e, em mulheres, com o divertículo uretral. Os tumores de uretra podem ter origem primária no epitélio uretral ou nos ductos, ou podem associar-se à neoplasia urotelial multifocal. Histologicamente, tais tumores podem representar o espectro das neoplasias epiteliais, incluindo carcinoma escamoso, adenotelial ou urotelial (de células transicionais). As neoplasias da uretra prostática que surgem a partir do epitélio uretral ou da porção periuretral dos ductos prostáticos são consideradas neoplasias uretrais, diferentemente das que surgem em outros locais da próstata (ver o Capítulo 34).

ANATOMIA

Sítio primário. A uretra masculina é constituída por mucosa, estroma submucoso e corpo esponjoso circunjacente. Histologicamente, a uretra meatal e parameatal é revestida por epitélio escamoso; a uretra peniana e bulbomembranosa, por epitélio colunar pseudo-estratificado ou estratificado, e a uretra prostática, por epitélio transicional. Há ilhas esparsas de epitélio escamoso estratificado e glândulas de Littré situadas ao longo de toda a uretra distal à porção prostática.

O epitélio da uretra feminina é sustentado por tecido conjuntivo subepitelial. As glândulas periuretrais de Skene concentram-se perto do meato, mas estendem-se ao longo de toda a uretra. A uretra é circundada por uma camada longitudinal de músculo liso contínuo com a bexiga e contígua com a parede vaginal; seus dois terços distais são revestidos por epitélio escamoso, e seu terço proximal, por epitélio transicional. As glândulas periuretrais são revestidas com epitélio colunar estratificado e pseudo-estratificado.

Linfonodos regionais. Os linfonodos regionais são:

Inguinais (superficiais ou profundos)
Ilíacos (comuns, internos ou hipogástricos, obturadores, externos)
Pré-sacrais
Sacrais SOE
Pélvicos SOE

O significado de metástases para linfonodos regionais no estadiamento do câncer de uretra está no seu número e no seu tamanho, mas não na sua localização uni ou bilateral.

Metástases a distância. Disseminação a distância é mais comum em pulmões, fígado ou ossos.

REGRAS PARA A CLASSIFICAÇÃO

Estadiamento clínico. A imagem radiológica, a cistouretroscopia, a palpação e a biópsia ou a citologia do tumor antes do tratamento definitivo são desejáveis. O sítio de origem deve ser confirmado para excluir doença metastática a distância.

Estadiamento patológico. A designação de um estádio para tumores da uretra prostática baseia-se na profundidade de invasão; os tumores podem surgir a partir do epitélio prostático ou das porções distais dos ductos prostáticos, devendo ser classificados como neoplasias da uretra prostática. Outras malignidades prostáticas devem ser classificadas como tumores de próstata.

As Figuras 39.1 e 39.2 ilustram as definições de tumor primário (T) para as malignidades uretrais e para o carcinoma urotelial (de células transicionais) de próstata.

CLASSIFICAÇÃO TNM

Tumor primário (T) (sexo masculino e feminino)
TX   Tumor primário não pode ser avaliado
T0   Sem evidência de tumor primário
Ta   Carcinoma não-invasivo papilar, polipóide ou verrucoso
Tis Carcinoma *in situ*
T1   Tumor invade o tecido conjuntivo subepitelial
T2   Tumor invade qualquer um dos seguintes: corpo esponjoso, próstata, músculo periuretral
T3   Tumor invade qualquer um dos seguintes: corpo cavernoso, além da cápsula prostática, vagina anterior e região cervical da bexiga
T4   Tumor invade outros órgãos adjacentes

Carcinoma urotelial (de células transicionais) de próstata
Tis pu   Carcinoma *in situ*, envolvimento da uretra prostática
Tis pd   Carcinoma *in situ*, envolvimento dos ductos prostáticos
T1   Tumor invade o tecido conjuntivo subepitelial
T2   Tumor invade qualquer um dos seguintes: corpo esponjoso, próstata, músculo periuretral
T3   Tumor invade qualquer um dos seguintes: corpo cavernoso, além da cápsula prostática, vagina anterior e região cervical da bexiga (extensão extraprostática)
T4   Tumor invade outros órgãos adjacentes (invasão da bexiga)

Linfonodos regionais (N)
NX   Linfonodos regionais não podem ser avaliados
N0   Ausência de metástases em linfonodos regionais
N1   Metástases em um único linfonodo regional, com até 2 cm em sua maior dimensão
N2   Metástases em mais de um linfonodo regional, com mais de 2 cm em sua maior dimensão ou metástases em múltiplos linfonodos

Metástases a distância (M)
MX   Metástases a distância não podem ser avaliadas

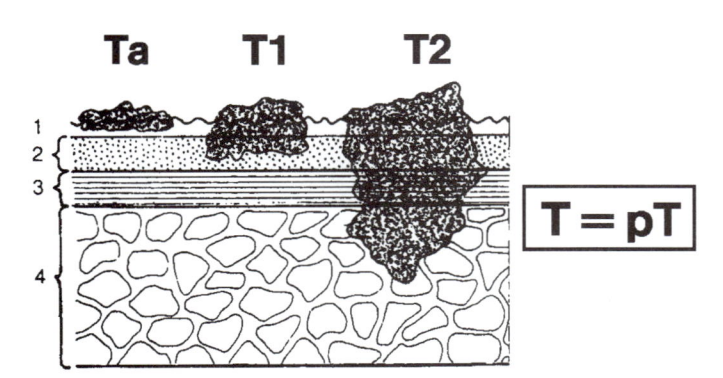

FIGURA 39.1 Definições tumor primário (T). 1-epitélio, 2-tecido conjuntivo subepitelial, 3-músculo uretral, 4-diafragma urogenital.

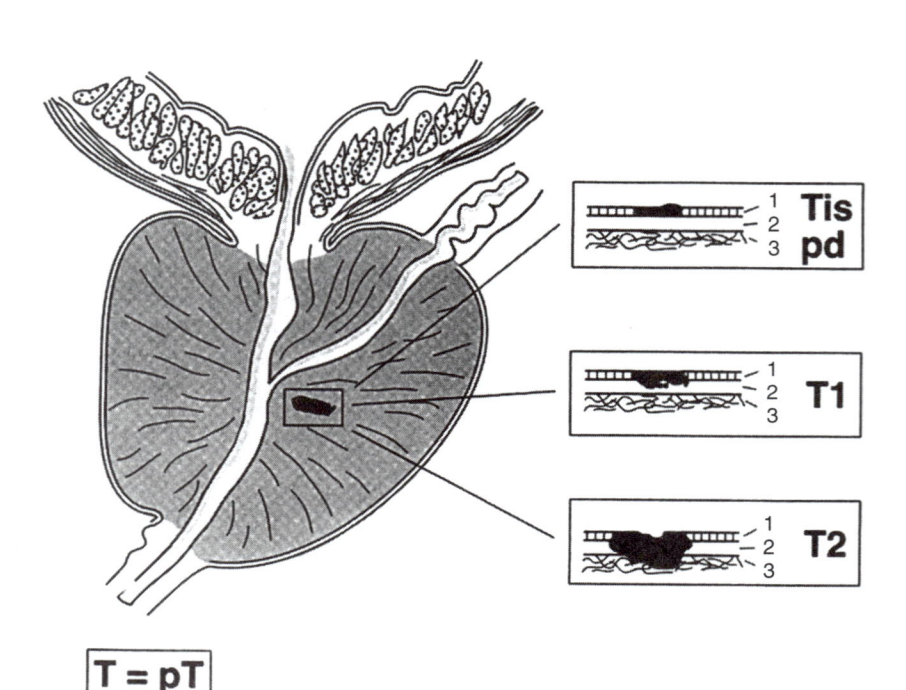

FIGURA 39.2 Definições tumor primário (T) para carcinoma urotelial (de células transicionais) de próstata. 1-epitélio, 2-tecido conjuntivo subepitelial, 3-estroma prostático.

M0   Ausência de metástases a distância
M1   Metástases a distância

GRUPOS DE ESTADIAMENTO			
Estádio 0a	Ta	N0	M0
Estádio 0is	Tis	N0	M0
	Tis pu	N0	M0
	Tis pd	N0	M0
Estádio I	T1	N0	M0
Estádio II	T2	N0	M0
Estádio III	T1	N1	M0
	T2	N1	M0
	T3	N0	M0
	T3	N1	M0
Estádio IV	T4	N0	M0
	T4	N1	M0
	Qualquer T	N2	M0
	Qualquer T	Qualquer N	M1

TIPO HISTOPATOLÓGICO

A classificação do tipo histopatológico aplica-se a carcinomas urotelial (de células transicionais), escamoso e glandular da uretra e carcinoma urotelial (de células transicionais) da próstata e da uretra prostática. Deve haver confirmação histológica ou citológica da doença.

GRAU HISTOLÓGICO

GX   Grau não pode ser avaliado
G1   Bem-diferenciado
G2   Moderadamente diferenciado
G3-4 Pobremente diferenciado ou indiferenciado

BIBLIOGRAFIA

Amin MB, Young RH: Primary carcinomas of the urethra. Seminars in Diagnostic Pathology 14(2):147-60, 1997

Dalbagni G, Zhang ZF, Lacombe L, Herr HW: Female urethral carcinoma: an analysis of treatment outcome and a plea for a gandartzed management straten Br J Urol 82(6):835-841, 1998

Dalbagni G, Zhang ZF, Lacombe L, Herr HW: Male urethral carcinoma: analysis of treatment outcome. Urology 53(6): 1126-1132,1999

Davis JW, Schellhammer PF, Schlossberg SM: Conservative surgical therapy for penile and urethral carcinoma. Urology 53(2):386-392, 1999

Gheiler EL, Tefilli MV, Tiguert R, de Oliveira IG, Pontes JE, Wood DP Jr: Management of primary urethral cancer. Urology 52(3):487-493, 1998

Grigsby PW: Carcinoma of the urethra in women. International Journal of Radiation Oncology, Biology, Physics 41(3):535-541, 1998

Krieg R, Hoffman R: Current management of unusual genitourinary cancers. Part 2: Urethral cancer. Oncology 13(11): 1511-1520,1999

Levine RL: Urethral cancer. Cancer 45:1965-1972, 1980

Matzkin H, Soloway MS, Hardeman S: Transitional cell carcinoma of the prostate. J Urol 146:1207-1212, 1991

Micaily B, Dzeda MF, Miyamoto CT, Brady LW: Brachytherapy for cancer of the female urethra. Seminars in Surgical Oncology 13(3):208-214, 1997

Milosevic MF, Warde PR, Banerjee D, Gospodarowicz MK, McLean M, Catton PA, Catton CN: Urethral carcinoma in women: results of treatment with primary radiotherapy. Radiotherapy & Oncology 56(l):29-35, 2000

Rogers RE, Burns B: Carcinoma of the female urethra. Obstet Pnecol 33:54-57, 1969

Steele GS, Fielding JR, Renshaw A, Loughlin KR: Transitional cell carcinoma of the fossa navicularis. Urology 50(5):792-795 Peley, 1997

Vernon HK, Wilkins RD: Primary carcinoma of the male urethra. Br J Urol 21:232-235, 1950

Wishnow KI, Ro JY: Importance of early treatment of transitional cell carcinoma of the bladder. J Urol 140:289, 1988

HISTOLOGIAS – URETRA

M8010/2   Carcinoma *in situ* SOE
M8010/3   Carcinoma SOE
M8070/2   Carcinoma *in situ* de células escamosas, SOE
M8070/3   Carcinoma de células escamosas SOE
M8120/2   Carcinoma de células transicionais *in situ*
M8120/3   Carcinoma de células transicionais SOE
M8130/2   Carcinoma papilar de células transicionais, não-invasivo
M8130/3   Carcinoma papilar de células transicionais
M8140/3   Adenocarcinoma SOE

URETRA

Nome do hospital / endereço

Nome do paciente / informações

Tipo do espécime _____   Tipo histopatológico _____
Tamanho do tumor _____

DEFINIÇÕES

Clínico   *Patológico*

Tumor primário (T) (sexos masculino e feminino)
- TX   Tumor primário não pode ser avaliado
- T0   Sem evidência de tumor primário
- Ta   Carcinoma não-invasivo papilar, polipóide ou verrucoso
- Tis Carcinoma *in situ*
- T1   Tumor invade o tecido conjuntivo subepitelial
- T2   Tumor invade qualquer um dos seguintes: corpo esponjoso, próstata, músculo periuretral
- T3   Tumor invade qualquer um dos seguintes: corpo cavernoso, além da cápsula prostática, vagina anterior e região cervical da bexiga
- T4   Tumor invade outros órgãos adjacentes

Carcinoma urotelial (de células transicionais) de próstata
- Tis pu   Carcinoma *in situ*, envolvimento da uretra prostática
- Tis pd   Carcinoma *in situ*, envolvimento dos ductos prostáticos
- T1   Tumor invade o tecido conjuntivo subepitelial
- T2   Tumor invade qualquer um dos seguintes: corpo esponjoso, próstata, músculo periuretral
- T3   Tumor invade qualquer um dos seguintes: corpo cavernoso, além da cápsula prostática, vagina anterior e região cervical da bexiga (extensão extraprostática)
- T4   Tumor invade outros órgãos adjacentes (invasão da bexiga)

Linfonodos regionais (N)
- NX   Linfonodos regionais não podem ser avaliados
- N0   Ausência de metástases em linfonodos regionais
- N1   Metástases em um único linfonodo regional, com até 2 cm em sua maior dimensão
- N2   Metástases em mais de um linfonodo regional, com mais de 2 cm em sua maior dimensão, ou metástases em múltiplos linfonodos

Metástases a distância (M)
- MX   Metástases a distância não podem ser avaliadas
- M0   Ausência de metástases a distância
- M1   Metástases a distância
  Realizada biópsia do sítio metastático.......... ☐ Sim.......... ☐ Não
  Fonte do espécime patológico metastático_____

URETRA

Grupos de estadiamento

Estádio 0a	Ta	N0	M0
Estádio 0is	Tis	N0	M0
	Tis pu	N0	M0
	Tis pd	N0	M0
Estádio I	T1	N0	M0
Estádio II	T2	N0	M0
Estádio III	T1	N1	M0
	T2	N1	M0
	T3	N0	M0
	T3	N1	M0
Estádio IV	T4	N0	M0
	T4	N1	M0
	Qualquer T	N2	M0
	Qualquer T	Qualquer N	M1

Grau histológico
- ☐ GX Grau não pode ser avaliado
- ☐ G1 Bem-diferenciado
- ☐ G2 Moderadamente diferenciado
- ☐ G3-4 Pobremente diferenciado ou indiferenciado

Tumor residual (R)
- ☐ RX Presença de tumor residual não pode ser avaliada
- ☐ R0 Sem tumor residual
- ☐ R1 Tumor residual microscópico
- ☐ R2 Tumor residual macroscópico

Símbolos descritivos

Para a identificação de casos especiais de classificação TNM ou pTNM, o sufixo "m" e os prefixos "y", "r" e "a" são utilizados. Embora eles não afetem o estadiamento, indicam casos que requerem análise separada.

- ☐ **Sufixo "m"**. Indica a presença de tumores primários múltiplos em um único sítio e é registrado entre parênteses: pT(m)NM.
- ☐ **Prefixo "y"**. Indica os casos nos quais a classificação é realizada durante ou logo após o tratamento. A categoria cTNM ou pTNM é identificada pelo prefixo "y". O ycTNM ou ypTNM categoriza a extensão do tumor realmente presente no momento do exame. A categoria "y" não é uma estimativa da extensão do tumor antes do tratamento.
- ☐ **Prefixo "r"**. Indica um tumor recorrente estadiado após uma sobrevida livre de doença e é identificado pelo prefixo "r": rTNM (ver reclassificação "r" anterior, como rTNM).
- ☐ **Prefixo "a"**. Designa o estádio determinado por autópsia: aTNM.

Indicadores prognósticos (se aplicável)

Notas
Símbolos Descritivos Adicionais

Invasão de vasos linfáticos (L)
- LX Invasão de vasos linfáticos não pode ser avaliada
- L0 Ausência de invasão de vasos linfáticos
- L1 Invasão de vasos linfáticos

Invasão venosa (V)
- VX Invasão venosa não pode ser avaliada
- V0 Ausência de invasão venosa
- V1 Invasão venosa microscópica
- V2 Invasão venosa macroscópica

Assinatura do médico _____ Data _____

Parte X

Neoplasias oftalmológicas

40
Carcinoma da pálpebra

C44.1   Neoplasia maligna da pálpebra

RESUMO DAS ALTERAÇÕES

- Uma lista de categorias sítio-específicas foi incluída em T4.

INTRODUÇÃO

Os tumores da pálpebra podem ser amplamente categorizados como tumores epiteliais que se originam da pele e das superfícies conjuntivas e tumores glandulares cuja origem são as glândulas sebáceas, sudoríparas e apócrinas, bem como os folículos pilosos. Malignidades linfoproliferativas e melanocíticas e, ocasionalmente, sarcomas de tecidos moles (sarcoma de Kaposi, histiocitoma fibroso, leiomiossarcoma, etc.) também são encontrados.

ANATOMIA

Sítio primário. A pálpebra é recoberta externamente pela epiderme e, na parte interna, pela conjuntiva tarsal, que tem continuidade com a conjuntiva bulbar que recobre o globo ocular. Os carcinomas de células basais e de células escamosas surgem a partir da superfície epidérmica; os carcinomas sebáceos surgem nas glândulas meibomianas no tarso, nas glândulas de Zeis na margem palpebral e nas glândulas sebáceas do carúnculo. Outros tumores organizam-se a partir de apêndices cutâneos e de tecidos mesenquimais da pálpebra.

Linfonodos regionais. As pálpebras possuem uma rede de linfáticos que podem ser divididos primariamente em plexos pré e pós-tarsais, os quais são anastomosados. Os linfáticos dos dois terços laterais da pálpebra superior e do terço lateral da pálpebra inferior drenam para os linfonodos pré-auriculares. Os demais linfáticos da pálpebra drenam para os linfonodos submandibulares.

Quando é realizada uma linfadenectomia para o estadiamento pN, o espécime deve conter ordinariamente um ou mais linfonodos.

Invasão local. As malignidades da pálpebra podem se estender diretamente para estruturas adjacentes, incluindo os tecidos moles da órbita, as glândulas lacrimais e o globo ocular. Assim, a invasão tumoral local (T4) deve incluir extensão para a conjuntiva bulbar, a esclera, o globo ocular, os tecidos moles da órbita, o espaço perineural, o osso/periósteo da órbita, a cavidade nasal e os seios paranasais, além do sistema nervoso central.

Metástases a distância. O carcinoma de pálpebra metastatiza em sítios distantes, incluindo linfonodos cervicais, axilares e mediastinais, pulmões, fígado e outras vísceras.

REGRAS PARA A CLASSIFICAÇÃO

Deve haver identificação histopatológica da neoplasia para permitir a classificação do tumor em um determinado tipo histopatológico, como carcinoma de células basais, carcinoma sebáceo ou tumor de células de Merkel. Adicionalmente ao critério utilizado para a identificação do tumor, outros critérios prognósticos histopatológicos, incluindo o tipo e a diferenciação do tumor, sua presença ou ausência nas margens cirúrgicas, a invasão perineural e a invasão vascular devem ser registradas.

Qualquer caso não-verificado histopatologicamente e aqueles sem especificação (sarcoma maligno, tipo não-especificado) devem ser categorizados em separado.

Estadiamento clínico. A avaliação de malignidade deve se basear em inspeção, palpação, exame biomicroscópico e, quando indicada, avaliação radiológica (ultra-sonografia, TC, RNM) da órbita, da cavidade nasal e dos seios paranasais e do sistema nervoso central.

Estadiamento patológico. A natureza do espécime histopatológico (por meio de biópsia por agulha fina, biópsia excisional, lumpectomia ou excisão total) deve ser registrada. Em espécimes de excisão total, o estudo histopatológico das margens cirúrgicas é mandatório. Se o espécime inclui o globo ocular, tanto as margens conjuntivais quanto as de ressecção precisam ser examinadas.

CLASSIFICAÇÃO TNM

As definições a seguir aplicam-se ao estadiamento clínico e patológico.

Tumor primário (T)
TX Tumor primário não pode ser avaliado
T0 Sem evidência de tumor primário
Tis Carcinoma *in situ*
T1 Tumor de qualquer tamanho, que não invade a placa tarsal ou possui, na margem palpebral, 5 mm ou menos de maior dimensão
T2 Tumor invade a placa tarsal ou, na margem palpebral, possui mais de 5 mm, mas não mais de 10 mm de maior dimensão
T3 Tumor envolve toda a espessura palpebral ou, na margem palpebral, possui mais de 10 mm de maior dimensão
T4 Tumor invade estruturas adjacentes, que incluem: conjuntiva bulbar, esclera, globo ocular, tecidos moles da órbita, espaço perineural, osso/periósteo da órbita, cavidade nasal e seios paranasais e sistema nervoso central

Linfonodos regionais (N)
NX Linfonodos regionais não podem ser avaliados
N0 Ausência de metástases em linfonodos regionais
N1 Metástases em linfonodos regionais

Metástases a distância (M)
MX Metástases a distância não podem ser avaliadas
M0 Ausência de metástases a distância
M1 Metástases a distância

GRUPOS DE ESTADIAMENTO
Não há grupos de estadiamento recomendados.

TIPO HISTOPATOLÓGICO

Carcinomas de células basais
Carcinomas de células escamosas
Carcinoma sebáceo
Tumor de células de Merkel
Carcinoma dos apêndices cutâneos
Sarcoma

GRAU HISTOLÓGICO
GX Grau não pode ser avaliado
G1 Bem-diferenciado
G2 Moderadamente diferenciado
G3 Pobremente diferenciado
G4 Indiferenciado ou diferenciação não se aplica

BIBLIOGRAFIA

Doxanas MT, Iliff WJ, Iliff NT, et al: Squamous cell carcinoma of the eyelids. Ophthalmology 94:538-541, 1987

Farmer ER, Helwig EB: Metastatic basal cell carcinoma: A clinicopathologic study of seventeen cases. Cancer 46:748-757, 1980

Grossniklaus HE, McLean IW Cutaneous melanoma of the eyelid. Clinicopathologic features. Ophthalmology 98:1867-1873, 1991

Rao NA, Hidayat AA, McLean IW, et al: Sebaceous carcinomas of the ocular adnexa: A clinicopathologic study of 104 cases, with five-year follow-up data. Hum Pathol 13:113-122, 1982

Reifler DM, Hornblass A: Squamous cell carcinoma of the eyelid. Surv Ophthalmol 30:349-365, 1986

Shields CL: Basal cell carcinoma of the eyelids. Int Ophthalmol Clin 33:1-4, 1993

HISTOLOGIAS – CARCINOMA DA PÁLPEBRA

M8010/2 Carcinoma *in situ* SOE
M8010/3 Carcinoma SOE
M8013/3 Carcinoma de células grandes neuroendócrino
M8015/3 Carcinomas de células em vidro fosco
M8020/3 Carcinoma indiferenciado SOE
M8021/3 Carcinoma anaplásico SOE
M8032/3 Carcinoma de células fusiformes
M8033/3 Carcinoma pseudo-sarcomatoso
M8070/2 Carcinoma *in situ* de células escamosas, SOE
M8070/3 Carcinoma de células escamosas SOE
M8071/3 Carcinoma de células escamosas, queratinizado, SOE
M8074/3 Carcinoma de células escamosas, de células fusiformes
M8076/2 Carcinoma *in situ* de células escamosas com invasão questionável do estroma
M8076/3 Carcinoma de células escamosas, microinvasivo
M8077/2 Neoplasia escamosa intra-epitelial, grau III
M8081/2 Doença de Bowen
M8082/3 Carcinoma linfoepitelial
M8083/3 Carcinoma de células escamosas basalóide
M8084/3 Carcinoma de células escamosas, tipo de células claras
M8090/3 Carcinoma de células basais
M8091/3 Carcinoma de células basais, multicêntrico superficial
M8094/3 Carcinoma basoescamoso
M8095/3 Carcinoma metatípico
M8098/3 Carcinoma basal adenóide
M8102/3 Triquilemocarcinoma
M8110/3 Carcinoma da pilomatrix
M8120/3 Carcinoma de células transicionais SOE
M8121/3 Carcinoma schneideriano
M8140/2 Adenocarcinoma *in situ* SOE
M8140/3 Adenocarcinoma SOE
M8141/3 Adenocarcinoma esquirroso
M8147/3 Adenocarcinoma de células basais
M8190/3 Adenocarcinoma trabecular
M8200/3 Carcinoma adenóide cístico
M8240/3 Tumor carcinóide SOE
M8241/3 Tumor carcinóide de células enterocromafins
M8242/3 Tumor maligno tipo células enterocromafins
M8246/3 Carcinoma neuroendócrino
M8249/3 Tumor carcinóide atípico
M8260/3 Adenocarcinoma papilar SOE

M8390/3	Carcinoma de apêndice cutâneo
M8400/3	Adenocarcinoma de glândula sudorípara
M8401/3	Adenocarcinoma apócrino
M8402/3	Hidradenoma nodular, maligno
M8403/3	Espiradenoma écrino maligno
M8407/3	Carcinoma esclerosante de ductos sudoríparos
M8408/3	Adenocarcinoma papilar écrino
M8409/3	Poroma écrino, maligno
M8410/3	Adenocarcinoma sebáceo
M8413/3	Adenocarcinoma écrino
M8430/3	Carcinoma mucoepidermóide
M8480/3	Adenocarcinoma mucinoso
M8550/3	Carcinoma de células acinares
M8560/3	Carcinoma adenoescamoso
M8562/3	Carcinoma epitelial-mioepitelial
M8570/3	Adenocarcinoma com metaplasia escamosa
M8940/3	Tumor misto maligno SOE
M8941/3	Carcinoma em adenoma pleomórfico

CARCINOMA DA PÁLPEBRA

Nome do hospital / endereço

Nome do paciente / informações

Tipo do espécime _____
Tamanho do tumor _____

Tipo histopatológico _____
Lateralidade: ☐ Bilateral ☐ Esquerda ☐ Direita

DEFINIÇÕES

Clínico Patológico

Tumor primário (T)
- TX Tumor primário não pode ser avaliado
- T0 Sem evidência de tumor primário
- Tis Carcinoma *in situ*
- T1 Tumor de qualquer tamanho, que não invade a placa tarsal ou possui, na margem palpebral, até 5 mm de maior dimensão
- T2 Tumor invade a placa tarsal ou, na margem palpebral, possui mais de 5 mm, mas não mais de 10 mm de maior dimensão
- T3 Tumor envolve toda a espessura palpebral ou, na margem palpebral, possui mais de 10 mm de maior dimensão
- T4 Tumor invade estruturas adjacentes, que incluem: conjuntiva bulbar, esclera, globo ocular, tecidos moles da órbita, espaço perineural, osso/periósteo da órbita, cavidade nasal e seios paranasais e sistema nervoso central

Linfonodos regionais (N)
- NX Linfonodos regionais não podem ser avaliados
- N0 Ausência de metástases em linfonodos regionais
- N1 Metástases em linfonodos regionais

Metástases a distância (M)
- MX Metástases a distância não podem ser avaliadas
- M0 Ausência de metástases a distância
- M1 Metástases a distância
  Realizada biópsia do sítio metastático......... ☐ Sim......... ☐ Não
  Fonte do espécime patológico metastático_____

Grupos de estadiamento
Não há grupos de estadiamento recomendados.

Grau histológico
- ☐ GX Grau não pode ser avaliado
- ☐ G1 Bem-diferenciado
- ☐ G2 Moderadamente diferenciado
- ☐ G3 Pobremente diferenciado
- ☐ G4 Indiferenciado ou diferenciação não se aplica

Tumor residual (R)
- ☐ RX Presença de tumor residual não pode ser avaliada
- ☐ R0 Sem tumor residual
- ☐ R1 Tumor residual microscópico
- ☐ R2 Tumor residual macroscópico

CARCINOMA DA PÁLPEBRA

Símbolos descritivos
Para a identificação de casos especiais de classificação TNM ou pTNM, o sufixo "m" e os prefixos "y", "r" e "a" são utilizados. Embora eles não afetem o estadiamento, indicam casos que requerem análise separada.

- ☐ **Sufixo "m"**. Indica a presença de tumores primários múltiplos em um único sítio e é registrado entre parênteses: pT(m)NM.
- ☐ **Prefixo "y"**. Indica os casos nos quais a classificação é realizada durante ou logo após o tratamento. A categoria cTNM ou pTNM é identificada pelo prefixo "y". O ycTNM ou ypTNM categoriza a extensão do tumor realmente presente no momento do exame. A categoria "y" não é uma estimativa da extensão do tumor antes do tratamento.
- ☐ **Prefixo "r"**. Indica um tumor recorrente estadiado após uma sobrevida livre de doença e é identificado pelo prefixo "r": rTNM (ver reclassificação "r" anterior, como rTNM).
- ☐ **Prefixo "a"**. Designa o estádio determinado por autópsia: aTNM.

Notas
Símbolos Descritivos Adicionais

Invasão de vasos linfáticos (L)
- LX Invasão de vasos linfáticos não pode ser avaliada
- L0 Ausência de invasão de vasos linfáticos
- L1 Invasão de vasos linfáticos

Invasão venosa (V)
- VX Invasão venosa não pode ser avaliada
- V0 Ausência de invasão venosa
- V1 Invasão venosa microscópica
- V2 Invasão venosa macroscópica

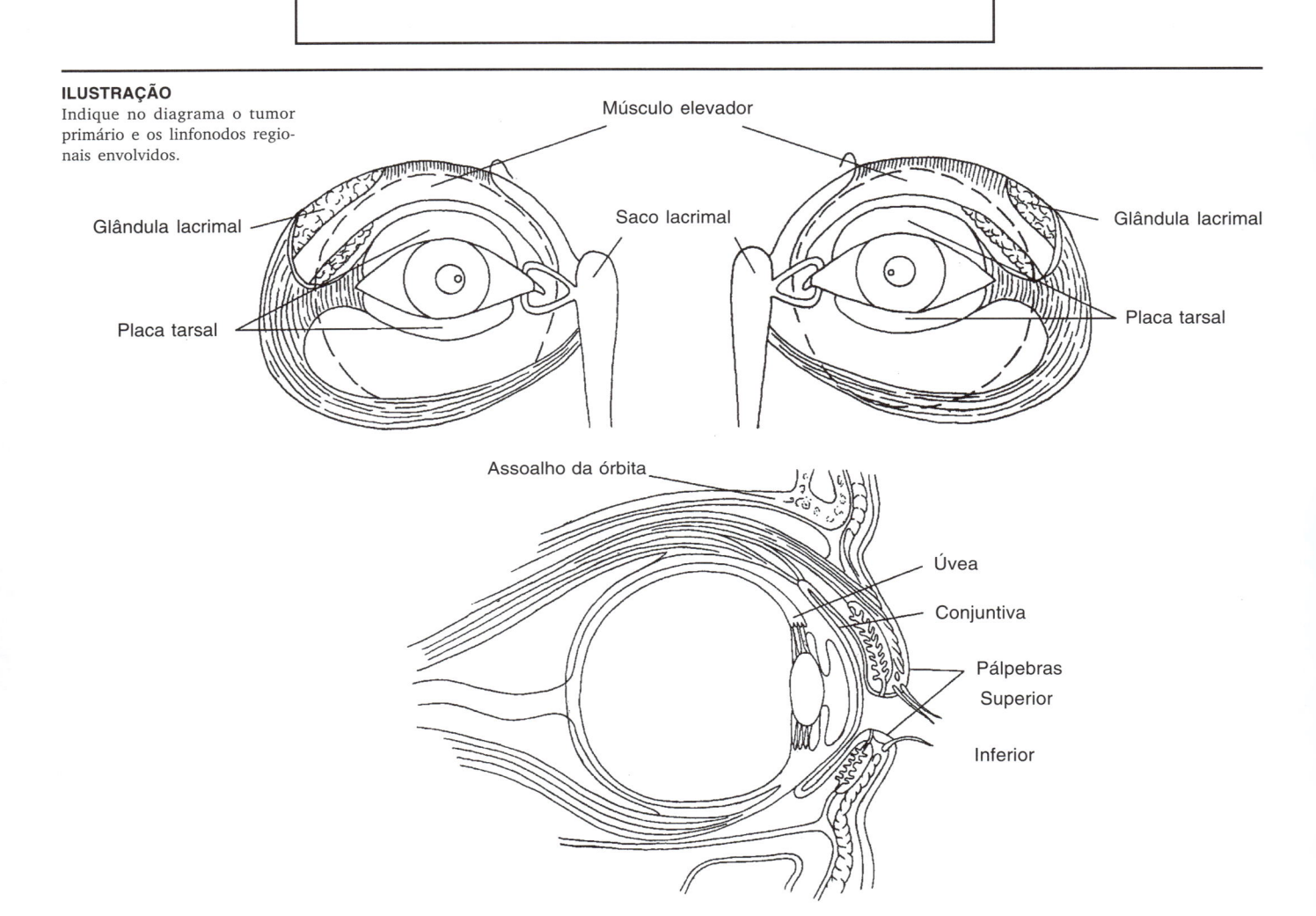

Indicadores prognósticos (se aplicável)

ILUSTRAÇÃO
Indique no diagrama o tumor primário e os linfonodos regionais envolvidos.

- Músculo elevador
- Saco lacrimal
- Glândula lacrimal
- Placa tarsal
- Assoalho da órbita
- Úvea
- Conjuntiva
- Pálpebras Superior
- Inferior

Assinatura do médico _____ Data _____

41
Carcinoma da conjuntiva

C69.0 Neoplasia maligna da conjuntiva

RESUMO DAS ALTERAÇÕES

- Uma lista de categorias de extensão foi incluída em T4.

ANATOMIA

Sítio primário. A conjuntiva consiste em epitélio estratificado que contém células calicinais secretoras de muco, as quais são mais numerosas nos fórnices. A conjuntiva palpebral reveste a pálpebra, e a conjuntiva bulbar reveste o globo ocular. O epitélio conjuntival mescla-se ao da córnea no limbo; é nesse local exposto, particularmente no limbo temporal, que o carcinoma tem mais probabilidade de surgir. A neoplasia intra-epitelial conjuntival (NIC) compreende todas as formas de displasia intra-epitelial, incluindo carcinoma de células escamosas *in situ*.

Linfonodos regionais. Os linfonodos regionais são:

Pré-auriculares (parotídeos)
Submandibulares
Cervicais

Quando é realizada linfadenectomia para o estadiamento pN, o espécime deve conter ordinariamente um ou mais linfonodos.

Metástases a distância. Além de disseminação linfática, os tumores da conjuntiva também podem envolver o aparato palpebral, os olhos, a órbita, os seios paranasais adjacentes e o cérebro.

REGRAS PARA A CLASSIFICAÇÃO

Estadiamento clínico. A avaliação do câncer baseia-se em inspeção, exame com lâmpada de fenda, palpação de linfonodos regionais e, quando indicado, exame radiológico (incluindo TC e RNM) e ultra-sonográfico da órbita, dos seios paranasais, do cérebro e do tórax.

Estadiamento patológico. A ressecção completa do sítio primário é indicada, se possível. Crioterapia e/ou quimioterapia tópica podem ser consideradas tratamentos adjuvantes. O envolvimento tumoral extenso dos tecidos moles orbitários requer exanteração. O espécime deve ser completamente amostrado para estudo histológico das margens cirúrgicas, do tipo de tumor e do grau de malignidade.

CLASSIFICAÇÃO TNM

As definições a seguir aplicam-se ao estadiamento clínico e patológico.

Tumor primário (T)
TX   Tumor primário não pode ser avaliado
T0   Sem evidência de tumor primário
Tis   Carcinoma *in situ*
T1   Tumor com 5 mm ou menos em sua maior dimensão
T2   Tumor com mais de 5 mm em sua maior dimensão, sem invasão de estruturas adjacentes
T3   Tumor invade estruturas adjacentes, excluindo a órbita
T4   Tumor invade a órbita, com ou sem extensão mais distante
T4a   Tumor invade tecidos moles da órbita, sem invasão óssea
T4b   Tumor invade osso
T4c   Tumor invade seios paranasais adjacentes
T4d   Tumor invade cérebro

Linfonodos regionais (N)
NX   Linfonodos regionais não podem ser avaliados
N0   Ausência de metástases em linfonodos regionais
N1   Metástases em linfonodos regionais

Metástases a distância (M)
MX   Metástases a distância não podem ser avaliadas
M0   Ausência de metástases a distância
M1   Metástases a distância

> **GRUPOS DE ESTADIAMENTO**
>
> Não há grupos de estadiamento recomendados.

TIPO HISTOPATOLÓGICO

A classificação aplica-se apenas a carcinomas da conjuntiva.

Neoplasia intra-epitelial conjuntival (NIC), incluindo carcinomas de células escamosas *in situ*
Carcinomas de células escamosas
Carcinoma mucoepidermóide
Carcinoma de células basais

GRAU HISTOLÓGICO

GX Grau não pode ser avaliado
G1 Bem-diferenciado
G2 Moderadamente diferenciado
G3 Pobremente diferenciado
G4 Indiferenciado

BIBLIOGRAFIA

Brownstein S: Mucoepidermoid carcinoma of the conjunctiva with intraocular invasion. Ophthalmology 88:1226-1230, 1981
Buus DR, Tse DT, Folberg R: Microscopically controlled excision of conjunctival squamous cell carcinoma. Am J Ophthalmol 117:97-102, 1994
Campbell JJ: Tumors of eyelid, conjunctiva and cornea. In: Garner A, Klintworth GK (Eds). Pathobiology of ocular disease: A dynamic approach, 2nd ed, Part A, New York: Marcel Dekker, 1367-1403, 1994
Cohen BH, Green WR, Iliff NT, et al: Spindle cell carcinoma of the conjunctiva. Arch Ophthalmol 98:1809-1813, 1980
Lee GA, Hirst LW: Ocular surface squamous neoplasia. Surv Ophthalmol 39:429-450, 1995
Grossniklaus HE, Green WR, Luckenbach M, Chan CC: Conjunctival lesions in adults. A clinical and histopathologic review. Cornea 6:78-116, 1987
Grossniklaus HE, Martin DF, Solomon AR: Invasive conjunctival tumor with keratoacanthoma features. Am J Ophthalmol 109:736-738, 1990
Husain SE, Patrinely JR, Zimmerman LE, et al: Primary basal cell carcinoma of the limbal conjunctiva. Ophthalmology 100:1720-1722, 1993
Jakobiec FA, Folberg R, Iwamoto T: Clinicopathologic characteristics of premalignant and malignant melanocytic lesions of the conjunctiva. Ophthalmology 91:147-166, 1989
Johnson TE, Tabbara KF, Weatherhead RG, et al: Secondary squamous cell carcinoma of the orbit. Arch Ophthalmol 115:75-78, 1997
McLean IW, Burnier MN, Zimmerman LE, et al: Tumors of the conjunctiva In: Rosai J, Ed. Atlas of Tumor Pathology: Tumors of the Eye and Ocular Adnexa, Third series, fascicle 12, Washington DC: Armed Forces Institute of Pathology, 49-95, 1994
Rao NA, Font RL: Mucoepidermoid carcinoma of the conjunctiva: a clinicopathologic study of five cases. Cancer 38:1699-1709, 1976.

HISTOLOGIAS – CARCINOMA DA CONJUNTIVA

M8010/2	Carcinoma *in situ* SOE
M8010/3	Carcinoma SOE
M8013/3	Carcinoma de células grandes neuroendócrino
M8015/3	Carcinomas de células em vidro fosco
M8020/3	Carcinoma indiferenciado SOE
M8021/3	Carcinoma anaplásico SOE
M8032/3	Carcinoma de células fusiformes
M8033/3	Carcinoma pseudo-sarcomatoso
M8070/2	Carcinoma *in situ* de células escamosas, SOE
M8070/3	Carcinoma de células escamosas SOE
M8071/3	Carcinoma de células escamosas, queratinizado, SOE
M8074/3	Carcinoma de células escamosas, de células fusiformes
M8076/2	Carcinoma *in situ* de células escamosas com invasão questionável do estroma
M8076/3	Carcinoma de células escamosas, microinvasivo
M8077/2	Neoplasia escamosa intra-epitelial, grau III
M8081/2	Doença de Bowen
M8082/3	Carcinoma linfoepitelial
M8083/3	Carcinoma de células escamosas basalóide
M8084/3	Carcinoma de células escamosas, tipo de células claras
M8090/3	Carcinoma de células basais
M8091/3	Carcinoma de células basais, multicêntrico superficial
M8094/3	Carcinoma basoescamoso
M8095/3	Carcinoma metatípico
M8098/3	Carcinoma basal adenóide
M8120/3	Carcinoma de células transicionais SOE
M8121/3	Carcinoma schneideriano
M8140/2	Adenocarcinoma *in situ* SOE
M8140/3	Adenocarcinoma SOE
M8141/3	Adenocarcinoma esquirroso
M8246/3	Carcinoma neuroendócrino
M8247/3	Carcinoma de células de Merkel
M8249/3	Tumor carcinóide atípico
M8260/3	Adenocarcinoma papilar SOE
M8390/3	Carcinoma de apêndice cutâneo
M8400/3	Adenocarcinoma de glândula sudorípara
M8401/3	Adenocarcinoma apócrino
M8402/3	Hidradenoma nodular, maligno
M8403/3	Espiradenoma écrino maligno
M8407/3	Carcinoma esclerosante de ductos sudoríparos
M8408/3	Adenocarcinoma papilar écrino
M8409/3	Poroma écrino, maligno
M8430/3	Carcinoma mucoepidermóide
M8480/3	Adenocarcinoma mucinoso
M8550/3	Carcinoma de células acinares
M8560/3	Carcinoma adenoescamoso
M8562/3	Carcinoma epitelial-mioepitelial
M8570/3	Adenocarcinoma com metaplasia escamosa
M8940/3	Tumor misto maligno SOE
M8941/3	Carcinoma em adenoma pleomórfico

CARCINOMA DA CONJUNTIVA

Nome do hospital / endereço	Nome do paciente / informações

Tipo do espécime _____ Tipo histopatológico _____

Tamanho do tumor _____ Lateralidade: ☐ Bilateral ☐ Esquerda ☐ Direita

DEFINIÇÕES

Clínico Patológico

Tumor primário (T)
- TX Tumor primário não pode ser avaliado
- T0 Sem evidência de tumor primário
- Tis Carcinoma *in situ*
- T1 Tumor com 5 mm ou menos em sua maior dimensão
- T2 Tumor com mais de 5 mm em sua maior dimensão, sem invasão de estruturas adjacentes
- T3 Tumor invade estruturas adjacentes, excluindo a órbita
- T4 Tumor invade a órbita, com ou sem extensão mais distante
- T4a Tumor invade os tecidos moles da órbita, sem invasão óssea
- T4b Tumor invade o osso
- T4c Tumor invade os seios paranasais adjacentes
- T4d Tumor invade o cérebro

Linfonodos regionais (N)
- NX Linfonodos regionais não podem ser avaliados
- N0 Ausência de metástases em linfonodos regionais
- N1 Metástases em linfonodos regionais

Metástases a distância (M)
- MX Metástases a distância não podem ser avaliadas
- M0 Ausência de metástases a distância
- M1 Metástases a distância
  Realizada biópsia do sítio metastático......... ☐ Sim......... ☐ Não
  Fonte do espécime patológico metastático_____

Grupos de estadiamento
Não há grupos de estadiamento recomendados.

Grau histológico
- ☐ GX Grau não pode ser avaliado
- ☐ G1 Bem-diferenciado
- ☐ G2 Moderadamente diferenciado
- ☐ G3 Pobremente diferenciado
- ☐ G4 Indiferenciado

Tumor residual (R)
- ☐ RX Presença de tumor residual não pode ser avaliada
- ☐ R0 Sem tumor residual
- ☐ R1 Tumor residual microscópico
- ☐ R2 Tumor residual macroscópico

CARCINOMA DA CONJUNTIVA

Símbolos descritivos

Para a identificação de casos especiais de classificação TNM ou pTNM, o sufixo "m" e os prefixos "y", "r" e "a" são utilizados. Embora eles não afetem o estadiamento, indicam casos que requerem análise separada.

- ☐ **Sufixo "m"**. Indica a presença de tumores primários múltiplos em um único sítio e é registrado entre parênteses: pT(m)NM.
- ☐ **Prefixo "y"**. Indica os casos nos quais a classificação é realizada durante ou logo após o tratamento. A categoria cTNM ou pTNM é identificada pelo prefixo "y". O ycTNM ou ypTNM categoriza a extensão do tumor realmente presente no momento do exame. A categoria "y" não é uma estimativa da extensão do tumor antes do tratamento.
- ☐ **Prefixo "r"**. Indica um tumor recorrente estadiado após uma sobrevida livre de doença e é identificado pelo prefixo "r": rTNM (ver reclassificação "r" anterior, como rTNM).
- ☐ **Prefixo "a"**. Designa o estádio determinado por autópsia: aTNM.

Indicadores prognósticos (se aplicável)

Notas
Símbolos Descritivos Adicionais

Invasão de vasos linfáticos (L)
LX Invasão de vasos linfáticos não pode ser avaliada
L0 Ausência de invasão de vasos linfáticos
L1 Invasão de vasos linfáticos

Invasão venosa (V)
VX Invasão venosa não pode ser avaliada
V0 Ausência de invasão venosa
V1 Invasão venosa microscópica
V2 Invasão venosa macroscópica

ILUSTRAÇÃO

Indique no diagrama o tumor primário e os linfonodos regionais envolvidos.

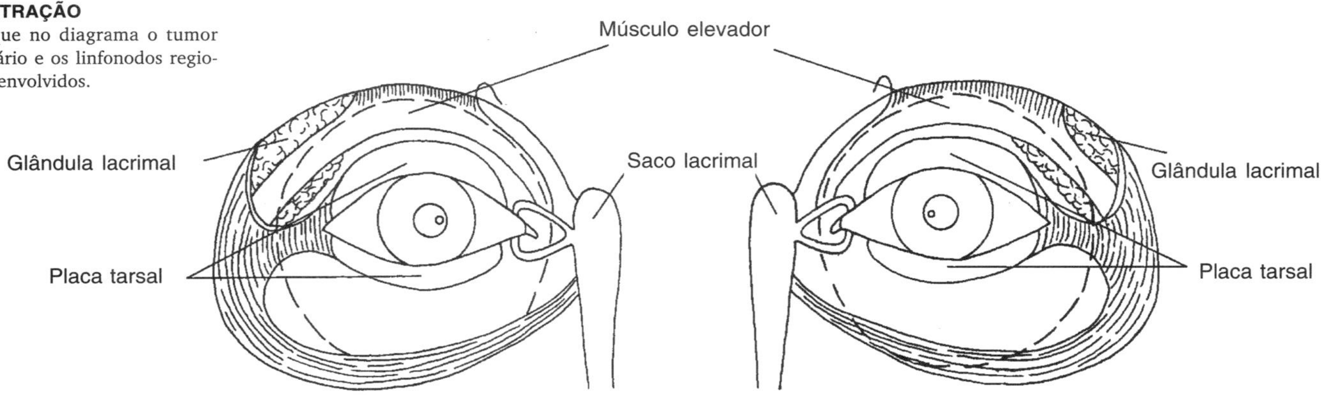

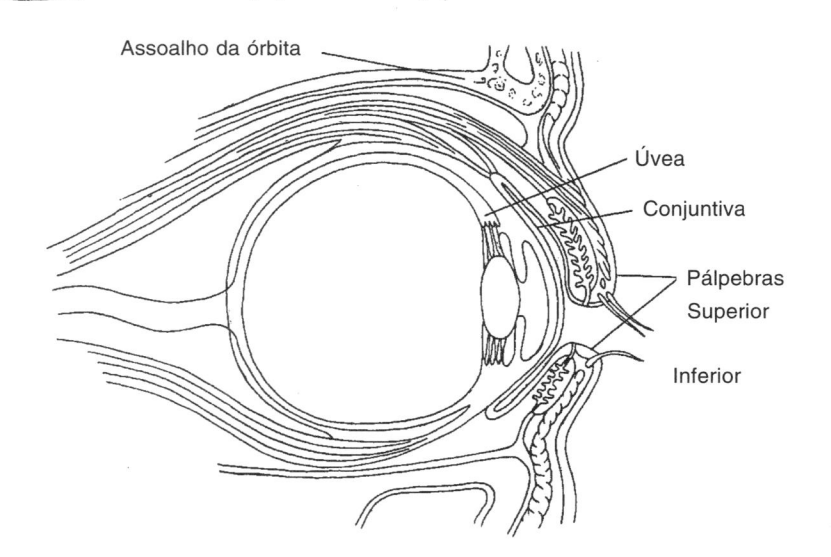

Assinatura do médico _____ Data _____

42

Melanoma da conjuntiva

C69.0 Neoplasia maligna da conjuntiva

RESUMO DAS ALTERAÇÕES

- As definições da categoria T foram alteradas para descrever a profundidade de penetração do tumor.

ANATOMIA

Sítio primário. Os melanócitos existem na camada basal do epitélio conjuntival, podendo ser fonte de melanose adquirida, melanoma maligno e nevos juncionais e compostos. Os tumores melanocíticos da conjuntiva vão desde hipertrofia melanocítica e melanoma *in situ* até melanoma invasivo. As classificações clinicamente relevantes dividem esses tumores de acordo com sua localização na conjuntiva, uni ou multifocalidade e espessura do tumor. Dentre os fatores que influenciam o tratamento e o prognóstico estão incluídas a invasão local, a disseminação nodal e as metástases a distância.

Linfonodos regionais. Os linfonodos regionais são:

Pré-auriculares (parotídeos)
Submandibulares
Cervicais

Quando é realizada linfadenectomia para o estadiamento pN, o espécime deve conter ordinariamente um ou mais linfonodos.

Metástases a distância. Alem de disseminação linfática e sangüínea, pode ocorrer extensão direta para a órbita, as pálpebras e os seios paranasais.

REGRAS PARA A CLASSIFICAÇÃO

A classificação aplica-se apenas ao melanoma da conjuntiva. Geralmente, deve haver avaliação histológica do tumor.

Estadiamento clínico. A avaliação clínica do melanoma de conjuntiva baseia-se em inspeção, exame com lâmpada de fenda e palpação de linfonodos regionais; todas as superfícies conjuntivais devem ser inspecionadas (incluindo a eversão da pálpebra superior). A inspeção dos seios paranasais ipsilaterais é indicada se for percebido envolvimento **punctal**.

As avaliações radiológicas para o estadiamento local da doença podem incluir TC, RNM e/ou ultra-sonografia da órbita e dos seios paranasais. A avaliação completa à procura de metástases pode incluir exames hematológicos e avaliações radiológicas da cabeça, do tórax e do abdome. Pode ser realizada cintilografia óssea.

Estadiamento patológico. Está indicada a ressecção completa do sítio primário. Crioterapia, quimioterapia e radioterapia têm sido empregadas quando a ressecção completa não é possível ou em caráter adjuvante. As avaliações histopatológicas de margens periféricas e profundas devem ser realizadas e, para avaliar adequadamente a profundidade de penetração do tumor, deve-se proceder a secções perpendiculares ao epitélio de revestimento. O papel da biópsia de linfonodo-sentinela é desconhecido.

CLASSIFICAÇÃO TNM

Clínico

Tumor primário (T)
TX Tumor primário não pode ser avaliado
T0 Sem evidência de tumor primário
T1 Tumor da conjuntiva bulbar
T2 Tumor da conjuntiva bulbar com extensão para a córnea
T3 Tumor com extensão para fórnice conjuntival, conjuntiva palpebral ou carúnculo
T4 Tumor invade pálpebra, globo ocular, órbita, seios paranasais ou sistema nervoso central

Linfonodos regionais (N)
NX Linfonodos regionais não podem ser avaliados
N0 Ausência de metástases em linfonodos regionais
N1 Metástases em linfonodos regionais

Metástases a distância (M)

MX Metástases a distância não podem ser avaliadas
M0 Ausência de metástases a distância
M1 Metástases a distância

Patológico

Tumor primário (pT)

pTX Tumor primário não pode ser avaliado
pT0 Sem evidência de tumor primário
pT1 Tumor da conjuntiva bulbar, confinado ao epitélio
pT2 Tumor da conjuntiva bulbar com não mais que 0,8 mm de espessura, com invasão da substância própria
pT3 Tumor da conjuntiva bulbar com mais de 0,8 mm de espessura, com invasão da substância própria ou tumor envolvendo a conjuntiva palpebral ou caruncular
pT4 Tumor invade a pálpebra, o globo ocular, a órbita, os seios paranasais ou o sistema nervoso central

Linfonodos regionais (pN)

pNX Linfonodos regionais não podem ser avaliados
pN0 Ausência de metástases em linfonodos regionais
pN1 Metástases em linfonodos regionais

Metástases a distância (pM)

pMX Metástases a distância não podem ser avaliadas
pM0 Ausência de metástases a distância
pM1 Metástases a distância

GRUPOS DE ESTADIAMENTO

Não há grupos de estadiamento recomendados.

TIPO HISTOPATOLÓGICO

Esta classificação aplica-se apenas ao melanoma da conjuntiva.

GRAU HISTOLÓGICO

O grau histológico representa a origem do tumor primário.

GX Origem não pode ser avaliada
G0 Melanose adquirida primária sem atipia celular
G1 Nevo da conjuntiva
G2 Melanose adquirida primária com atipia celular (doença epitelial apenas)
G3 Melanoma maligno *de novo*

BIBLIOGRAFIA

Folberg R, McLean IW, Zimmerman LE: Primary acquired melanosis of the conjuctiva. Hum Pathol 16:129-135, 1985

Finger PT, Czechonska G, Liarikos S: Topical mitomycin C chemotherapy for conjuctival melanona and PAM with atypia. Br J Ophthalmol 82:476-479. 1998

Pariedans AD, Minassin DC, McCartney AC, et al: Prognostic factors in primary malignant melanona of the conjuntiva: a clinicopathologic study of 256 cases. Br J Ophthalmol 78:252-259, 1994

Seregard S: Conjuctival melanona. Surv Ophthmol 42:321-350, 1998

HISTOLOGIAS – MELANOMA MALIGNO DA CONJUNTIVA

M8720/2 Melanoma *in situ*
M8720/3 Melanoma maligno SOE
M8723/3 Melanoma maligno em regressão
M8730/3 Melanoma amelanótico
M8740/3 Melanoma maligno em nevo juncional
M8741/2 Melanose pré-cancerosa SOE
M8741/3 Melanoma maligno em melanose pré-cancerosa
M8742/2 Sarda melanótica de Hutchinson SOE
M8742/3 Melanoma maligno em sarda melanótica de Hutchinson
M8743/3 Melanoma de propagação superficial
M8744/3 Melanoma lentiginoso maligno das extremidades periféricas
M8745/3 Melanoma desmoplástico maligno
M8761/3 Melanoma maligno em nevo pigmentado gigante
M8770/3 Melanoma misto epitelióide e de células fusiformes
M8771/3 Melanoma de células epitelióides
M8772/3 Melanoma de células fusiformes SOE

MELANOMA DA CONJUNTIVA

Nome do hospital / endereço

Nome do paciente / informações

Tipo do espécime _____
Tamanho do tumor _____
Tipo histopatológico _____
Lateralidade: ☐ Bilateral ☐ Esquerda ☐ Direita

DEFINIÇÕES

Clínico **Tumor primário (T)**
- TX Tumor primário não pode ser avaliado
- T0 Sem evidência de tumor primário
- T1 Tumor da conjuntiva bulbar
- T2 Tumor da conjuntiva bulbar com extensão para a córnea
- T3 Tumor com extensão para fórnice conjuntival, conjuntiva palpebral ou carúnculo
- T4 Tumor invade a pálpebra, o globo ocular, a órbita, os seios paranasais ou o sistema nervoso central

Patológico **Tumor primário (T)**
- pTX Tumor primário não pode ser avaliado
- pT0 Sem evidência de tumor primário
- pT1 Tumor da conjuntiva bulbar, confinado ao epitélio
- pT2 Tumor da conjuntiva bulbar com não mais que 0,8 mm de espessura, com invasão da substância própria
- pT3 Tumor da conjuntiva bulbar com mais de 0,8 mm de espessura, com invasão da substância própria, ou tumor envolvendo a conjuntiva palpebral ou caruncular
- pT4 Tumor invade pálpebra, globo ocular, órbita, seios paranasais ou sistema nervoso central

Clínico   *Patológico*   **Linfonodos regionais (N)**
- pNX Linfonodos regionais não podem ser avaliados
- pN0 Ausência de metástases em linfonodos regionais
- pN1 Metástases em linfonodos regionais

Metástases a distância (M)
- pMX Metástases a distância não podem ser avaliadas
- pM0 Ausência de metástases a distância
- pM1 Metástases a distância
  Realizada biópsia do sítio metastático......... ☐ Sim......... ☐ Não
  Fonte do espécime patológico metastático_____

Grupos de estadiamento
Não há grupos de estadiamento recomendados.

Grau histológico
O grau histológico representa a origem do tumor primário.
- ☐ GX Origem não pode ser avaliada
- ☐ G0 Melanose adquirida primária sem atipia celular
- ☐ G1 Nevo da conjuntiva
- ☐ G2 Melanose adquirida primária com atipia celular (doença epitelial apenas)
- ☐ G3 Melanoma maligno *de novo*

Tumor residual (R)
- ☐ RX Presença de tumor residual não pode ser avaliada
- ☐ R0 Sem tumor residual
- ☐ R1 Tumor residual microscópico
- ☐ R2 Tumor residual macroscópico

MELANOMA DA CONJUNTIVA

Símbolos descritivos

Para a identificação de casos especiais de classificação TNM ou pTNM, o sufixo "m" e os prefixos "y", "r" e "a" são utilizados. Embora eles não afetem o estadiamento, indicam casos que requerem análise separada.

- ☐ **Sufixo "m"**. Indica a presença de tumores primários múltiplos em um único sítio e é registrado entre parênteses: pT(m)NM.
- ☐ **Prefixo "y"**. Indica os casos nos quais a classificação é realizada durante ou logo após o tratamento. A categoria cTNM ou pTNM é identificada pelo prefixo "y". O ycTNM ou ypTNM categoriza a extensão do tumor realmente presente no momento do exame. A categoria "y" não é uma estimativa da extensão do tumor antes do tratamento.
- ☐ **Prefixo "r"**. Indica um tumor recorrente estadiado após uma sobrevida livre de doença e é identificado pelo prefixo "r": rTNM (ver reclassificação "r" anterior, como rTNM).
- ☐ **Prefixo "a"**. Designa o estádio determinado por autópsia: aTNM.

Indicadores prognósticos (se aplicável)

Notas
Símbolos Descritivos Adicionais

Invasão de vasos linfáticos (L)
LX Invasão de vasos linfáticos não pode ser avaliada
L0 Ausência de invasão de vasos linfáticos
L1 Invasão de vasos linfáticos

Invasão venosa (V)
VX Invasão venosa não pode ser avaliada
V0 Ausência de invasão venosa
V1 Invasão venosa microscópica
V2 Invasão venosa macroscópica

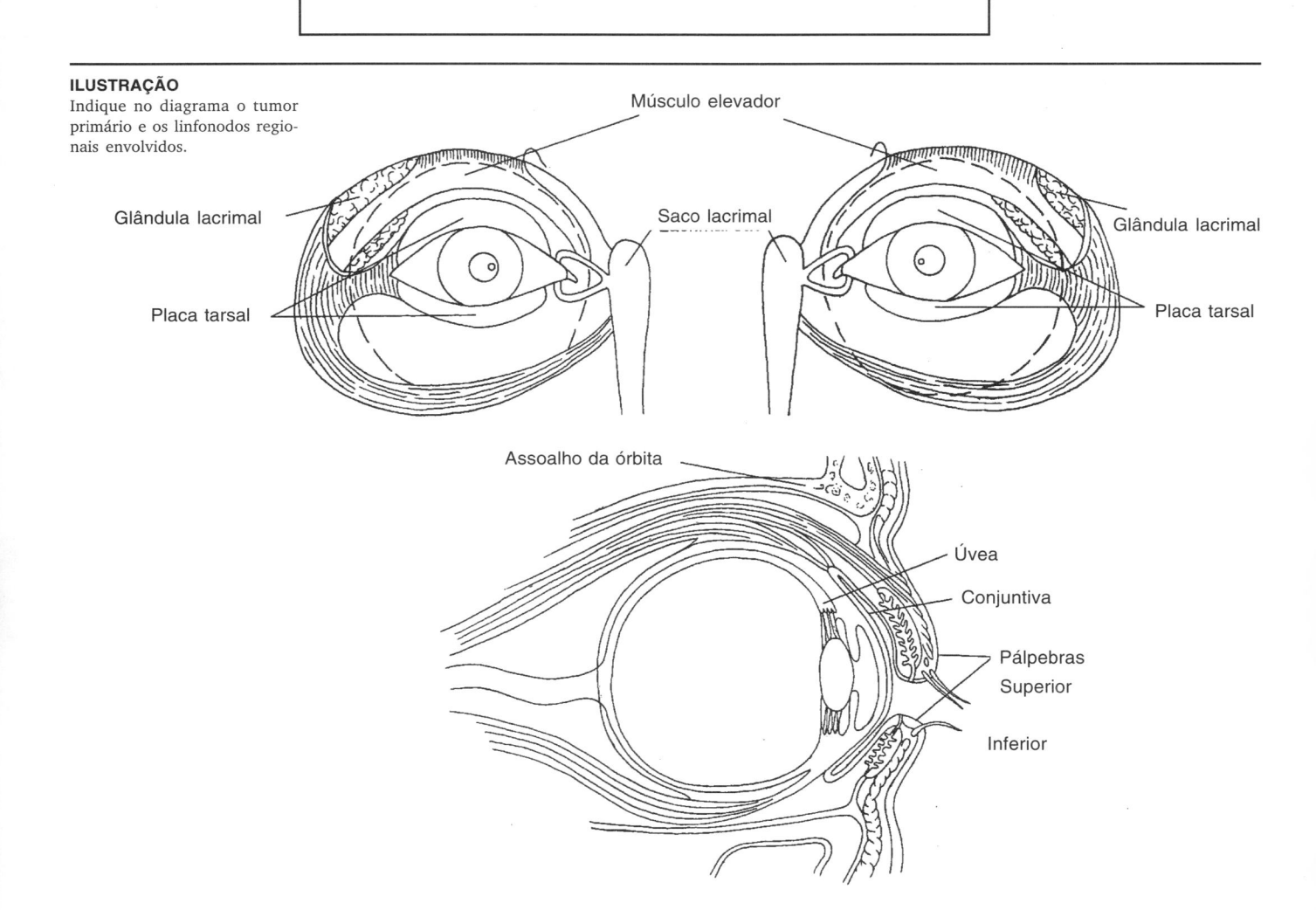

ILUSTRAÇÃO

Indique no diagrama o tumor primário e os linfonodos regionais envolvidos.

Assinatura do médico _____ Data _____

43

Melanoma da úvea

C69.3 Neoplasia maligna da coróide

C69.4 Neoplasia maligna do corpo ciliar e da íris

RESUMO DAS ALTERAÇÕES

Íris

- As lesões T1 foram subdivididas em T1a, T1b e T1c.
- T1a é definido como tumor limitado à íris com tamanho não maior que 3 horas.
- T1b é definido como tumor limitado à íris com tamanho maior que 3 horas.
- T1c é definido como tumor limitado à íris com glaucoma melanomalítico.
- A definição de lesões T2 foi modificada, havendo sua divisão com a adição de T2a.
- T2 é definido como tumor confluente com ou estendendo-se para o corpo ciliar e/ou a coróide.
- T2a é definido como tumor confluente com ou estendendo-se para o corpo ciliar e/ou a coróide, com glaucoma melanomalítico.
- A definição de lesões T3 foi modificada, havendo divisão com a adição de T3a.
- T3 é definido como tumor confluente com ou extendendo-se para o corpo ciliar e/ou a coróide, com extensão para a esclera.
- T3a é definido como tumor confluente com ou estendendo-se para o corpo ciliar e/ou a coróide, com extensão extra-escleral e com glaucoma melanomalítico.

Corpo ciliar e coróide

- A definição de lesões T1 foi modificada, com sua subdivisão em T1a, T1b e T1c.
- T1 é definido como tumor com 10 mm ou menos em seu maior diâmetro e até 2,5 mm em sua maior altura (espessura).
- T1a é definido como tumor com 10 mm ou menos em seu maior diâmetro e até 2,5 mm em sua maior altura (espessura), sem extensão extra-ocular.
- T1b é definido como tumor com 10 mm ou menos em seu maior diâmetro e até 2,5 mm em sua maior altura (espessura), com extensão extra-ocular microscópica.
- T1c é definido como tumor com até 10 mm em seu maior diâmetro e até 2,5 mm em sua maior altura (espessura), com extensão extra-ocular macroscópica.
- A definição de lesões T2 foi modificada, com sua subdivisão em T2a, T2b e T2c.
- T2 é definido como tumor com 10 a 16 mm em seu maior diâmetro basal e 2,5 a 10 mm em sua maior altura (espessura).

> **RESUMO DAS ALTERAÇÕES** *(continuação)*
>
> - T2a é definido como tumor com 10 a 16 mm em seu maior diâmetro basal e 2,5 a 10 mm em sua maior altura (espessura), sem extensão extra-ocular.
> - T2b é definido como tumor com 10 a 16 mm em seu maior diâmetro basal e 2,5 a 10 mm em sua maior altura (espessura), com extensão extra-ocular microscópica.
> - T2c é definido como tumor com 10 a 16 mm em seu maior diâmetro basal e 2,5 a 10 mm em sua maior altura (espessura), com extensão extra-ocular macroscópica.

ANATOMIA

Sítio primário. A úvea (trato uveal) é a camada média do olho, situada, externamente, entre a córnea e a esclera e entre a retina e seus tecidos análogos, na parte interna. O trato uveal é dividido em três regiões: íris, corpo ciliar e coróide, sendo altamente vascularizado. A coróide compreende primariamente os vasos sangüíneos, com pequena quantidade de estroma entre eles. Acredita-se que os melanomas uveais surjam a partir dos melanócitos uveais e, assim, originem-se na crista neural. Como não há linfáticos no interior do olho, os melanomas uveais metastatizam exclusivamente por via hematogênica para as vísceras. Na situação rara de metástases de melanoma para linfonodos, elas ocorrem após disseminação extra-ocular e invasão da conjuntiva, dos anexos e/ou dos linfáticos orbitários.

Os melanomas uveais são mais comuns na coróide, menos comuns no corpo ciliar e menos ainda na íris. Os melanomas de coróide estendem-se comumente pela membrana de Bruch para o interior da retina e do vítreo, menos comumente da esclera para o interior da órbita e, raramente, para o nervo óptico.

A localização intra-ocular do melanoma uveal também pode afetar o prognóstico do paciente em relação a metástases. Os tumores confinados à íris têm o prognóstico mais favorável, seguidos dos de coróide, enquanto o prognóstico do envolvimeto ciliar é menos favorável. O tamanho do tumor (o maior diâmetro tumoral) continua a ser o preditor mais importante de metástases. Na atualidade, é impossível distinguir clinicamente entre um grande nevo e um melanoma uveal pequeno. Achados clínicos de pigmento alaranjado, líquido sub-retiniano e espessura maior que 2 mm são mais comumente associados a melanoms uveais do que a nevos.

Os tumores pigmentados da íris que demonstram vascularização intrínseca, tamanho maior que três horas e espessura maior que 1 mm, catarata setorial, dispersão pigmentar (melanócitos e grânulos de melanina ou células melanocíticas tumorais), glaucoma secundário e extensão extra-escleral são mais provavelmente melanomas do que proliferações melanocíticas benignas. Via de regra, pequenas lesões melanocíticas são primeiro observadas em relação ao seu crescimento antes de serem definidas clinicamente como melanomas uveais.

Linfonodos regionais. Essa categoria aplica-se apenas à extensão extra-escleral e à invasão conjuntival. A linfadenectomia regional deve comumente incluir seis ou mais linfonodos regionais, os quais são:

Pré-auriculares
Submandibulares
Cervicais

Metástases a distância. Os melanomas uveais podem metastatizar via hematogênica para vários órgãos viscerais. O fígado é o sítio mais comum e, com freqüência, o único local de metástases detectadas clinicamente. Já os pulmões, as pleuras, o tecido subcutâneo, os ossos e o cérebro são sítios menos comuns.

REGRAS PARA A CLASSIFICAÇÃO

Estadiamento clínico. A avaliação do tumor baseia-se no exame clínico, incluindo exame com lâmpada de fenda e oftalmoscopia direta e indireta. Os métodos adicionais, como ultra-sonografia, estereometria computadorizada, angiografia por fluorescência e exame com isótopos podem aumentar a acurácia da avaliação.

Estadiamento patológico. A ressecção do sítio primário por meio de iridectomia, iridociclectomia, ressecção da parede do olho ou enucleação é necessária para o estadiamento patológico completo. A avaliação da extensão do tumor é necessária, sendo medida em horas do relógio em relação ao envolvimento, à dimensão basal, à altura e às margens de ressecção. Tanto a ressecção quanto a biópsia por agulha de linfonodos regionais ou massas orbitárias são desejáveis.

CLASSIFICAÇÃO TNM

As definições a seguir aplicam-se ao estadiamento clínico e ao patológico.

Tumor primário

Todos os melanomas uveais
- TX   Tumor primário não pode ser avaliado
- T0   Sem evidência de tumor primário

Íris
- T1   Tumor limitado à íris
- T1a   Tumor limitado à íris com tamanho não maior que 3 horas
- T1b   Tumor limitado à íris com tamanho maior que 3 horas
- T1c   Tumor limitado à íris com glaucoma melanomalítico
- T2   Tumor confluente com ou estendendo-se ao corpo ciliar e/ou coróide
- T2a   Tumor confluente com ou estendendo-se ao corpo ciliar e/ou coróide, com glaucoma melanomalítico
- T3   Tumor confluente com ou estendendo-se ao corpo ciliar e/ou coróide, com extensão para a esclera
- T3a   Tumor confluente com ou estendendo-se ao corpo ciliar e/ou coróide, com extensão para esclera e glaucoma melanomalítico
- T4   Tumor com extensão extra-ocular

Corpos ciliares e coróide
- T1*   Tumor com até 10 mm em sua maior dimensão e até 2,5 mm em sua maior altura (espessura)
- T1a   Tumor com até 10 mm em sua maior dimensão e até 2,5 mm em sua maior altura (espessura) sem extensão extra-ocular microscópica
- T1b   Tumor com até 10 mm em sua maior dimensão e até 2,5 mm em sua maior altura (espessura) com extensão extra-ocular microscópica
- T1c   Tumor com 10 mm ou menos em sua maior dimensão e 2,5 mm ou menos em sua maior altura (espessura) com extensão extra-ocular macroscópica
- T2*   Tumor com 10 a 16 mm em seu maior diâmetro basal e 2,5 a 10 mm em sua maior altura (espessura)
- T2a   Tumor com 10 a 16 mm em seu maior diâmetro basal e 2,5 a 10 mm em sua maior altura (espessura) sem extensão extra-ocular microscópica
- T2b   Tumor com 10 a 16 mm em seu maior diâmetro basal e 2,5 a 10 mm em sua maior altura (espessura) com extensão extra-ocular microscópica
- T2c   Tumor com 10 a 16 mm em seu maior diâmetro basal e 2,5 a 10 mm em sua maior altura (espessura) com extensão extra-ocular macroscópica
- T3*   Tumor com mais de 16 mm em seu maior diâmetro e/ou mais de 10 mm em sua maior altura (espessura) sem extensão extra-ocular
- T4   Tumor com mais de 16 mm em seu maior diâmetro e/ou mais de 10 mm em sua maior altura (espessura) com extensão extra-ocular

Nota: Quando a dimensão basal e a altura apical não preenchem os critérios dessa classificação, o maior diâmetro tumoral deve ser utilizado para a classificação. Na prática clínica, a base tumoral pode ser estimada em diâmetros de disco óptico (dd) (em média, 1dd=1,5mm) e a altura, em dioptrias (em média, 3 dioptrias=1mm). Técnicas tais como ultra-sonografia, visualização e fotografia são freqüentemente utilizadas para fornecer medidas mais acuradas.

Linfonodos regionais (N)
- NX   Linfonodos regionais não podem ser avaliados
- N0   Ausência de metástases em linfonodos regionais
- N1   Metástases em linfonodos regionais

Metástases a distância (M)
- MX   Metástases a distância não podem ser avaliadas
- M0   Ausência de metástases a distância
- M1   Metástases a distância

GRUPOS DE ESTADIAMENTO

Estádio	T	N	M
Estádio I	T1	N0	M0
	T1a	N0	M0
	T1b	N0	M0
	T1c	N0	M0
Estádio II	T2	N0	M0
	T2a	N0	M0
	T2b	N0	M0
	T2c	N0	M0
Estádio III	T3	N0	M0
	T4	N0	M0
Estádio IV	Qualquer T	N1	M0
	Qualquer T	Qualquer N	M1

TIPO HISTOPATOLÓGICO

Os tipos histopatológicos são:

Melanoma de células fusiformes
Melanoma de células mistas
Melanoma de células epitelióides

GRAU HISTOLÓGICO

- GX   Grau não pode ser avaliado
- G1   Melanoma de células fusiformes
- G2   Melanoma de células mistas
- G3   Melanoma de células epitelióides

BIBLIOGRAFIA

Factors predictive of growth and treatment of small choroidal melanoma: COMS Report No. 5. the Collaborative Ocular Melanoma Study Group. Arch Ophthalmol 115:1537-1541 1997

Finger PT. Radiation therapy for choroidal melanoma. Surv Ophthalmol 42:215-232, 1997

Histopathologic characteristics of uveal melanomas in eyes enucleated from the Collaborative Ocular Melanoma Study. COMS Report No. 6. The Collaborative Ocular Melanoma Study Group. Am J Ophthalmol 125:745-766,1998

Markowitz JA, Hawkins BS, Diener-West M, et al: A review of mortality from choroidal melanoma. I. Quality of published reports, 1966 through 1988. Arch Ophthalmol 110:239-244. 1992

McLean IW. Uveal nevi and melanomas. In Spencer WH (Ed.): Ophthalmic pathology: an atlas and textbook. Philadelphia: Saunders, 2121-2217, 1996

McLean IW, Burnier MN, Zimmerman LE, et al: Tumors of the Ureal Tract. In: Rosai J. ed. Atlas of Tumor Pathology: Tumors of the Eye and Ocular adnexa, Third Series, Fascicle 12, Washington, DC: Armed Forces Institute of Pathology, 155-214, 1994

Moshfeghi DM, Moshfeghi AA, Finger PT: Enucleation. Surv Ophthalmol, 44:277-301, 2000

Packard RB: Pattern of mortality in choroidal malignant melanoma. Br J Ophthalmol 64:565-575, 1980

Seddon JM, Albert DM, Lavin PT, et al: A prognostic factor study of disease-free interval and survival following enucleation for uveal melanoma. Arch Ophthalmol 101:1894-1899, 1983

Shields CL, Shields JA, Shields MB, et al: Prevalence and mechanisms of secondary intraocular pressure elevation in eyes with intraocular tumors. Ophthalmology 94:839-846, 1987

HISTOLOGIAS – MELANOMA MALIGNO DA ÚVEA

M8720/2	Melanoma *in situ*
M8720/3	Melanoma maligno SOE
M8723/3	Melanoma maligno em regressão
M8730/3	Melanoma amelanótico
M8740/3	Melanoma maligno em nevo juncional
M8741/2	Melanose pré-cancerosa SOE
M8741/3	Melanoma maligno em melanose pré-cancerosa
M8742/2	Sarda melanótica de Hutchinson SOE
M8742/3	Melanoma maligno em sarda melanótica de Hutchinson
M8743/3	Melanoma de propagação superficial
M8744/3	Melanoma lentiginoso maligno das extremidades periféricas
M8745/3	Melanoma desmoplástico maligno
M8761/3	Melanoma maligno em nevo pigmentado gigante
M8770/3	Melanoma misto epitelióide e de células fusiformes
M8771/3	Melanoma de células epitelióides
M8772/3	Melanoma de células fusiformes SOE

MELANOMA DA ÚVEA

Nome do hospital / endereço

Nome do paciente / informações

Tipo do espécime _____
Tamanho do tumor _____

Tipo histopatológico _____
Lateralidade: ☐ Bilateral ☐ Esquerda ☐ Direita

DEFINIÇÕES

Clínico   *Patológico*

Tumor primário (T)
Todos os melanomas uveais
- TX   Tumor primário não pode ser avaliado
- T0   Sem evidência de tumor primário

Íris
- T1   Tumor limitado à íris
- T1a   Tumor limitado à íris com tamanho não maior que 3 horas
- T1b   Tumor limitado à íris com tamanho maior que 3 horas
- T1c   Tumor limitado à íris com glaucoma melanomalítico
- T2   Tumor confluente com ou estendendo-se ao corpo ciliar e/ou coróide
- T2a   Tumor confluente com ou estendendo-se ao corpo ciliar e/ou coróide, com glaucoma melanomalítico
- T3   Tumor confluente com ou estendendo-se ao corpo ciliar e/ou coróide, com extensão para a esclera
- T3a   Tumor confluente com ou estendendo-se ao corpo ciliar e/ou coróide, com extensão para a esclera e glaucoma melanomalítico
- T4   Tumor com extensão extra-ocular

Corpos ciliares e coróide
- T1   Tumor com até 10 mm em sua maior dimensão e até 2,5 mm em sua maior altura (espessura)[1]
- T1a   Tumor com até 10 mm em sua maior dimensão e até 2,5 mm em sua maior altura (espessura) sem extensão extra-ocular microscópica
- T1b   Tumor com até 10 mm em sua maior dimensão e até 2,5 mm em sua maior altura (espessura) com extensão extra-ocular microscópica
- T1c   Tumor com até 10 mm em sua maior dimensão e até 2,5 mm em sua maior altura (espessura) com extensão extra-ocular macroscópica
- T2   Tumor com 10 a 16 mm em seu maior diâmetro basal e 2,5 a 10 mm em sua maior altura (espessura)[1]
- T2a   Tumor com 10 a 16 mm em seu maior diâmetro basal e 2,5 a 10 mm em sua maior altura (espessura) sem extensão extra-ocular microscópica
- T2b   Tumor com 10 a 16 mm em seu maior diâmetro basal e 2,5 a 10 mm em sua maior altura (espessura) com extensão extra-ocular microscópica
- T2c   Tumor com 10 a 16 mm em seu maior diâmetro basal e 2,5 a 10 mm em sua maior altura (espessura) com extensão extra-ocular macroscópica
- T3   Tumor com mais de 16 mm em seu maior diâmetro e/ou mais de 10 mm em sua maior altura (espessura) sem extensão extra-ocular[1]
- T4   Tumor com mais de 16 mm em seu maior diâmetro e/ou mais de 10 mm em sua maior altura (espessura) com extensão extra-ocular

Linfonodos regionais (N)
- NX   Linfonodos regionais não podem ser avaliados
- N0   Ausência de metástases em linfonodos regionais
- N1   Metástases em linfonodos regionais

Metástases a distância (M)
- MX   Metástases a distância não podem ser avaliadas
- M0   Ausência de metástases a distância
- M1   Metástases a distância
  Realizada biópsia do sítio metastático......... ☐ Sim......... ☐ Não
  Fonte do espécime patológico metastático_____

Notas

1. Quando a dimensão basal e a altura apical não preenchem os critérios dessa classificação, o maior diâmetro tumoral deve ser utilizado para a classificação. Na prática clínica, a base tumoral pode ser estimada em diâmetros de disco óptico (dd) (em média, 1dd=1,5mm) e a altura, em dioptrias (em média, 3 dioptrias= 1mm). Técnicas tais como ultra-sonografia, visualização e fotografia são freqüentemente utilizadas para fornecer medidas mais acuradas.

MELANOMA DA ÚVEA

Clínico	Patológico	Grupos de estadiamento			
☐	☐	Estádio I	T1	N0	M0
			T1a	N0	M0
			T1b	N0	M0
			T1c	N0	M0
☐	☐	Estádio II	T2	N0	M0
			T2a	N0	M0
			T2b	N0	M0
			T2c	N0	M0
☐	☐	Estádio III	T3	N0	M0
			T4	N0	M0
☐	☐	Estádio IV	Qualquer T	N1	M0
			Qualquer T	Qualquer N	M1

Notas
Símbolos Descritivos Adicionais

Invasão de vasos linfáticos (L)
LX Invasão de vasos linfáticos não pode ser avaliada
L0 Ausência de invasão de vasos linfáticos
L1 Invasão de vasos linfáticos

Grau histológico
- ☐ GX Grau não pode ser avaliado
- ☐ G1 Melanoma de células fusiformes
- ☐ G2 Melanoma de células mistas
- ☐ G3 Melanoma de células epitelióides

Tumor residual (R)
- ☐ RX Presença de tumor residual não pode ser avaliada
- ☐ R0 Sem tumor residual
- ☐ R1 Tumor residual microscópico
- ☐ R2 Tumor residual macroscópico

Acuidade visual _____ (Snellen ou equivalente)

Símbolos descritivos
Para a identificação de casos especiais de classificação TNM ou pTNM, o sufixo "m" e os prefixos "y", "r" e "a" são utilizados. Embora eles não afetem o estadiamento, indicam casos que requerem análise separada.

- ☐ **Sufixo "m"**. Indica a presença de tumores primários múltiplos em um único sítio e é registrado entre parênteses: pT(m)NM.
- ☐ **Prefixo "y"**. Indica os casos nos quais a classificação é realizada durante ou logo após o tratamento. A categoria cTNM ou pTNM é identificada pelo prefixo "y". O ycTNM ou ypTNM categoriza a extensão do tumor realmente presente no momento do exame. A categoria "y" não é uma estimativa da extensão do tumor antes do tratamento.
- ☐ **Prefixo "r"**. Indica um tumor recorrente estadiado após uma sobrevida livre de doença e é identificado pelo prefixo "r": rTNM (ver reclassificação "r" anterior, como rTNM).
- ☐ **Prefixo "a"**. Designa o estádio determinado por autópsia: aTNM.

Indicadores prognósticos (se aplicável)

ILUSTRAÇÃO
Indique no diagrama a localização exata do tumor primário suas características.

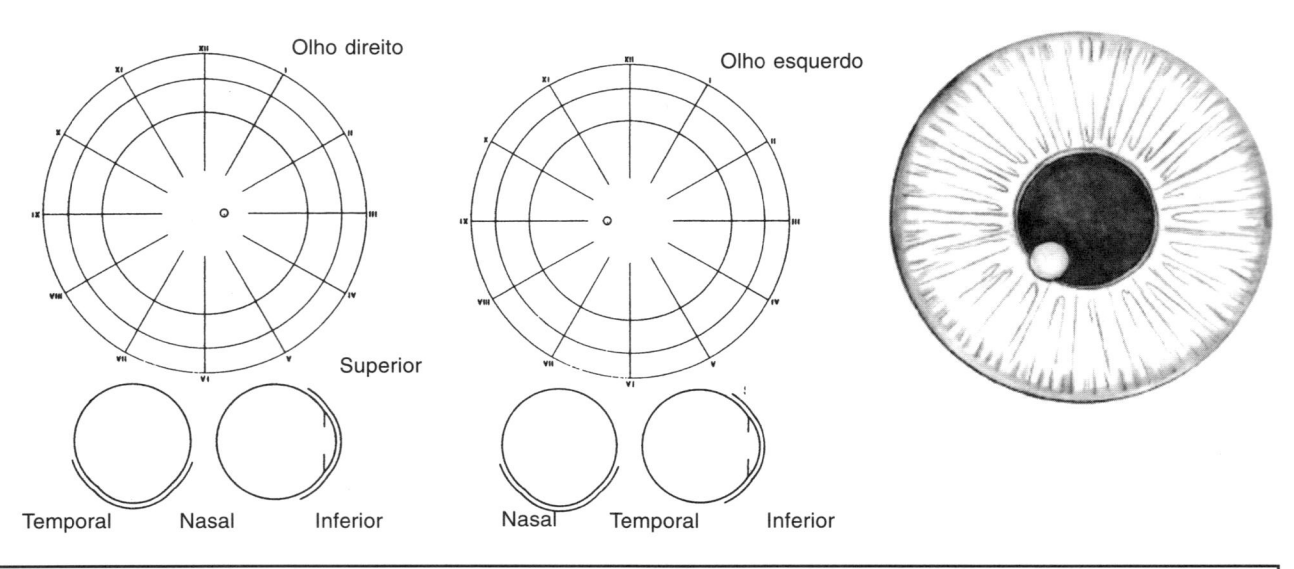

Olho direito   Olho esquerdo

Superior

Temporal   Nasal   Inferior   Nasal   Temporal   Inferior

Assinatura do médico _____ Data _____

382 AJCC

44
Retinoblastoma

C69.2   Neoplasia maligna da retina

RESUMO DAS ALTERAÇÕES

- Lesões T1 foram redefinidas e divididas em T1a e T1b.
- Lesões T2 foram redefinidas e divididas em T2a, T2b e T2c.
- Lesões T3 foram redefinidas, e T3a, T3b e T3c, removidas.
- T4a e T4b foram removidas.
- N2 (envolvimento de linfonodos a distância) foi adicionado aos linfonodos regionais (N).
- PT1, pT2 e pT3 foram redefinidas.
- Lesões pT2 foram divididas em pT2a, pT2b e pT2c.
- Lesões pM1 foram divididas em pM1a e pM1b.
- Nenhum grupo de estadiamento aplica-se ao retinoblastoma.

ANATOMIA

Sítio primário. A retina é composta por neurônios e células da glia. Os precursores dos elementos neuronais dão origem ao retinoblastoma, enquanto as células da glia originam os astrocitomas, que são benignos e extremamente raros na retina, as quais é limitada, internamente, por uma membrana que a separa da cavidade vítrea e, na parte externa, pelo epitélio retiniano pigmentar e pela membrana de Bruch, a qual separa a retina da coróide, além de agir como uma barreira natural à extensão dos tumores retinianos para o interior da coróide. A continuação da retina com o nervo óptico permite a extensão direta de retinoblastomas para esse nervo e, daí, para o espaço subaracnóideo. Como a retina não possui linfáticos, a disseminação de tumores retinianos ocorre por extensão direta para estruturas adjacentes ou por disseminação a distância por intermédio de vias hematogênicas.

Linfonodos regionais. Como não há linfáticos intra-oculares, essa categoria de estadiamento aplica-se apenas à extensão extra-escleral. Os linfonodos regionais são pré-auriculares (parotídeos), submandibulares e cervicais.

Extensão local. A extensão local anterior pode resultar em envolvimento de tecidos moles da face ou em massa protuindo entre as pálpebras; a extensão posterior resulta em extensão do retinoblastoma para a órbita, os seios paranasais e/ou o cérebro.

Metástases a distância. O retinoblastoma pode metastatizar por meio das vias hematogênicas para diversos sítios, mais notavelmente para a medula óssea, a calota craniana, os ossos longos e o cérebro.

REGRAS PARA A CLASSIFICAÇÃO

Estadiamento clínico. Todos os casos suspeitos de retinoblastoma devem ser submetidos a um exame de imagem; sempre que possível, é recomendada a tomografia computadorizada, pois a detecção de cálcio no olho na TC confirma a suspeita clínica de retinoblastoma. O exame deve incluir cortes da região pineal do cérebro. A ressonância nuclear magnética é sobremaneira útil frente à suspeita de extensão para o espaço extra-ocular ou para o nervo óptico ou frente à preocupação a respeito da possível presença de tumor neuroectodérmico primitivo (PNET) na região pineal (retinoblastoma trilateral).

Um exame de estadiamento sob anestesia deve incluir ultra-som ocular e desenhos retinianos de cada olho, com mensuração e numeração de cada tumor identificado. Imagens digitais da retina podem ser muito úteis. Em casos bilaterais, cada olho deve ser classificado separadamente. Tal classificação não se aplica à regressão espontânea completa do tumor. O tamanho tumoral ou a distância do tumor até o disco ou até a fóvea é registrado em milímetros; essas distâncias podem ser medidas por ultra-som, estimadas por comparação com o disco óptico normal (1,5 mm), ou deduzidas a partir do fato de que um campo de 28 dioptrias possui um diâmetro de 13 mm.

Estadiamento patológico. Se um olho é enucleado, seu estadiamento patológico fornece informação suplementar ao estadiamento clínico. A patologia deve oferecer verificação histológica da doença; todos os dados clínicos e patológicos do espécime ressecado devem ser utilizados.

CLASSIFICAÇÃO TNM

Classificação clínica (cTNM). A classificação a seguir foi extensivamente revisada a partir da última publicação. Em lesões T1, o tumor está confinado à retina, seu tecido de origem. A classificação que segue reflete uma década de experiência com a resposta à quimioterapia seguida por consolidação focal. A probabilidade de preservar uma boa visão e o olho diminui progressivamente da lesão T1 para a T2; há um aumento correspondente na morbidade e na intensidade de tratamento da classificação T1 para a T2.

Tumor primário (T)

TX Tumor primário não pode ser avaliado
T0 Sem evidência de tumor primário
T1 Tumor confinado à retina (sem disseminação para o vítreo ou descolamento de retina significativo); ausência de descolamento de retina ou líquido sub-retiniano > 5 mm a partir da base do tumor
T1a Qualquer olho onde o maior tumor é ≤ 3 mm de altura e não há tumor localizado mais próximo do que 1DD (1,5 mm) do disco óptico ou da fóvea
T1b Em olhos nos quais o(s) tumor(es) é (são) confinado(s) à retina, independentemente da localização ou do tamanho (até metade do volume do olho); ausência de disseminação vítrea; ausência de descolamento de retina ou líquido sub-retiniano > 5 mm a partir da base do tumor
T2 Tumor com disseminação contígua para tecidos ou espaços adjacentes (espaços vítreos ou sub-retinianos)
T2a *Mínima disseminação tumoral para o vítreo e/ou espaço sub-retiniano.* Disseminação vítrea fina local ou difusa e/ou descolamento seroso de retina até descolamento total podem estar presentes, mas não há massas avasculares, lesões agregadas, protuberâncias ou tufos algodonosos no espaço vítreo ou sub-retiniano; pode haver manchas de cálcio no espaço vítreo ou sub-retiniano; o tumor pode preencher até dois terços do volume do olho
T2b *Disseminação tumoral maciça para o vítreo e/ou espaço sub-retiniano.* Disseminação vítrea e/ou implantes subretinianos podem consistir de massas avasculares, lesões em agregados, protuberâncias ou tufos algodonosos no espaço vítreo; o descolamento de retina pode ser total; o tumor pode preencher até dois terços do volume do olho
T2c Doença intra-ocular extensa; o tumor preenche mais de dois terços do olho ou não há a possibilidade de reabilitação visual, ou um ou mais dos seguintes estão presentes:
  • Glaucoma associado ao tumor, tanto neovascular quanto de ângulo fechado
  • Extensão tumoral para o segmento anterior
  • Extensão tumoral para o corpo ciliar
  • Hifema (significativo)
  • Hemorragia vítrea maciça
  • Tumor em contato com o cristalino
  • Apresentação clínica semelhante à celulite orbitária (necrose tumoral maciça)
T3 Invasão do nervo ótico e/ou do revestimento óptico
T4 Tumor extra-ocular

Linfonodos regionais (N)

NX Linfonodos regionais não podem ser avaliados
N0 Ausência de metástases em linfonodos regionais
N1 Metástases em linfonodos regionais (pré-auriculares, submandibulares ou cervicais)
N2 Metástases em linfonodos distantes

Metástases a distância (M)

MX Metástases a distância não podem ser avaliadas
M0 Ausência de metástases a distância
M1 Metástases a distância para SNC e/ou ossos, medula óssea ou outros sítios

Classificação patológica (pTNM). Há uma grande diferença na classificação patológica em relação à última edição; não há separação patológica proposta para olhos nos quais o tumor pode variar em tamanho, mas está confinado à retina, ao vítreo ou ao espaço sub-retiniano.

Tumor primário (pT)

pTX Tumor primário não pode ser avaliado
pT0 Sem evidência de tumor primário
pT1 Tumor confinado à retina, ao vítreo ou ao espaço sub-retiniano; ausência de invasão para coróide ou nervo óptico
pT2 Mínima invasão para o nervo óptico e/ou revestimentos ópticos
pT2a Tumor invade o nervo óptico até (mas não através do) o nível da lâmina crivosa
pT2b Tumor invade a coróide focalmente
pT2c Tumor invade o nervo óptico até (mas não através do) o nível da lâmina crivosa e invade a coróide focalmente

pT3 Invasão significativa do nervo óptico e/ou revestimentos ópticos
pT3a Tumor invade o nervo óptico pelo nível da lâmina crivosa, mas não até a linha de ressecção
pT3b Tumor invade a coróide maciçamente
pT3c Tumor invade o nervo óptico através do nível da lâmina crivosa, mas não até a linha de ressecção, e invade a coróide maciçamente
pT4 Tumor com extensão extra-ocular, que inclui:
- Invasão do nervo óptico até a linha de ressecção
- Invasão da órbita através da esclera
- Extensão tanto anterior quanto posterior para o interior da órbita
- Extensão para o cérebro
- Extensão para o espaço subaracnóideo do nervo óptico
- Extensão para o ápice da órbita
- Extensão para o quiasma, mas não através dele
- Extensão para o cérebro pelo quiasma

Linfonodos regionais (pN)
pNX Linfonodos regionais não podem ser avaliados
pN0 Ausência de metástases em linfonodos regionais
pN1 Metástases em linfonodos regionais

Metástases a distância (pM)
pMX Metástases a distância não podem ser avaliadas
pM0 Ausência de metástases a distância
pM1 Metástases a distância
pM1a Medula óssea
pM1b Outros sítios

GRUPOS DE ESTADIAMENTO

Não há grupos de estadiamento recomendados.

TIPO HISTOPATOLÓGICO

Essa classificação aplica-se apenas ao retinoblastoma.

BIBLIOGRAFIA

Cohen MD, Bugaieski EM, Haliloglu M, Faught P, Siddiqui AR: Visual presentation of the staging of pediatric solid tumors. Radiographics 16:523-545, 1996
Dagher R, Helman L: Rhabdomyosarcoma: an overview. Oncologist 4:34-44, 1999
Ellsworth RM: The practical management of retinoblastoma. Tr Am Ophthalmol Soc 67:462-534, 1969
Fleming ID: Staging of pediatric cancers: problems in the development of a national system. Semin Surg Oncol 8:94-97, 1992
Warrier RP, Regueira O. Wilms' tumor. Pelar Nephrol 1358–364, 1992

HISTOLOGIAS – RETINOBLASTOMA

M9510/3 Retinoblastoma SOE
M9511/3 Retinoblastoma diferenciado
M9512/3 Retinoblastoma não-diferenciado
M9515/3 Retinoblastoma difuso

RETINOBLASTOMA

Nome do hospital / endereço

Nome do paciente / informações

Tipo do espécime _____
Tamanho do tumor _____

Tipo histopatológico _____
Lateralidade: ☐ Bilateral ☐ Esquerda ☐ Direita

DEFINIÇÕES

Patológico

Tumor primário (T)

☐	pTX	Tumor primário não pode ser avaliado
☐	pT0	Sem evidência de tumor primário
☐	pT1	Tumor confinado à retina, vítreo ou espaço sub-retiniano; ausência de invasão para coróide ou nervo óptico
☐	pT2	Mínima invasão para o nervo óptico e/ou revestimentos ópticos
☐	pT2a	Tumor invade o nervo óptico até (mas não através do) o nível da lâmina crivosa
☐	pT2b	Tumor invade a coróide focalmente
☐	pT2c	Tumor invade o nervo óptico até (mas não através do) o nível da lâmina crivosa e invade a coróide focalmente
☐	pT3	Invasão significativa do nervo óptico e/ou revestimentos ópticos
☐	pT3a	Tumor invade o nervo óptico pelo nível da lâmina crivosa, mas não até a linha de ressecção
☐	pT3b	Tumor invade a coróide maciçamente
☐	pT3c	Tumor invade o nervo óptico pelo nível da lâmina crivosa, mas não até a linha de ressecção, e invade a coróide maciçamente
☐	pT4	Tumor com extensão extra-ocular, que inclui:

- Invasão do nervo óptico até a linha de ressecção
- Invasão da órbita pela esclera
- Extensão tanto anterior quanto posterior para o interior da órbita
- Extensão para o cérebro
- Extensão para o espaço subaracnóideo do nervo óptico
- Extensão para o ápice da órbita
- Extensão para o quiasma, mas não por seu intermédio
- Extensão para o cérebro pelo quiasma

Clínico

Tumor primário (T)

☐	TX	Tumor primário não pode ser avaliado
☐	T0	Sem evidência de tumor primário
☐	T1	Tumor confinado à retina (sem disseminação para o vítreo ou descolamento significativo de retina); ausência de descolamento de retina ou líquido sub-retiniano > 5 mm a partir da base do tumor
☐	T1a	Qualquer olho em que o maior tumor é ≤ 3 mm de altura e não há tumor localizado mais próximo do que 1DD (1,5 mm) do disco óptico ou da fóvea
☐	T1b	Olhos nos quais o(s) tumor(es) é (são) confinado(s) à retina, independentemente da localização ou do tamanho (até metade do volume do olho); ausência de disseminação vítrea; ausência de descolamento de retina ou líquido sub-retiniano > 5 mm a partir da base do tumor
☐	T2	Tumor com disseminação contígua para tecidos ou espaços adjacentes (espaços vítreos ou sub-retinianos)
☐	T2a	*Mínima disseminação tumoral para o vítreo e/ou espaço subretiniano.* Disseminação vítrea fina local ou difusa e/ou descolamento seroso de retina até descolamento total podem estar presentes, mas não há massas avasculares, lesões agregadas, protuberâncias ou tufos algodonosos no espaço vítreo ou sub-retiniano; podem existir manchas de cálcio no espaço vítreo ou sub-retiniano; o tumor pode preencher até dois terços do volume do olho
☐	T2b	*Disseminação tumoral maciça para o vítreo e/ou espaço sub-retiniano.* Disseminação vítrea e/ou implantes sub-retinianos podem consistir de massas avasculares, lesões agregadas, protuberâncias ou tufos algodonosos; descolamento de retina pode ser total; o tumor pode preencher até dois terços do volume do olho
☐	T2c	Doença intra-ocular extensa; tumor preenche mais de dois terços do olho ou não há a possibilidade de reabilitação visual, ou um ou mais dos seguintes estão presentes:

- Glaucoma associado ao tumor, tanto neovascular quanto de ângulo fechado
- Extensão tumoral para o segmento anterior
- Extensão tumoral para o corpo ciliar
- Hifema (significativo)
- Hemorragia vítrea maciça
- Tumor em contato com o cristalino
- Apresentação clínica semelhante à celulite orbitária (necrose tumoral maciça)

☐	T3	Invasão do nervo óptico e/ou do revestimento óptico
☐	T4	Tumor extra-ocular

RETINOBLASTOMA

Patológico

Linfonodos regionais (N)
- ☐ pNX Linfonodos regionais não podem ser avaliados
- ☐ pN0 Ausência de metástases em linfonodos regionais
- ☐ pN1 Metástases em linfonodos regionais

Metástases a distância (M)
- ☐ pMX Metástases a distância não podem ser avaliadas
- ☐ pM0 Ausência de metástases a distância
- ☐ pM1 Metástases a distância
- ☐ pM1a Medula óssea
- ☐ pM1b Outros sítios
  Realizada biópsia do sítio metastático
  .... ☐ Sim......... ☐ Não
  Fonte do espécime patológico metastático
  _____

Clínico

Linfonodos regionais (N)
- ☐ NX Linfonodos regionais não podem ser avaliados
- ☐ N0 Ausência de metástases em linfonodos regionais
- ☐ N1 Metástases em linfonodos regionais (pré-auriculares, submandibulares ou cervicais)
- ☐ N2 Metástases em linfonodos distantes

Metástases a distância (M)
- ☐ MX Metástases a distância não podem ser avaliadas
- ☐ M0 Ausência de metástases a distância
- ☐ M1 Metástases a distância para SNC e/ou ossos, medula óssea ou outros sítios
  Realizada biópsia do sítio metastático
  .... ☐ Sim......... ☐ Não
  Fonte do espécime patológico metastático
  _____

Grupos de estadiamento
Não há grupos de estadiamento recomendados

Tumor residual (R)
- ☐ RX Presença de tumor residual não pode ser avaliada
- ☐ R0 Sem tumor residual
- ☐ R1 Tumor residual microscópico
- ☐ R2 Tumor residual macroscópico

Símbolos descritivos
Para a identificação de casos especiais de classificação TNM ou pTNM, o sufixo "m" e os prefixos "y", "r" e "a" são utilizados. Embora eles não afetem o estadiamento, indicam casos que requerem análise separada.
- ☐ **Sufixo "m"**. Indica a presença de tumores primários múltiplos em um único sítio e é registrado entre parênteses: pT(m)NM.
- ☐ **Prefixo "y"**. Indica os casos nos quais a classificação é realizada durante ou logo após o tratamento. A categoria cTNM ou pTNM é identificada pelo prefixo "y". O ycTNM ou ypTNM categoriza a extensão do tumor realmente presente no momento do exame. A categoria "y" não é uma estimativa da extensão do tumor antes do tratamento.
- ☐ **Prefixo "r"**. Indica um tumor recorrente estadiado após uma sobrevida livre de doença e é identificado pelo prefixo "r": rTNM (ver reclassificação "r" anterior, como rTNM).
- ☐ **Prefixo "a"**. Designa o estádio determinado por autópsia: aTNM.

Acuidade visual _____ (Snellen ou equivalente)

Indicadores prognósticos (se aplicável)

Notas
Símbolos Descritivos Adicionais

Invasão de vasos linfáticos (L)
- LX Invasão de vasos linfáticos não pode ser avaliada
- L0 Ausência de invasão de vasos linfáticos
- L1 Invasão de vasos linfáticos

Invasão venosa (V)
- VX Invasão venosa não pode ser avaliada
- V0 Ausência de invasão venosa
- V1 Invasão venosa microscópica
- V2 Invasão venosa macroscópica

ILUSTRAÇÃO
Indique no diagrama a localização exata do tumor primário e suas características.

Olho direito   Olho esquerdo

Superior   Superior
Temporal Nasal Inferior   Nasal Temporal Inferior

Assinatura do médico _____   Data _____

45
Carcinoma das glândulas lacrimais

C69.5 Neoplasia maligna das glândulas lacrimais

RESUMO DAS ALTERAÇÕES

- A definição TNM e os grupos de estadiamento para este capítulo não se modificaram em relação à quinta edição.

INTRODUÇÃO

Um estudo retrospectivo de 265 tumores epiteliais dos ductos lacrimais, conduzido pelo Armed Forces Institute of Pathology, aperfeiçoou o entendimento a respeito da classificação histológica e do comportamento dessa doença. Os trabalhos históricos de Forrest (1954) e de Zimmerman (1962) diminuíram a confusão a partir da aplicação da classificação histopatológica dos tumores de glândulas salivares para os tumores epiteliais das glândulas lacrimais. A classificação histológica utilizada é uma modificação da classificação da Organização Mundial de Saúde para os tumores de glândulas salivares.

ANATOMIA

Sítio primário. Na órbita normal, totalmente desenvolvida, a glândula lacrimal é clinicamente impalpável e situa-se na fossa lacrimal posterior à borda súpero-temporal orbital. A glândula não é verdadeiramente encapsulada; divide-se em lobos orbital profundo e palpebral superficial pela aponeurose do elevador.

Linfonodos regionais. Os linfonodos regionais incluem:

Pré-auriculares (parotídeos)
Submandibulares
Cervicais

Para o estadiamento pN, o exame histológico de um espécime de linfadenectomia regional, se realizado, deve incluir um ou mais linfonodos regionais.

Metástases a distância. O pulmão é o local mais comum de metástases, seguido pelos ossos e pelas vísceras remotas.

REGRAS PARA A CLASSIFICAÇÃO

Estadiamento clínico. Deve ser realizado um exame clínico completo e de imagem da órbita; TC e/ou RNM pode fornecer diagnóstico clínico e dados para o estadiamento.

Estadiamento patológico. É indicada a ressecção completa da massa. O espécime deve ser totalmente amostrado para avaliação das margens cirúrgicas, do tipo de tumor e do grau de malignidade. A disseminação perineural, mais característica de carcinoma adenóide cístico, freqüentemente resulta em que a verdadeira extensão da doença seja subestimada.

CLASSIFICAÇÃO TNM

Esta classificação aplica-se tanto ao estadiamento clínico quanto ao patológico de carcinomas de glândulas lacrimais.

Tumor primário (T)
TX Tumor primário não pode ser avaliado
T0 Sem evidência de tumor primário
T1 Tumor com até 2,5 cm em sua maior dimensão, limitado à glândula lacrimal
T2 Tumor com mais de 2,5 cm, mas não mais de 5 cm na sua maior dimensão, limitado à glândula lacrimal
T3 Tumor invade o periósteo
T3a Tumor com até 5 cm invadindo o periósteo da fossa da glândula lacrimal
T3b Tumor com mais de 5 cm na sua dimensão maior com invasão do periósteo
T4 Tumor invade os tecidos moles orbitais, nervo óptico ou globo com ou sem invasão óssea; tumor estende-se além da órbita para estruturas adjacentes, incluindo o cérebro

Linfonodos regionais (N)

NX Linfonodos regionais não podem ser avaliados
N0 Ausência de metástases em linfonodos regionais
N1 Metástases em linfonodos regionais

Metástases a distância

MX Metástases a distância não podem ser avaliadas
M0 Ausência de metástases a distância
M1 Metástases a distância

GRUPOS DE ESTADIAMENTO

Não há grupos de estadiamento recomendados.

TIPO HISTOPATOLÓGICO

Os principais tumores epiteliais malignos incluem os seguintes:

Tumor misto maligno (carcinoma surgindo em adenoma pleomórfico), incluindo adenocarcinoma e carcinoma adenóide cístico surgindo em adenoma pleomórfico (tumor misto benigno)
Carcinoma adenóide cístico, surgindo *de novo*
Adenocarcinoma, surgindo *de novo*
Carcinoma mucoepidermóide
Carcinoma de células escamosas

GRAU HISTOLÓGICO

GX Grau não pode ser avaliado
G1 Bem-diferenciado
G2 Moderadamente diferenciado: inclui carcinoma adenóide cístico sem padrão basalóide (sólido)
G3 Pobremente diferenciado: inclui carcinoma adenóide cístico com padrão basalóide (sólido)
G4 Indiferenciado

BIBLIOGRAFIA

Font RL, Gamel JW: Epithelial tumors of the lacrimal gland: an analysis of 265 cases. In Jakobiec FA (Ed.): Ocular and adnexal tumors, Birmingham, AL: Aesculapius, chap 53, 1978

Forres, AW: Epithelial lacrimal gland tumors: pathology as a guide to prognosis. Trans Amer Acad Ophthalmol Otolaryngol 58:148-866, 1954

Henderson JW: Orbital tumors, 3rd ed. New York: Raven Press, 1994

Jakobiec FA, Bilyk JR, Font RL: Lacrimal gland tumors. In Spencer WR (Ed.): Ophthalmic pathology: an atlas and textbook, 4th ed, vol. 4. Philadelphia: Saunders; 2485-2525, 1996

McLean IW Burnier MN, Zimmerman LE, et al: Tumors of the lacrimal gland and sac. In: Rosai 1, ed. Atlas of Tumor Pathology: Tumors of the Eye and Ocular Adnexa, Third Series, Fascicle 12, Washington DC: Armed Forces Institute of Pathology, 215-232, 1994

Tellado MV, McLean IW, Specht CS, et al: Adenoid cystic carcinomas of the lacrimal gland in childhood and adolescence. Ophthalmology 104:1622-1625, 1997

Vangveeravong S, Katz SE, Rootman J, et al: Tumors arising in the palpebral lobe of the lacrimal gland. Ophthalmology 103:1606-1612, 1996

Zimmerman LE, Sanders TE, Ackerman LV: Epithelial tumors of the lacrimal gland: prognostic and therapeutic significance of histologic types. In: Zimmerman LE, ed. Tumors of the eye and adnexa, International Ophthalmology Clinics. Boston, MA: Little, Brown, 337-367, 1962

HISTOLOGIAS – CARCINOMA DAS GLÂNDULAS LACRIMAIS

M8010/3 Carcinoma SOE
M8020/3 Carcinoma indiferenciado SOE
M8021/3 Carcinoma anaplásico SOE
M8070/3 Carcinoma de células escamosas SOE
M8071/3 Carcinoma de células escamosas, queratinizado, SOE
M8072/3 Carcinoma de células escamosas, de células grandes, não-queratinizado
M8073/3 Carcinoma de células escamosas, de células pequenas, não-queratinizado
M8074/3 Carcinoma de células escamosas, de células fusiformes
M8075/3 Carcinoma de células escamosas adenóides
M8140/3 Adenocarcinoma SOE
M8200/3 Carcinoma cístico adenóide
M8430/3 Carcinoma mucoepidermóide
M8562/3 Carcinoma epitelial-mioepitelial
M8940/3 Tumor misto maligno SOE
M8941/3 Carcinoma em adenoma pleomórfico

CARCINOMA DAS GLÂNDULAS LACRIMAIS

Nome do hospital / endereço

Nome do paciente / informações

Tipo do espécime _____
Tamanho do tumor _____
Tipo histopatológico _____
Lateralidade: ☐ Bilateral ☐ Esquerda ☐ Direita

DEFINIÇÕES

Clínico Patológico

Tumor primário (T)
- TX — Tumor primário não pode ser avaliado
- T0 — Sem evidência de tumor primário
- T1 — Tumor com até 2,5 cm em sua maior dimensão, limitado à glândula lacrimal
- T2 — Tumor com mais de 2,5 cm e até 5 cm na sua maior dimensão, limitado à glândula lacrimal
- T3 — Tumor invade o periósteo
- T3a — Tumor com até 5 cm invadindo o periósteo da fossa da glândula lacrimal
- T3b — Tumor com mais de 5 cm na sua maior dimensão com invasão do periósteo
- T4 — Tumor invade os tecidos moles orbitais, nervo óptico ou globo com ou sem invasão óssea; tumor estende-se além da órbita para estruturas adjacentes, incluindo o cérebro

Linfonodos regionais (N)
- NX — Linfonodos regionais não podem ser avaliados
- N0 — Ausência de metástases em linfonodos regionais
- N1 — Metástases linfonodos regionais

Metástases a distância (M)
- MX — Metástases a distância não podem ser avaliadas
- M0 — Ausência de metástases a distância
- M1 — Metástases a distância
  Realizada biópsia do sítio metastático........... ☐ Sim........... ☐ Não
  Fonte do espécime patológico metastático _____

Grupos de estadiamento
Não há grupos de estadiamento recomendados.

Grau histológico
- ☐ GX — Grau não pode ser avaliado
- ☐ G1 — Bem-diferenciado
- ☐ G2 — Moderadamente diferenciado: inclui carcinoma adenóide cístico sem padrão basalóide (sólido)
- ☐ G3 — Pobremente diferenciado: inclui carcinoma adenóide cístico com padrão basalóide (sólido)
- ☐ G4 — Indiferenciado

Tumor residual (R)
- ☐ RX — Presença de tumor residual não pode ser avaliada
- ☐ R0 — Sem tumor residual
- ☐ R1 — Tumor residual microscópico
- ☐ R2 — Tumor residual macroscópico

CARCINOMA DAS GLÂNDULAS LACRIMAIS

Símbolos Descritivos
Para a identificação de casos especiais de classificação TNM ou pTNM, o sufixo "m" e os prefixos "y", "r" e "a" são utilizados. Embora eles não afetem o estadiamento, indicam casos que requerem análise separada.

☐ **Sufixo "m"**. Indica a presença de tumores primários múltiplos em um único sítio e é registrado entre parênteses: pT(m)NM.

☐ **Prefixo "y"**. Indica os casos nos quais a classificação é realizada durante ou logo após o tratamento. A categoria cTNM ou pTNM é identificada pelo prefixo "y". O ycTNM ou ypTNM categoriza a extensão do tumor realmente presente no momento do exame. A categoria "y" não é uma estimativa da extensão do tumor antes do tratamento.

☐ **Prefixo "r"**. Indica um tumor recorrente estadiado após uma sobrevida livre de doença e é identificado pelo prefixo "r": rTNM (ver reclassificação "r" anterior, como rTNM).

Prefixo "a". Designa o estádio determinado por autópsia: aTNM.

Indicadores prognósticos (se aplicável)

Notas
Símbolos Descritivos Adicionais

Invasão de vasos linfáticos (L)
LX Invasão de vasos linfáticos não pode ser avaliada
L0 Ausência de invasão de vasos linfáticos
L1 Invasão de vasos linfáticos

Invasão venosa (V)
VX Invasão venosa não pode ser avaliada
V0 Ausência de invasão venosa
V1 Invasão venosa microscópica
V2 Invasão venosa macroscópica

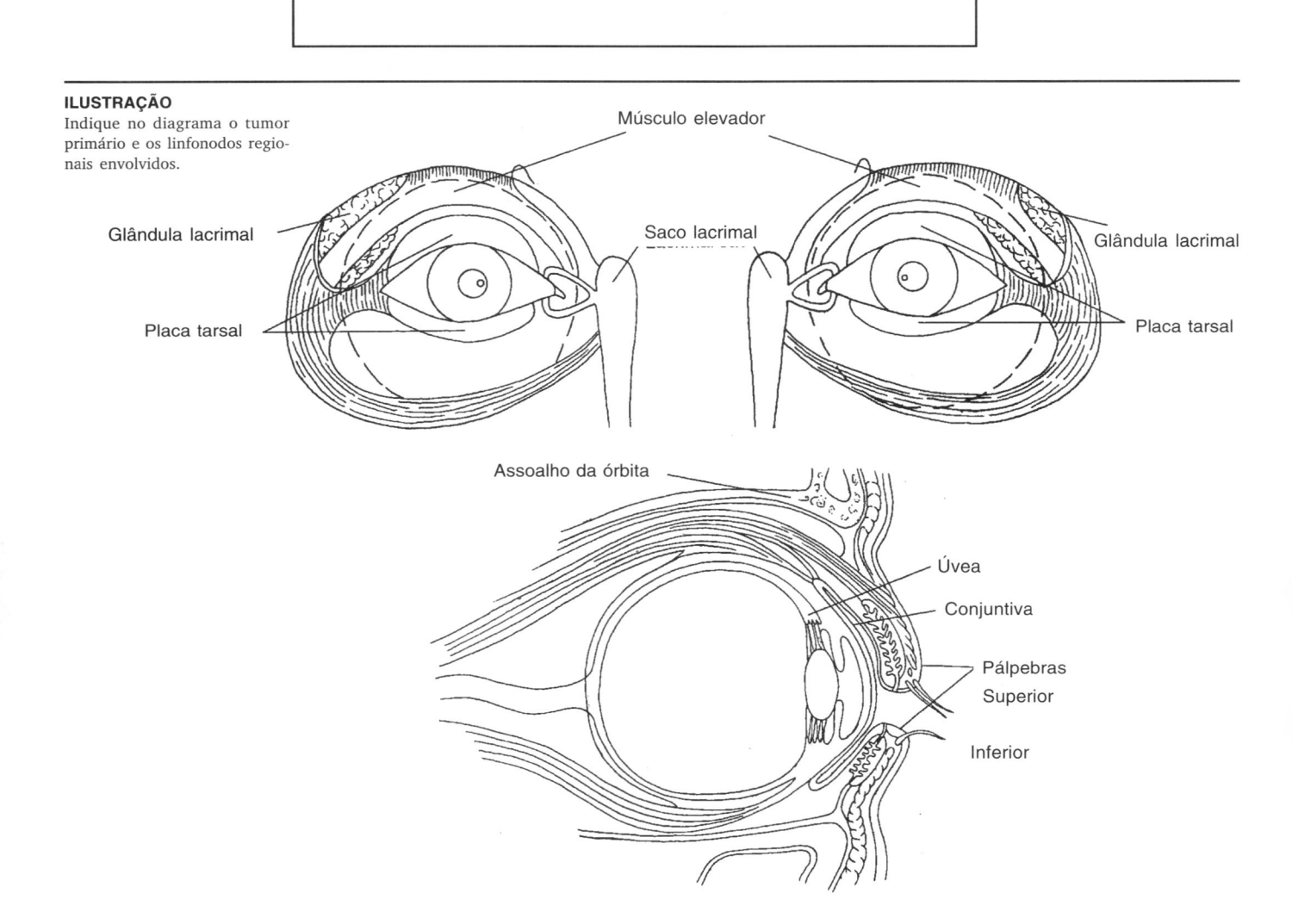

ILUSTRAÇÃO
Indique no diagrama o tumor primário e os linfonodos regionais envolvidos.

Assinatura do médico _____ Data _____

46
Sarcoma da órbita

C69.6 Neoplasia maligna da órbita
C69.8 Neoplasia maligna do olho e dos anexos com lesão invasiva

> **RESUMO DAS ALTERAÇÕES**
>
> • Uma lista de categorias sítio-específicas foi incluída em T4.

INTRODUÇÃO

As neoplasias malignas primárias da órbita incluem sarcomas de tecidos moles (rabdomiossarcoma, sarcoma osteogênico e leiomiossarcoma, entre outros), tumores linfoproliferativos (linfoma, tumores de células plasmáticas e outros) e tumores melanocíticos.

ANATOMIA

Sítio primário. Os sarcomas da órbita originam-se a partir do músculo estriado (rabdomiossarcoma), do músculo liso (leiomiossarcoma), da cartilagem (condrossarcoma), do osso (sarcoma osteogênico), do tecido fibroconjuntivo (fibrossarcoma, histiocitoma fibroso), dos tecidos vasculares (angiossarcoma, hemangiopericitoma), dos nervos periféricos (Schwanoma, paraganglioma) e dos tecidos do nervo óptico (glioma, meningioma).

Linfonodos regionais. Embora não haja rede linfática organizada posteriormente ao septo orbitário, a drenagem da órbita acontece para os linfonodos submandibulares, parotídeos e cervicais por meio de anastomoses vasculares. A drenagem venosa da órbita ocorre primariamente para o seio cavernoso. Para o estadiamento pN, o exame histológico de um espécime de linfadenectomia regional, se realizado, deve incluir um ou mais linfonodos regionais.

Metástases a distância. A disseminação a distância ocorre por meio dos vasos sangüíneos e linfáticos.

REGRAS PARA A CLASSIFICAÇÃO

Estadiamento clínico. A classificação clínica deve se basear em sinais e sintomas relacionados à perda de visão e de campo visual, ao grau de deslocamento do globo ocular, à perda da motilidade extra-ocular e ao grau de neuropatia óptica compressiva. Os testes diagnósticos devem incluir ultra-sonografia, TC, RNM e outros procedimentos de imagem, quando indicados.

Estadiamento patológico. A natureza do espécime patológico (aspiração por agulha fina, biópsia excisional, lumpectomia ou excisão total) deve ser registrada. A classificação patológica baseia-se na histopatologia específica do tumor, na sua diferenciação (grau) e na extensão de remoção (avaliação das margens excisionais). Em espécimes totalmente excisados, é mandatória a avaliação das margens cirúrgicas.

CLASSIFICAÇÃO TNM

Tumor primário (T)
TX Tumor primário não pode ser avaliado
T0 Sem evidência de tumor primário
T1 Tumor com até 15 mm em sua maior dimensão
T2 Tumor com mais de 15 mm em sua maior dimensão, sem invasão do globo ocular ou da parede óssea
T3 Tumor de qualquer tamanho com invasão de tecidos orbitários e/ou parede óssea
T4 Tumor invade o globo ocular ou a estrutura periorbitária, como pálpebras, fossa temporal, cavidade nasal e seios paranasais e/ou sistema nervoso central

Linfonodos regionais (N)
NX Linfonodos regionais não podem ser avaliados
N0 Ausência de metástases em linfonodos regionais
N1 Metástases em linfonodos regionais

Metástases a distância
MX Metástases a distância não podem ser avaliadas
M0 Ausência de metástases a distância
M1 Metástases a distância

> **GRUPOS DE ESTADIAMENTO**
>
> Não há grupos de estadiamento recomendados.

TIPO HISTOPATOLÓGICO

As malignidades da órbita incluem primariamente um amplo espectro de tumores de tecidos moles.

GRAU HISTOLÓGICO

GX   Grau não pode ser avaliado
G1   Bem-diferenciado
G2   Moderadamente diferenciado
G3   Pobremente diferenciado
G4   Indiferenciado

BIBLIOGRAFIA

Antman KH, Eilber FR, Shiu MH: Soft tissue sarcomas: current trends in diagnosis and management. Curr Probl Cancer Nov/Dec:337-367, 1989

Dhir SP, Munjal VP, Jain IS, et al: Osteosarcoma of the orbit. J Pediatr Ophthalmol Strabismus 17:312-314, 1980

Font RL, Hidayat AA: Fibrous histiocytoma of the orbit. A clinicopathologic study of 150 cases. Hum Pathol 13:199-209, 1982

Jakobiec FA, Rini F, Char D, et al: Primary liposarcoma of the orbit. Problems in the diagnosis and management of five cases. Ophthalmology 96:180-191, 1989

Kaltreider SA, Sestro M, Lemke BN: Leimyosarcoma of the orbit. A case report and review of the literature. Ophthal Plast Reconstr Surg 3:35-41, 1987

Karcioglu ZA, Al-Rasheed W, Gray AJ: Second malignant neoplasms in retinoblastoma patients. Middle East J Ophthalmol 5:99-104, 1997

Lyons C, McNab AA, Garner A, Wright JE: Orbital malignant peripheral nerve sheath tumours. Br J Ophthalmol 73:731-738, 1989

Maurer HM, Berltangady M, Genha EA, et al: The Intergroup Rhabdomyosarcoma Study-L A final report. Cancer 61:209-220, 1988

Rice CD, Brown HH: Primary orbital melanoma associated with orbital melanocytosis. Arch Ophthalmol 108:1130-1134, 1990

Rootman J: Diseases of the orbit: A multidisciplinary approach, 2nd (ed.). Philadelphia: Lippincott, in press.

Shields CL, Shields JA: Orbital rhabdomyosarcoma. In: Fraunfelder FT, Roy FH, (Eds.): Current Ocular Therapy. 5th ed. Philadelphia: WB Saunders, 2000

Shields JA, Bakewell B, Augusburger JJ, Flanagan JC: Classification and incidence of space-occupying lesions of the orbit: A survey of 645 biopsies. Arch Ophthalmol 102:1606-1611, 1984

HISTOLOGIAS – SARCOMA DA ÓRBITA

M8800/3	Sarcoma SOE
M8801/3	Sarcoma de células fusiformes
M8802/3	Sarcoma de células gigantes
M8803/3	Sarcoma de células pequenas
M8804/3	Sarcoma epitelióide
M8805/3	Sarcoma indiferenciado
M8806/3	Tumor desmoplásico de pequenas células redondas
M8810/3	Fibrossarcoma SOE
M8811/3	Firbromixossarcoma
M8812/3	Fibrossarcoma periosteal
M8813/3	Fibrossarcoma de fáscia
M8814/3	Fibrossarcoma infantil
M8815/3	Tumor fibroso solitário, maligno
M8830/3	Histiocitoma fibroso maligno
M8840/3	Mixossarcoma
M8850/3	Lipossarcoma SOE
M8851/3	Lipossarcoma bem diferenciado
M8852/3	Lipossarcoma mixóide
M8853/3	Lipossarcoma de células redondas
M8854/3	Lipossarcoma pleomórfico
M8855/3	Lipossarcoma misto
M8857/3	Lipossarcoma fibroblástico
M8858/3	Lipossarcoma indiferenciado
M8890/3	Leiomiossarcoma SOE
M8891/3	Leiomiossarcoma epitelióide
M8896/3	Leiomiossarcoma mixóide
M8900/3	Rabdomiossarcoma SOE
M8901/3	Rabdomiossarcoma pleomórfico
M8902/3	Rabdomiossarcoma tipo misto
M8910/3	Rabdomiossarcoma embrionário
M8912/3	Rabdomiossarcoma de células fusiformes
M8920/3	Rabdomiossarcoma alveolar
M8963/3	Sarcoma rabdóide
M9040/3	Sarcoma sinovial SOE
M9044/3	Sarcoma de células claras
M9050/3	Mesotelioma maligno
M9120/3	Hemangiossarcoma
M9130/3	Hemangioendotelioma maligno
M9133/3	Hemangioendotelioma epitelióide maligno
M9140/3	Sarcoma de Kaposi
M9150/3	Hemangiopericitoma maligno
M9180/3	Osteossarcoma SOE
M9181/3	Osteossarcoma condroblástico
M9182/3	Osteossarcoma fibroblástico
M9184/3	Osteossarcoma em doença de Paget do osso
M9220/3	Condrossarcoma SOE
M9231/3	Condrossarcoma mixóide
M9240/3	Condrossarcoma mesenquimal
M9243/3	Condrossarcoma desdiferenciado
M9250/3	Tumor maligno de células gigantes do osso
M9260/3	Sarcoma de Ewing
M9370/3	Cordoma SOE
M9490/3	Ganglioneuroblastoma
M9500/3	Neuroblastoma SOE
M9501/3	Meduloepitelioma SOE
M9502/3	Meduloepitelioma teratóide
M9503/3	Neuroepitelioma SOE

SARCOMA DA ÓRBITA

Nome do hospital / endereço

Nome do paciente / informações

Tipo do espécime _____
Tamanho do tumor _____

Tipo histopatológico _____
Lateralidade: ☐ Bilateral ☐ Esquerda ☐ Direita

DEFINIÇÕES

Clínico *Patológico*

Tumor primário (T)
- TX Tumor primário não pode ser avaliado
- T0 Sem evidência de tumor primário
- T1 Tumor com até 15 mm em sua maior dimensão
- T2 Tumor com mais de 15 mm em sua maior dimensão, sem invasão do globo ocular ou da parede óssea
- T3 Tumor de qualquer tamanho com invasão de tecidos orbitários e/ou parede óssea
- T4 Tumor invade o globo ocular ou a estrutura periorbitária, como as pálpebras, a fossa temporal, a cavidade nasal e os seios paranasais e/ou o sistema nervoso central

Linfonodos regionais (N)
- NX Linfonodos regionais não podem ser avaliados
- N0 Ausência de metástases em linfonodos regionais
- N1 Metástases em linfonodos regionais

Metástases a distância
- MX Metástases a distância não podem ser avaliadas
- M0 Ausência de metástases a distância
- M1 Metástases a distância
  Realizada biópsia do sítio metastático......... ☐ Sim......... ☐ Não
  Fonte do espécime patológico metastático_____

Grupos de estadiamento
Não há grupos de estadiamento recomendados.

Grau histológico
- ☐ GX Grau não pode ser avaliado
- ☐ G1 Bem-diferenciado
- ☐ G2 Moderadamente diferenciado
- ☐ G3 Pobremente diferenciado
- ☐ G4 Indiferenciado

Tumor residual (R)
- ☐ RX Presença de tumor residual não pode ser avaliada
- ☐ R0 Sem tumor residual
- ☐ R1 Tumor residual microscópico
- ☐ R2 Tumor residual macroscópico

SARCOMA DA ÓRBITA

Símbolos descritivos

Para a identificação de casos especiais de classificação TNM ou pTNM, o sufixo "m" e os prefixos "y", "r" e "a" são utilizados. Embora eles não afetem o estadiamento, indicam casos que requerem análise separada.

- ☐ **Sufixo "m"**. Indica a presença de tumores primários múltiplos em um único sítio e é registrado entre parênteses: pT(m)NM.
- ☐ **Prefixo "y"**. Indica os casos nos quais a classificação é realizada durante ou logo após o tratamento. A categoria cTNM ou pTNM é identificada pelo prefixo "y". O ycTNM ou ypTNM categoriza a extensão do tumor realmente presente no momento do exame. A categoria "y" não é uma estimativa da extensão do tumor antes do tratamento.
- ☐ **Prefixo "r"**. Indica um tumor recorrente estadiado após uma sobrevida livre de doença e é identificado pelo prefixo "r": rTNM (ver reclassificação "r" anterior, como rTNM).
- ☐ **Prefixo "a"**. Designa o estádio determinado por autópsia: aTNM.

Indicadores prognósticos (se aplicável)

Notas
Símbolos Descritivos Adicionais

Invasão de vasos linfáticos (L)
LX Invasão de vasos linfáticos não pode ser avaliada
L0 Ausência de invasão de vasos linfáticos
L1 Invasão de vasos linfáticos

Invasão venosa (V)
VX Invasão venosa não pode ser avaliada
V0 Ausência de invasão venosa
V1 Invasão venosa microscópica
V2 Invasão venosa macroscópica

ILUSTRAÇÃO
Indique no diagrama o tumor primário e os linfonodos regionais envolvidos.

Assinatura do médico _____ Data _____

Parte XI

Sistema nervoso central

47
Cérebro e medula espinal

Código/Localização

C70.0	Neoplasia maligna das meninges cerebrais
C71.0	Neoplasia maligna do cérebro
C71.1	Neoplasia maligna do lobo frontal
C71.2	Neoplasia maligna do lobo temporal
C71.3	Neoplasia maligna do lobo parietal
C71.4	Neoplasia maligna do lobo occipital
C71.5	Neoplasia maligna do ventrículo cerebral
C71.6	Neoplasia maligna do cerebelo
C71.7	Neoplasia maligna do tronco cerebral
C71.8	Neoplasia maligna do encéfalo com lesão invasiva
C71.9	Neoplasia maligna do encéfalo SOE
C72.0	Neoplasia maligna da medula espinal
C72.1	Neoplasia maligna da cauda eqüina
C72.2	Neoplasia maligna do nervo olfatório
C72.3	Neoplasia maligna do nervo óptico
C72.4	Neoplasia maligna do nervo acústico
C72.5	Neoplasia maligna de outros nervos SOE
C72.8	Neoplasia maligna do encéfalo e de outras partes do sistema nervoso central
C72.9	Neoplasia maligna do sistema nervoso central SOE
C75.1	Neoplasia maligna da glândula hipófise (pituitária)
C75.2	Neoplasia maligna do conduto craniofaríngeo
C75.3	Neoplasia maligna da glândula pineal

Diagnóstico

Meningioma
Astrocitoma
Astrocitoma anaplásico
Glioblastoma
Oligodendroglioma
Ganglioglioma
Ependimoma
Neurocitoma central
Astrocitoma pilocítico
Meduloblastoma
Glioma de tronco cerebral
Qualquer, se localização não-especificada
Qualquer, se envolver mais de um sítio
Astrocitoma, ependimoma
Ependimoma
Estesioneuroblastoma
Glioma óptico
Schwannoma vestibular
Schwannoma

PNET, linfoma de SNC

RESUMO DAS ALTERAÇÕES

- Os tumores do sistema nervoso central continuam não tendo classificação TNM.

INTRODUÇÃO

Os esforços para desenvolver um sistema de estadiamento baseado na classificação TNM para os tumores de sistema nervoso central (SNC) não tiveram sucesso. As edições prévias deste manual propuseram um sistema, que foi utilizado com pouca adesão e provou não ser um preditor de desfecho útil em ensaios clínicos para o manejo de pacientes com tumores primários do SNC. As razões para tanto são muitas e têm relação com o fato de que o tamanho é menos relevante que a histologia e a localização do tumor; portanto, a classificação T é menos pertinente do que a natureza biológica do próprio tecido tumoral. Como o cérebro e a medula espinal não possuem linfáticos, a classificação N não se aplica; a M não é pertinente para a maioria dos tumores que afeta o SNC, pois a maior parte dos pacientes não vive tempo suficiente para desenvolver doença metastática (exceto alguns tumores pediátricos, com tendência a se disseminar pelo liquor).

Vários estudos importantes foram realizados considerando os tumores que mais comumente afetam o cérebro e a medula espinal, sendo identificada uma variedade de fatores prognósticos. Infelizmente, tais fatores não preenchem com facilidade as categorias usuais do sistema de estadiamento TNM do AJCC.

Por essas razões, a CNS Tumor Task Force recomenda que não sejam realizados uma classificação formal nem um sistema de estadiamento no momento. Este capítulo, entretanto, tenta salientar o que se conhece a respeito de fatores prognósticos para tumores do SNC (Tabela 47.1).

FATORES PROGNÓSTICOS EM TUMORES DO SNC

Histologia tumoral. A histologia dos tumores que afetam o cérebro e a medula espinal é a variável prognóstica mais importante e, em vários casos, determina as modalidades de tratamento empregadas. O último sistema de

TABELA 47.1 Fatores prognósticos em tumores do SNC

Histologia
    Grau patológico e acurácia do diagnóstico
    Presença e extensão de necrose
    Presença de gemistócitos
    Fração proliferativa
    Presença de componente oligodendroglial
    Presença ou ausência de células em mitose

Idade do paciente

Condição neurológica funcional
    Escala de desempenho clínico de Karnofsky

Apresentação e duração dos sintomas antes do diagnóstico
    Apresentação com convulsões e longa duração são fatores prognósticos favoráveis

Localização do tumor
    Uni ou multifocal

Tumor primário ou recorrente

Extensão da ressecção
    Biópsia, subtotal, remoção radical

Disseminação metastática
    SNC ou extraneural

Padrões de contraste nos estudos de imagem

---

classificação da Organização Mundial de Saúde combinou a nomenclatura tumoral com um sistema de graduação associado, de forma a correlacionar diretamente o diagnóstico histológico com o grau histológico do tumor. Isso deve esclarecer algumas das inconsistências existentes no passado, quando sistemas de graduação diferentes entre si eram utilizados. As histologias mais comuns para tumores de cérebro e de medula espinal são mostradas na Tabela 47.2, junto com o grau do tumor para cada categoria diagnóstica distinta. *Nota*: O código para o grau histológico utilizado para fins de estadiamento *não é* o mesmo constante no CID-O morfológico.

Idade do paciente. Vários estudos retrospectivos de desfechos para o tratamento de tumores do SNC mostram que a idade do paciente no momento do diagnóstico é um dos mais fortes preditores de desfecho, fato esse que é verdadeiro para gliomas, que são os tumores primários mais comuns, e para a maioria dos demais tumores do SNC que atingem os adultos, incluindo a maior parte dos tumores metastáticos para o cérebro. No entanto, há alguns tumores da infância com prognóstico muito pobre, são de alto grau e progridem rapidamente para um desfecho fatal. Ademais, alguns tumores metastáticos, como o melanoma, ocorrem em pacientes jovens e também violam esse conceito geral do efeito da idade no prognóstico.

Extensão da ressecção do tumor. Em pacientes tratados cirurgicamente, a extensão da ressecção é, com frequência, diretamente correlacionada com o desfecho, embora constitua-se em um preditor bem mais fraco do que o tipo histológico ou a idade. A maioria dos estudos retrospectivos confirma que a extensão da ressecção correlaciona-se positivamente com a sobrevida. Por essa razão, é útil documentar se a ressecção do tumor foi "macroscopicamente total", "subtotal" ou "apenas biópsia" para determinar o tratamento e o prognóstico futuros. Qualquer sistema de estadiamento desenvolvido para tumores do SNC deve levar em consideração, de maneira sistemática e clara, a extensão de ressecção ou a presença de tumor residual.

Localização do tumor. Em decorrência das diferenças significativas de várias áreas do SNC, a localização de um determinado tumor afetando o cérebro pode ter grande impacto no desfecho funcional, na sobrevida e na natureza do tratamento. Os códigos de localização disponíveis para tumores do SNC no CID-O são em geral satisfatórios e oferecem a vantagem de consistência nos registros de pacientes com tais neoplasias.

Condição neurológica funcional. Outro importante fator prognóstico na maioria dos estudos retrospectivos de tumores do SNC é a condição neurológica funcional do paciente no momento do diagnóstico, que tradicionalmente tem sido estimada utilizando-se a escala de desempenho de Karnofsky, a qual é reprodutível, bem-conhecida pela maioria dos investigadores e comumente utilizada para estratificar indivíduos candidatos a participarem de ensaios clínicos para tratamento de tumores do SNC. O desfecho e o prognóstico dos pacientes correlacionam-se bem com a condição neurológica funcional, que deve estar bem-documentada no sistema de estadiamento. Outras medidas de desfecho, tanto cognitivas quanto funcionais, estão sendo cada vez mais utilizadas em estudos de tumores do SNC.

Disseminação metastática. É raro os tumores do SNC desenvolverem metástases extra-neurais, provavelmente devido a características biológicas inerentes a tais tipos de tumor e também porque o cérebro não possui um sistema de drenagem linfática bem-desenvolvido. Além disso, a maioria dos pacientes com tais tumores possui baixa expectativa de vida, o que limita a probabilidade de disseminação metastática. Alguns tumores disseminam-se pelo liquor, o que gera grande impacto na sobrevida; essa é a via de disseminação de certos tumores pediátricos, a maioria dos quais possui prognóstico ruim. Tal fenômeno, no entanto, é raramente visto em adultos com os tumores do SNC mais comuns. Os linfomas primários do SNC podem se disseminar ao longo no eixo cranioespinhal e, algumas vezes, exibir disseminação intra-ocular. Embora a presença de metástases seja de importância em algumas situações, seu impacto global no estadiamento é relativamente pequeno. A categoria M, no entanto, deve fazer parte de qualquer classificação e sistema de estadiamento que seja desenvolvido no futuro, além de di-

TABELA 47.2 Histologias para tumores do cérebro e da medula espinal: classificação da OMS para tumores do SNC

Tumores do tecido neuroepitelial

Tumores astrocíticos
Astrocitoma difuso	M9400/3[1]
Astrocitoma fibrilar	M9420/3
Astrocitoma protoplásmico	M9410/3
Astrocitoma gemistocítico	M9411/3
Astrocitoma anaplástico	M9401/3
Glioblastoma	M9440/3
Glioblastoma de células gigantes	M9441/3
Gliossarcoma	M9442/3
Astrocitoma pilocítico	M9421/3
Xantoastrocitoma pleomórfico	M9424/3
Astrocitoma subependimal de células gigantes	M9384/1

Tumores oligodendrogliais
Oligodendroglioma	M9450/3
Oligodendroglioma anaplásico	M9451/3

Gliomas mistos
Oligostrocitoma	M9382/3
Oligostrocitoma anaplásico	M9382/3

Tumores mais
Ependimoma	M9391/3
Celular	M9391/3
Papilar	M9393/1
De células claras	M9391/3
Tanicítico	M9391/3
Ependimoma anaplásico	M9392/3
Ependimoma mixopapilar	M9394/1
Subependimoma	M9383/1

Tumores do plexo coróide
Papiloma de plexo coróide	M9390/0
Carcinoma de plexo coróide	M9390/3

Tumores gliais de origem incerta
Astroblastoma	M9430/0
Gliomatose cerebral	M9381/3
Glioma coróide do terceiro ventrículo	M9444/1

Tumores neuronais e mistos neuronais-gliais
Gangliocitoma	M9492/0
Gangliocitoma displásico do cerebelo (Lhermitte-Duclos)	M9493/0
Ganglioglioma / astrocitoma desmoplásico infantil	M9412/1
Tumor neuroepitelial disembrioplásico	M9413/0
Ganglioglioma	M9505/1
Ganglioglioma anaplásico	M9505/3
Neurocitoma central	M9506/1
Liponeurocitoma cerebelar	M9506/1
Paraganglioma do filo terminal	M8680/1

Tumores neuroblásticos
Neuroblastoma olfatório (estesioneuroblastoma)	M9522/3
Neuroepitelioma olfatório	M9523/3
Neuroblastomas da glândula adrenal e do sistema nervoso simpático	M9500/3

Tumores do parênquima pineal
Pineocitoma	M9361/1
Pineoblastoma	M9362/3
Tumores do parênquima pineal com diferenciação intermediária	M9362/3

Tumores embrionários
Meduloepitelioma	M9501/3
Ependimoma anaplástico	M9392/3
Meduloblastoma	M9470/3
Meduloblastoma desmoplásico	M9471/3
Meduloblastoma de grandes células	M9474/3
Medulomioblastoma	M9472/3
Meduloblastoma melanótico	M9470/3
Primitivos supratentoriais	
Tumor neuroectodérmico primitivo (PNET)	M9473/3
Neuroblastoma	M9500/3
Ganglioneuroblastoma	M9490/3
Tumor teratóide / rabdóide atípico	M9508/3

Tumores dos nervos periféricos

Schwanoma (neurilemoma, neurinoma)
Celular	M9560/0
Plexiforme	M9560/0
Melanótico	M9560/0

Neurofibroma
Neurofibroma plexiforme	M9550/0

Perineurioma
Perineurioma intraneural	M9571/0
Perineurioma de tecidos moles	M9571/0

Tumor maligno da bainha do nervo periférico (TMBNP)
Epitelióide	M9540/3
TMBNP com diferenciação mesenquimal e/ou epitelial divergente	M9540/3
Melanótico	M9540/3
Melanótico psamomatoso	M9540/3

Tumores das meninges

Tumores das células meningoteliais
Meningioma	M9530/0
Meningotelial	M9531/0
Fibroso (fibroblástico)	M9532/0
Transicional (misto)	M9537/0
Psamomatoso	M9533/0
Angiomatoso	M9534/0
Microcístico	M9530/0
Secretor	M9530/0
Rico em linfoplasmácitos	M9530/0
Metaplásico	M9530/0
De células claras	M9538/1
Coróide	M9538/1
Atípico	M9539/1
Papilar	M9538/3
Rabdóide	M9538/3
Meningioma anaplásico	M9530/3

Tumores mesenquimais, não-meningoteliais
Lipoma	M8850/0
Angiolipoma	M8861/0
Hibernoma	M8880/0
Lipossarcoma (intracraniano)	M8850/3
Tumor fibroso solitário	M8815/3
Fibrossarcoma	M8810/3
Histiocitoma fibroso maligno	M8830/3
Leiomioma	M8890/0
Leiomiossarcoma	M8890/3
Rabdomioma	M8900/0
Rabdomiossarcoma	M8900/3
Condroma	M9220/0
Condrossarcoma	M9220/3
Osteoma	M9180/0
Osteossarcoma	M9180/3
Osteocondroma	M9210/0
Hemangioma	M9120/0
Hemangioendotelioma epitelióide	M9133/1
Hemangiopericitoma	M9150/1
Hemangiossarcoma	M9120/3
Sarcoma de Kaposi	M9140/3

Lesões melanocíticas primárias
Melanocitose difusa	M8728/0
Melanocitoma meníngeo	M8728/1
Melanoma maligno	M8720/3
Melanomatose meníngea	M8728/3

Tumores de histogênese incerta
Hemangioblastoma	M9161/1

Linfomas e neoplasias hematopoiéticas
Linfoma maligno SOE	M9590/3
Plasmocitoma	M9731/3
Sarcoma granulocítico	M9930/3

Tumores de células germinativas
Germinoma	M9064/3
Carcinoma embrionário SOE	M9070/3
Tumor de seio endodérmico (*yolk sac tumor*)	M9071/3
Coriocarcinoma	M9100/3
Teratoma	M9080/1
Maduro	M9080/0
Imaturo	M9080/3
Teratoma com transformação maligna	M9084/3
Tumor misto de células germinativas	M9085/3

Tumores da região selar
Craniofaringioma	M9350/1
Adamantinomatoso	M9351/1
Papilar	M9352/1
Tumor de células granulares	M9582/0

Tumores metastáticos

[1] ógico da Classificação Internacional de Doenças para Oncologia (CID-O) e da Systematized Nomenclature of Medicine (SNOMED); é dado o código /0 para tumores benignos, /1 para malignidade baixa, incerta ou limítrofe, /2 para lesões *in situ* e /3 para tumores malignos.
Fonte: P. Kleihues e W. Cavenee (Eds.), World Health Organization Classification of Tumors: Pathology and Genetics. *Tumors of The Nervous System.* (Lyon: International Agency for Research on Cancer, 2000.)

TABELA 47.3 Marcadores prognósticos biogenéticos (em investigação)
Índice de proliferação – Ki-67 (MIB-1), PCNA, expressão de bcl-2, expressão de ciclina-D1
Estudos de DNA – citometria de fluxo, índice de DNA, BrdULI, hibridização genômica comparativa
Ativação de oncogenes celulares – ras, N-myc, C-myc, pescadillo Inativação de genes supressores tumorais – p53, p16(CDKN2A), Rb, PTEN, DMBT1, MDM2, NF2
Perdas alélicas/perda da heterozigose (LOH) – cromossomos 10, 22q, 19q, q7p
Desreguladores de citoquinas – CDK4, EGFR, VEGF, PKC
Aberrações cromossômicas – cromossomos 1, 9, 10, 11, 17, 19 e 22
Outras observações moleculares – atividade da telomerase e expressão hTERT, metiltransferase DNA, *double minutes*, instabilidade AgNOR

ferenciar metástases extraneurais de metástases no interior do SNC e do liquor.

DADOS DE SOBREVIDA DOS TUMORES CEREBRAIS

Os dados para as estatísticas atuais de sobrevida para tumores cerebrais estão disponíveis a partir do programa SEER, uma categoria que inclui tumores cerebrais primários malignos (gliomas). Para esse grupo relativamente maldefinido de pacientes, há 17.200 novos casos estimados em 2001. A sobrevida em cinco anos é de 30% para adultos e de 64% para crianças.

Dados observacionais excelentes para gliomas malignos (glioblastomas e gliomas malignos – de Grau 3) são disponíveis a partir do Glioma Outcome Project, que avaliou 788 pacientes recrutados de 1997 a 2000. A sobrevida para o glioblastoma multiforme (GBM) foi de 50% em 10,6 meses e de 10% em 96 semanas. Para gliomas de Grau 3, a sobrevida em 96 semanas foi de 70%. Foram selecionadas para estudos clínicos aproximadamente 11% dos pacientes.

MARCADORES PROGNÓSTICOS BIOGENÉTICOS (EM INVESTIGAÇÃO)

O campo da neuropatologia molecular tem fornecido potenciais marcadores biogenéticos que poderão ser úteis no estadiamento dos tumores do SNC e na determinação de recomendações de tratamento. A descoberta do papel dos oncogenes e da perda de genes supressores tumorais na gênese de tumores do SNC deu um impulso nas atividades que poderão vir a fornecer marcadores biológicos úteis para tais tumores. A Tabela 47.3 mostra sucintamente alguns dos marcadores e das técnicas atuais, que estão em investigação.

BIBLIOGRAFIA

Aldape K, Simmons M, Davis RL, et al: Discrepancies in diagnoses of neuroepithelial neoplasms: the San Francisco Bay Area Gliomas Study. Cancer 88:2342-2349, 2000.

Anderson FA, et al: The Glioma Outcomes Project: a resource for measuring and improving glioma outcomes. Neurosurg Focus 4:1–5, 1998

Avgeropoulos NG, Batchelor TT: New treatment strategies for malignant gliomas. The Oncologist 4:209-224, 1999

Curran WJ, Scott CB, Horton J, et al: Recursive partitioning analysis of prognostic factors in three Radiation Therapy Oncology Group malignant glioma trials. J Natl Cancer Inst 85:704-710, 1993

Guthrie BL, Laws ER Jr: Prognostic factors in patients with brain tumors. In Morantz RA, Walsh JW (Eds.): Brain tumors. New York: Marcel Dekker; 799-808, 1994

Jelsma R, Bucy PC: Glioblastoma multiforme: its treatment and some factors affecting survival. Arch Neurol 20:161-171, 1969

Kaye AH, Laws ER Jr: Brain Tumors. 2nd edition, London: Churchill Livingstone, 2001

Kleihues P, Cavenee W (Eds.): World Health Organization classification of tumours: pathology and genetics. Tumours of the Nervous System. Lyon: International Agency for Research on Cancer, 2000

Salcman M: Survival in glioblastoma: historical perspective. Neurosurgery 7:435-439, 1980

Scanlon PW, Taylor WF: Radiotherapy of intracranial astrocytomas: analysis of 417 cases treated from 1960 through 1969. Neurosurgery 5:301-308, 1979

VandenBerg SR: Current diagnostic concepts of astrocytic tumors. J Neuropathol Exp Neurol 51:644-657, 1992

Parte XII

Neoplasias linfóides

48
Neoplasias linfóides

> **RESUMO DAS ALTERAÇÕES**
>
> - Os capítulos de linfoma de Hodgkin e de linfoma não-Hodgkin foram combinados em um capítulo intitulado "Neoplasias linfóides".

INTRODUÇÃO

As malignidades linfóides constituem um grupo diverso – e muitas vezes confuso – de doenças que derivam das células B, T e *natural killer* (NK), mas possuem uma grande variedade de apresentações, de curso clínico e de resposta terapêutica. A incidência de malignidades linfóides é significativa e está aumentando; os linfomas não-Hodgkin ocorrem em aproximadamente 55 mil novos indivíduos a cada ano e têm aumentado rapidamente em incidência ao longo de várias décadas. O linfoma de Hodgkin ocorre em aproximadamente 8 mil novas pessoas anualmente, nos Estados Unidos, e sua incidência parece ser estável. Cerca de 13 mil novos casos de mieloma múltiplo e até 15 mil novos casos de leucemias linfóides ocorrem por ano nos Estados Unidos.

PATOLOGIA

As neoplasias linfóides incluem a doença de Hodgkin (ou linfoma de Hodgkin) e as neoplasias de células B, T e NK (conhecidas em conjunto como linfomas não-Hodgkin – LNH – e leucemias linfóides). Tradicionalmente, as classificações têm distinguido "linfomas" (neoplasias que se apresentam tipicamente com massa tumoral óbvia ou massa de linfonodos ou sítios extranodais) de "leucemias" (neoplasias que tipicamente envolvem a medula óssea e o sangue periférico, sem massa tumoral). Hoje, no entanto, sabe-se que diversas neoplasias de células B e T/NK podem ter massa tumoral e células circulantes no mesmo paciente ou em indivíduos diferentes, o que torna artificial chamá-las de doenças distintas, quando, na verdade, são apenas fases diferenciadas da mesma doença. Por essa razão, optou-se por chamar tais doenças de neoplasias linfóides, em vez de linfomas ou leucemias, reservando essas duas últimas definições para as apresentações clínicas específicas. Na classificação atual das neoplasias linfóides, as doenças que tipicamente produzem massas tumorais são denominadas linfomas, as que tipicamente produzem apenas células circulantes no sangue periférico são chamadas de leucemias e as que cursam com ambas as fases são as leucemias/linfomas. Por fim, as neoplasias de células plasmáticas, incluindo mieloma múltiplo e plasmacitoma, não são tipicamente consideradas "linfomas", mas as células plasmáticas fazem parte da linhagem B e, portanto, tais tumores são neoplasias de células B, as quais, na atualidade, estão incluídas na classificação das neoplasias linfóides.

As neoplasias linfóides são malignidades das células linfóides, constituídas por linfoblastos, linfócitos, células centrofoliculares (centrócitos e centroblastos), imunoblastos e células plasmáticas. Tais células são responsáveis pela resposta imune às infecções, o que envolve o reconhecimento de moléculas estranhas pelos linfócitos, seguido de proliferação e diferenciação, para gerar tanto células citotóxicas específicas (células T ou NK) quanto anticorpos (células B e células plasmáticas). As células linfóides são normalmente encontradas em maior número nos linfonodos e em outros tecidos linfóides, como o anel de Waldeyer (que inclui as tonsilas palatinas e linguais e as adenóides), o timo, as placas de Peyer no intestino delgado, o baço e a medula óssea. Os linfócitos também circulam no sangue periférico e são encontrados em pequenos números em quase todos os órgãos do corpo, onde esperam por antígenos ou desenvolvem reações imunológicas. As neoplasias linfóides podem ocorrer em qualquer sítio normalmente visitado por linfócitos; como eles viajam pelos órgãos do corpo (em contraste com as células epiteliais, por exemplo), freqüentemente não é possível determinar o "sítio primário" de uma neoplasia linfóide ou utilizar um esquema de estadiamento desenvolvido para tumores epiteliais, como o sistema TNM.

Para fins de codificação e de estadiamento, os linfonodos, o anel de Waldeyer e o baço são considerados sítios *linfáticos* ou *nodais*. Os sítios *extralinfáticos* ou *extranodais* incluem a medula óssea, o trato gastrintestinal, a pele, os ossos, o sistema nervoso central, os pulmões, as gônadas, os anexos oculares (conjuntiva, glândulas lacrimais e tecidos moles da órbita), o fígado, os rins e o útero. O linfoma de Hodgkin raramente apresenta-se em sítios extranodais, mas cerca de 25% dos linfomas não-Hodgkin são extranodais na apresentação. A freqüência de apresentação extranodal varia significativamente entre diferentes linfomas, com alguns tipos sendo quase sempre extranodais (micose fungóide e linfomas MALT) e outros raramente possuindo essa apresentação, exceto por envolvimento da medula óssea (linfoma folicular, linfoma linfocítico de células B pequenas).

CLASSIFICAÇÃO DAS NEOPLASIAS LINFÓIDES

Inúmeros esquemas diferentes de classificação já foram propostos para as neoplasias linfóides, o que levou à confusão por parte de patologistas e oncologistas. Nos Estados Unidos, até recentemente, era utilizada uma classificação chamada de Working Formulation, cuja vantagem é de ser um esquema simples, com apenas 10 categorias, não havendo a necessidade de qualquer estudo especial, como imunofenotipagem ou estudos genéticos. Adicionalmente, fornece grupos clínicos simples para determinar a abordagem terapêutica (graus clínicos baixo, intermediário e alto). Desde a sua introdução, em 1982, foram realizados avanços na compreensão do sistema imune e das neoplasias linfóides, o que levou ao reconhecimento de diversas novas categorias de neoplasias linfóides e ao desenvolvimento de melhores métodos para o diagnóstico e a classificação – bem como para o tratamento – tornando a Working Formulation um sistema obsoleto. Em 1994, o International Lymphoma Study Group (ILSG) introduziu uma nova classificação, chamada Revised European-American Classification of Lymphoid Neoplasms (REAL), que incorporou morfologia, novas informações a respeito de imunofenotipagem e características genéticas e clínicas para definir mais de 25 diferentes categorias de neoplasias linfóides, incluindo o linfoma de Hodgkin. Mais recentemente, a Organização Mundial de Saúde decidiu atualizar a sua Classification of Disease of the Hematopoietic and Linphoid Systems e adotou a classificação REAL para as neoplasias linfóides (a classificação da OMS também inclui neoplasias mielóides e histiocíticas). A classificação REAL/OMS é atualmente o padrão para utilização em ensaios clínicos de linfomas (Tabela 48.1).

A classificação REAL/OMS é uma lista de diferentes entidades com características clínicas distintas, definidas por uma combinação de morfologia, imunofenótipo e características genéticas. A importância relativa de cada característica clínica varia entre as doenças e não há nenhuma que seja o padrão-ouro. A morfologia permanece a primeira e mais básica abordagem, sendo suficiente para o diagnóstico e para a classificação em vários casos típicos de linfoma. A imunofenotipagem e, em particular, os estudos moleculares genéticos não são necessários em todos os casos, mas são muito importantes em algumas

TABELA 48.1 Classificação da OMS para neoplasias linfóides

Neoplasias de células B

Neoplasias com precursor de células B
- Leucemia/linfoma linfoblástico com precursor de células B (leucemia linfoblástica aguda com precursor de células B)

Neoplasias de células B maduras (periféricas)
- Leucemia linfocítica crônica de células B / linfoma linfocítico de pequenas células
- Leucemia pró-mielocítica de células B
- Linfoma linfoplasmacítico
- Linfoma esplênico da zona marginal de células B (com ou sem linfócitos vilosos)
- Leucemia de células pilosas
- Mieloma de células plasmáticas / plasmacitoma
- Linfoma extranodal da zona marginal de células B tipo MALT
- Linfoma nodal da zona marginal de células B (com ou sem células B monocitóides)
- Linfoma folicular
- Linfoma de células do manto
- Linfoma difuso de grandes células
- Linfoma de Burkitt / leucemia de células de Burkitt

Neoplasias de células T e NK

Neoplasias com precursor de células T
- Leucemia/linfoma linfoblástico com precursor de células T (leucemia linfoblástica aguda com precursor de células T)

Neoplasias de células T maduras (periféricas)
- Leucemia pró-mielocítica de células T
- Leucemia linfocítica granular de células T
- Leucemia agressiva de células NK
- Leucemia / linfoma de células T do adulto (HTLV1 +)
- Linfoma extranodal de células T/NK, tipo nasal
- Linfoma de células T tipo enteropatia
- Linfoma de células T hepatoesplênico γδ
- Linfoma de células T subcutâneo tipo paniculite
- Micose fungóide / Síndrome de Sèzary
- Linfoma anaplásico de grandes células, de células T/nulas, tipo cutâneo primário
- Linfoma periférico de células T, sem outra caracterização
- Linfoma de células T angioimunoblástico
- Linfoma anaplásico de grandes células, de células T/nulas, tipo sistêmico primário

doenças, além de serem úteis em casos difíceis e de melhorarem a reprodutibilidade interobservador. Conforme mencionado, a classificação inclui todas as neoplasias linfóides: os linfomas de Hodgkin, os linfomas não-Hodgkin, as leucemias linfóides e as neoplasias de células plasmáticas. Tanto os linfomas quanto as leucemias linfóides são incluídos porque fases sólidas e circulantes estão presentes em várias neoplasias linfóides, e diferenciar tais entidades pode ser artificial. Assim, a leucemia linfocítica crônica de células B e o linfoma linfocítico de pequenas células B constituem-se apenas em manifestações diferentes da mesma neoplasia, da mesma forma que os linfomas linfoblásticos e as leucemias linfoblásticas agudas. Além disso, o linfoma de Hodgkin e o mieloma de células plasmáticas são hoje reconhecidos como neoplasias linfóides de linhagem B e, assim, pertencem à tal classificação.

Categorias principais do linfoma de Hodgkin

Linfoma de Hodgkin nodular com predominância linfocitária (LHPL)
Linfoma de Hodgkin clássico (LHC)
Linfoma de Hodgkin tipo esclerose nodular (EN)
Linfoma de Hodgkin tipo celularidade mista (CM)
Linfoma de Hodgkin clássico com predominância linfocitária (PL)
Linfoma de Hodgkin com depleção linfocitária (DL)

Neoplasias de células T. As neoplasias de células T, outras que não leucemia/linfoma linfoblástico com precursor de células T e micose fungóide, são incomuns nos Estados Unidos e na Europa, correspondendo a 10 a 15% de todos os linfomas não-Hodgkin (Tabela 48.1).

LINFOMAS NÃO HODGKIN

Todos os pacientes recentemente diagnosticados com linfomas não-Hodgkin devem ter a extensão anatômica da doença formalmente documentada antes da intervenção terapêutica. Os pacientes com doença recorrente não devem ter o estadiamento clínico registrado novamente no momento da recidiva, embora seja recomendado registrar a extensão anatômica da doença recorrente. A classificação de retratamento (ver a seção "Regras gerais do sistema TNM"), utilizando o estádio "r", pode ser utilizada para esse propósito. No entanto, o estádio clínico no momento do diagnóstico não deve ser confundido com o estádio "r".

A classificação de estadiamento anatômico atual para linfomas não-Hodgkin, conhecida como classificação de Ann Arbor, foi originalmente desenvolvida para os linfomas de Hodgkin. O padrão de doença desses dois tipos de linfoma difere consideravelmente e, como conseqüência, são encontradas dificuldades significativas quando a classificação de Ann Arbor é aplicada aos linfomas não-Hodgkin. No entanto, tal classificação vem sendo utilizada para ambos os tipos de linfoma há mais de 30 anos e foi aceita como a melhor maneira de descrever a extensão anatômica da doença. O AJCC e a UICC adotaram a classificação de Ann Arbor como o sistema oficial para classificar a extensão anatômica da doença em linfomas de Hodgkin e linfomas não-Hodgkin.

ESTADIAMENTO

Estádio I: Envolvimento de uma única região de linfonodos (I); ou envolvimento localizado de um único órgão ou sítio extralinfático (IE) (raro em linfomas de Hodgkin).

Estádio II: Envolvimento de duas ou mais regiões de linfonodos do mesmo lado do diafragma (II); ou envolvimento localizado de um único órgão ou sítio extralinfático em associação com envolvimento de linfonodo regional, com ou sem envolvimento de outras regiões de linfonodos do mesmo lado do diafragma (IIE). O número de regiões envolvidas pode ser indicado por um número subscrito, por exemplo, II_3.

Estádio III: Envolvimento de regiões de linfonodos dos dois lados do diafragma (III), que também pode se acompanhar de extensão extralinfática em associação com envolvimento de linfonodo adjacente (IIIE) ou de envolvimento do baço (IIIs), ou ambos (IIIE,S).

Estádio IV: Envolvimento disseminado ou difuso de um ou de mais órgãos extralinfáticos, com ou sem envolvimento associado de linfonodo; ou envolvimento isolado de órgão extralinfático na ausência de envolvimento de linfonodo regional adjacente, mas em conjunto com doença em sítio(s) distante(s). Qualquer envolvimento do fígado ou da medula óssea, ou envolvimento nodular dos pulmões. A doença estádio IV é identificada também por meio da especificação do sítio, encontrada nas notas listadas à página 412.

Embora a extensão anatômica da doença seja um fator prognóstico no linfoma não-Hodgkin, os fatores que formam o International Prognostic Index (IPI) para linfomas não-Hodgkin (Tabela 48.4) devem ser utilizados, em conjunto com o subtipo histológico do linfoma, para decisões de tratamento. Os fatores adicionais que têm sido relatados como contribuintes de alterações no prognóstico são a doença *bulky*, a beta-2-microglobulina e a fração de fase S.

ANATOMIA

O sistema de estadiamento de Ann Arbor é descrito na seção de linfoma de Hodgkin. Foi proposto que, para linfomas não-Hodgkin, a designação "E" indique a presença de linfoma em sítios extranodais e a ausência dessa designação indique linfomas presentes em linfonodos.

Estadiamento clínico. O estadiamento clínico inclui registro cuidadoso da história clínica e do exame físico, exames de imagem do tórax, do abdome e da pelve, bioquímica sangüínea, contagens hematológicas completas e biópsia de medula óssea (Tabela 48.2).

A investigação básica de estadiamento no linfoma não-Hodgkin inclui exame físico completo, contagem hematológica completa, LDH, provas de função hepática, radiografia de tórax, TC de abdome e de pelve e biópsia de medula óssea. Em pacientes com linfoma extranodal,

TABELA 48.2 Recomendação para a avaliação diagnóstica de pacientes com linfoma

A. Procedimentos mandatórios
  1. Biópsia, com interpretação por patologista qualificado
  2. História, com especial atenção à presença e duração de febre, sudorese noturna e emagrecimento inexplicado de 10% ou mais do peso corporal nos últimos seis meses
  3. Exame físico
  4. Exames laboratoriais:
      a) Contagem hematológica completa e contagem de plaquetas
      b) Velocidade de eritrossedimentação (VSG)
      c) Provas de função hepática
  5. Exames radiológicos:
      a) Radiografia de tórax
      b) TC de tórax, abdômen e pelve
      c) Cintilografia com gálio
  6. Biópsia de medula óssea
B. Procedimentos individualizados
  1. Laparotomia e esplenectomia (se influenciarem decisões terapêuticas)
  2. Biópsia hepática por agulha, se houver forte suspeita de envolvimento hepático
  3. Cintilografia óssea com radioisótopos, em pacientes selecionados com dor óssea
  4. TC de cabeça e pescoço em apresentações extranodais ou nodais, para definir a extensão da doença
  5. Gastroscopia e/ou séries gastrintestinais (GI) em pacientes com apresentação GI
  6. RNM de coluna em pacientes com suspeita de envolvimento
  7. Citologia do liquor em pacientes com estádio IV e envolvimento de medula óssea ou de testículo ou envolvimento paramenígeo

é necessário exame de imagem da área envolvida, com TC ou RNM, para definir a extensão local da doença. Em pacientes com alto risco de envolvimento oculto do SNC, deve-se realizar citologia do liquor. A cintilografia com gálio é comumente utilizada para determinar a extensão da doença e a avidez por gálio. Também podem ser realizadas biópsias de quaisquer lesões suspeitas como parte do estadiamento clínico inicial, em especial se puderem alterá-lo. A biópsia de medula óssea faz parte da avaliação clínica-padrão; a biópsia hepática, no entanto, só é necessária se houver alteração nas provas de função hepática na presença de doença aparentemente limitada.

Estadiamento patológico. O termo *estadiamento patológico* é reservado para indivíduos que serão submetidos à laparotomia de estadiamento, com objetivo de avaliar a presença de doença abdominal ou de definir a extensão microscópica da doença no interior do abdome. A laparotomia de estadiamento e o estadiamento patológico não são mais considerados procedimentos úteis.

Definição das regiões de linfonodos. A classificação para linfomas não-Hodgkin emprega o termo *região de linfonodos*, que foi definido em 1965, no simpósio de Rye, e tem sido utilizado na classificação de Ann Arbor.

As regiões não se baseiam em princípios fisiológicos, tendo sido definidas por convenção. A classificação atualmente aceita é a seguinte: linfonodos cervicais direitos e esquerdos (incluindo cervicais, supraclaviculares, occipitais e pré-auriculares), axilares direitos e esquerdos, infraclaviculares direitos e esquerdos, mediastinais, hilares, para-aórticos, mesentéricos, pélvicos direitos e esquerdos e inguinofemorais direitos e esquerdos. Adicionalmente a tais regiões, o linfoma não-Hodgkin também pode envolver linfonodos epitrocleares, poplíteos, mamários internos, occipitais, submentonianos e várias outras áreas de linfonodos pequenos.

Definição de envolvimento extranodal. Os linfomas que se apresentam em sítios extranodais devem ser estadiados utilizando-se o sufixo "E". Por exemplo, um linfoma que se apresenta na glândula tireóide com envolvimento de linfonodos cervicais deve ser estadiado como IIE; um linfoma apenas em linfonodos cervicais é estádio I. Freqüentemente, há associação de extenso envolvimento de linfonodos com extensão extranodal da doença, que pode invadir diretamente outros órgãos. Tal extensão pode ser descrita com o sufixo "E", mas não deve ser registrada como estádio IV. Por exemplo, a presença de comprometimento de linfonodos mediastinais com extensão pulmonar deve ser classificada como estádio IIE. O linfoma primário de pulmão com acometimento de linfonodos hilares e mediastinais também deve ser classificado com IIE.

Por convenção, qualquer envolvimento de medula óssea, de fígado, de pleura ou de liquor deve ser classificado como estádio IV.

A micose fungóide é um linfoma cutâneo primário de células T que possui seu próprio sistema de estadiamento. A classificação TNM para essa doença vem sendo utilizada e deve ser mantida (Tabela 48.3).

CRITÉRIOS ANATÔMICOS PARA O ESTADIAMENTO

Estadiamento clínico. O *envolvimento de linfonodos* é mostrado por (a) aumento clínico de linfonodos quando outra patologia alternativa foi descartada (linfonodos suspeitos devem ser sempre biopsiados se as decisões de tratamento basearem-se no seu envolvimento) e (b) aumento de linfonodos em radiografia simples, TC ou linfangiografia. Os linfonodos maiores que 1,5 cm são considerados anormais.

O *envolvimento do baço* é demonstrado apenas por esplenomegalia palpável inequivocamente, por esplenomegalia palpável equivocadamente com confirmação radiológica (ultra-som ou TC) ou por aumento do baço ou múltiplos defeitos focais que não são nem císticos nem vasculares (aumento radiológico isoladamente é inadequado para o diagnóstico).

TABELA 48.3 Classificação TNM (B) para a micose fungóide

T1	Placa limitada	(<10% de envolvimento da superfície da pele)
T2	Placa generalizada	(≥10% de envolvimento da superfície da pele)
T3	Tumores cutâneos	(um ou mais)
T4	Eritrodermia generalizada	(com ou sem placas ou tumores)

N0	Linfonodos sem envolvimento clínico
N1	Linfonodos aumentados clinicamente, mas sem envolvimento histológico
N2	Linfonodos sem aumento clínico, mas envolvidos histologicamente
N3	Linfonodos aumentados clinicamente e envolvidos histologicamente

M0	Sem doença visceral
M1	Doença visceral presente

B0	Sem células atípicas circulantes (<1.000 células de Sezary [CD4 + CD7]/mL)
B1	Células atípicas circulantes (≥1.000 células de Sezary [CD4 + CD7]/mL)

Classificação em estádios para a micose fungóide

IA	T1	N0	M0
IB	T2	N0	M0
IIA	T1-2	N1	M0
IIB	T3	N0-1	M0
IIIA	T4	N0	M0
IIIB	T4	N1	M0
IVA	T1-4	N2-3	M0
IVB	T1-4	N0-3	M1

O *envolvimento hepático* é mostrado por múltiplos defeitos multifocais que não são nem císticos nem vasculares. O aumento clínico apenas, com ou sem anormalidades nas provas de função hepática, é inadequado para estabelecer o diagnóstico. Uma biópsia do fígado pode ser útil para confirmar a presença de envolvimento hepático em pacientes com alteração nas provas de função hepática ou quando a avaliação por imagem não é inequívoca.

O *envolvimento pulmonar* é demonstrado pela evidência radiológica de envolvimento parenquimatoso na ausência de outras causas prováveis, em especial a infecção. Pode ser realizada biópsia pulmonar para esclarecer casos em que não se tem a certeza do comprometimento pulmonar.

O *envolvimento ósseo* é demonstrado utilizando-se estudos de imagem apropriados.

O *envolvimento do SNC* é demonstrado por (a) depósitos espinais intradurais ou na medula espinal, ou por envolvimento meníngeo, que pode ser diagnosticado com base na história clínica e nos achados da radiografia simples, do exame do liquor, da mielografia, da TC e/ou da RNM (depósitos extradurais espinais devem ser avaliados com cuidado, pois podem ser o resultado de doença em tecidos moles que represente extensão a partir de metástases ósseas ou de doença disseminada) e (b) envolvimento intracraniano, que pode, raramente, ser diagnosticado na apresentação.

O *envolvimento da medula óssea* é avaliado por aspiração e biópsia de medula óssea.

Índice Prognóstico Internacional (IPI). O International Non-Hodgkin Lymphoma Prognostic Factors Project utilizou fatores prognósticos pré-tratamento de uma amostra de milhares de pacientes com linfomas agressivos, tratados com quimioterapia combinada à base de doxorrubicina, para desenvolver um modelo preditivo de desfecho para linfomas não-Hodgkin agressivos. Com base nesses fatores, identificados em análise multivariada, foi proposto o International Prognostic Index (Tabela 48.4). Cinco características pré-tratamento foram demonstradas como fatores estatisticamente significativos e independentes: idade, em anos (60 *versus* > 60); estádio tumoral I ou II (localizado) *versus* III ou IV (avançado); número de sítios extranodais de envolvimento (1 *versus* >1); desempenho clínico do paciente (0 ou 1 *versus* ≥ 2); e LDH sérica (normal *versus* alterada). Com a utilização destes cinco fatores de risco pré-tratamento, os pacientes puderam ser agrupados em um de quatro grupos de risco, com base

TABELA 48.4 Fatores de risco no Índice Prognóstico Internacional

Idade ≥ 60 anos
Estádio Ann Arbor III e IV
LDH elevado
Desempenho clínico reduzido (ECOG ≥ 2)
> 1 sítio extranodal de doença

SG: Sobrevida global
FFS: Sobrevida livre de recidiva
IPI: Índice Prognóstico Internacional

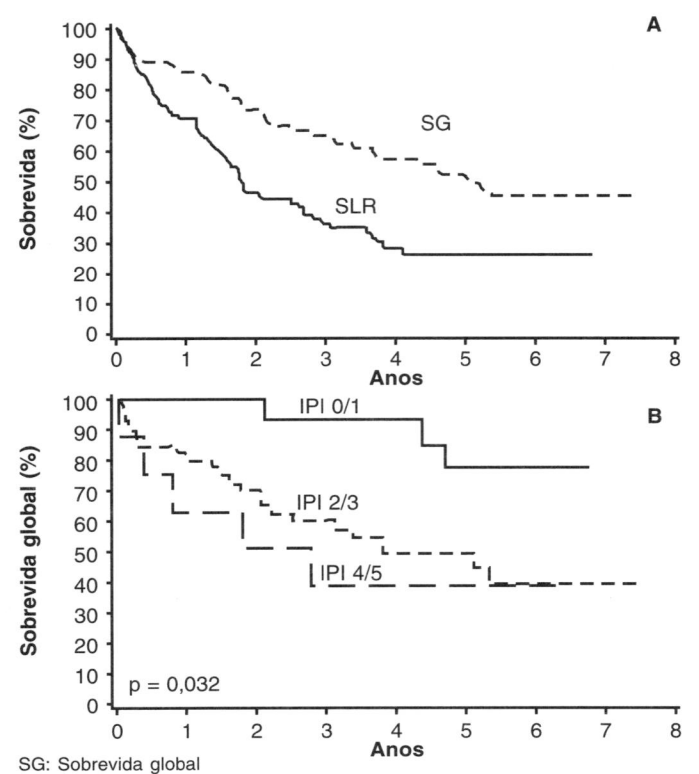

FIGURA 48.1 Leucemia linfocítica crônica de células B / linfoma linfocítico de pequenas células.

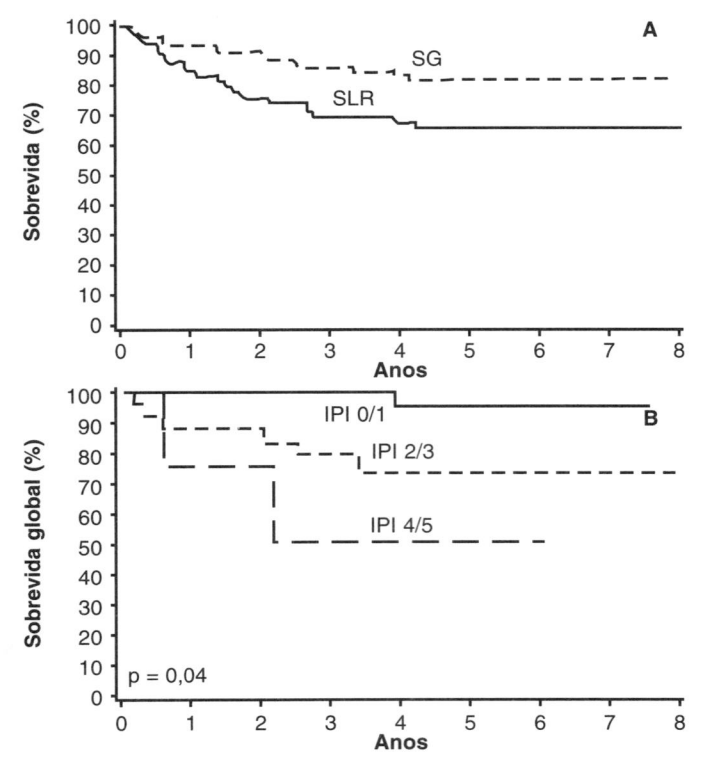

FIGURA 48.2 Linfoma extranodal da zona marginal de células B tipo de tecidos linfóides associados à mucosa (MALT).

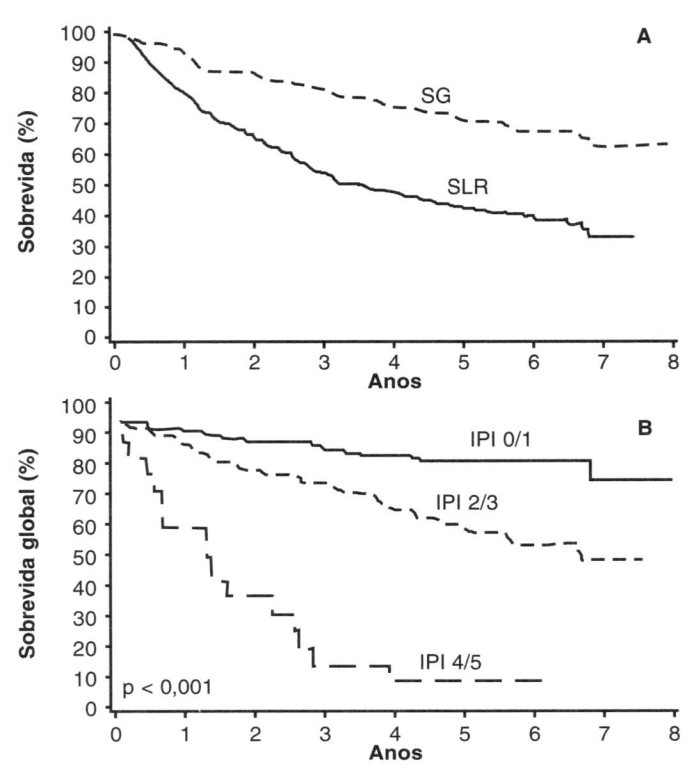

FIGURA 48.3 Linfoma folicular.

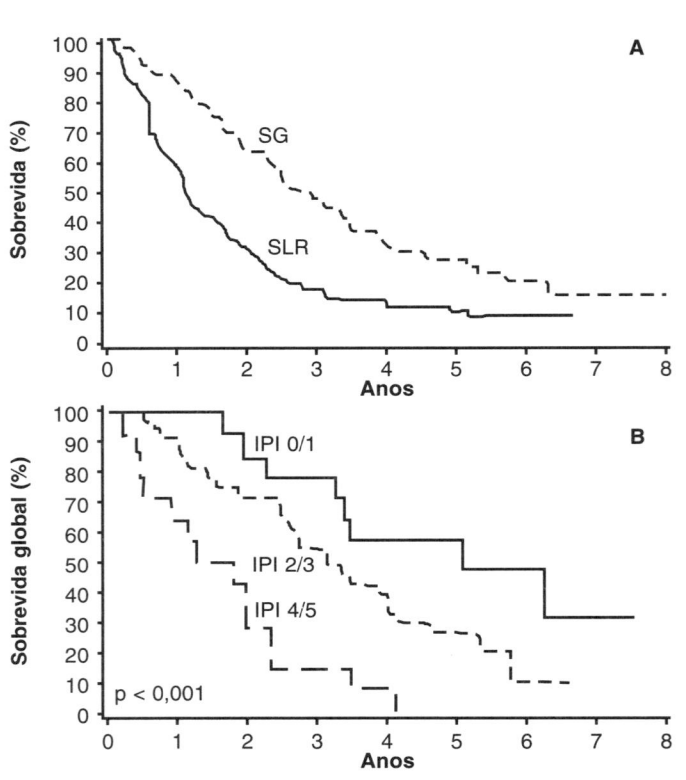

FIGURA 48.4 Linfoma de células do manto.

FIGURA 48.5 Linfoma difuso de grandes células.

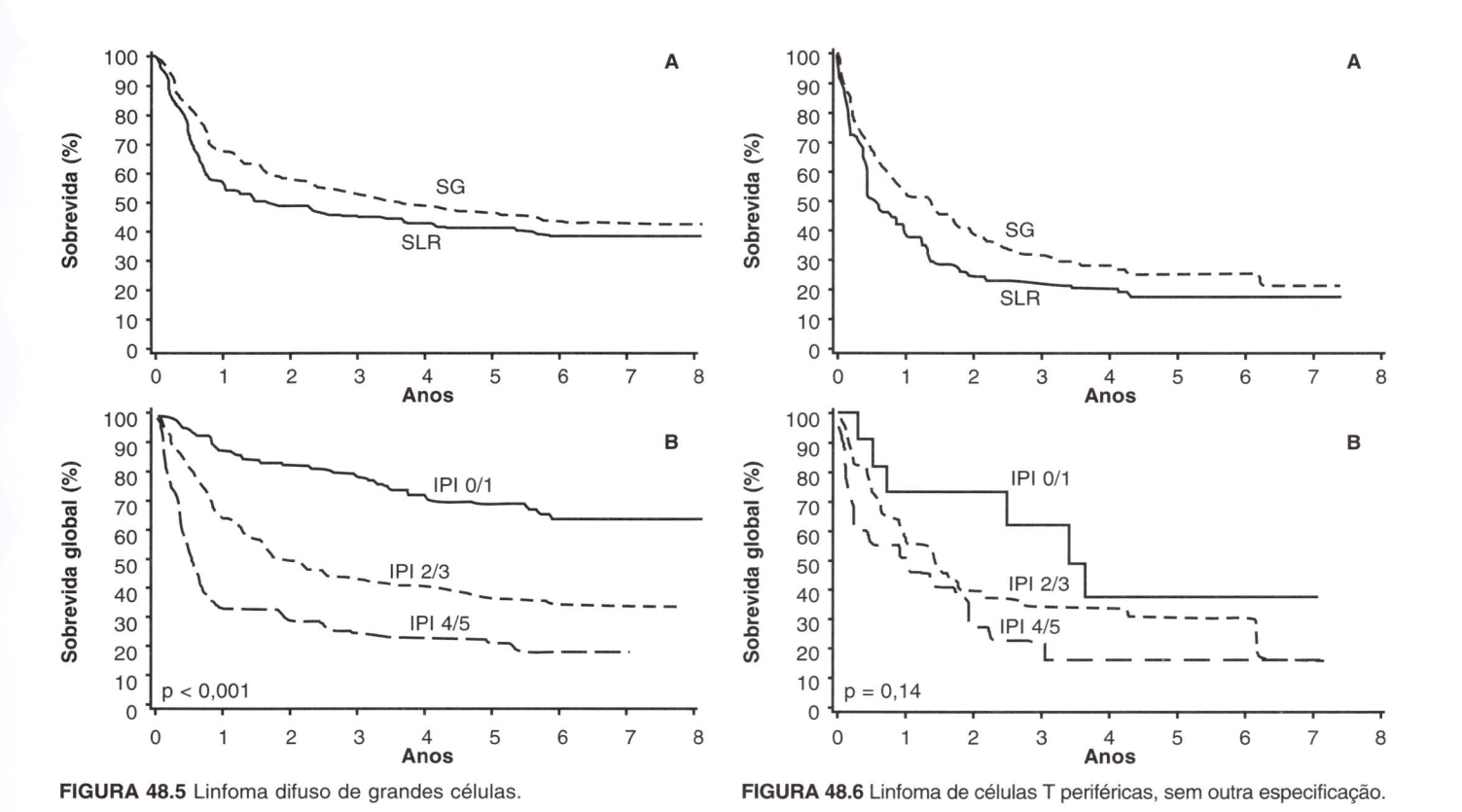

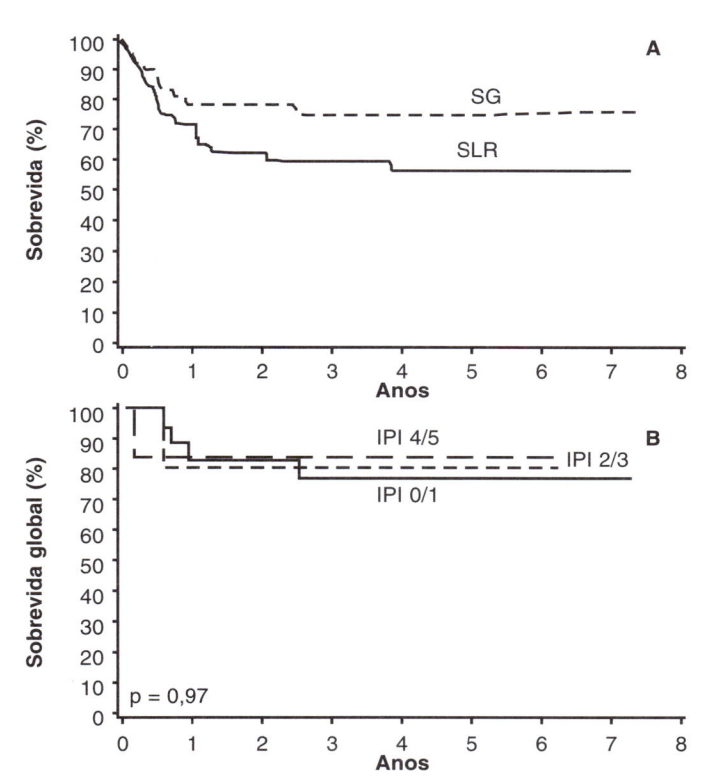

FIGURA 48.6 Linfoma de células T periféricas, sem outra especificação.

FIGURA 48.7 Linfoma de células T anaplásico, primariamente sistêmico.

no número de fatores de risco presentes: grupos de risco baixo (0 ou 1), intermediário (2), intermediário alto (3) e alto (4 ou 5). Quando os pacientes foram analisados de acordo com os fatores de risco, encontraram-se desfechos diferentes em relação à resposta completa (RC), sobrevida livre de recidiva (SLR) e sobrevida global (SG) (Figuras 48.1 a 48.7). Os desfechos indicaram que os pacientes de baixo risco tiveram 87% de taxa de RC e taxa de SG de 73% em cinco anos, em contraste a 44% de RC e 26% de sobrevida em cinco anos para os pacientes do grupo de alto risco. Um padrão semelhante de diminuição da sobrevida com a presença de fatores de risco foi observado quando se analisaram apenas pacientes jovens. O IPI foi útil em linfomas indolentes e sua validade também se confirmou na população de pacientes com linfomas de células T.

DOENÇA DE HODGKIN

Um sistema de classificação TNM para a doença de Hodgkin não é prático; como a doença surge em linfonodos e, usualmente, dissemina-se de maneira contígua para outros linfonodos, assim como, por último, para as vísceras ou para a medula óssea, as classificações T e N não se aplicam. Por outro lado, a classificação de Ann Arbor tem sido útil, com poucas modificações tendo sido realizadas desde sua introdução, em 1971. Duas grandes inovações dessa classificação foram o conceito de doença extralinfática localizada (a designação "E") e a incorporação do estadiamento patológico, bem como do clínico, na designação final do estadiamento. A designação "E" permanece sendo um importante conceito, embora não seja possível uma definição precisa. O estadiamento cirúrgico (laparotomia) é utilizado apenas raramente na doença de Hodgkin, nos dias atuais, portanto, não existe mais a distinção entre estadiamento clínico *versus* patológico. Por outro lado, há ampla aceitação do conceito de doença *bulky* (volumosa), em especial quando se aplica à extensão da doença no mediastino, pois afeta o prognóstico e a decisão terapêutica.

ESTADIAMENTO

O estadiamento é baseado no resultado de múltiplas avaliações clínicas, incluindo história, exame físico, análise sangüínea, exames de imagem, relato da biópsia inicial e outras biópsias indicadas.

A lesão "E". O sistema de Ann Arbor define o "E" como extralinfático. As doenças em sítios como anel de Weldeyer, timo e baço, embora extranodais, não são extralinfáticas e, assim, não são consideradas lesões "E". No entanto, a distinção entre certas apresentações de doença extralinfática *versus* doença em estádio IV não é explícita no sistema Ann Arbor. Para propostas de revisão do sistema do AJCC, uma lesão "E" é definida como doença que envolve sítios extralinfáticos adjacentes àquele do envolvimento linfático, mas na qual a extensão direta não é necessariamente demonstrável.

Os exemplos de lesões "E" incluem extensão para o interior do parênquima pulmonar a partir de linfonodos pulmonares adjacentes hilares ou mediastinais; extensão para a parede torácica anterior e para o pericárdio a partir de massa mediastinal volumosa (duas áreas de envolvimento extralinfático); envolvimento do osso ilíaco na presença de envolvimento de linfonodos ilíacos adjacentes; envolvimento de corpo vertebral lombar em conjunto com envolvimento de linfonodos para-aórticos; envolvimento da pleura como extensão de envolvimento de linfonodos mamários internos adjacentes e envolvimento da tireóide com envolvimento de linfonodos cervicais adjacentes. Um derrame pleural ou pericárdico com citologia negativa (ou desconhecida) não é uma lesão "E".

Envolvimento de linfonodos. Para propostas de estadiamento, o envolvimento de linfonodos inclui doença afetando qualquer uma das regiões maiores de linfonodos, baseando-se em exame físico, exames de imagem e biópsia.

Uma modificação do sistema de Ann Arbor inclui a região "infraclavicular" como parte da axila, pois as referências anatômicas que separam as duas regiões são de difícil definição. Outras estruturas linfáticas incluem baço, apêndice, placas de Peyer, anel de Weldeyer (tecidos linfáticos das amígdalas, orofaringe e nasofaringe) e timo.

Envolvimento esplênico. O envolvimento do baço é designado pela letra "S" e aceito se houver evidência, nos exames de imagem, de um ou mais nódulos no baço, de qualquer tamanho, ou se houver documentação histológica por biópsia ou por esplenectomia. O aumento do baço isoladamente (evidenciado no exame físico ou nos exames de imagem) é insuficiente para estabelecer o diagnóstico de envolvimento esplênico.

Envolvimento hepático. O envolvimento do fígado é designado pela letra H e aceito se houver evidência, nos exames de imagem, de um ou mais nódulos no baço, de qualquer tamanho, ou se existir documentação histológica por biópsia. O aumento do baço isoladamente (evidenciado no exame físico ou nos exames de imagem) é insuficiente para estabelecer o diagnóstico de envolvimento hepático. Essa condição é sempre considerada como doença extralinfática difusa (estádio IV).

Envolvimento da medula óssea. A suspeita de envolvimento da medula óssea, designada pela letra M, deve ser documentada por biópsia de uma área óssea não-envolvida clínica ou radiologicamente. Tal condição é sempre considerada como doença extralinfática difusa (estádio IV).

Envolvimento pulmonar. O envolvimento pulmonar (um ou mais lobos) que representa extensão a partir de linfonodos hilares ou mediastinais é considerado extensão extralinfática (lesão E). A doença nodular pulmonar (qualquer número de nódulos) é considerada doença extralinfática difusa (estádio IV). O envolvimento pulmonar é designado pela letra L.

Informação detalhada do sítio. Detalhes de sítios específicos envolvidos são designados por letras subscritas. Quando os sítios envolvidos forem documentados por biópsia, um sinal de (+) é adicionado após a letra subscrita. Se uma biópsia for realizada mas o tecido/órgão não estiver envolvido, um sinal de (-) é adicionado seguindo a letra subscrita. Se um tecido/órgão é envolvido clinicamente, mas uma biópsia não for realizada, nem o sinal de (+) nem o de (-) devem ser adicionados.

Baço	S
Pulmão	L
Medula óssea	M
Fígado	H
Pericárdio	Pcard
Pleura	P
Anel de Weldeyer	W
Osso	O
Trato gastrintestinal	GI
Pele	D
Tecidos moles	Softis
Tireóide	Thy

Estádios

Estádio I: Envolvimento de uma única região de linfonodos (I); ou envolvimento localizado de um único órgão ou sítio extralinfático na ausência de envolvimento de linfonodos (IE) – isso ocorre raramente no linfoma de Hodgkin.

Estádio II: Envolvimento de duas ou mais regiões de linfonodos no mesmo lado do diafragma (II); ou envolvimento localizado de um único órgão ou sítio extralinfático em associação com o envolvimento de linfonodos, com ou sem envolvimento de outras regiões de linfonodos no mesmo lado do diafragma (IIE). O número de regiões envolvidas pode ser indicado por um subscrito, como, por exemplo, II_3.

Estádio III: Envolvimento de regiões de linfonodos dos dois lados do diafragma (III), que também pode ser acompanhada por extensão extralinfática em associação com envolvimento de linfonodos adjacentes (IIIE) ou envolvimento do baço (IIIS) ou de ambos (IIIE,S).

Estádio IV: Envolvimento difuso ou disseminado de um ou mais órgãos extralinfáticos, com ou sem envolvimento associado de linfonodos; ou envolvimento isolado de órgãos extralinfáticos na ausência de envolvimento de linfonodos regionais adjacentes, mas associado à doença em sítios distantes; ou qualquer envolvimento do fígado ou da medula óssea, ou envolvimento nodular dos pulmões. A localização de doença estádio IV é identificada pela especificação do sítio de acordo com as citações já listadas.

Doença mediastinal *bulky*. A extensão da doença mediastinal é definida pela taxa entre a largura máxima da massa mediastinal em uma radiografia simples póstero-anterior de tórax e o diâmetro intratorácico máximo na mesma radiografia. Uma taxa maior ou igual a um terço define uma massa mediastinal volumosa (*bulky*), que é designada pela letra X subescrita. A presença de doença *bulky* em outros locais que não o mediastino não é identificada.

Classificações A e B (sintomas). Cada estádio deve ser classificado como A ou B, de acordo com a presença ou a ausência de sintomas constitucionais definidos, que são:
1. *Febre* inexplicada com temperaturas acima de 38°C.
2. *Sudorese noturna* que necessita da troca das roupas de cama.
3. *Perda de peso* inexplicada acima de 10% do peso corporal usual nos seis meses prévios ao diagnóstico.

Nota: O prurido isoladamente não é um sintoma B, da mesma forma que intolerância ao álcool, fadiga ou doença febril de curta duração associada à suspeita de infecção.

Exemplos. O envolvimento do mediastino e das regiões supraclaviculares bilateralmente, apenas; a taxa da massa mediastinal é 0,25; há perda de peso de 7 Kg (peso usual de 70 Kg): estádio II_3B_M.

O envolvimento do mediastino e das regiões supraclaviculares bilateralmente; a taxa massa mediastinal é 0,4; há extensão clínica da doença para a parede torácica anterior e para o pericárdio; não há sintomas constitucionais: estádio $II_{3XE}A_{Pcard,softis}$.

O envolvimento da amígdala direita e dos linfodos cervicais/supraclaviculares direitos; não há sintomas constitucionais: estádio II_2A.

O envolvimento dos linfonodos cervicais/supraclaviculares direitos, linfonodos para-aórticos e baço; febre inexplicada de 39°C; biópsia de medula óssea com envolvimento: estádio IV_3B_{M+}.

O envolvimento dos linfonodos supraclaviculares direitos, mediastino (taxa = 0,30) e linfonodos hilares direitos, com extensão para o parênquima pulmonar do pulmão direito; a ausência de sintomas constitucionais ou de envolvimento da medula óssea: estádio $II_{3E}A_{L,M-}$.

O envolvimento dos linfonodos supraclaviculares direitos, mediastino (taxa = 0,30) e linfonodos hilares direitos, com um nódulo pulmonar no lobo médio; ausência de sintomas constitucionais ou de envolvimento da medula óssea: estádio IV$_3$A$_{L,M-}$

O envolvimento dos linfonodos supraclaviculares direitos, mediastino (taxa = 0,42) e baço; ausência de sintomas constitucionais ou de envolvimento da medula óssea: estádio III$_{3X}$A$_{S,M-}$

MIELOMA MÚLTIPLO

O mieloma múltiplo é uma doença caracterizada pela proliferação de um único clone de células plasmáticas derivadas das células B. Esse clone de células cresce na medula óssea e freqüentemente invade o osso adjacente, provocando destruição óssea que resulta em dor e fraturas. Outros achados clínicos comuns são anemia, hipercalcemia e insuficiência renal. Podem ocorrer infecções bacterianas recorrentes e sangramento, mas síndrome de hiperviscosidade é rara. O clone de células plasmáticas produz proteína monoclonal (proteína M) IgG ou IgM e, raramente, IgD, IgE ou proteínas de cadeias leves (kappa ou lambda ou proteína de Bence-Jones). O diagnóstico depende da identificação de células plasmáticas monoclonais na medula óssea, proteína M no sangue ou na urina, lesões osteolíticas e um quadro clínico consistente com mieloma múltiplo.

REGRAS PARA A CLASSIFICAÇÃO

Diagnóstico. Os critérios mínimos para o diagnóstico do mieloma múltiplo incluem uma medula óssea com > 10% de células plasmáticas ou um plasmacitoma e no mínimo um dos seguintes: (1) proteína M sérica (geralmente, > 3g/dL), (2) proteína M na urina ou (3) lesões ósseas líticas. Além disso, o paciente deve possuir as características clínicas usuais do mieloma múltiplo. No diagnóstico diferencial, deve ser excluído carcinoma metastático, linfoma, leucemia e doenças do tecido conjuntivo. Adicionalmente, a gamopatia monoclonal de significado indeterminado (MGUS) e o mieloma múltiplo indolente (SMM) também devem ser excluídos. A MGUS é caracterizada pela ausência de sintomas, presença de proteína M < 3 g/dL, menos de 10% de plasmócitos na medula óssea e ausência de anemia, lesões líticas, hipercalcemia ou insuficiência renal. O SMM é caracterizado por proteína M > 3 g/dL e > 10% de plasmócitos na medula óssea, na ausência de anemia, lesões líticas ou hipercalcemia. O índice de proliferação de células plasmáticas (PCLI) é útil na diferenciação de MGUS e SMM e de mieloma múltiplo. Um índice elevado constitui uma forte indicação de mieloma múltiplo ativo; no entanto, 40% dos pacientes com doença sintomática possuem PCLI normal. As células plasmáticas monoclonais do mesmo isótopo podem ser detectadas no sangue periférico de 80% dos pacientes com mieloma múltiplo ativo. As células plasmáticas circulantes podem estar tanto ausentes quanto presentes em pequena quantidade na MGUS e no SMM.

Estadiamento. O sistema de estadiamento de Durie-Salmon tem sido utilizado nos últimos 25 anos.

Estádio I – requer hemoglobina > 10,0 g/dL, cálcio sérico ≤ 12 mg/dL, radiografias de osso normais ou uma lesão solitária no osso, IgG < 5 g/dL, IgA < 3 g/dL e proteína M urinária < 4 g/24h.

Estádio III – inclui um ou mais dos seguintes: hemoglobina < 8,5 g/dL, cálcio sérico > 12 mg/dL, lesões líticas ósseas avançadas, IgG > 7 g/dL, IgA > 5 g/dL ou proteína M urinária > 12 g/24h.

Estádio II – estão incluídos os pacientes que não preenchem os critérios para o estádio I nem para o III.

Os pacientes são subseqüentemente divididos em subclasses (A) creatinina sérica < 2 mg/dl e (B) creatinina sérica ≥ 2 mg/dl. A sobrevida média é de aproximadamente cinco anos para pessoas no estádio IA e 15 meses para as que estão no estádio IIIB. Esse sistema mede primariamente o dano tumoral celular e possui grandes limitações. Outros sistemas de estadiamento têm sido propostos, mas a utilização de fatores prognósticos independentes é mais útil.

FATORES PROGNÓSTICOS

O índice de proliferação de células plasmáticas (PCLI) e os valores de β2-microglobulina são os fatores prognósticos mais importantes. O PCLI é uma medida da atividade proliferativa das células plasmáticas no mieloma. O anticorpo monoclonal (BU-1) que reage com a 5-bromo-2-deoxiuridina identifica as células que sintetizam DNA. Esse anticorpo não requer desnaturação; portanto, uma imunoglobulina anti-soro conjugada e fluorescente (kappa e lambda) identifica as células plasmáticas monoclonais e os linfócitos plasmacitóides. Um PCLI alto indica pobre sobrevida global e sobrevida livre de doença; em análises multivariadas, o PCLI demonstrou consistentemente ser um valor prognóstico independente. A maioria dos investigadores utiliza um ponto de corte de 1% para o PCLI.

A β2-microglobulina correlaciona-se com a agressividade tumoral; um valor elevado prediz pobre sobrevida após quimioterapia convencional ou transplante de medula óssea autólogo. Anormalidades citogenéticas são de significância prognóstica maior no mieloma múltiplo; as que envolvem os cromossomos 11 e 13 e as translocações constituem as de características prognósticas mais desfavoráveis. A citogenética convencional detecta anormalidades em apenas 40% dos pacientes, enquanto a hibridização *in situ* com fluorescência (FISH) demonstra anormalidades em 80% dos casos. A proteína C reativa (PCR) é uma proteína reatora de fase aguda que tem sido utilizada como um preditor para a medida dos níveis de interleucina 6 (um potente fator de crescimento para as células plasmáticas). O receptor solúvel de interleucina 6 (SIl-6R) é um fator independente de mau prognóstico no mieloma múltiplo. A desidrogenase lática (LDH), quando elevada, é também um importante fator prognóstico indicando doença progressiva. No entanto, menos de 10% dos pacientes com mieloma múltiplo possuem LDH elevada.

Morfologia plasmablástica. A presença de 2% ou mais plasmablastos na medula óssea é um fator prognóstico desfavorável, enquanto a presença de 3×10^6 células plasmáticas circulantes no sangue periférico associa-se a mau prognóstico. A angiogênese na medula óssea está aumentada no mieloma múltiplo e representa um fator prognóstico; o grau de angiogênese pode ser determinado pelo uso de técnicas de imuno-histoquímica para o antígeno relacionado ao fator VIII, para identificar microvasos. A sobrevida global é significativamente maior em pacientes com angiogênese de baixo grau quando comparados àqueles com angiogênese de alto grau. A expressão do gene K-ras associa-se à sobrevida média mais curta do que a observada em pacientes com mutação do N-ras. Outros achados que afetam a sobrevida são idade, valor da hemoglobina, grau de insuficiência renal, conteúdo de células plasmáticas na medula óssea e nível de células CD19+ ou CD4+ no sangue periférico.

MALIGNIDADES LINFÓIDES PEDIÁTRICAS

Diagnóstico. As crianças com linfoma não-Hodgkin geralmente possuem linfoma de Burkitt, linfoma linfoblástico ou linfoma B difuso de grandes células. O diagnóstico é mais prontamente estabelecido pelo exame do tecido obtido a partir de biópsia aberta da área envolvida. Estudos histológicos, imunofenotípicos, citogenéticos e moleculares são úteis na confirmação diagnóstica. Em casos nos quais há muita instabilidade do paciente para uma anestesia geral, como em crianças com volumosa massa mediastinal anterior, uma aspiração por agulha fina da massa pode ser suficiente para estabelecer o diagnóstico. O exame da medula óssea e do liquor deve ser realizado precocemente na investigação de crianças com suspeita de linfoma não-Hodgkin, pois pode ser diagnóstico e evitar a necessidade de procedimentos mais invasivos.

Investigação. A investigação de uma criança com linfoma não-Hodgkin deve incluir história, exame físico, contagem hematológica e bioquímica completos. Estudos de imagem devem incluir TC de tórax, abdome e pelve, além de cintilografia óssea. A cintilografia com gálio pode ser útil na avaliação de massas residuais. A RNM da base do crânio deve ser considerada em crianças com paralisia de nervo craniano. Os exames do liquor e da medula óssea (aspiração e biópsia bilaterais das cristas ilíacas) devem ser realizados em todos os pacientes.

Após completar a investigação, o estádio da doença é dado de acordo com o sistema de St. Jude, descrito por Murphy (Tabela 48.5), que foi designado para acomodar a natureza não-contígua de disseminação da doença, com envolvimento predominantemente extranodal, do sistema nervoso central e da medula óssea, que caracterizam os linfomas não-Hodgkin pediátricos. Os estádios I e II representam doença limitada, enquanto os estádios III e IV são considerados doença avançada.

TABELA 48.5 Sistema de estadiamento de St. Jude

Estádio I
Um único tumor (extranodal) ou uma única área anatômica (nodal), excluindo o mediastino e o abdome
Estádio II
Um único tumor (extranodal) com envolvimento de linfonodos regionais
Duas ou mais áreas nodais do mesmo lado do diafragma
Dois tumores únicos (extranodais) com ou sem envolvimento de linfonodos regionais do mesmo lado do diafragma
Um tumor primário do trato gastrintestinal, usualmente na área ileocecal, com ou sem envolvimento de linfonodos mesentéricos apenas*
Estádio III
Dois tumores únicos (extranodais) dos dois lados do diafragma
Duas ou mais áreas nodais acima e abaixo do diafragma
Todos os tumores intratorácicos primários (mediastinais, pleurais, tímicos)
Toda a doença intra-abdominal extensa*
Todos os tumores para-espinais ou epidurais, independentemente de outros sítios tumorais
Estádio IV
Qualquer um dos acima com envolvimento inicial do SNC e/ou da medula óssea**

* É feita uma distinção é feita entre linfoma do TGI aparentemente localizado e doença mais extensa intra-abdominal, devido aos seus diferentes padrões de sobrevida após tratamento apropriado; a doença em estádio II é tipicamente limitada a segmentos do intestino, com ou sem envolvimento de linfonodos mesentéricos apenas, e o tumor primário pode ser completamente removido macroscopicamente por excisão segmentar. A doença em estádio III tipicamente exibe disseminação para áreas para-aórtica e retroperitoneal, por meio de implantes e placas no mesentério ou no peritônio, ou por infiltração direta de estruturas adjacentes ao tumor ósseo primário; ascite pode estar presente, não sendo possível a ressecção completa do tumor primário.

** Se há envolvimento da medula óssea inicialmente, o número de células anormais deve ser 25% ou menos na presença de aspirado de medula óssea e de sangue periférico normais.

BIBLIOGRAFIA

Armitage JO, Weisenburger D for the Non-Hodgkin's Lyrnphoma Classification Project. New approach to Classifying non-Hodgkin's lymphomas: clinical features of the major histologic subtypes. J Clin Oncol 16:2780-2795, 1998

Carbone PP, Kaplan HS, Musshoff K, et al: Report of the committee on Hodgkin's disease staging classification. Cancer Res 31:1860-1861, 1971

Durie BGM, Salmon SE. A clinical staging system for multiple myeloma: correlation of measured myeloma cell mass with presenting clinical features, response to treatment, and survival. Cancer 36:842, 1975

Greipp PR, Lust JA, O'Fallon WM, et al: Plasma cell labelling index and beta2-microglobulin predict survival independent of thymidine kinase and C-reactive protein in multiple myeloma. Blood 81:3382, 1993

Harris NL, Jaffe ES, Stein H, et al: A revised European–American classification of lymphoid neoplasms: A proposal from the International Lymphoma Study Group. Blood 84:1361-1392, 1994

Jaffe ES, Harris NL, Stein H, Vardiman JW (Eds.): World Health Organization Classification of Tumours. Pathology and Genetics of Tumours of Haematopoietic and Lymphoid Tissues. IARC Press: Lyon 2001.

The International Non-Hodgkin's Lymphoma Prognostic Factors Project: A predictive model for aggressive non-Hodgkin's lymphoma. N Engl J Med 329:987-994, 1993

Lister T, Crowther D, Sutcliffe S, et al: Report of a committee convened to discuss the evaluation and staging of patients
with Hodgkin's disease: Cotswolds meeting. J Clin Oncol 7:1630, 1989

Murphy S, Fairclough D, Hutchison R, et al: NHL of childhood. An analysis of the histology, staging and response to treatment of 338 uses at a shoe institution. J Clin Oncol 7:186, 1989

The Non-Hodgkin's Lymphoma Classification Project: A clinical evaluation of the International Lymphoma Study Group classification of non-Hodgkin's lymphoma. Blood 89:3909-3918, 1997

HISTOLOGIAS – NEOPLASIAS LINFÓIDES

M9590/3	Linfoma maligno SOE
M9591/3	Linfoma maligno não-Hodgkin SOE
M9596/3	Linfoma maligno não-Hodgkin e Hodgkin compostos
M9650/3	Doença de Hodgkin SOE
M9651/3	Doença de Hodgkin predominância linfocitária
M9652/3	Doença de Hodgkin de celularidade mista SOE
M9653/3	Doença de Hodgkin, de depleção linfocítica, SOE
M9654/3	Doença de Hodgkin, de depleção linfocítica, com fibrose difusa
M9655/3	Doença de Hodgkin, de depleção linfocítica, reticular
M9659/3	Doença de Hodgkin, com predominância linfocítica, nodular
M9661/3	Granuloma de Hodgkin
M9662/3	Sarcoma de Hodgkin
M9663/3	Doença de Hodgkin, esclerose nodular, SOE
M9664/3	Doença de Hodgkin, esclerose nodular, fase celular
M9665/3	Doença de Hodgkin, esclerose nodular, predominância linfocítica
M9667/3	Doença de Hodgkin, esclerose nodular, depleção linfocítica
M9670/3	Linfoma maligno, linfócitos pequenos, SOE
M9671/3	Linfoma maligno, linfoplasmocítico
M9673/3	Linfoma maligno linfocítico, diferenciação intermediária, difuso
M9675/3	Linfoma maligno, misto de células pequenas e grandes, difuso
M9678/3	Linfoma primário de serosas
M9679/3	Linfoma de grandes células B mediastinal
M9680/3	Linfoma maligno de células grandes, difuso, SOE
M9684/3	Linfoma maligno imunoblástico SOE
M9687/3	Linfoma de Burkitt SOE
M9689/3	Linfoma de células B da zona marginal esplênica
M9690/3	Linfoma maligno folicular SOE
M9691/3	Linfoma maligno, misto de células pequenas clivadas e células grandes, folicular
M9695/3	Linfoma maligno de células pequenas clivadas, folicular
M9698/3	Linfoma maligno de células grandes, folicular, SOE
M9699/3	Linfoma maligno de células B da zona marginal
M9700/3	Micose fungóide
M9701/3	Doença de Sézary
M9702/3	Linfoma de células T periférico SOE
M9705/3	Linfoma de células T periférico (linfadenopatia angio-imunoblástica com disproteinemia)
M9708/3	Linfoma de células T, subcutâneo, tipo paniculite
M9709/3	Linfoma cutâneo
M9714/3	Linfoma de células grandes (Ki-1+)
M9716/3	Linfoma hepato-esplênico γδ (gama-delta)
M9717/3	Linfoma intestinal
M9718/3	Doença linfoproliferativa cutânea primária de células T CD30+
M9719/3	Linfoma de células NK/T, nasal ou tipo nasal
M9727/3	Linfoma linfoblástico de células precursoras SOE
M9728/3	Linfoma linfoblástico de células precursoras B
M9729/3	Linfoma linfoblástico de células precursoras T

NEOPLASIAS LINFÓIDES

Nome do hospital / endereço

Nome do paciente / informações

Tipo do espécime _____
Tamanho do tumor _____

Tipo histopatológico _____
Lateralidade: ☐ Bilateral   ☐ Esquerda   ☐ Direita

DEFINIÇÕES

Sítios
☐ Nodal
☐ Extranodal
   Múltiplas cadeias nodais.......... ☐ Sim .... ☐ Não

Lateralidade (se aplicável)
☐ Bilateral
☐ Esquerda
☐ Direita

Tipo histopatológico
☐ Working Formulation
☐ Classificação de REAL
☐ Neoplasias de células T e NK

Estadiamento de Ann Arbor

☐ **Estádio I:** Envolvimento de uma única região de linfonodos (I); ou envolvimento localizado de um único órgão ou sítio extralinfático (IE) (raro em linfomas de Hodgkin).

☐ **Estádio II:** Envolvimento de duas ou mais regiões de linfonodos do mesmo lado do diafragma (II); ou envolvimento localizado de um único órgão ou sítio extralinfático em associação com envolvimento de linfonodo regional, com ou sem envolvimento de outras regiões de linfonodos do mesmo lado do diafragma (IIE). A quantidade de regiões envolvidas pode ser indicada por um número subscrito, por exemplo, II_3.

☐ **Estádio III:** Envolvimento de regiões de linfonodos dos dois lados do diafragma (III), que também pode se acompanhar de extensão extralinfática em associação com envolvimento de linfonodo adjacente (IIIE) ou de envolvimento do baço (IIIs) ou ambos (IIIE,S).

☐ **Estádio IV:** Envolvimento disseminado ou difuso de um ou mais órgãos extralinfáticos, com ou sem envolvimento associado de linfonodo; ou envolvimento isolado de órgão extralinfático na ausência de envolvimento de linfonodo regional adjacente, mas em conjunto com doença em sítio(s) distante(s). Qualquer envolvimento do fígado ou da medula óssea, ou envolvimento nodular dos pulmões. A doença estádio IV é identificada também por meio da especificação do sítio, encontrada nas notas listadas à página 412.

NEOPLASIAS LINFÓIDES

Fatores prognósticos

Estadiamento	**Risco adverso**	**Pontuação**
Estádio de Ann Arbor	III ou IV	1 ponto ☐
LDH	Maior que o valor máximo normal	1 ponto ☐
Idade	60 anos ou mais	1 ponto ☐
Doença extranodal	Mais de 1 sítio	1 ponto ☐
Desempenho clínico	ECOG 2 ou mais	1 ponto ☐

Total:

Pontuação IPI
- ☐ 0-1 ponto — Baixo
- ☐ 2 pontos — Intermediário baixo
- ☐ 3 pontos — Intermediário alto
- ☐ 4-5 pontos — Alto

Assinatura do médico _____ Data _____

Parte XIII

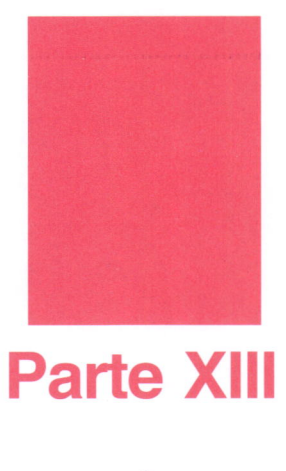

Equipes

Membros atuais do Full Committee of The American Joint Committee on Cancer (2001-2002)

Frederick L. Greene, M.D., *Chair**
David L. Page, M.D., *Vice-Chair**
Charles M. Balch, M.D.*
Michael L. Blute, M.D.
Blake Cady, M.D.
William G. Cance, M.D.
Carolyn C. Compton, M.D., Ph.D.
Myles P. Cunningham, M.D.*
Stephen B. Edge, M.D.
Irvin D. Fleming, M.D.*
April G. Fritz, C.T.R., R.H.I.T.

H. Irene Hall, Ph.D.
Daniel G. Haller, M.D.*
Elizabeth H. Hammond, M.D.
Nancy C. Jackson, C.T.R.
Vencine Kelly, C.T.R.
Nancy C. Lee, M.D.
Raymond E. Lenhard, Jr., M.D.
John R. Lurain III, M.D.
Robert J. Mayer, M.D.
Mack Roach, III, M.D.*
John C. Ruckdeschel, M.D.

David S. Schrump, M.D.
Stephen F. Sener, M.D.
Sudhir Srivastava, Ph.D., M.P.H.*
Joel E. Tepper, M.D.
James Brantley Thrasher, M.D.
Andrea Trotti, III, M.D.
Donald L. Trump, M.D.
Thomas K. Weber, M.D.
Phyllis Wingo, Ph.D.*
W. Douglas Wong, M.D.*

---
*Membros Atuais do Comitê Executivo do AJCC.

Forças-Tarefa da 6ª Edição

OSSOS

*Michael A. Simon, M.D., Chair University of Chicago Chicago, Illinois

Lee J. Helman, M.D. National Cancer Institute Bethesda, Maryland

Mark Krailo, Ph.D. University of Southern California Arcadia, California

Brian O'Sullivan, M.D. Princess Margaret Hospital Toronto, Canada

Shreyaskumar Patel, M.D. M. D. Anderson Cancer Center Houston, Texas

Theola K. Rarick, C.T.R. University of Iowa Hospital & Clinics Iowa City, Iowa

Andrew Rosenberg, M.D. Massachusetts General Hospital Boston, Massachusetts

Murali Sundaram, M.D. St. Louis University Medical Center St. Louis, Missouri

MAMAS

*Sonja Eva Singletary, M.D., Chair M. D. Anderson Cancer Center Houston, Texas

Craig Allred, M.D. Baylor College of Medicine Houston, Texas

Pandora Ashley, C.R.T. Scott and White Memorial Hospital Temple, Texas

Larry Bassett, M.D. University of California–Los Angeles Los Angeles, California

Donald Berry, Ph.D. M. D. Anderson Cancer Center Houston, Texas

Kirby I. Bland, M.D. University of Alabama–Birmingham Birmingham, Alabama

Patrick I. Borgen, M.D. Memorial Sloan-Kettering Cancer Center New York, New York

Gary M. Clark, Ph.D. Baylor College of Medicine Houston, Texas

Stephen B. Edge, M.D. Roswell Park Cancer Institute Buffalo, New York

Daniel F. Hayes, M.D. University of Michigan Arm Arbor, Michigan

Lorie L. Hughes, M.D. Kennestone Hospital Atlanta, Georgia

Robert V. P. Hutter, M.D. Livingston, New Jersey

David L. Page, M.D. Vanderbilt University School of Medicine Nashville, Tennessee

Abram Recht, M.D. Beth Israel Deaconess Medical Center Boston, Massachusetts

Richard L. TheriaUlt, D.O. M. D. Anderson Cancer Center Houston, Texas

Ann Thor, M.D. Northwestern University Evanston Hospital Evanston, Illinois

Donald L. Weaver, M.D. Fletcher Allen Health Care Burlington, Vermont

H. Samuel Wieand, Ph.D. National Surgical Adjuvant Breast and Bowel Project Pittsburgh, Pennsylvania

SISTEMA NERVOSO CENTRAL

*Edward R. Laws, Jr., M.D., Chair University of Virginia Health Sciences Center Charlottesville, Virginia

Howard Fine, M.D. National Cancer Institute Bethesda, Maryland

Minesh Mehta, M.D. University of Wisconsin Hospital Madison, Wisconsin

Angel Morris, R.N., B.S.N. University of Virginia Health Sciences Center Charlottesville, Virginia

Bernd Scheithauer, M.D. Mayo Clinic Rochester, Minnesota

Charles Scott, Ph.D. American College of Radiology Philadelphia, Pennsylvania

Linda R. Taylor, C.T.R. University of New Mexico Health Sciences Center Albuquerque, New Mexico

COLORRETAL

J. Milburn Jessup, M.D., Chair Georgetown University School of Medicine Washington, D.C.

Leonard Gunderson, M.D., Vice-Chair Mayo Clinic Rochester, Minnesota

Jaffer Ajani, M.D. M. D. Anderson Cancer Center Houston, Texas

Robert W. Beart, Jr., M.D. University of Southern California Los Angeles, California

Jacqueline Benedetti, Ph.D. Southwest Oncology Group Seattle, Washington

Al B. Benson III, M.D. Northwestern University Medical Center Chicago, Illinois

Alfred M. Cohen, M.D. Lucille P. Markey Cancer Center Lexington, Kentuck

Carolyn C. Compton, M.D., Ph.D. McGill University Montréal, Canada

Richard Goldberg, M.D. Mayo Clinic Rochester, Minnesota

Frederick L. Greene, M.D. Carolinas Medical Center Charlotte, North Carolina

Daniel G. Haller, M.D. University of Pennsylvania Health System Philadelphia, Pennsylvania

Stanley R. Hamilton, M.D. M. D. Anderson Cancer Center Houston, Texas

Vencine Kelly, C.T.R. Stony Brook University Hospital Stony Brook, New York

Bruce D. Minsky, M.D. Memorial Sloan-Kettering Cancer Center New York, New York

Heidi Nelson, M.D. Mayo Clinic Rochester, Minnesota

Stephen Rubesin, M.D. University of Pennsylvania Philadelphia, Pennsylvania

Leslie H. Sobin, M.D. Armed Forces Institute of Pathology Washington, D.C.

Mark Lane Welton, M.D. University of California–San Francisco San Francisco, California

SISTEMA DIGESTIVO

*Douglas B. Evans, M.D., Chair M. D. Anderson Cancer Center Houston, Texas

Paul Catalano, S.C.D. Dana Farber Cancer Institute Boston, Massachusetts

Chuslip Charnsangavej, M.D. M. D. Anderson Cancer Center Houston, Texas

Carlos Fernandez-del Castillo, M.D. Massachusetts General Hospital Boston, Massachusetts

Yuman Fong, M.D. Memorial Sloan-Kettering Cancer Center New York, New York

Gregory Y. Lauwers, M.D. Massachusetts General Hospital Boston, Massachusetts

John MacDonald, M.D. St. Vincent's Medical Center New York, New York

Eileen M. O'Reilly, M.D. Memorial Sloan-Kettering Cancer Center New York, New York

Susan E. Pater, C.T.R., R.H.I.T. Children's Hospital Medical Center Cincinnati, Ohio

Tyvin Rich, M.D. University of Virginia Health Sciences Center Charlottewille, Virginia

J. Nicholas Vauthey, M.D. M. D. Anderson Cancer Center Houston, Texas

Mary Kay Washington, M.D. Vanderbilt University Medical Center Nashville, Tennessee

Christopher G. Willett, M.D. Massachusetts General Hospital Boston, Massachusetts

Christian Wittekind, M.D. Institut für Patholgie der Universitat Leipzig, Germany

Charles J. Yeo, M.D. Johns Hopkins Hospital Baltimore, Maryland

TRATO GENITURINÁRIO

*Ian M. Thompson, Jr., M.D., Chair University of Texas Health Science Center San Antonio, Texas

Gerald L. Andriole, M.D. Washington University School of Medicine St. Louis, Missouri

Brent Blumenstein, Ph.D. American College of Surgeons Oncology Group

Duke University School of Medicine Durham, North Carolina

David G. Bostwick, M.D. Bostwick Laboratories Richmond, Virginia

Ruth Etzioni, Ph.D. Fred Hutchinson Cancer Center Seattle, Washington

Jeffrey Forman, M.D. Harper Hospital Karmanos Cancer Center Detroit, Michigan

Mary K. Gospodarowicz, M.D. Princess Margaret Hospital Toronto, Canada

Celestia Higano, M.D. University of Washington Cancer Center Seattle, Washington

Gary Miller, M.D. University of Colorado Health Sciences Center Denver, Colorado

James E. Montie, M.D. University of Michigan Arm Arbor, Michigan

Alan W. Partin, M.D. Johns Hopkins Hospital Baltimore, Maryland

Derek Raghavan, M.D. University of Southern California Norris Comprehensive Cancer Center Los Angeles, California

Mack Roach III, M.D. University of Califarnia–San Francisco San Francisco, California

Wael Sakr, M.D. Wayne State University Detroit, Michigan

Paul F. Schellhammer, M.D. Eastern Virginia Graduate School of Medicine Norfolk, Virginia

James Brantley Thrasher, M.D. University of Kansas Medical Center Kansas City, Kansas

Dennis Timony, C.T.R. Mount Sinai Medical Center New York, New York

Dean Troyer, M.D. University of Texas Health Science Center–San Antonio San Antonio, Texas

TRATO GINECOLÓGICO

*Howard W. Jones III, M.D., Chair Vanderbilt University Medical Center Nashville, Tennessee

Hervy E. Averette, M.D. Sylvester Comprehensive Cancer Center Miami, Florida

J. L. Benedet, M.D., F.R.C.S.C. Vancouver General Hospital Vancouver; Canada

Larry Copeland, M.D. Ohio State University Columbus, Ohio

Patricia J. Eifel, M.D M. D. Anderson Cancer Center Houston, Texas

David M. Gershenson, M.D. M. D. Anderson Cancer Center Houston, Texas

Perry W. Grigsby, M.D. Washington University School of Medicine St. Louis, Missouri

Robert Kurman, M.D. Johns Hopkins Hospital Baltimore, Maryland

Helen Lewis, C.T.R.H. Lee Moffitt Cancer Center Tampa, Florida

Edward E. Partridge, M.D. University of Alabama at Birmingham Birmingham, Alabama

Lynya Talley, Ph.D. University of Alabama at Birmingham Birmingham, Alabama

Peyton T. Taylor Jr., M.D. University of Virginia Health Sciences Center Charlottesville, Virginia

Charles W. Whitney, M.D. Christiana Care Newark, Delaware

CABEÇA E PESCOÇO

*Jatin P. Shah, M.D., Chair Memorial Sloan-Kettering Cancer Center New York, New York

K. Kian Ang, M.D. M. D. Anderson Cancer Center Houston, Texas

Arlene Forastiere, M.D. Johns Hopkins Oncology Center Baltimore, Maryland

Adam Garden, M.D. M. D. Anderson Cancer Center Houston, Texas

Henry 7 Hollfman, MD. University of Iowa Hospitals and Clinics Iowa City, Iowa

J. Jack Lee, Ph.D. M. D. Anderson Cancer Center Houston, Texas

William Lydiatt, M.D. Nebraska Medical Center Omaha, Nebraska

Jesus E. Medina, M.D. University of Oklahoma Health Sciences Center Oklahoma City, Oklahoma

Suresh Mukherji, M.D. University of North Carolina Chapel Hill, North Carolina

Martha E. Oliva, C.T.R., R.H.I.T. Jackson Memorial Hospital Miami, Florida

Brian O'Sullivan, M.D. Princess Margaret Hospital Toronto, Canada

Augusto Paulino, M.D. University of Michigan Arm Arbor, Michigan

Bhuvanesh Singh, M.D. Memorial Sloan-Kettering Cancer Center New York, New York

Randal Weber, M.D. University of Pennsylvania Health System Philadelphia, Pennsylvania

Ernest Weymuller, M.D. University of Washington Seattle, Washington

PULMÃO E ESÔFAGO

*Valeric W. Rusch, M.D., Chair Memorial Sloan-Kettering Cancer Center New York, New York

Henry D. Appelman, M.D. University of Michigan Ann Arbor, Michigan

Roger Byhardt, M.D. Clement J. Zablocki VA Medical Center Milwaukee, Wisconsin

Ms. Ellen Edry, C.T.R. Lowell. General Hospital Lowell, Massachusetts

Laurie Gaspar, M.D. University of Colorado Health Sciences Center Denver, Colorado

Robert J. Ginsberg, M.D. Toronto General Hospital Toronto, Ontario, Canada

James E. Herndon, II, Ph.D. Duke University Medical Center Durham, North Carolina

David H. Johnson, M.D. Vanderbilt Ingram Cancer Center Nashville, Tennessee

David P. Kelsen, M.D. Memorial Sloan-Kettering Cancer Center New York, New York

Williarn Mackillop, M.D. Kingston Regional Cancer Center Kingston, Ontario, Canada

Steven J. Mentzer, M.D. Brigham and Women's Hospital Boston, Massachusetts

Mark B. Orringer, M.D. Taubman Health Care Center Ann Arbor, Michigan

Edward Patz, M.D. Duke University Medical Center Durham, North Carolina

Williarn D. Travis, M.D. Armed Forces Institute of Pathology Washington, DC

Andrew Turrisi, M.D. Medical University of South Carolina Charleston, South Carolina

LINFOMA

*James O. Armitage, M.D., Chair University of Nebraska Medical Center Omaha, Nebraska

Fernando Cabanillas, M.D. M. D. Anderson Cancer Center Houston, Texas

Inez Evans, C.T.R., R.H.I.T. Wake Forest University Baptist Medical Center Winston-Salem, North Carolina

Richard I. Fisher, M.D. Loyola University Medical Center Maywood, Illinois

Mary K. Gospodarowicz, M.D. Princess Margaret Hospital Toronto, Canada

Nancy Harris, M.D. Massachusetts General Hospital Boston, Massachusetts

Richard T. Hoppe, M.D. Stanford University Hospital Stanford, California

Robert A. Kyle, M.D. Mayo Clinic Rochester, Minnesota

Michael LeBlanc, Ph.D. Southwest Oncology Group Seattle, Washington

Andrew Lister, M.D. St. Bartholomew's Hospital London, England

John Sandlund, M.D. St. Jude Children's Research Hospital Memphis, Tennessee

Dennis D. Weisenburger, M.D. University of Nebraska Medical Center Omaha, Nebraska

John W. Yarbro, M.D. University of Missouri Columbia, Missouri

MELANOMA

*Charles M. Balch, M.D., Chair Johns Hopkins Medical Institutions Baltimore, Maryland

Michael B. Atkins, M.D. Beth Israel Deaconess Medical Center Boston, Massachusetts

Antonio C. Buzaid, M.D., Co-Chair, ad hoc member Hospital Sirio Libanes Centro De Oncologia São Paulo, Brazil

Natale Cascinelli, M.D., ad hoc member Istituto Nazionale per lo Studio Milan, Italy

Alistair Cochran, M.D., ad hoc member University of California–Los Angeles Los Angeles, California

Daniel G. Coit, M.D. Memorial Sloan-Kettering Cancer Center New York, New York

Jay S. Cooper, M.D., ad hoc member New York University Medical Center New York, New York

Lyn M. Duncan, M.D., ad hoc member Massachusetts General Hospital Boston, Massachusetts

Jeffrey E. Gershenwald, M.D. M. D. Anderson Cancer Center Houston, Texas

Alan Houghton, Jr., M.D., ad hoc member Memorial Sloan-Kettering Cancer Center New York, New York

Robert V. P. Hutter, M.D. Livingston, New Jersey

John M. Kirkwood, M.D. University of Pittsburgh Pittsburgh, Pennsylvania

Kelly M. McMasters, M.D. James Graham Brown Cancer Center Louisville, Kentucky

Greg Menaker, M.D., ad hoc member Evanston Northwestern Health Center Skokie, Illinois

Martin C. Mihm, Jr., M.D. Massachusetts General Hospital Boston, Massachusetts

Donald L. Morton, M.D. John Wayne Medical Institute Santa Monica, California

Douglas Reintgen, M.D. H. Lee Moffitt Cancer Center Tampa, Florida

Merrick I. Ross, M.D. M. D. Anderson Cancer Center Houston, Texas

Arthur Sober, M.D Massachusetts General Hospital Boston, Massachusetts

Seng-Jaw Soong, Ph.D. University of Alabama at Birmingham Birmingham, Alabama

John A. Thompson, M.D. University of Washington Medical Center Seattle, Washington

John F. Thompson, M.D., F.R.A.C.S., ad hoc member University of Sydney Sydney Cancer Centre Campertown, Australia

OFTÁLMICO

*Barrett Haik M.D., Chair University of Tennessee at Memphis Memphis, Tennessee

Maj. Darryl J. Ainbinder, M.D. Madigan Army Medical Center Tacoma, Washington

Patricia Jo Downing, C.T.R. Deaconess Hospital Oklahoma City, Oklahoma

Paul T. Finger, M.D. The New York Ophthalmic Oncology Center New York, New York

James C. Fleming, M.D. University of Tennessee Health Science Center Memphis, Tennessee

Hans E. Grossniklaus, M.D. Emory University Atlanta, Georgia

J. William Harbour, M.D. Washington University School of Medicine St. Louis, Missouri

Leonard M. Holbac, M.D. University Erlangen-Nurenberg Erlangen, Germany

Zeynel A. Karcioglu, M.D. Tulane University Medical School New Orleans, Louisiana

A. Linn Murphree, M.D. Children's Hospital Los Angeles Los Angeles, California

SARCOMA DE PARTES MOLES

*Raphael E. Pollock, M.D., Ph.D., Chair M. D. Anderson Cancer Center Houston, Texas

Laurence H. Baker, D.O. University of Michigan Comprehensive Cancer Center Arm Arbor, Michigan

Brent Blumenstein, Ph.D. American College of Surgeons Oncology Group Duke University School of Medicine Durham, North Carolina

Murray F. Brennan, M.D. Memorial Sloan-Kettering Cancer Center New Yuk, New York

Tapas K. Das Gupta, M.D. University of Illinois Chicago, Illinois

Jeffrey S. Kneisl, M.D. Carolinas Medical Center Charlotte, North Carolina

Brian O'Sullivan, M.D. Princess Margaret Hospital Toronto, Canada

David Panicek, M.D. Memorial Sloan-Kettering Cancer Center New York, New York

Peter W. T. Pisters, M.D. M. D. Anderson Cancer Center Houston, Texas

Herman D. Suit, M.D., Ph.D. Massachusetts General Hospital Boston, Massachusetts

Carol S. Venuti, C.R.T., R.H.I.A. Massachusetts General Hospital Boston, Massachusetts

Sharon Weiss, M.D. Emory University Hospital Atlanta, Georgia

ESTATÍSTICOS

*Seng-Jaw Soong, Ph.D., Chair University of Alabama at Birmingham Birmingham, Alabama

Jacqueline Benedetti, Ph.D. Southwest Oncology Group Seattle, Washington

Donald Berry, M.D. M. D. Anderson Cancer Center Houston, Texas

Brent Blumenstein, Ph.D. American College of Surgeons Oncology Group Duke University School of Medicine Durham, North Carolina

Paul Catalano, S.C.D. Dana Farber Cancer Institute Boston, Massachusetts

Gary M. Clark, Ph.D. Baylor College of Medicine Houston, Texas

William Dupont, Ph.D.

Vanderbilt University Medical Center Nashville, Tennessee

Ruth Etzioni, Ph.D. Fred Hutchinson Cancer Center Seattle, Washington

Benjamin F. Hankey, S.C.D. SEER Program–National Cancer Institute Rockville, Maryland

James E. Herndon II, Ph.D. Duke University Medical Center Durham, North Carolina

Mark Krailo, Ph.D. University of Southern California Arcadia, California

Michael LeBlanc, Ph.D. Southwest Oncology Group Seattle, Washington

J. Jack Lee, Ph.D. M. D. Anderson Cancer Center Houston, Texas

Charles Scott, Ph.D. American College of Radiology Philadelphia, Pennsylvania

Lynya Talley, Ph.D. University of Alabama at Birmingham Birmingham, Alabama

H. Samuel Wieand, Ph.D. National Surgical Adjuvant Breast and Bowel Project Pittsburgh, Pennsylvania

Índice

A

Abdome, 207. Veja também órgãos específicos
Adamantinoma, 203
Adenocarcinoma folicular da glândula tireóide, 97
Adenocarcinoma papilar da glândula tireóide, 96
Alfa-fetoproteína, 149, 292, 331, 333
Amígdalas, 49
Ampola de Vater, 160, 165-170
Análise de regressão múltipla, 30-31
Análise de sobrevida, 25-32
Análise de taxas de sobrevida
    ajustadas, 27-30
    cálculo das, 26
    câncer de mama, 26
    classificação T e, 148
    definição das, 25
    erro-padrão da, 31
    intervalos de tempo, 32
    método de regressão, 30-31
    pontos de início, 31
    significância estatística, 31
    subclassificação, 27
Anatomia da parede torácica, 237
Anatomia parafaríngea, 49
Anel de Waldeyer, 49, 405
Anexos, 393
Angiossarcoma, 203
Anticorpo monoclonal BU-1, 415
Antígeno prostático específico (PSA), 326
Antígeno relacionado ao Fator VIII, 415
Antro gástrico, 115
Ânus, 139
Apêndice, 129
Área retromolar, 39
Aritenóides, 63
Armed Forces Institute of Pathology, 18
Articulações, 201
Astrocitoma anaplásico, 399
Astrocitoma pilocítico, 399
Atlas de Patologia Tumoral, 18

B

Baço, 405
Bandas ventriculares (falsas cordas), 63
Beta-2-microglobulina, 415
Bexiga, 349
Bexiga, 349-354
Bexiga, urinária, 349-354
Biópsia de aspiração por agulha fina, 33-34
Boca, 39. Veja também sítios específicos
Brônquio, principal, 181

C

CA-139, 292
Canal anal, 139-144
Câncer de pulmão de células não-pequenas, 182-183
Câncer de pulmão de pequenas células, 182-183
Câncer gástrico – veja carcinoma, estômago
Carcinoma anaplásico da glândula tireóide, 99
Carcinoma de hipofaringe, 51
Carcinoma hepatocelular, 148
Carcinoma medular da glândula tireóide, 98
Carcinoma nasofaríngeo, 51, 53, 54
Carcinoma urotelial, 343
Carcinoma
    cervical, 275
    da conjuntiva, 349-371
    da glândula tireóide, 96-99
    da pálpebra, 363-367
    da pele, 217-222
    das glândulas lacrimais, 389-392
    do canal anal, 141
    gástrico, 115-118
    hepatocelular, 148
    ovariano, 289, 292
    prostático, 356
    uterino269
    vaginal, 266
    vulvar, 258
Carcinomas de células basais, 217-218
Carcinomas de células escamosas
    cabeça e pescoço, 35
    glote, 68
    hipofaringe, 56
    lábios, 43
    laringe, 66
    nasofaringe, 54
    orofaringe, 55
    pele, 217
    subglote, 69
    supraglote, 67
Cardia, 115
Cartilagem articular, 201
Cartilagem cricóide, 50
Cartilagem laríngea, 63
Cartilagem tireóide, 50
Casos censurados, 25
Casos não-censurados, 25
Cauda eqüina, 399
Cavidade nasal, 75, 77
Cavidade oral, 39-47, 49
Ceco, 129, 130
Células linfóides, 405
Células tumorais isoladas (CTIs), 241-244
Ceratose actínica, 217
C-erbB-2, 203
Cerebelo, 399
Cérebro, 399-402
Cérvice uterina, 273-279
Child-Pugh, classes, 146
Cintilografia com tecnécio, 202
Classificação clínica, 19
Classificação de retratamento, 20
Classificação do American Joint Committee on Cancer (AJCC), 17
Classificação Histológica Internacional dos Tumores, 18
Classificação Internacional de Doenças – Oncologia (CID-O), 18, 37
Classificação patológica, 19-20
Classificação por autópsia, 20
Classificação Revisada Européia-Americana de Neoplasias Linfóides (REAL), 406
Clavícula, 201
Clitóris, 223, 257
Cóccix, 201
College of American Pathologists, 18
Cólon, 129-136
Coluna vertebral, 201
Condição vital, avaliação da, 31-32
Condrossarcoma, 202
Conjuntiva, 369-371, 373-376

Coração, 207
Cordas vocais, 63-183
Cordoma, 203
Coriocarcinoma, 307
Coróide, 377
Corpo ciliar, 377
Corpo uterino, 281-287
Couro cabeludo, 217, 223
Crescimento tumoral, 17
Criptoquirdia, 331
Curva de sobrevida, definições, 25

D

Definições de graus histológicos (G), 21-22
Definições, sistema TNM, 20-22
Derrame pericárdico, 183
Derrame pleural, 183
Descritores, sistema TNM, 21-23
Diafragma, 183
Ducto biliar comum, 160, 165
Ducto cístico, 160
Ducto craniofaringeano, 399
Ducto hepático direito, 160
Ducto hepático esquerdo, 160
Ductos biliares extra-hepáticos, 159-164
Ductos biliares intra-hepáticos, 145-152
Ductos biliares pancreáticos, 165
Ductos biliares, extra-hepáticos, 159-164
Ductos biliares, intra-hepáticos, 145-152
Ductos pancreáticos, 171
Duodeno, 123

E

Endocérvice, 273
Endométrio, 281
Ependimoma, 399
Epiglote infra-hióidea, 63
Epiglote supra-hióidea, 63
Epiglote, superfície anterior, 63
Erro-padrão, 31
Escala de desempenho clínico de Karnofsky (*Performance Status* - PS), 41-42
Escápula, 201
Escarro, 183
Escore de fibrose de Ishak, 148-149
Escroto, 217, 223
Esôfago abdominal, 107-108
Esôfago cervical, 107
Esôfago de Barret, 110
Esôfago intratorácico, 107
Esôfago torácico inferior, 107
Esôfago, 107-114
Esqueleto. *Veja* ossos
Estadiamento
 filosofia do, 17
 princípios do, 17-23
 regras gerais, 18-19
Esterno, 201
Estesioneuroblastoma, 399
Estômago, 115-121

Estudos de imagem, 33
Eventos terminais, 31-32
Exocérvice, 273
Extremidades, 207. *Veja também* membros

F

Face
 carcinoma da pele, 217
 melanoma cutâneo, 223
 sarcomas de tecidos moles, 207
 vista sagital, 50
Faringe, 49-61
Fédération Internationale de Gynécologie et d'Obstétrique (FIGO), 257, 265, 273, 281, 290
Fibrossarcoma, 203
Fígado131-152
Formas de estadiamento, 23
 ampola de Vater155-170
 bexiga, 353-359
 canal anal, 143-144
 câncer de próstata, 329
 câncer dos lábios, 47
 carcinoma das glândulas lacrimais, 391-392
 cavidade oral, câncer da, 47
 cérvix uterina, 278-279
 cólon e reto, 120, 136
 conjuntiva, carcinoma da, 371
 corpo do útero, 285-287
 ductos biliares extra-hepáticos, 163-164
 ductos biliares extra-hepáticos, 163-164
 esôfago, 113-114
 estômago, 121
 faringe, 59-61
 fígado, 151-152
 glândula tireóide, 101-103
 glândulas salivares maiores, 89-91
 intestino delgado, 127-128
 laringe, 71-73
 mama, 251-254
 melanoma cutâneo, 233
 melanoma maligno da conjuntiva, 375-376
 melanoma uveal, 381-382
 mesotelioma pleural, 197
 órbita, sarcoma da, 395-396
 ossos, 205-206
 ovários, 295-296
 pálpebras, carcinoma das, 367
 pâncreas exócrino, 177-178
 pele, carcinoma da, 221-222
 pelve renal, 347
 pênis, 321-322
 pulmões, 189-191
 retinoblastoma, 387
 rins, 341
 sarcomas de tecidos moles, 213
 seios paranasais, 81-83
 testículo, 335-336
 trompas de Falópio, 303-304

 tumores trofoblásticos gestacionais, 311-312
 ureter, 347
 uretra, 359
 vagina, 269-270
 vesícula biliar, 157-158
 vulva, 261-262
Formulários de dados, 23
Fossa amigdaliana, 49
Fossa supraclavicular, 51, 52
Fundo do estômago, 115
Fundo do útero, 281

G

Gamopatia monoclonal de significado incerto (MGUS), 414
Ganglioglioma, 399
Gastrectomia, curvas de sobrevida e, 116
Gen de resistência multidroga 1 (MDR1), 203
Gengiva, 39
Gengiva, retromolar, 39
Glande do pênis, 223, 317
Glândula lacrimal, 389-392
Glândula mamária, 237
Glândula parótida, 85-91
Glândula pineal, 399
Glândula pituitária, 399
Glândula prostática, 323-329, 356
Glândula tireóide, 93-94
Glândulas salivares maiores, 85-91
Glândulas sublinguais, 85-91
Glicoproteína-P, 203
Glioblastoma, 399
Glioma de tronco cerebral, 399
Glioma óptico, 399
Glote, 63, 64, 68
Gonadrotofina coriônica humana (b-hCG), 292, 307, 331
Grau histológico combinado de Nottingham, 243-248
Grupos de estadiamento, 20, 23, 148

H

Hemangiopericitoma, 203
Hibridização por fluorescência *in situ* (FISH), 415
Hipofaringe, 49-61

I

Íleo, 123
Índice Prognóstico Internacional (IPI), 407, 408-409
Interleucina 20, receptor solúvel de, 415
International Lymphoma Study Group (ILSG), 406
International Mesothelioma Interest Group (IMIG), 193
International Union Against Cancer (UICC), 17

Intestino delgado, 123-128
Intestino grosso, 129-130
Invasão vascular linfática (L), 23
Invasão venosa (V), 23
Íris, 377
Istmo uterino, 281

J

Jejuno, 123
Junção retossigmóide, 129

K

K-ras, gene, 415

L

Lábio maior, 223, 257
Lábio menor, 223, 257
Lábio
   câncer do, 39-47
   carcinoma da pele, 217
   lesões da faringe e, 49
   melanoma cutâneo, 223
Lactato desidrogenase (LDH), 225, 332, 415
Lâmina própria, 155
Laringe, 63-73
Leiomiossarcoma, 203
Lesões E, 412-413
Leucemia linfocítica de células B / linfoma linfocítico de pequenas células B, 410-411
Ligamento pulmonar inferior, 182
Linfócitos. *Veja* células T
Linfoma de células do manto, 410
Linfoma de células T periférico, 411
Linfoma de grandes células T anaplásico, 411
Linfoma de Hodgkin, 406, 409
Linfoma difuso de grandes células B, 411
Linfoma folicular, 410
Linfoma não-Hodgkin, 415
Linfoma, sistema nervoso central, (SNC) 399
Linfomas de células T, periféricos, 411
Linfonodo de Cloquet, 317
Linfonodo de Rosenmuller, 317
Linfonodos anorretais, 140
Linfonodos aórticos, 181, 324, 337, 343
Linfonodos aortopulmonares, 109
Linfonodos axilares, 238, 247
Linfonodos bucinadores, 34
Linfonodos cavais, 146
Linfonodos cecais posteriores, 124, 130
Linfonodos celíacos, 108, 153, 160
Linfonodos cervicais, 324, 369, 373, 378, 389, 393
Linfonodos cólicos direitos, 130
Linfonodos cólicos esquerdos, 130
Linfonodos cólicos médios, 130
Linfonodos de Gerota, 130, 323, 349

Linfonodos delfianos, 34
Linfonodos diafragmáticos, 109
Linfonodos do ligamento hepatoduodenal, 146
Linfonodos do ligamento pulmonar inferior, 181
Linfonodos do ligamento pulmonar, 108
Linfonodos do promontório sacral, 130
Linfonodos do triângulo posterior, 34
Linfonodos duodenais, 124
Linfonodos escalenos, 194, 324
Linfonodos esplênicos, 108
Linfonodos femorais profundos, 140
Linfonodos femorais, 257, 265, 317
Linfonodos gástricos, 109
Linfonodos gastroduodenais, 124
Linfonodos hemorroidários, 130
Linfonodos hepáticos, 109, 124
Linfonodos hilares renais323, 343
Linfonodos hilares, 146, 153, 160, 181
Linfonodos hipogástricos,
   bexiga e, 349
   canal anal e, 140
   cérvix uterina e, 273
   corpo uterino e, 281
   ovários e, 289
   pênis e, 317
   próstata e, 323
   trompas de Falópio e, 299
   uretra e, 355
   vagina e, 265
Linfonodos ileocólicos, 124, 130
Linfonodos ilíacos
   bexiga e, 349
   canal anal e, 140
   cérvix uterina e, 273
   cólon e, 130
   corpo uterino e, 281
   ovários e, 289
   pelve renal e, 343
   pênis e, 317
   próstata e, 323,324
   trompas de Falópio e, 299
   ureter e, 343
   uretra e, 355
   vagina e, 265, 343
Linfonodos infrapilóricos, 124
Linfonodos inguinais superficiais, 317
Linfonodos inguinais
   canal anal e, 140
   ovários e, 289
   pênis e, 317
   próstata e, 324
   trompas de Falópio e, 299
   uretra e, 355
   vagina e, 265
   vulva e, 257
Linfonodos interaortocavais, 331
Linfonodos intraparotídeos, 34
Linfonodos intrapulmonares, 181
Linfonodos intratorácicos, 194
Linfonodos jugulares inferiores, 34
Linfonodos jugulares médios, 34
Linfonodos jugulares superiores, 34
Linfonodos lombares, 324
Linfonodos mamários internos, 194

Linfonodos mamários, 238, 244
Linfonodos mediastinais superiores, 34
Linfonodos mediastinais, 109
Linfonodos mesentéricos inferiores, 130
Linfonodos mesentéricos sigmóideos, 130
Linfonodos mesentéricos superiores, 153, 160
Linfonodos mesentéricos, 124
Linfonodos obturadores
   bexiga e, 349
   cérvix uterina e, 273
   corpo uterino e, 281
   ovários e, 289
   próstata e, 323
   trompas de Falópio e, 299
   uretra e, 355
   vagina e, 265
Linfonodos pancreatoduodenais, 124
Linfonodos para-aórticos
   corpo uterino e, 281
   ovários e, 289
   próstata e, 324
   rins e, 331
   trompas de Falópio e, 299
Linfonodos paracardíacos, 108
Linfonodos paracavais, 331, 337, 343
Linfonodos paracervicais, 273
Linfonodos paraesofágicos, 108
Linfonodos parafaríngeos, 34
Linfonodos parametriais, 273, 281
Linfonodos paratraqueais, 34, 108, 181
Linfonodos parotídeos, 369, 393
Linfonodos pélvicos
   corpo uterino e, 281
   ovários e, 289
   pênis e, 317
   próstata e, 323
   trompas de Falópio e, 299
   ureter e, 343
Linfonodos periaórticos, 331
Linfonodos peribrônquicos, 181
Linfonodos pericoledocianos, 124
Linfonodos pericólicos, 130
Linfonodos periduodenais, 153, 160
Linfonodos periesofágicos, 181
Linfonodos peripancreáticos, 153, 160, 165
Linfonodos periparotídeos, 34
Linfonodos perirretais, 140
Linfonodos periureterais, 343
Linfonodos perivesicais, 349
Linfonodos pilóricos, 124
Linfonodos pré-aórticos, 331
Linfonodos pré-auriculares, 34, 369, 373, 378, 389
Linfonodos pré-carinais, 181
Linfonodos pré-cavais, 331
Linfonodos pré-laríngeos, 34
Linfonodos pré-sacrais, 273, 281, 299, 349, 355
Linfonodos pré-traqueais, 34, 181
Linfonodos regionais (N), 20. *Veja também* sítios específicos
Linfonodos retroaórticos, 331
Linfonodos retrocavais, 331
Linfonodos retrofaríngeos, 34

Linfonodos retroperitoneais, 289, 324, 337, 343
Linfonodos sacrais laterais, 140
Linfonodos sacrais, 273, 289, 323, 349, 355
Linfonodos sentinela
 mama, 239-242, 244-246, 248
 melanoma, 224-225, 229
Linfonodos subcarinais, 108, 181
Linfonodos submandibulares, 34, 85-91, 369, 373, 389, 393
Linfonodos submentonianos, 34
Linfonodos suboccipitais, 34
Linfonodos supraclaviculares, 108, 194, 237, 238, 324
Linfonodos traqueobrônquicos, 108
Linfonodos, 17, 34-36. *Veja também* linfonodos específicos
Língua, 39
 base da, 49
 oral, 39-40
Lipossarcomas, 203
Lobo frontal, 399
Lobo occipital, 399
Lobo parietal, 399
Lobo temporal, 399

M

Malignidade linfóide pediátrica, 415
Mama
 câncer, 237-254
 dados do SEER, 26, 28-29, 30
 desfechos no câncer, 244
 taxas de sobrevida, 245-248
Mamilo, 237
Mandíbula, 201
Manual de Estadiamento do Câncer (AJCC), 37
Margens cirúrgicas pancreáticas, 173-174
Margens radiais, 131
Mediastino anterior, 207
Mediastino posterior, 207
Mediastino, 207
Medula espinal, 399-402
Meduloblastoma, 399
Melanoma
 comparação entre sistemas de estadiamento, 224
 cutâneo, 223-233
 da conjuntiva, 373-376
 regressão de Cox e prognóstico, 227, 228
 taxas de sobrevida, 227, 228, 229, 230
 uveal, 377-382
Membros. *Veja também* ossos; extremidades
 carcinoma da pele, 217
 melanoma cutâneo, 223
 sarcoma de tecidos moles, 207
Meninges cerebrais, 399
Meningioma, 399
Mesenquimoma, 203
Mesotelioma pleural, 193-197
Metástases. *Veja também* sítios específicos

Método de Kaplan-Meier, 25, 26-27
Método de tábuas de vida, 25-26, 27
Métodos de regressão, 30-31
Micose fungóide, 409
Mieloma múltiplo indolente, 414
Mieloma múltiplo, 414-415
Miométrio, 281
Modelo de regressão de azares proporcionais de Cox, 30-31
Molas hidatiformes, 307
Morfologia do câncer, nomenclatura, 18
Morfologia, nomenclatura da, 18
Mucosa bucal, 39
Mucosa da bochecha, 39

N

Nasofaringe, 49-61
National Cancer Data Base (NCDB), 36-37
National Cancer Institute Surveillance, Epidemiology, and End Results (SEER), 25
Neoplasias de células B, 406
Neoplasias de células NK, 406
Neoplasias de células T, 406
Neoplasias linfóides, 405-416
Nervo acústico/vestibular, 399
Nervo craniano, 399
Nervo frênico, 182
Nervo olfatório, 399
Nervo óptico, 399
Nervos periféricos, 207
Neurocitoma central, 399
Nódulos satélites, 183

O

Olhos, 393
Oligodendroglioma, 399
Ombros
 carcinoma da pele, 217
 melanoma cutâneo, 223
 sarcomas de tecidos moles, 207
Órbita, sarcoma da, 393-396
Organização Mundial da Saúde (OMS), 406
Orifício ureteral, 349
Orofaringe, 49-61
Osso, 201-206
Ossos pélvicos, 201
Osteossarcoma, 202, 203
Ouvido externo, 217, 223
Ovário, 289-296

P

P53, 351
Palato duro, 39
Palato mole, 49
Palato, 39
Pálpebras, 223, 363-367
Pâncreas exócrino, 171-178

Pele
 carcinoma de, 217-222
 melanoma cutâneo, 223-233
Pelve renal, 343-347
Pelve, 207
Pênis, 223, 317-322
Perda de seguimento, 25
Peritônio, 207
Pilar amigdaliano, 49
Piloro, 115
Placas de Peyer, 405
Placenta, 307
Plasma cell labeling index (PCLI), 415, 415
Plasmablastos, 415
Pleura, 193-207
PNET, 399
Pontos de início, estudos de sobrevida, 31
Prefixos, 21-23
Pregas ariepiglóticas, 49, 63
Prepúcio, 223-317
Proteína C reativa (PCR), 415
Pulmões, 26, 27, 181-191

Q

Quadril
 carcinoma da pele, 217
 melanoma cutâneo, 223
 sarcomas de tecidos moles, 207

R

Rabdomiossarcoma, 203
Radiation Therapy Oncology Group (RTOG), 326
Rb, 351
Reestadiamento, 17
Região cervical
 carcinoma da pele, 217
 melanoma cutâneo, 223
 níveis de linfonodos, 34-35
 sarcomas de tecidos moles, 207
 vista sagital, 50
Região pós-cricóide, 49
Retina, 383
Retinoblastoma, 383-387
Reto, 129-136, 139
Retroperitônio, 207
Rins, 337-341

S

Sacro, 201
Sarcoma de Ewing, 203, 207
Sarcomas de tecidos moles, 207-213
Sarcomas
 órbita, 393-396
 osso, 203
 tecidos moles, 207-213
Schwanoma vestibular, 399
Schwanoma, 399
Seio piriforme, 49
Seios etmoidais, 75, 77

Seios maxilares, 75, 77, 79
Seios paranasais, 75-83
Sistema de estadiamento de Ann Arbor, 407, 409
Sistema de estadiamento de St Jude, 415-416
Sistema de graduação de Edmondson e Steiner, 147
Sistema nervoso autonômico, 207
Sistema nervoso central, 399-402
Sistema nervoso, 399
Sistema TNM, 20-22
    filosofia da, 17
    regra geral, 19-20
    subdivisões do, 21-22
Sítios em cabeça e pescoço, 33-38, 207
Sobrevida, relativa, 30
Subglote, 63, 64, 69
Sulcos alveolares, 39
Supraglote, 63, 64, 67
Systematized Nomenclature of Medicine (SNOMED), 18

T

T, definição do, 208
Taxas de sobrevida ajustadas, 27-30
Taxas de sobrevida de tumor T1, 147
Taxas de sobrevida relativas, 30
Tecido conjuntivo, 207
Tecido linfóide associado a mucosas (MALT), 410
Tecido subcutâneo, 207
Testes *log rank*, 31
Testículos, 331-336
Tipos histopatológicos, 21-22
Tomografia por emissão de pósitrons (*PET scan*), 130
Tonsila lingual, 49
Tórax, sarcoma de tecidos moles, 207
Trato biliar, 159
Trato gastrintestinal, 207
Trato geniturinário, 207
Trígono da bexiga, 349
Trompas de Falópio, 299-304
Tronco cerebral, 399
Tronco
    carcioma da pele, 217
    melanoma cutâneo, 223
    sarcomas de tecidos moles, 207
Tumor da bainha nervosa, periférico, 203
Tumor de Pancoast, 183
Tumor primário. *Veja também* sítios específicos
    classificação T e sobrevida, 147, 148
    definição de, 20
Tumor residual (R), 23
Tumores de células germinativas, 334
Tumores do estroma gastrintestinal (GIST), 125, 207
Tumores endofíticos, 41
Tumores exofíticos, 41
Tumores trofoblásticos gestacionais, 307-312
Tumores trofoblásticos gestacionais, 307-312
Tumores ulcerados, 41

U

Ulceração, melanoma, 226-228
Úraco, 349
Ureter, 343-347
    bexiga e, 349
    vagina e, 265
Uretra, 355-359
Úvea, 377-382
Úvula, 49

V

Vagina, 265-270
Valécula, 49
Ventrículo, cérebro, 399
Vesícula biliar, 153-158
Vísceras, sarcomas de tecidos moles, 207
Vulva, 223, 257-262

W

World Health Organization International Histological Classification of Tumours, 21-22
Zona cloacogênica, 139